F. König, J. Holzmannhofer, G. Dobrozemsky

Messtechnik und Instrumentierung in der Nuklearmedizin

Franz König, Johannes Holzmannhofer, Georg Dobrozemsky

Messtechnik und Instrumentierung in der Nuklearmedizin

Eine Einführung

5., überarbeitete Auflage

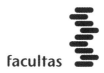

facultas

Die Autoren:

Dipl.-Ing. Dr. techn. Franz König
(bis 2021: Abt. für nuklearmedizinische Diagnostik und Therapie, Donauspital, Wien)
E-Mail: franz.koenig@medizinphysiker.at

Dipl.-Ing. Johannes Holzmannhofer
Universitätsklinik für Nuklearmedizin und Endokrinologie, UK Salzburg
5020 Salzburg, Müllner Hauptstraße 48
E-Mail: j.holzmannhofer@salk.at

Dipl.-Ing. Dr. techn. Georg Dobrozemsky, MSc.
Stabstelle Medizinphysik, Krankenanstalt Rudolfstiftung
1030 Wien, Juchgasse 25
E-Mail: gd@r2d2.at

Die Autoren der Auflagen 1–3:

ao.Univ.-Prof. i.R. Dipl.-Ing. Dr.techn. Rudolf Nicoletti
(bis 2010: Universitätsklinik für Radiologie, Klinische Abt. für Nuklearmedizin, Graz)

Dr.phil. Michael Oberladstätter
(bis 2010: Universitätsklinik für Nuklearmedizin, Innsbruck)

Wegen stilistischer Klarheit und leichterer Lesbarkeit wurde im Text auf die sprachliche Verwendung weiblicher Formen verzichtet. Ausdrücklich sei hier festgehalten, dass die Verwendung alleine der männlichen Form inhaltlich natürlich für alle Geschlechter gilt und keinesfalls einen sexistischen Sprachgebrauch darstellt.

Bibliografische Information der Deutschen Nationalbibliothek
Die Deutsche Nationalbibliothek verzeichnet diese Publikation in der
Deutschen Nationalbibliografie; detaillierte bibliografische Daten sind im Internet
über `http://dnb.d-nb.de` abrufbar.

5., überarb. Auflage 2022
Copyright © 2005
Facultas Verlags- und Buchhandels AG,
facultas Universitätsverlag, Wien, Austria
Alle Rechte, insbesondere das Recht der Vervielfältigung und der Verbreitung sowie der Übersetzung sind vorbehalten.
Umschlagbild: © GE Healthcare GmbH, bearbeitet von Franz König
Satz: LaTeX – J. Holzmannhofer
Druck: Finidr, Tschechien
ISBN 978-3-7089-2139-6 (Print)
ISBN 978-3-99111-390-4 (E-PDF)

Vorwort zur 5. Auflage

Die Großgerätehersteller der nuklearmedizinischen Diagnostik haben in den letzten Jahren erneut große technologische Fortschritte erzielt und diese, über die von ihnen verkauften Geräte, auch rasch an ihre Kunden in den nuklearmedizinischen Einrichtungen weitergegeben. Wir – die Autoren dieses Buches – haben uns im Rahmen der nunmehr 5. Auflage wieder bemüht, die technische Weiterentwicklung in den bestehenden Text zu integrieren. Insbesondere der Abschnitt über PET musste an den Stand der Technik angepasst und damit deutlich überarbeitet werden. Darüber hinaus wurde einmal mehr versucht die Lesbarkeit des Textes zu verbessern und durch zahlreiche neue Abbildungen zu ergänzen.

Zusätzlich haben wir nach Erscheinen der 4. Auflage beschlossen den Satz des Manuskriptes von proprietären Softwareprodukten unabhängig zu machen und auf das Satzsystem LaTeX umzustellen. Die Aufgabe war umfangreicher als ursprünglich gedacht, ermöglicht aber sehr einfache Zusammenarbeit für die Autoren, unterstützt flexibel jede Art von Querverweisen und ist eine sehr gute Grundlage für die digitale Ausgabe dieser Auflage. Darüber hinaus sind wir überzeugt, dass der Satz schlicht „schöner" und jedenfalls besser lesbar geworden ist.

In diesem Zusammenhang bedanken wir uns bei Frau Dr. Sigrid Neulinger vom facultas Verlag, die das Manuskript und die Autoren bereits seit der ersten Auflage liebevoll betreut und uns auch diesmal wieder mit vielen Anregungen zur Seite gestanden ist.

Wien – Salzburg, im September 2022

Vorwort zur 4. Auflage

Wieder sind einige Jahre ins Land gezogen, und die Fortschritte in der nuklearmedizinischen Instrumentierung erforderten eine umfangreiche Überarbeitung des Lehrbuchs. Dabei mussten wir zum einen mit einem „weinenden" Auge feststellen, dass Rudolf Nicoletti und Michael Oberladstätter, die beiden Erstautoren der früheren Auflagen, mittlerweile Ihren wohlverdienten Ruhestand genießen – wir wünschen Ihnen auf diesem Weg weiterhin gute Gesundheit und viel Spaß mit Ihren neu gewonnenen Hobbies! Zum anderen sehen wir mit einem „lachenden" Auge in die Zukunft und freuen uns, dass sie uns die Autorenschaft an Ihrem Werk abgetreten haben und uns zur Herausgabe dieser, nunmehr 4. Auflage, motiviert haben. Wir, die wir ebenfalls seit vielen Jahren als Vortragende in der Ausbildung von Radiologie-Technologen an österreichischen Fachhochschulen tätig sind, hoffen nun würdig in die Fußstapfen von Rudolf Nicoletti und Michael Oberladstätter zu treten.

Inhaltlich haben wir eine – manchmal behutsame – Anpassung an die technologische Entwicklung sowie eine damit verbundene Änderung in der Kapitelstruktur durchgeführt: Das Kapitel Labormessgeräte wurde gestrichen, kombinierte Geräte sind in der nuklearmedizinischen Routine mittlerweile so weit verbreitet, dass die entsprechenden Abschnitte in die Kapitel Gammakamera und Positronen-Emissions-Tomographie (PET) verschoben wurden. Auf die Darstellung der Grundlagen der Röntgen-Computertomographie haben wir verzichtet – wir verweisen hier auf die einschlägige Literatur.

Stellvertretend für die vielen Leser, welche uns auf Fehler und Schwächen des Textes hingewiesen haben, möchten wir uns bei Dr. Wolfgang Münzing aus München bedanken. Unter der seit der 3. Auflage bestehenden und nach wie vor bescheidenen Internet-Präsenz nehmen wir auch für die vorliegende Auflage wieder gerne Anregungen und Wünsche unserer Leser entgegen.

Herrn Ing. Karl Mayrhofer verdanken wir einige zusätzliche Abbildungen.

Wien – Salzburg, im Jänner 2017

Vorwort zur 3. Auflage

Die Notwendigkeit einer dritten Auflage haben wir zum Anlass genommen, eine kleine Umstellung in der Einteilung der Kapitel vorzunehmen: Die Rekonstruktion von Bilddaten wird nunmehr gemeinsam für alle tomographischen Verfahren der Nuklearmedizin (SPECT[1], PET und Computed-Tomography (CT)) erörtert. Die tomographische Aufnahmetechnik mit Gammakameras (SPECT) ist in das Kapitel über die Szintillationskamera gewandert. Auf das Kapitel über den rektilinearen Scanner wurde nunmehr gänzlich verzichtet, ebenso auf das Kapitel über Hybridkameras.

Eine Reihe von weiteren kleineren Ergänzungen und Modifikationen tragen den Anregungen unserer Leser und den bei der Lehrtätigkeit gewonnenen Erfahrungen Rechnung. Um den Zugang zu den Autoren zeitgemäß und einfach zu gestalten, wurde unter:

`http://www.medizinphysiker.at/buch`

eine (vorerst bescheidene) Internetpräsenz geschaffen. Die Autoren freuen sich auf Kommentare und Anregungen. Für interessierte Vortragende steht nach Kontaktaufnahme ein Satz von Präsentationen (im Format von MS-PowerPoint) zur Verfügung.

Wien – Graz – Innsbruck, im Oktober 2010

---

[1]Single-Photon-Emission-Computed-Tomography (SPECT), Einzel-Photonen-Emissions-Tomografie

Vorwort zur 2. Auflage

Erfreulicherweise wurde schon nach eineinhalb Jahren ein Nachdruck notwendig. Wir haben diese Gelegenheit dazu benutzt, einige Kapitel zu erweitern und damit der raschen technischen Entwicklung Rechnung zu tragen. Neu hinzugekommen ist in diesem Zusammenhang eine kurze Einführung in die Technik der Computertomographie, die ja Teil der neuen, kombinierten Geräte ist.

Der geänderte Untertitel berücksichtigt die Änderungen in der österreichischen Ausbildungsordnung und soll darüber hinaus signalisieren, dass sich das Buch nicht an eine einzelne Berufsgruppe, sondern an alle an diesem Fach Interessierten wendet.

Graz – Innsbruck – Wien, im November 2006

Vorwort zur 1. Auflage

Die Autoren unterrichten seit mehr als zwei Jahrzehnten an den Akademien für den Radiologisch-technischen Dienst in Graz, Innsbruck und Wien das Fach „Apparatekunde", wobei die Inhalte im Laufe der Zeit geändert und den Erfordernissen angepasst wurden. Vor nunmehr vielen Jahren fassten alle drei Autoren den Entschluss, ein Skriptum zusammenzustellen.

Angeregt durch einen Arbeitskreis der Österreichischen Gesellschaft für Medizinische Physik über die Lehrtätigkeit von Medizinphysikern an Akademien für den Radiologisch-technischen Dienst entstand die Idee, anstelle von drei individuellen Skripten ein gemeinsames Werk zu verfassen. Vor einigen Jahren wurde begonnen, diese Idee umzusetzen – das vorliegende Skriptum ist das Ergebnis.

Zahlreiche Zeichnungen verdanken wir Herrn Ing. Karl Zdychynec vom Donauspital Wien.

Im Rahmen eines Projektes haben auch Studierende der Akademie für den Radiologisch-technischen Dienst des Krankenhauses Lainz in Wien viele Anregungen und teilweise auch eigene Beiträge für die Entstehung dieses Skriptums eingebracht.

Der Inhalt deckt das Fach „Apparatekunde in der Nuklearmedizin" ab und ist in erster Linie als Studienunterlage für die Studierenden der Akademien gedacht. Es richtet sich aber gleichermaßen an Nuklearmediziner und Interessierte weiterer Fachgebiete, die einen Überblick über Messtechnik und Instrumentierung in der Nuklearmedizin suchen.

Hinweise betreffend Schwachpunkte, Kommentare und Verbesserungsvorschläge werden von den Autoren dankbar entgegengenommen.

Graz – Innsbruck – Wien, im April 2005

Inhaltsverzeichnis

1	**Einleitung**	**1**
1.1	Was ist Nuklearmedizin?	1
1.2	Die Tracer-Methode	2
1.3	Geschichte der Nuklearmedizin	3
1.3.1	Entwicklung der kernphysikalischen Grundlagen	3
1.3.2	Entwicklung radiochemischer Grundlagen	5
1.3.3	Entwicklung molekularbiologischer Grundlagen	6
1.3.4	Entwicklung messtechnischer Grundlagen	7
1.3.5	Entwicklung klinischer Anwendungen	10
1.4	Vergleich mit anderen bildgebenden Verfahren	10
2	**Physikalische Grundlagen der Nuklearmedizin**	**13**
2.1	Atomaufbau	13
2.1.1	Atomkern	13
2.1.2	Atomhülle	14
2.2	Radioaktivität	15
2.2.1	Kernumwandlungen	16
2.2.2	Weitere Strahlungsarten	21
2.2.3	Nuklidkarte	24
2.2.4	Umwandlungsschema	26
2.2.5	Umwandlungsgesetz und Halbwertszeit	28
2.2.6	Einheit der Radioaktivität	33
2.2.7	Radioaktive Umwandlung – Zusammenfassung	33
2.2.8	Berechnungsbeispiele für Aktivitäten	34
2.2.9	Bedeutung von $10\,T$, $20\,T$, $30\,T$	35
2.3	Allgemeine Eigenschaften ionisierender Strahlung	37
2.3.1	Strahlungsparameter	38
2.3.2	Energiespektren	38
2.3.3	Wechselwirkung geladener Teilchen mit Materie	39
2.3.4	Wechselwirkung von Photonenstrahlung mit Materie	41
2.3.5	Schwächungsgesetz und Halbwertsdicke	44
2.3.6	Abstandsquadratgesetz	51
2.3.7	Weitere Strahlungseffekte in Materie	51

2.4	Dosis und Dosisleistung	52
2.4.1	Wirkung Ionisierender Strahlung	52
2.4.2	Dosisbegriffe	52
2.4.3	Dosisleistung	53

3 Herstellung von Radionukliden — 55

3.1	Radionuklide in der Nuklearmedizin	55
3.1.1	Nuklide der in-vitro-Diagnostik	56
3.1.2	Nuklide der in-vivo-Diagnostik	57
3.1.3	Nuklide der Radionuklidtherapie	59
3.2	Radionuklidgenerator	60
3.2.1	Mo/Tc-Generator	61
3.2.2	Aufbau und Funktion des Technetium-Generators	61
3.2.3	Aufbau und Funktion des Ge-68/Ga-68-Generators	63
3.2.4	Andere Generatoren	64
3.3	Zyklotron	64
3.4	Kernreaktor	67

4 Detektoren — 69

4.1	Prinzip des Strahlungsnachweises	69
4.1.1	Energieübertragung auf Materie durch Photonenstrahlung	69
4.1.2	Arten von Strahlungsdetektoren	70
4.1.3	Bestandteile eines Strahlungsmessgerätes	71
4.2	Gasgefüllte Detektoren	71
4.2.1	Ionisationsbereich	72
4.2.2	Proportionalbereich	73
4.2.3	Auslösebereich	74
4.3	Halbleiterdetektoren	75
4.3.1	Germanium-Detektoren	76
4.3.2	Kadmiumtellurid-Detektoren	78
4.3.3	Kadmiumzinktellurid-Detektoren	78
4.4	Lumineszenzdetektoren	79
4.5	Szintillationsdetektoren	80
4.5.1	NAI(TL)-Szintillationsdetektor	81
4.5.2	Andere anorganische Szintillationsdetektoren	83
4.5.3	Eigenschaften anorganischer Szintillationsdetektoren	84
4.5.4	Organische Szintillatoren	84
4.5.5	Photomultiplier	85
4.5.6	Funktion des Szintillationsdetektors – Zusammenfassung	87

5	**Grundlagen der Messtechnik**	**89**
5.1	Elektronischer Aufbau einer Messeinrichtung	89
5.1.1	Komponenten der Messelektronik	89
5.1.2	Hochspannungsversorgung – HV	91
5.1.3	Vorverstärker – VV	91
5.1.4	Verstärker – V	91
5.1.5	Impulshöhenanalysator – PHA	91
5.1.6	Registriereinheit	95
5.1.7	Analog-Digital-Konverter	97
5.2	Auswertung der Energieinformation	99
5.2.1	Impulshöhenspektrum	99
5.2.2	Energiekalibrierung	102
5.2.3	Energieauflösung	103
5.2.4	Energiefenstereinstellung	106
5.2.5	Gammaspektroskopie	107
5.3	Generelle Eigenschaften einer Messeinrichtung	108
5.3.1	Empfindlichkeit einer Messeinrichtung	108
5.3.2	Empfindlichkeits-Kalibrierung	117
5.3.3	Nulleffekt und Hintergrund	118
5.3.4	Zeitliche Auflösung einer Messeinrichtung	121
5.4	Grundlagen der Statistik für nuklearmed. Zwecke	124
5.4.1	Messgenauigkeit	124
5.4.2	Statistische Methoden	125
5.4.3	Zuverlässigkeit eines Messwerts aus statistischer Sicht	129
5.4.4	Nuklearmedizinische Zählstatistik	131
5.4.5	Erkennungs- und Nachweisgrenze	135
6	**Strahlenüberwachungsgeräte**	**137**
6.1	Aktivitätsmessgeräte	137
6.1.1	Aktivimeter	137
6.1.2	Kontaminationsmonitore	142
6.1.3	Gammaspektrometer	143
6.1.4	Ganzkörperzähler	145
6.2	Dosis- und Dosisleistungsmessgeräte	148
6.2.1	Personendosimeter	148
6.2.2	Dosisleistungsmessgeräte	150
7	**Sonden-Messgeräte**	**153**
7.1	Aufbau und Funktion	153
7.1.1	Detektor	153
7.1.2	Kollimator und Messfeld	154

7.1.3	Messelektronik	155
7.2	Anwendungsmöglichkeiten	155
7.2.1	Organmessplatz (Uptake-Messplatz)	155
7.2.2	Ganzkörperzähler	157
7.2.3	Intraoperative Sonden	157
7.3	Konstanzprüfung von Sonden-Messgeräten	159
8	**Szintillationskamera**	**161**
8.1	Einleitung	161
8.1.1	Allgemeines zur Bildgebung	161
8.1.2	Allgemeines zur Gammakamera	163
8.2	Detektorkopf	165
8.2.1	Übersicht	166
8.2.2	Komponenten des Detektorkopfes	166
8.3	Impulsverarbeitung und Bilderzeugung	169
8.3.1	Ausgangssignale des Detektorkopfes	169
8.3.2	Signalverarbeitung	169
8.3.3	Bildspeicherung	170
8.4	Kenngrößen	174
8.4.1	Planare Inhomogenität	175
8.4.2	Planare örtliche Auflösung	177
8.4.3	Planare örtliche Linearität	178
8.4.4	Planare System-Empfindlichkeit	178
8.4.5	Energieauflösung	179
8.4.6	Inhärente Energieabhängigkeit der Ortung	180
8.5	Kollimatoren	180
8.5.1	Kollimatortypen	181
8.5.2	Abbildungseigenschaften des Kollimators	181
8.5.3	Parallelloch-Kollimator	184
8.5.4	Pinhole-Kollimator	186
8.5.5	Fächerstrahl-Kollimatoren	186
8.5.6	Sonderformen	187
8.6	Inhomogenitätskorrektur	187
8.6.1	Energiekorrektur	188
8.6.2	Linearitätskorrektur	189
8.6.3	Inhomogenitätskorrektur	189
8.7	SPECT (Tomographie)	191
8.7.1	Einleitung	191
8.7.2	Aufnahme der Projektionsbilder	192
8.7.3	Rotationszentrum	195

8.7.4	Kenngrößen bei SPECT	196
8.7.5	SPECT/CT	197
8.7.6	Informationsdichte und Detailerkennbarkeit	197
8.8	Sachgemäße Behandlung einer Gammakamera	198

9 PET-Scanner 201

9.1	Physikalische Grundlagen der PET	201
9.1.1	β^+-Umwandlung und Annihilation	201
9.1.2	Positronenstrahler für PET	203
9.2	Technische Grundlagen der PET	204
9.2.1	Koinzidenzmessung	205
9.2.2	Flugzeitmessung (TOF)	207
9.3	Schichtbilderzeugung	208
9.3.1	Strahlungsnachweis im Detektor	208
9.3.2	Ortsbestimmung des Szintillationsereignisses	210
9.3.3	Bestimmung der Koinzidenzlinien	210
9.3.4	2D- und 3D-Messung	214
9.3.5	Quantitative Aktivitätsbestimmung und SUV	219
9.4	Untersuchungsgeräte	222
9.4.1	Gerätetypen – Übersicht	222
9.4.2	PET-Scanner mit BGO-Detektoren	223
9.4.3	PET-Scanner mit anderen Detektoren	224
9.4.4	PET-Scanner mit langen Röhren	224
9.5	Morphologische und funktionelle Bildgebung	225
9.5.1	Unterschiede und Gemeinsamkeiten der Verfahren zur Bildgebung	225
9.5.2	PET/CT	226
9.5.3	PET/MR	230

10 Rekonstruktion von Schichtbildern 233

10.1	Bildberechnung	233
10.1.1	Projektionsbilder und Sinogramme	235
10.1.2	Filterung	237
10.1.3	Gefilterte Rückprojektion	242
10.1.4	Iterative Verfahren	244
10.1.5	Zeitlicher Ablauf des Filtereinsatzes	249
10.2	Schichtdarstellung	249
10.3	Schwächungskorrektur	251
10.3.1	Allgemeines zur Schwächungskorrektur	251
10.3.2	Schwächungskorrektur nach Chang	253
10.3.3	Transmissionsmessung mit Hilfe radioaktiver Strahlenquellen	255
10.3.4	Transmissionsmessung mit Hilfe einer Röntgenröhre (CT)	258

10.4	Weitere Korrekturen	261
10.4.1	Streustrahlungskorrektur	261
10.4.2	Teilvolumen-Effekt	267
10.4.3	Zerfallskorrektur	269
10.4.4	Totzeitkorrektur	270
11	**Qualitätskontrolle**	**273**
11.1	Rechtliche Rahmenbedingungen	273
11.1.1	EU-Recht	273
11.1.2	Nationales Recht	274
11.1.3	Normen und Standards	276
11.2	Verfahren der Qualitätskontrolle	277
11.2.1	Abnahme- und Teilabnahmeprüfung	277
11.2.2	Konstanzprüfung	278
11.3	Allgemeine Maßnahmen	279
11.4	Konstanzprüfung Aktivimeter	279
11.4.1	Übersicht	279
11.4.2	Prüfungen	280
11.5	Konstanzprüfung Gammakamera, SPECT-Kamera	283
11.5.1	Übersicht	283
11.5.2	Prüfungen	284
11.6	Konstanzprüfung PET	291
11.6.1	Übersicht	291
11.6.2	Prüfungen	293
11.7	Konstanzprüfung in vivo-/in vitro-Messplätze und Gammasonden	297
11.7.1	Übersicht	297
11.7.2	Prüfungen	299

Anhang	**301**
Verzeichnis der InfoBoxen	303
Abbildungsverzeichnis	307
Tabellenverzeichnis	311
Literaturverzeichnis	313
Quellennachweis Abbildungen	315
Glossar	323
Akronyme	327
Personenverzeichnis	331
Nuklidverzeichnis	333
Stichwortverzeichnis	337

1 Einleitung

Inhalt

1.1	Was ist Nuklearmedizin?	1
1.2	Die Tracer-Methode	2
1.3	Geschichte der Nuklearmedizin	3
1.4	Vergleich mit anderen bildgebenden Verfahren	10

1.1 Was ist Nuklearmedizin?

Nuklearmedizin ist ein Zweig der Medizin, in dem **offene radioaktive Stoffe**[1] (radioaktive Isotope, radioaktive Nuklide, Radionuklide) für diagnostische (D) oder therapeutische (T) Zwecke eingesetzt werden.

    D
    T

    In der **nuklearmedizinischen Therapie** werden dem Patienten offene radioaktive Stoffe verabreicht: in einer ausgewählten chemischen Form, meist an Pharmaka gekoppelt. Diese reichern sich in dem zu behandelnden Organ an und bestrahlen es von innen (z.B. Radioiodtherapie (RIT) der Schilddrüse).

    RIT

Die Reichweite der eingesetzten Strahlung (Betastrahlung, manchmal auch Alphastrahlung) kann durch Wahl eines passenden Radionuklids in gewissen Grenzen variiert werden. Auf diese Weise gelingt es zugleich, benachbartes gesundes Gewebe zu schonen.

    Die nuklearmedizinische Therapie wird in diesem Buch nicht behandelt.

    Die **nuklearmedizinische Diagnostik** gliedert sich in den in vitro-Bereich (nuklearmedizinisches Labor) und den in vivo-Bereich (Untersuchung am Patienten).

    in vitro
    in vivo

    Bei **in vitro-Methoden** werden mit Hilfe radioaktiver Reagenzien empfindliche Analysen durchgeführt, wobei der Patient selbst nicht mit Radioaktivität in Verbindung kommt. Beim Radioimmuno-Assay[2] dienen radioaktiv markierte Antikörper als Reaktionspartner für die zu messenden Substanzen: Hormonspiegel, Allergene, Hepatitis-Indikatoren u.a.

---

[1] Siehe auch die Definitionen im Anhang: umschlossen im Gegensatz zu offen
[2] Radio-Immuno-Assay (RIA), bzw. Immunradiometrischer Assay (IRMA)

1 Einleitung

Die nuklearmedizinische In-vitro-Diagnostik wird in diesem Buch nicht behandelt.

Der **in vivo-Bereich** umfasst Untersuchungen an Patienten, die mit externen Sonden, Szintillationskameras oder PET-Systemen[3] durchgeführt werden. Mit Hilfe von radioaktiv markierten Pharmaka können *Transport-* oder *Stoffwechselprozesse* sowie *Anreicherungs-* oder *Ausscheidungsvorgänge* im Körper von außen verfolgt werden.

Das vorliegende Buch beschreibt die Messtechnik bei In-vivo-Untersuchungen sowie die notwendige Instrumentation.

1.2 Die Tracer-Methode

Im **in vivo**-Bereich der Nuklearmedizin wird eine Reihe von Untersuchungen mit unterschiedlichen Fragestellungen durchgeführt. Alle diese Untersuchungen werden mit der „**Tracer Methode**" (dem sogenannten „Indikatorprinzip") durchgeführt:

Dabei wird einem Stoffwechselvorgang eine (meist verschwindend) **geringe Menge** einer Substanz beigemengt, die an diesem **Stoffwechselvorgang teilnimmt ohne ihn zu stören** und die von außen beobachtet werden kann.

I-127 Zum Beispiel kann die Aufnahme von natürlichem Iod-127 durch die Schilddrüse beobachtet werden, indem man dem Patienten eine geringe Menge (radioaktives)
I-123 Iod-123 zuführt. Das radioaktive I-123 wird dann gemeinsam mit dem in der Natur vorkommendem I-127 in der Schilddrüse eingelagert. Die Strahlung des I-123 kann von außen gemessen werden und ermöglicht Rückschlüsse auf den Vorgang der Aufnahme von natürlichem Iod (siehe auch InfoBox 2.4 auf Seite 32 Unterschied zwischen Tracer und Kontrastmittel in Kapitel 2.2.5).

Für die meisten biologischen Vorgänge ist es erforderlich, den Tracer aus zwei Komponenten zu gestalten:

- Einer **Trägersubstanz** (Pharmakon, Indikator) die an einem Stoffwechselvorgang teilnimmt
- und einer **radioaktiven Markierung** (Radionuklid) die eine Beobachtung (Messung) der Trägersubstanz von außen ermöglicht.

Die Verbindung von Radionuklid und Pharmakon wird als Radio-Pharmakon bezeichnet.

i.v. Die Zufuhr dieser Radiopharmaka erfolgt meist durch intravenöse Injektion, in Einzelfällen werden die Radiopharmaka auch oral verabreicht. Die diagnostische Information wird anhand des räumlichen und/oder zeitlichen Verteilungsmusters

---

[3]Positronen-Emissions-Tomographie (PET)

dieser Trägersubstanz sowie der angereicherten Menge gewonnen (**wo, wann, wie viel?**).

1.3 Geschichte der Nuklearmedizin

Gerhard Lottes[4] schrieb im Jahr 2000:

> „Die Nuklearmedizin ist ein recht junges Fachgebiet, das sich erst seit etwa 50 Jahren als medizinische Disziplin etablieren konnte. Die Wurzeln reichen jedoch zurück bis zum Anfang des 20. Jahrhunderts. Wie bei kaum einem anderen medizinischen Fachgebiet wurden erst durch die Entdeckungen in der Physik, der Chemie, der Messtechnik und der molekularen Biologie die Voraussetzungen dafür geschaffen, offene radioaktive Stoffe am Menschen zu diagnostischen und zu Heilzwecken anzuwenden."

In den folgenden Abschnitten wird die Entwicklung getrennt nach Fachgebieten dargestellt, aus der Zeitskala ist jedoch die gegenseitige Befruchtung der unterschiedlichen Disziplinen zu erkennen.

1.3.1 Entwicklung der kernphysikalischen Grundlagen

1895 **Wilhelm Conrad Röntgen** (Nobelpreis für Physik 1901) entdeckt die später nach ihm benannten „X-Strahlen"

Ende des Jahres 1895 verfasst RÖNTGEN den ersten vorläufigen Bericht über eine „neue Art von Strahlen". Er berichtet von „Schattenbildern (Handknochen), deren Erzeugung mitunter einen ganz besonderen Reiz bietet".

1896 **Henri Antoine Becquerel** (Nobelpreis für Physik 1903) entdeckt die natürliche Radioaktivität von Uranerzen

BECQUEREL bemerkt mehr oder weniger zufällig, dass Uranerze eine vorher nicht bekannte Eigenstrahlung aussenden, die Fotoplatten, obwohl lichtdicht verpackt, schwärzt.

1898 **Marie Curie** (Nobelpreis für Physik 1903, Nobelpreis für Chemie 1911) und **Pierre Curie** (Nobelpreis für Physik 1903) entdecken die radioaktiven Elemente Radium, Polonium und Thorium

---

[4]Lottes, G., Schober, O. (2000): Zur Geschichte der Nuklearmedizin – eine chronologische Darstellung der Ursprünge aus Naturwissenschaft, Technik und Medizin. Zeitschrift für Medizinische Physik 10: S. 225–234. Aus dieser Übersichtsarbeit stammt auch ein Teil der Textstellen in diesem Kapitel.

1 Einleitung

Bei Untersuchungen von Materialien, die radioaktive Strahlung aussenden, isoliert das Ehepaar aus Pechblende zunächst ein Element, welches die geborene Marie SKLODOWSKA in Erinnerung an ihre ehemalige Heimat Polonium nennt, und später das 10 000-mal stärker strahlende Radium.

1900 **Max Planck** (Nobelpreis für Physik 1918) führt das Wirkungsquantum h in die Theorie der elektromagnetischen Strahlung ein und begründet damit die Quantentheorie

1911 **Ernest Rutherford** (Nobelpreis für Chemie 1908) entwickelt sein erstes Modell der inneren Struktur des Atomkernes

Die Masse des Atoms ist im dichten, positiv geladenen Atomkern konzentriert, der von einer „Wolke" negativ geladener Elektronen umgeben ist. RUTHERFORD entdeckt, dass die von radioaktiven Atomen ausgesandte Strahlung unterschiedliche Eigenschaften aufweist, und klassifiziert sie als Alpha-, Beta- und Gammastrahlung.

1913 **Niels Bohr** (Nobelpreis für Physik 1922) erweitert das RUTHERFORD'sche Atommodell

BOHR stellt die Hypothese auf, dass sich Elektronen nur auf festgelegten Bahnen aufhalten können, die diskreten Energiestufen entsprechen. Erst zwölf Jahre später konnten diese Postulate durch die Quantenmechanik von Erwin SCHRÖDINGER (Nobelpreis für Physik 1933) und Werner HEISENBERG (Nobelpreis für Physik 1932) theoretisch untermauert werden.

1932 **Carl Anderson** (Nobelpreis für Physik 1936) weist das Positron nach

Dieses wurde 1927 von Paul DIRAC (Nobelpreis für Physik 1933) aufgrund theoretischer Überlegungen als elektrisch positiv geladenes Analogon zum Elektron postuliert.

1932 **Ernest O. Laurence** (Nobelpreis für Physik 1939) und **M. Stanley Livingston** bauen das erste Zyklotron in Berkeley (Kalifornien)

Durch die Beschleunigung von Protonen auf einer Kreisbahn in einem Magnetfeld können Energien von ca. 10 MeV erreicht werden, ausreichend für die Herstellung künstlicher Radionuklide.

1934 **Irene Curie** (Nobelpreis für Chemie 1935) und **Frederic Joliot** (Nobelpreis für Chemie 1935) entdecken die künstliche Radioaktivität

P-30

Durch Beschuss von Aluminium mit Alphastrahlen wird das Radionuklid Phosphor-30 erzeugt, ein Positronenstrahler mit einer Halbwertszeit von 2,5 Minuten.

1938 **Otto Hahn** (Nobelpreis für Chemie 1944), **Fritz Strassmann** und **Lise Meitner** entdecken und deuten die Uranspaltung

Die Spaltung des Urankernes in die beiden Bruchstücke Kr-89 und Ba-144 widerspricht allen bisherigen Erfahrungen der Kernphysik und wird auch von HAHN und STRASSMANN, die sich „als der Physik in gewisser Weise nahestehende Kernchemiker" bezeichnen, erst nach eingehender Überprüfung bestätigt.

1942 **Enrico Fermi** (Nobelpreis für Physik 1938) baut in Chicago den ersten Kernreaktor

Ein Kernreaktor dient nicht nur der Energieerzeugung, sondern kann auch als Neutronenquelle zur Produktion von Radionukliden für Forschung, Medizin etc. verwendet werden.

1955 In London wird im **Hammersmith-Hospital** das erste in einem Krankenhaus installierte Zyklotron in Betrieb genommen

1.3.2 Entwicklung radiochemischer Grundlagen

1934 Herstellung von **I-128** durch Enrico FERMI in Rom

Dieses Radionuklid wurde vier Jahre später zu kinetischen Funktionsuntersuchungen an Kaninchen eingesetzt.

1937 Entdeckung der nicht natürlichen radioaktiven Isotope **Technetium**-99 und **Technetium**-99m durch Emilio SEGRÉ (Nobelpreis für Physik 1959), Carlo PERRIER und Glenn T. SEABORG (Nobelpreis für Chemie 1951)   Tc-99m

SEGRÉ und PERRIER finden im Abschirmmaterial ihres Zyklotrons, bestehend aus Molybdän (Ordnungszahl 42), ein durch thermische Neutronen entstandenes radioaktives Element mit der Ordnungszahl 43, das sie nach dem griechischen Wort „technētós" (= künstlich) als „Technetium" bezeichnen. Zusammen mit SEABORG entdeckt SEGRÉ auch das Tc-99m als metastabile Zwischenstufe der Umwandlung von Mo-99 zu Tc-99.   Mo-99

1938 Herstellung des radioaktiven **Iod-131** durch Jack LIVINGOOD und Glenn T. SEABORG

Mit dem von LAWRENCE gebauten Zyklotron in Berkeley gelingt es, neben dem bereits bekannten I-128 weitere Isotope zu produzieren, deren bekanntestes das in der nuklearmedizinischen Therapie nach wie vor verwendete I-131 ist.

1958 Entwicklung des **Mo-99/Tc-99m Generatorsystems** durch Walter Tucker und Margaret Greene

D
Tc-99m
6 h
140 keV

Erst zwanzig Jahre nach der Entdeckung des Tc-99m wird die Nutzung von Tc-99m für die nuklearmedizinische Diagnostik möglich.

Powell Richards erkennt: Tc-99m hat fast ideale Eigenschaften: eine Halbwertszeit von 6 Stunden, eine Gammaenergie von 140 keV, praktisch kein Anteil an Betastrahlung und die Verfügbarkeit vor Ort durch den Generator.

1959 Entwicklung des **Radioimmunoassays (RIA)** durch Rosalyn S. Yalow (Nobelpreis für Medizin 1977) und Solomon A. Berson

RIA

Unter Ausnützung des Prinzips der kompetitiven Bindung von Antikörpern natürlicher und radioaktiv markierter Hormone entwickeln Yalow und Berson den ersten RIA zur quantitativen Bestimmung des Insulins im Serum. Durch Weiterentwicklung dieses Verfahrens kann später die Konzentration einer Vielzahl von Hormonen mit vorher nicht erreichbarer Genauigkeit bestimmt werden.

1978 Markierung der **Fluordeoxyglukose (FDG)** mit Fluor-18 durch Tatsuo Ido und Mitarbeiter

FDG

Obwohl sich Fluordeoxyglukose (Fluor-2-deoxy-D-glukose) (FDG) unspezifisch in jedem Gewebe mit erhöhtem Stoffwechsel anreichert, erwies es sich mittlerweile bei Tumorpatienten für den Nachweis des Primärtumors und die Metastasensuche von besonderer klinischer Bedeutung.

1986 Kurt Hamacher verbessert die **Synthese** von FDG entscheidend: Nach nur 50 Minuten beträgt die Ausbeute 50 %. Die Beigabe von Fluor-19 kann entfallen und sein Verfahren eignet sich für Automatisierung.

1.3.3 Entwicklung molekularbiologischer Grundlagen

1912 Die Anekdote legt die **Erfindung der Tracer-Technik durch Georg Charles von Hevesy** (Nobelpreis für Chemie 1943) in das Jahr 1912

von Hevesy selbst hat 1962 auf einer Tagung in Berkeley („Radiation Physics in the Early Days") diese nette Geschichte bestätigt: Er wohnt während seiner Studienzeit bei Ernest Rutherford in einer Pension in Manchester. Zwar serviert die Wirtin jeden Sonntag frisches Fleisch, doch von Hevesy beschleicht die Vermutung, dass die Essensreste von Sonntag die restlichen Tage der Woche als „Faschiertes"[5] auf den Tisch kommen. Darauf angesprochen, widerspricht die Zimmerwirtin: 'Everyday fresh

---

[5] Als „Faschiertes" bezeichnet man in Österreich Hackfleisch

food is served.' Als die Wirtin eines Tages nicht hinsieht, fügt von Hevesy „Thorium D" (heutige Bezeichnung: Pb-208) unter das Essen. Tatsächlich kann er am nächsten Tag mittels eines geliehenen Elektrometers der Wirtin beweisen, dass das Fleisch des Vortages verwendet wurde.

von Hevesy meint übrigens zu dieser Anekdote: „Oh, that was **no proper tracer experiment**. If you mix thorium D in a hash, that is no tracer experiment: that is just a radioactive measurement."[6]

1923 Georg Charles von Hevesy publiziert **erste radioaktive Markierungen** für biologische Untersuchungen

Von Hevesy tränkt Pflanzen mit einer wässrigen Lösung von radioaktivem Blei-212 und misst den zeitlichen Verlauf der Anreicherung in den Wurzeln, Blättern und Früchten. Später bestimmt er die Verteilung von Phosphor-32 in Ratten und markiert Erythrozyten beim Menschen. Er gilt als „Vater der Nuklearmedizin".

1931 Radioaktive Markierung humaner **roter Blutkörperchen** durch George von Hevesy

1938 Erste **Zeitaktivitätskurven über der Schilddrüse** von Kaninchen mit Iod-128 durch Saul Hertz, Arthur Roberts und Robley D. Evans

1975 Entwicklung **monoklonaler Antikörper** mittels In-vitro-Hybridisierung durch Georg Köhler (Nobelpreis für Medizin 1984) und Cesar Milstein (Nobelpreis für Medizin 1984)

1.3.4 Entwicklung messtechnischer Grundlagen

1917 Der Mathematiker **Johann Radon** legt eine Veröffentlichung „Über die Bestimmung von Funktionen durch ihre Integralwerte längs gewisser Mannigfaltigkeiten" vor

Die darin entwickelte Radon-Transformation ist Grundlage der **gefilterten Rückprojektion** (Filtered Back Projection (FBP)), welche bis heute in der (Emissions-)Computertomographie Verwendung findet.

FBP

1928 Hans Geiger und Walther Müller entwickeln das **Geiger-Müller-Zählrohr**

Damit stand ein Messgerät mit ausreichender Empfindlichkeit zur Verfügung, das auch für nuklearmedizinische Zwecke einsetzbar war. Hans

---

[6]berichtet nach Aufzeichnungen des Niels Bohr Archivs, Copenhagen; http://www.nba-old.nbi.dk/hevesyanec.html, (aufgerufen am 14.3.2022)

GEIGER entwickelte bereits 1924 gemeinsam mit Walter BOTHE (Nobelpreis für Physik 1954) die Methode der Koinzidenzmessung.

1947 Hartmut KALLMANN entwickelt den ersten **Szintillationsdetektor**

1948 Robert HOFSTADTER (Nobelpreis für Physik 1961) verbessert die Empfindlichkeit des Szintillationsdetektors, indem er anorganisches Natriumiodid mit einer **Thallium-Dotierung verwendet**

NaI(Tl)   Der Natriumiodid-Kristall mit Thallium-Dotierung (NaI(Tl)) wird auch heute noch in vielen nuklearmedizinischen Messgeräten verwendet.

1951 Erster **rektilinearer Scanner** durch Benedict CASSEN, Lawrence CURTIS, Clifton REED und Raymond LIBBY Durch mäanderförmige Abtastung der Schilddrüse wird eine bildliche Darstellung der Aktivitätsverteilung in einem Organ möglich. Derartige Scanner wurden bis in die Mitte der 90er-Jahre benutzt.

1952 Hal O. ANGER versucht eine Kamera für Gammastrahlung zu bauen

Mittels eines Loch-Kollimators und einem dahinter liegendem (Röntgen-)Film sollte ein Detektor mit Ortsauflösung konstruiert werden. Der Versuch scheitert an der überlangen Akquisitionszeit.

1957 Hal O. ANGER entwickelt die erste **Gammakamera**

Für den Prototyp einer **Anger-Kamera** verwendete Hal O. ANGER einen Szintillationskristall von 10 cm Durchmesser. Zum Auslesen des Entstehungsortes der Lichtblitze waren sieben Photomultiplier (PM) in einer von ihm entwickelten elektronischen Schaltung (ANGER-Schaltung) dahinter angeordnet. Die Gammakamera wurde lange auch als „Anger-Kamera" bezeichnet. Die erste kommerziell erhältliche Gammakamera kam 1962 auf den Markt.

1963 David E. KUHL und Roy Q. EDWARDS entwickeln die Technik der **„Emissions-Computer-Tomographie"** Damit standen tomographische Methoden in der Nuklearmedizin (Single-Photon-Emission-Computed-

SPECT   Tomography (SPECT)) früher als in der Radiodiagnostik zur Verfügung (Computer-Tomographie (CT)).

1963 Allan M. CORMACK (Nobelpreis für Medizin 1979) veröffentlicht einen Artikel über die „Representation of a Function by Its Line Integrals, with Some Radiological Applications"

Die unabhängig von RADON entwickelte Mathematik entspricht der Radon-Transformation. Diese wird explizit für die Berechnung von

Röntgen-Absorptionskoeffizienten und Verteilungen von Positronen-Annihilationen vorgeschlagen.

Allan CORMACK berichtet erste experimentelle Ergebnisse der **Rönten-Computertomographie** (CT) an Zylinderphantomen.   CT

1967 **Getriggerte Herzuntersuchungen** mit der Gammakamera durch Willi E. ADAM

1968 Der 1919 geborene Engländer Godfrey N. **Hounsfield** (Nobelpreis für Medizin 1979) entwickelt den ersten CT-Scanner

Vorerst können nur anatomische Präparate gemessen werden, eine Messung dauert neun Tage, die Rekonstruktion mehrere Stunden.

1969 Szintigraphie mit **Positronenstrahlern** durch Gordon L. BROWNELL

1971 Godfrey N. **Hounsfield** kann erstmals Patienten mittels **Computertomographie** untersuchen

Der EMI Mark I ist noch ein Translatations-Rotations-Scanner: Ein einzelner Detektor tastet punktweise eine Zeile ab, bevor die Rotation um einen Winkelschritt erfolgt. Eine Schicht des Gehirnes erfordert einen Aufnahmezeit von 35 Minuten

1975 Einführung der **Positronen-Emissions-Tomographie (PET)** durch Michel TER-POGOSSIAN und Michael E. PHELPS   PET

Bis zum Jahr 1985 wird jeder Kristall mit je einem PM gekoppelt. Erst die Entwicklung des Block-Detektors durch Ronald NUTT und Mike CASEY ermöglicht bessere Ortsauflösung zu deutlich reduzierten Kosten.

1989 Erste klinische Untersuchungen mittels **Spiral-CT** durch Willi A. KALENDER und Peter VOCK

1990 Einzug von PET in die klinischen Routine

Mit dem von Michael E. PHELPS vorgestelltem Ganzkörper-PET lassen sich auch onkologische Fragestellungen klären.

2000 Thomas BEYER baut mit David W. TOWNSEND und Kollegen den ersten PET/CT Scanner in Pittsburgh   PET/CT

2010 Obwohl von Raymond R.RAYLMAN theoretisch bereits 1991 vorgeschlagen und erste diesbezügliche Versuche bis in das Jahr 1997 zurückreichen, dauerte es bis ins Jahr 2010 bevor die ersten **PET/MR[7] Geräte** für Ganzkörper-Patientenuntersuchungen zur Verfügung standen.   PET/MR

---

[7]Magnet-Resonanz-Tomographie (MR)

1.3.5 Entwicklung klinischer Anwendungen

1927 Erste **Kreislaufstudien** durch Hermann BLUMGART und Otto C. YENS

1936 Erste **Therapie (Leukämie)** mit 400 MBq Phosphor-32 durch John H. LAWRENCE

1938 Erste **Studien zur Schilddrüsenfunktion mit Iod**-131 durch Joseph HAMILTON und Mayo SOLEY

Anstelle des I-128 (Halbwertszeit 25 min) verwenden HAMILTON und SOLEY das von SEABORG und LIVINGOOD produzierte I-131 (Halbwertszeit 8 d). Der Schilddrüsen-Speicherwert („Uptake") wird mit einem Geiger-Müller-Zählrohr gemessen.

1942 Erste **Therapie von benignen Schilddrüsenerkrankungen** mit Iod-131 durch Joseph HAMILTON, John H. LAWRENCE, Saul HERTZ, Arthur ROBERTS und Robley D. EVANS

1946 Erste **Therapie eines Schilddrüsenkarzinoms** mit Iod-131 durch Samuel M. SEIDLIN, Leonidas D. MARINELLI, Eleanor OSHRY

1956 Entwicklung der **Isotopennephrographie** durch George TAPLIN und Chester WINTER

1968 Bestimmung der seitengetrennten **Nierenclearance** mit dem teilabgeschirmten Ganzkörperzähler durch Erich OBERHAUSEN

1971 **Skelett-Szintigraphie** mit Tc-99m Polyphosphonaten durch Gopal SUBRAMANIAN und John G. MCAFEE

1975 **Untersuchung des Myokards** mit Tl-201 Chlorid durch William H. STRAUSS

1979 **Messung des Glukosestoffwechsels** im Gehirn mit Fluor-18 markierter Deoxyglukose durch Martin REIVICH

1991 **Ganzkörper-PET-Studien** mit F-18 FDG durch Carl K. HOH und Mitarbeiter

1.4 Vergleich mit anderen bildgebenden Verfahren

Moderne medizinisch-diagnostische Untersuchungsgeräte geben die Verteilung einer oder mehrerer spezifischer Größen (Parameter) als Bild wieder. Das Bild ist damit ein Verteilungsmuster dieser Größe im Organ bzw. Gewebe des Patienten. Die Geräte lassen sich nach den für die Bildgebung verwendeten Größen einteilen:

1.4 Vergleich mit anderen bildgebenden Verfahren

Röntgen dargestellte Größe: *Schwächungskoeffizienten*

Summenwerte entlang der Strahlenwege, Strahlungsquelle ist eine Röntgenröhre, kurze Untersuchungsdauer, kurzzeitig hohe Strahlungsintensitäten, scharfe Bilder mit ausgezeichneter Zählstatistik, 2D-Verfahren

CT **C**omputer**T**omografie

dargestellte Größe: *Schwächungskoeffizienten in* HOUNSFIELD-*Einheiten*

Umrechnung von Linienintegralen der Schwächung auf lokale Gewebedichten in fiktiven Körperschnitten, angegeben in HOUNSFIELD-Einheiten, 3D-Verfahren

MR **M**agnet**R**esonanz-Tomografie

dargestellte Größen: *Relaxationszeiten (und Protonendichte)*

hauptsächlich Gewebewasser aber auch Phosphor, 3 D-Verfahren

Ultraschall dargestellte Größen: *akustische Grenzflächen, Schallwiderstände*

2D- und 3D-Verfahren

US-Doppler dargestellte Größe: *Geschwindigkeit von Strömungen*

2D-Verfahren

Szintigrafie dargestellte Größe: *Verteilung von Radiopharmaka*

Summenwerte von Zählraten entlang der Strahlenwege, Strahlenquellen sind die inkorporierten, an das Pharmakon gebundenen, gammastrahlenden Markierungsnuklide; im Vergleich zum Röntgen geringe Strahlungsintensitäten und Zählstatistik und vergleichsweise geringe Ortsauflösung, 3D-Verfahren

SPECT **S**ingle-**P**hoton-**E**mission-**C**omputed-**T**omography

dargestellte Größe: *Verteilung von Radiopharmaka*

Umrechnung der Zählratensummen auf (lokale) Radiopharmakonverteilung in fiktiven Körperschnitten, im Vergleich zur Szintigraphie besserer Kontrast und bessere Lokalisierbarkeit von Läsionen, 3D-Verfahren

PET **P**ositronen-**E**missions-**T**omografie

dargestellte Größe: *Verteilung von Radiopharmaka, quantifizierbar*

1 Einleitung

Radiopharmakonverteilung in fiktiven Körperschnitten, darstellbar ist die Konzentration der Radiopharmaka, im Vergleich zu SPECT bessere Empfindlichkeit und Ortsauflösung, 3D-Verfahren

2 Physikalische Grundlagen der Nuklearmedizin

Inhalt

2.1	Atomaufbau	13
2.2	Radioaktivität	15
2.3	Allgemeine Eigenschaften ionisierender Strahlung	37
2.4	Dosis und Dosisleistung	52

2.1 Atomaufbau

Atome sind die kleinsten element-spezifischen Bausteine der Materie. Jedes **Atom** besteht aus einem **Atomkern** und einer **Atomhülle**. Der **Kerndurchmesser** (10^{-15} m) ist um etwa 5 Größenordnungen kleiner als der **Atomdurchmesser** (10^{-10} m). Der Atomkern enthält fast die gesamte Masse des Atoms: Er ist im Durchschnitt 4000-mal schwerer als die Atomhülle.

2.1.1 Atomkern

Kernaufbau Atomkerne setzen sich aus zwei Arten von **Elementarteilchen** zusammen: Den **Protonen** (p$^+$) und **Neutronen** (n^0). Die positiv geladenen Protonen (positive elektrische Elementarladung[1] ($+e_0$) und die ungeladenen Neutronen haben ungefähr gleiche Masse und werden auch **Kernbausteine** oder **Nukleonen** genannt (lat. nucleus: Kern).

Folgende **Kennzahlen** geben Auskunft über die Zusammensetzung des Atomkerns und sind über Gleichung 2.1 auf der nächsten Seite miteinander verbunden:

Massenzahl A: Die Gesamtanzahl von Protonen und Neutronen im Atomkern, auch Nukleonenzahl genannt.   A

Ordnungszahl Z: Die Anzahl der Protonen im Atomkern, auch Kernladungszahl genannt.   Z

---

[1] $e_0 = 1{,}602 \cdot 10^{-19}$ C

2 Physikalische Grundlagen der Nuklearmedizin

Ein (chemisches) Element ist über die Ordnungszahl definiert. Bei neutralen Atomen ist die Anzahl an Hüllenelektronen gleich der Ordnungszahl.

N **Anzahl der Neutronen N**: Die Anzahl der Neutronen im Atomkern.

Atome mit gleicher Ordnungszahl Z, aber unterschiedlicher Neutronen-Anzahl N sind **Isotope** eines **Elements**.

$$A = Z + N \tag{2.1}$$

Eine durch Protonenzahl und Neutronenzahl gekennzeichnete Atomart (also mit Elektronenhülle) heißt **Nuklid**. Es gibt etwa 280 stabile Nuklide und über 3500 instabile radioaktive Nuklide. Für die eindeutige Kennzeichnung eines Nuklids genügt die Angabe des chemischen Elementes (damit ist die Ordnungszahl Z festgelegt) und der Massenzahl A. Die Neutronenzahl N ist gemäß Gleichung 2.1 redundant, ihre Angabe kann daher entfallen.

Schreibweise Ein Nuklid wird üblicherweise durch das Symbol seines chemischen Elementes, dem die Massenzahl voran- und hochgestellt wird, angeschrieben. Durch diese beiden Angaben ist es eindeutig definiert. Zusätzlich wird manchmal auch die Ordnungszahl voran- und tiefgestellt angeführt. Die Neutronenzahl (nach- und hochgestellt) wird nur in seltenen Fällen angegeben. Gleichung 2.2 zeigt diese
I-131 Schreibweisen am Beispiel des I-131 (Ordnungszahl $Z = 53 =$ Iod, Massenzahl $A = 131$ und damit Neutronenzahl $N = 78$).

$$^{131}\text{I}, \quad ^{131}_{53}\text{I} \quad \text{oder} \quad ^{131}_{53}\text{I}^{78} \tag{2.2}$$

Im Fließtext wird häufig die Schreibweise Iod-131 oder auch I-131 verwendet.

2.1.2 Atomhülle

Die **Atomhülle** besitzt einen Durchmesser von etwa 10^{-10} m. In ihr befinden
e⁻   sich die **Elektronen**, die jeweils eine negative Elementarladung tragen. In einem **neutralen Atom** befinden sich in der **Elektronenhülle** gleich viele Elektronen wie Protonen im Kern, das Atom erscheint nach außen hin ungeladen.

Ein Elektron kann sich nach dem **Bohrschen Atommodell** nur auf bestimmten, diskreten Kreisbahnen aufhalten. Diese diskreten Kreisbahnen werden auch
K, L, ...   **Energieniveaus** genannt. Von innen nach außen werden diese Bahnen als K-, L-, M-, N-, O-, P-, und Q-Schale benannt. Auf jeder dieser Schalen hat nur eine be-
$2 \cdot n^2$ stimmte Anzahl von Elektronen Platz: $2 \cdot n^2$ Elektronen in der n-ten Schale, also

2 in der K-Schale, 8 in der L-Schale etc. Die Maximalfüllung wird nur in den inneren Schalen erreicht, die äußeren Schalen sind (außer bei Edelgasen) nur teilweise gefüllt.

Die Elektronen der K-Schale, die dem Atomkern am nächsten ist, unterliegen – im Vergleich zu den Elektronen in den anderen Schalen – der größten Anziehungskraft durch die positive Ladung des Kerns. Die **Bindungsenergie** für die K-Schale ist am größten. Man benötigt daher auch den höchsten Energieaufwand, um ein Elektron aus dieser Schale zu entfernen und auf eine weiter außen liegende Bahn zu bringen (**angeregter Zustand**).

Wenn ein Elektron von einem angeregten Zustand auf eine weiter innen liegende Bahn springt, wird der zugeführte Energiebetrag wieder frei und z.B. in Form eines **Photons** emittiert. Der Energiebetrag dieses Photons entspricht der Differenz der Energien des höheren und des niedrigeren Energiezustands. γ

Elektronen in den äußersten Schalen – die **Valenzelektronen**[2] – und deren Anzahlen sind für das chemische Verhalten des Atoms maßgeblich.

Nach dem **wellenmechanischen Atommodell**, einer Weiterentwicklung des Bohrschen Atommodells, können die Orte von Elektronen in der Atomhülle nicht exakt angegeben werden, es können nur **Aufenthaltswahrscheinlichkeiten** von Elektronen angeben werden.

2.2 Radioaktivität

Die Stabilität oder Instabilität eines Nuklids wird durch das Verhältnis zwischen Neutronen- und Protonenanzahl im Kern bestimmt. Es kommen nur solche Atomkerne vor, bei denen die eine Nukleonenart die andere zahlenmäßig nicht zu stark übertrifft. Wenn eine Anzahl von Nukleonen einen festen Kernverband bildet, so bedeutet das nicht, daß dieser Kern stabil ist. Unter den tatsächlich existierenden Nukliden sind verhältnismäßig wenige stabil. Der weitaus grösste Teil der bekannten Nuklide ist instabil.

Instabile Nuklide werden auch **radioaktive Nuklide** oder **Radionuklide** RN genannt. Sie wandeln sich **spontan**, d.h. ohne äußere Einwirkung, in andere instabile oder stabile Nuklide um, wobei sich das Neutronen-Protonen-Verhältnis ändert und ionisierende Strahlung abgegeben wird. Diese Erscheinung, die spontane Kernumwandlung unter Aussendung ionisierender Strahlung, wird als **Radioaktivität** bezeichnet.

Bei einigen **Umwandlungsarten** (β^-, β^+, und beim Elektroneneinfang (Electron Capture (EC))) verändert sich nur das Neutronen-Protonen-Verhältnis im Kern, während die Massenzahl konstant bleibt. Es ist daher sprachlich richtiger

---
[2]siehe dazu im Glossar: Valenzband

von **radioaktiver Umwandlung** anstatt von **radioaktivem Zerfall** zu sprechen. Ein echter **Kernzerfall** liegt beim α-Zerfall und der **Spontanspaltung** vor.

Die radioaktive Umwandlung wird symbolisch z.B. in folgender Schreibweise angegeben:

$$^{A}_{Z}\text{Mutternuklid} \xrightarrow{\text{Umwandlungsart}} {}^{A'}_{Z'}\text{Tochternuklid} \qquad (2.3)$$

Der Pfeil bezeichnet die Richtung der spontanen Umwandlung.

2.2.1 Kernumwandlungen

Alpha-Zerfall

Alphastrahler finden sich bevorzugt bei Kernen mit höheren Kernladungszahlen. Beim Alpha-Zerfall wird aus dem sich umwandelnden Kern ein **Heliumkern** emittiert. Diesen emittierten Heliumkern bezeichnet man auch als Alphateilchen. Er besteht aus 2 Protonen und 2 Neutronen. Der sich umwandelnde Kern wird also um 4 Nukleonen leichter:

$$^{A}_{Z}\text{Mutternuklid} \xrightarrow{\alpha} {}^{A-4}_{Z-2}\text{Tochternuklid} \qquad (2.4)$$

Alphateilchen sind **monoenergetisch**, das **Energiespektrum** ist ein **Linienspektrum** (siehe Kapitel 2.3.2 auf Seite 38, insb. Abb. 2.9 auf Seite 39). Die Alphastrahlung ist eine Korpuskularstrahlung. Wegen der großen Masse und Ladung des Alphateilchens ist seine Reichweite in Materie sehr klein: in Gewebe unter 100 µm. Aufgrund der großen Masse erreichen aber auch nahezu alle Alphateilchen diese Reichweite.

In der Nuklearmedizin wird aktuell (2022) lediglich ein Alphastrahler in der Routine im Rahmen einer **nuklearmedizinischen Therapie** eingesetzt: Ra-223 (siehe Tabelle 3.4 auf Seite 60).

$$^{223}_{88}\text{Ra} \xrightarrow{\alpha} {}^{219}_{86}\text{Rn} \xrightarrow{\alpha} \ldots \qquad (2.5)$$

Beta-Minus-Umwandlung

Kerne mit einem **Neutronenüberschuss** – im Vergleich zum stabilen Protonen-Neutronen-Verhältnis – sind instabil. Ein Neutron wandelt sich um in ein Proton und ein Elektron (Gleichung 2.6). **Elektronen**, die aus dem **Kern** emittiert werden, nennt man **Betateilchen**, die Strahlung **Betastrahlung**, genauer Beta-

2.2 Radioaktivität

Minus-Strahlung: β⁻. Neben dem Betateilchen wird gleichzeitig ein weiteres Teilchen, ein **Antineutrino** ν^*, abgegeben.

$$n^0 \longrightarrow p^+ + e^- + \nu^* \tag{2.6}$$

β⁻

Das β⁻-Teilchen erhält einen **variablen** Teil der bei der Umwandlung frei werdenden Energie als **kinetische Energie**, die restliche Energie erhält das Antineutrino. Wegen der variablen Aufteilung der Energie auf das Elektron und das Antineutrino ist das Energiespektrum der β⁻-Strahlung ein **kontinuierliches Spektrum**. Die β⁻-Strahlung ist eine **Korpuskularstrahlung**. In der Nuklidkarte bzw. im Umwandlungsschema ist die **maximale Energie** E_{max} des β⁻-Spektrums angegeben. Die **mittlere Energie** E_{Mean} eines β-Spektrums beträgt **ca.** $1/3\,E_{max}$ (vgl. Abb. 2.1). Die wahrscheinlichste (häufigste) Energie der β-Strahlung ist nochmals geringer als die mittlere Energie.

$E_{e^-}\ldots$ kont.

$1/3\,E_{max}$

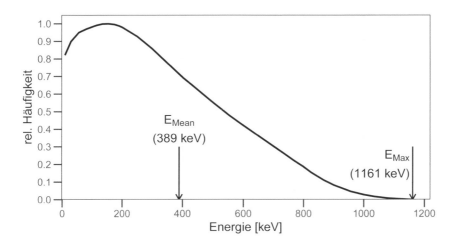

Abbildung 2.1: Energiespektrum der β⁻-Umwandlung (Bi-210)

β⁻-Teilchen haben in festen und flüssigen Stoffen eine von Teilchenenergie und Stoffdichte abhängige, genau angebbare maximale **Reichweite**. Diese liegt im Bereich von **einigen mm bis zu einigen cm**.

mm-cm

Der aus der β⁻-Umwandlung entstehende Kern hat eine um +1 höhere Ordnungszahl, Gleichung 2.7 zeigt die prinzipielle Schreibweise:

$$^A_Z\text{Mutternuklid} \xrightarrow{\beta^-} {}^A_{Z+1}\text{Tochternuklid} \tag{2.7}$$

In der Nuklearmedizin wird die β⁻-Strahlung für therapeutische Zwecke eingesetzt. **I-131** mit einer maximalen Energie $E_{\beta^-,max} = 606\,\text{keV}$ und einer Halbwerts-

I-131

zeit $T_{1/2} = 8{,}02$ Tagen ist das in der Nuklearmedizin am häufigsten eingesetzte

T **Therapie-Radionuklid** (siehe Tab. 3.4 auf Seite 60):

$$^{131}_{53}\text{I} \xrightarrow{\beta^-} {}^{131}_{54}\text{Xe} \tag{2.8}$$

D Für die **diagnostische** Anwendung – damit ist in der Regel die **Bildgebung** gemeint – ist β^--Strahlung aufgrund ihrer geringen Reichweite im Gewebe nicht geeignet. Im nuklearmedizinischen Labor können β^--Strahler bei Verwendung entsprechender Messgeräte („Betazähler" – siehe Kap. 4.5.4 auf Seite 84 und InfoBox

H-3 4.4 auf Seite 85) eingesetzt werden (z.B. Tritium H-3: $E_{\beta^-,\max} = 19\,\text{keV}$, $T_{1/2} = 12{,}3$ Jahre – siehe Tab. 3.1 auf Seite 57).

Beta-Plus-Umwandlung

Kerne mit einem **Protonenüberschuss** – im Vergleich zu den in stabilen Nukliden vorliegenden Protonen- und Neutronenzahlen – sind ebenfalls instabil. Dabei wandelt sich ein Proton in ein Neutron und ein Positron um. Das **Positron** e^+ oder

β^+ **Beta-Plus-Teilchen** β^+ wird als β^+-Strahlung emittiert. Wie bei der Beta-Minus-Umwandlung wird gleichzeitig ein weiteres Teilchen, ein **Neutrino** ν, abgegeben (Gleichung 2.9). Die kinetische Energie teilt sich auf Positron und Neutrino auf, es entsteht – wie bei der β^--Umwandlung – ein kontinuierliches Energiespektrum für das Positron (siehe Abbildung 2.1 auf der vorherigen Seite).

$$p^+ \longrightarrow n^0 + e^+ + \nu \tag{2.9}$$

e^-/e^+ Positronen (e^+) sind die **Antiteilchen** der Elektronen (e^-): Sie sind Träger einer positiven elektrischen Elementarladung und haben die gleiche Masse wie die Elektronen. Als Antiteilchen des Elektrons hat das Positron in Materie nur eine sehr kurze Lebensdauer: Ein Positron vereinigt sich innerhalb weniger Mikrosekunden – nach Abgabe seiner kinetischen Energie in Stößen mit umgebenden Atomhüllen – mit einem Elektron (also seinem Antiteilchen), wobei die Masse der beiden

511 keV Teilchen in 2 Photonen mit je 511 keV Energie umgewandelt wird. Die beiden Photonen werden unter einem Winkel von 180° emittiert, also auf einer Geraden in entgegengesetzte Richtung. Diese Strahlung nennt man **Vernichtungsstrahlung** (oder **Annihilationsstrahlung**); als Gammastrahlung kann diese messtechnisch gut nachgewiesen werden.

Der neue Kern hat eine um −1 niedrigere Ordnungszahl:

$$^A_Z\text{Mutternuklid} \xrightarrow{\beta^+} {}^A_{Z-1}\text{Tochternuklid} \tag{2.10}$$

Positronenstrahler werden in der Nuklearmedizin im Rahmen der Positronen-Emissions-Tomographie (PET) verwendet. Gemessen wird bei der Bildgebung jedoch nicht die β⁺-Strahlung, sondern die im vorhergehenden Absatz beschriebene **Vernichtungsstrahlung**, wobei das **paarweise Auftreten der Photonen** gemessen und deren **entgegengesetzte Flugrichtung** genutzt wird: Einander gegenüberliegende Detektoren sind paarweise in **Koinzidenz** geschaltet, das heißt, wenn zwei gegenüberliegende Detektoren **gleichzeitig** je ein Photon messen, kann man daraus auf eine β⁺-Umwandlung auf der Verbindungslinie der beiden Detektoren schließen (siehe Abb. 9.3 auf Seite 206).

Beispiel für die nuklearmedizinische Anwendung der Positronenstrahlung ist Fluor-18 (F-18): $E_{max} = 633\,\text{keV}$, $T_{1/2} = 110\,\text{Minuten}$ (siehe auch Tab. 3.3 auf Seite 59). Die Umwandlung findet mit 96,6 % via β⁺-Umwandlung statt und mit 3,1 % via Elektronen-Einfang, dem Konkurrenz-Effekt zur β⁺-Umwandlung (siehe nächster Abschnitt unten):

F-18

$$^{18}_{9}\text{F} \xrightarrow{\beta^+ (96{,}9\%),\ EC(3{,}1\%)} {}^{18}_{8}\text{O} \qquad (2.11)$$

Elektronen-Einfang

Mit der β⁺-Umwandlung in **Konkurrenz** kann der **Elektroneneinfang** („electron capture", EC) auftreten. Hierbei wird **isobar** (siehe Seite 26) ein Proton in ein Neutron verwandelt, indem ein **Elektron aus der Hülle** – meist aus einer kernnahen Schale – von einem Proton im Kern eingefangen wird. Das entstandene Neutron bleibt im Kern, die freiwerdende Energie erhält das emittierte Neutrino ν:

EC

$$p^+ + e^- \longrightarrow n^0 + \nu \qquad (2.12)$$

Im Allgemeinen ist die Wahrscheinlichkeit für den Einfang eines Elektrons aus der K-Schale am größten, daher wird diese Umwandlungsart auch **K-Einfang** genannt.

Die Ordnungszahl des neuen Kerns ist um −1 kleiner, die prinzipielle Schreibweise entspricht jener der β⁺-Umwandlung (Glg. 2.10 auf der vorherigen Seite).

$$^{A}_{Z}\text{Mutternuklid} \xrightarrow{EC} {}^{A}_{Z-1}\text{Tochternuklid} \qquad (2.13)$$

Bei dieser Umwandlung wird – abgesehen vom messtechnisch nicht nachweisbaren Neutrino – **keine Kernstrahlung** erzeugt. In der Atomhülle wird jedoch

2 Physikalische Grundlagen der Nuklearmedizin

die freigewordene Lücke in der K-Schale durch Elektronensprung aus den höheren Schalen nachbesetzt, wodurch **charakteristische Röntgenstrahlung** (siehe Seite 22) oder **AUGER-Elektronen-Emission**[3] (siehe InfoBox 2.2 auf Seite 23) auftritt.

Einige in der nuklearmedizinischen **Diagnostik** verwendete Nuklide wandeln sich durch Elektroneneinfang um, begleitet von der Aussendung charakteristischer Röntgenstrahlung, welche für die Messung verwendet wird (z.B.: Tl-201: charakteristische Röntgenstrahlung $K_\alpha = 70\,\text{keV}$ und $K_\beta = 80\,\text{keV}$, $T_{1/2} = 72{,}9\,\text{Stunden}$, Gleichung 2.14 – siehe auch Tab. 3.2 auf Seite 58). Auch das in Gleichung 2.11 auf der vorherigen Seite angeführte F-18 wandelt sich alternativ zur β^+-Umwandlung (96,9 %) durch Elektroneneinfang (3,1 %) um.

Tl-201

F-18

$$^{201}_{81}\text{Tl} \xrightarrow{\text{EC}} {}^{201}_{80}\text{Hg} \tag{2.14}$$

Emission von Gammastrahlung

Nach einer α-, β^+- oder β^--Umwandlung bzw. nach einem Elektroneneinfang des Mutterkernes verbleibt der **Tochterkern** häufig in einem **angeregten Zustand**. Diese überschüssige Energie[4] des Kernes kann durch Emission von **Gammastrahlung aus dem Kern** abgegeben werden. Die Nukleonen bleiben dabei unverändert. Die dabei stattfindende Kernumwandlung wird **isomerer Übergang** genannt. Die Energieniveaus der angeregten Zustände sind exakt definiert, die Gammastrahlung erhält jeweils die Energiedifferenz zweier Energieniveaus, Gammaspektren sind daher **Linienspektren** (siehe Abb. 2.9 auf Seite 39).

isomer

Derartige Nuklide bezeichnet man auch als **Isomere** (griechisch „isos": gleich, griechisch „meros": Anteil). Die isomeren Nuklide haben zwar die gleiche Anzahl von Protonen und Neutronen, besitzen aber im Atomkern unterschiedliche „Energiegehalte".

Erfolgt die Emission der Gammastrahlung **unmittelbar** im Anschluss an den vorausgegangenen Alpha-Zerfall oder eine Beta-Umwandlung, spricht man von „**prompter** Gammastrahlung".

prompt

β^- • **Beispiele für β^--Umwandlung mit γ-Strahlung**: I-131, Xe-133

EC • **Beispiele für Elektroneneinfang mit γ-Strahlung**: Ga-67, In-111, I-123, I-125

---

[3] benannt nach Pierre V. AUGER, entdeckt von Lise MEITNER
[4] Differenz der Energie des angeregten Zustands und dem Grundzustand

2.2 Radioaktivität

Erfolgt die Emission von Gammaquanten dagegen **verzögert** mit einer messbaren Halbwertszeit, so spricht man von **metastabilen Zuständen**. Metastabile Zustände werden durch ein „m" am Nuklidsymbol gekennzeichnet.

- **Beispiele für metastabile/isomere Nuklide**: Tc-99m, Kr-81m, In-113m

Treten **Gamma-Übergänge** zwischen im Energieschema übereinander liegenden angeregten Niveaus sofort zeitlich hintereinander auf („Gamma-Kaskaden"), dann hängen die gemessenen Energiespektren auch von der Messgeometrie ab. So können z.B. in Bohrlochzählern **Summenlinien** auftreten (Beispiel: I-125, In-111).

2.2.2 Weitere Strahlungsarten

Neben den bisher erwähnten ionisierenden Strahlungen (α-, β^--, β^+- und γ-Strahlung) können gleichzeitig oder alternativ noch andere Strahlungsarten entstehen (siehe Abb. 2.2):

- *Charakteristische Röntgenstrahlung*: siehe nächster Abschnitt

- *Konversionselektronen*: „Innere Konversion", siehe InfoBox 2.1 auf der nächsten Seite

- *Auger-Elektronen*: siehe InfoBox 2.2 auf Seite 23

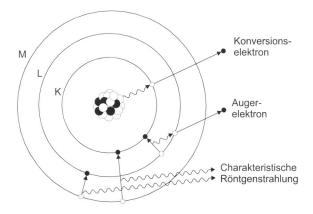

Abbildung 2.2: Kernumwandlung unter Aussendung von Konversionselektronen (innere Konversion) sowie Entstehung charakteristischer Röntgenstrahlung

Charakteristische Röntgenstrahlung

Wird ein Atom in einer inneren Schale **ionisiert**, d.h. wird in einer inneren Schale ein Elektron herausgelöst (z.B. durch Stoßionisation, durch K-Einfang, durch Aussendung eines AUGER-Elektrons), so entsteht dort eine *Leerstelle*.

Diese Leerstelle wird durch den Übergang eines Elektrons aus den äußeren Hüllen *aufgefüllt*. Dabei wird *Energie freigesetzt*, da die Bindungsenergie der äußeren Elektronen dem Betrag nach immer geringer ist als die der inneren Elektronen. Diese Energie verlässt das Atom in Form von *Photonen* oder als *Bewegungsenergie von AUGER-Elektronen*.

Die Energie der Photonenstrahlung ist durch die Differenz der Bindungsenergien der Hüllenelektronen in den verschiedenen Schalen gegeben. Diese Quantenenergien sind für die Atome des Beschussmaterials *charakteristisch*. Daher spricht man bei dieser Art von Röntgenstrahlung von „**charakteristischer Strahlung**". Das Photonenspektrum ist ein **diskretes Linienspektrum**. Die Entstehung charakteristischer Röntgenstrahlung ist in Abbildung 2.2 auf der vorherigen Seite dargestellt (die Leerstelle in der Elektronenhülle kann auch andere Ursachen als die Emission von Konversionselektronen haben).

diskret

InfoBox 2.1: Innere Konversion

Die **Innere Konversion** beschreibt einen Prozess, bei dem die **Anregungsenergie** eines Atomkerns – ohne die Emission eines γ-Quants (siehe Kap. „Emission von Gammastrahlung" auf Seite 20) – durch **Coulomb-Wechselwirkung** direkt auf ein **Elektron** der Hülle (K-Konversion, L-Konversion, ...) übertragen wird, welches dann das Atom verlässt.
Dazu muss die bei der Umwandlung freiwerdende Energie größer als die Bindungsenergie des Elektrons (z.B. in der K- oder L-Schale) sein. Die kinetische Energie des Elektrons ist dann gleich der Differenz dieser beiden Energien. Die dabei freiwerdenden Elektronen werden als **Konversionselektronen** bezeichnet, sie sind **monoenergetisch** mit meist geringen Energien und damit kleinen Reichweiten.
Der freiwerdende Platz in der Elektronenhülle wird durch **Elektronensprung** unter Aussendung von **charakteristischer Röntgenstrahlung** oder von **Auger-Elektronen** nachbesetzt (siehe Abb. 2.2 auf der vorherigen Seite).
Die Konversionselektronen können für die **lokale Dosis** der näheren Umgebung von Bedeutung sein, wie z.B. bei Tc-99m: Bei ca. 9 % der Umwandlungen von Tc-99m zu Tc-99 wird kein Photon, sondern ein Konversionselektron mit einer Energie von 120 keV erzeugt. Die fehlenden 22 keV entsprechen der Bindungsenergie des Hüllenelektrons – siehe oben. Die **Reichweite der Konversionselektronen** in Gewebe liegt bei ca. 0,2 mm, diese Elektronen tragen also ausschließlich zur Dosis des Patienten und nichts zur Bildgebung bei!

2.2 Radioaktivität

InfoBox 2.2: Auger-Elektronen

Manchmal wird die durch Elektronensprung freiwerdende Energie nicht durch Photonenstrahlung (**charakteristische Röntgenstrahlung**) abgegeben, sondern **auf ein äußeres Elektron** der gleichen Hülle übertragen, das dadurch freigesetzt wird (siehe Abbildung 2.3).
Auger-Elektronen sind monoenergetisch. Sie haben zum Teil eine sehr geringe kinetische Energie, verbunden mit einer extrem kurzen Reichweite von etwa 10^{-9} m und einer hohen biologischen Wirksamkeit.

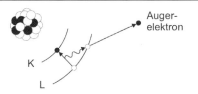

Abbildung 2.3: Auger-Elektronen Emission: Die beim Übergang von L auf K freiwerdende Energie wird zur Emission des zweiten L-Elektrons (Auger-Elektron) eingesetzt.

In Abbildung 2.4 ist die **Röntgen-Fluoreszenz-Ausbeute** (das ist die Wahrscheinlichkeit für die Entstehung von charakteristischer Röntgenstrahlung) gegen die Ordnungszahl Z für die Emission aus der K-, L- und M-Schale aufgetragen.
Da die Entstehung von AUGER-Elektronen alternativ zur Aussendung von charakteristischer Röntgenstrahlung erfolgt, kann aus Abbildung 2.4 auch die Wahrscheinlichkeit für die Emission von AUGER-Elektronen abgelesen werden: Im Bereich unterhalb bzw. rechts der Kurve wird charakteristische Röntgenstrahlung emittiert, oberhalb bzw. links der Kurve werden AUGER-Elektronen freigesetzt.

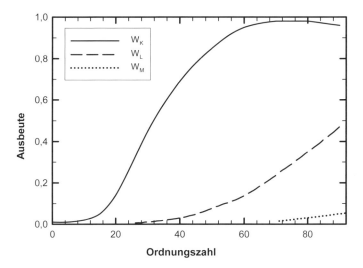

Abbildung 2.4: Wahrscheinlichkeit W für die Emission von charakteristischer Röntgenstrahlung aus K-, L- und M-Schale in Abhängigkeit von der Ordnungszahl

Beispiel: Bei der Ordnungszahl 20 beträgt die Emissionswahrscheinlichkeit von charakteristischer Röntgenstrahlung aus der K-Schale (Kurve W_K) ca. 15 %, das heißt mit ca. 85 % Wahrscheinlichkeit werden Auger-Elektronen emittiert.
Für *kleine Kernladungszahlen* ($Z < 30$) dominiert die Emission von Auger-Elektronen aus der K-Schale, für *höhere Ordnungszahlen* ist die Emission charakteristischer Röntgenstrahlung wahrscheinlicher.

2.2.3 Nuklidkarte

Nuklid

Mit **Nuklid** bezeichnet man einen Atomkern mit einer gegebenen Anzahl von Protonen und Neutronen oder auch eine Anzahl gleichartiger Atomkerne. Ein Nuklid ist durch die Angabe des chemischen *Elementes* (und damit der Anzahl von Pro-

Z, A

tonen, der **Ordnungszahl**) sowie der **Massenzahl** (und damit der Anzahl von Neutronen) eindeutig definiert (siehe Seite 13 und Glg. 2.1 auf Seite 14).

Eine **Nuklidkarte**, siehe Abb. 2.5, ist eine übersichtliche Darstellung aller Nuklide in einem Koordinatensystem, auf dessen Abszisse die Neutronenzahl und auf dessen Ordinate die Protonenzahl aufgetragen ist. Jedes experimentell nachgewiesene Nuklid ist auf der Nuklidkarte durch ein Feld mit dem Elementsymbol und

F-18

der Nukleonenanzahl dargestellt (z.B. F-18: Z = 9, A = 18 und daher N = 9).

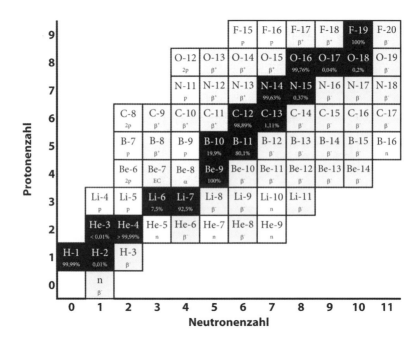

Abbildung 2.5: Beginn der Nuklidkarte

Von den bis zur Ordnungszahl 118 bekannten Elementen[5] haben nur etwa 80 Elemente stabile Atomkerne. Von den 4000 insgesamt bekannten Nukliden sind etwa 286 stabil[6].

---

[5]Stand: 2022

[6]Anm.: 33 davon mit extrem langer Halbwertszeit von mehr als 100 Millionen Jahren – diese werden ebenfalls als *stabil* betrachtet.

In der sehr bekannten „**Karlsruher Nuklidkarte**"[7] werden die Nuklide farbig dargestellt. Die Farben haben folgende Bedeutung:

- **schwarz:** stabiles Nuklid   stabil

- **blau:** Umwandlung durch Beta-Minus-Umwandlung   β−

  Diese Nuklide wandeln ein Neutron in ein Proton um; die Umwandlung führt daher diagonal von rechts unten nach links oben.

- **rot:** Umwandlung durch Beta-Plus-Umwandlung bzw. Elektroneneinfang   β+

  Nuklide, die ein Proton in ein Neutron umwandeln; die Umwandlung führt diagonal von links oben nach rechts unten.

- **gelb:** Alpha-Zerfall   α

  Durch die Abgabe eines He^{++}-Kerns, bestehend aus zwei Protonen und zwei Neutronen, verläuft der Zerfall diagonal von rechts oben nach links unten um je 2 Einheiten.

- **grün:** Nuklide, die durch Kernspaltung zerfallen.   Spalt.

In den (schwarzen) Feldern **stabiler Nuklide** sind die auf das Element bezogenen relativen Häufigkeiten eingetragen. Z.B.:

- C-12: 98,90 %   C-12
- C-13: 1,10 %

In den (farbigen) Feldern **instabiler Nuklide** sind wichtige Daten wie Halbwertszeit und Umwandlungsart mit deren Energien angegeben. Z.B.:

- F-18: 109,7 m, β+ 0,6, no γ   F-18

  In diesem Beispiel wird die Halbwertszeit mit 109,7 min und die maximale Energie der Positronen mit 0,6 MeV angegeben. „No γ" bedeutet, dass vom **Mutterkern** bei der Umwandlung keine γ-Strahlung ausgeht. Die in der Nuklearmedizin z.B. bei PET gemessene **Vernichtungsstrahlung** ist natürlich eine γ-Strahlung, diese gilt formal jedoch als **Begleiterscheinung** dieser Umwandlung.

---

[7]https://de.wikipedia.org/wiki/Karlsruher_Nuklidkarte

Isotope, Isobare, Isotone Nuklide mit **gleicher Protonenzahl**, aber verschiedenen Neutronenanzahlen gehören dem gleichen **chemischen Element** an. Solche Nuklide heißen Isotope, weil sie im **Periodensystem** auf dem gleichen Platz stehen (griechisch „isos": gleich, „topos": Platz).

> Isotope desselben chemischen Elements können auf chemischem Weg nicht voneinander getrennt (bzw. unterschieden) werden.
> Das ist eine für die Nuklearmedizin überaus wichtige Grundlage! Das bedeutet (anders formuliert), dass sich das instabile F-18 chemisch vom stabilen F-19 nicht unterscheidet – siehe Abb. 2.5 auf Seite 24.

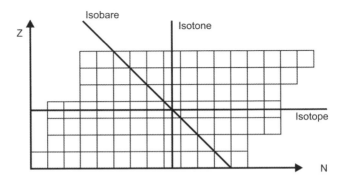

Abbildung 2.6: Lage von Isotopen, Isobaren und Isotonen in der Nuklidkarte

Da jedes chemische Element mehrere Isotope hat, muss bei der symbolischen Schreibweise die **Massenzahl** angeschrieben werden (z.B. I-131), wenn das Nuklid eindeutig angegeben werden soll. Der Begriff Isotop wird verwendet, wenn die gleichartigen chemischen Eigenschaften von Atomen angesprochen werden. Isotope findet man in der Nuklidkarte auf der waagrechten **Isotopenlinie**.

Nuklide mit **gleicher Massezahl** – **Isobare** – findet man auf der von links oben nach rechts unten verlaufenden **Isobarenlinie**. Seltener verwendet wird der Begriff der **Isotone** für Nuklide mit **gleicher Anzahl von Neutronen**. Diese stehen in der Nuklidkarte senkrecht untereinander (siehe Abbildung 2.6).

2.2.4 Umwandlungsschema

Art, E **Kernumwandlungen** finden in einer für jedes Radionuklid **charakteristischen** Weise statt. Dies gilt sowohl für die **Umwandlungsart** als auch für die **Energien** der dabei **beteiligten Übergänge**. Bei den meisten Nukliden erfolgt die

Umwandlung auf mehreren **parallel**[8] ablaufenden und in mehreren **hintereinander** ausgeführten Stufen. Einen Überblick über die beteiligten Umwandlungsarten (α, β^+, EC, β^-, γ) bietet das Umwandlungsschema.

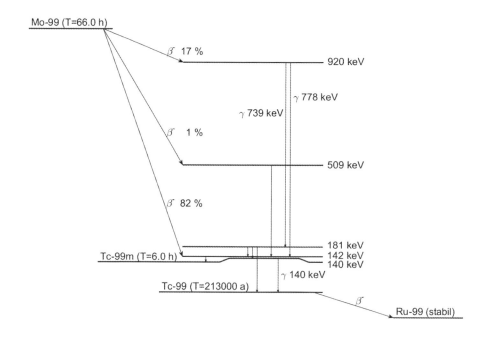

Abbildung 2.7: Umwandlungsschema von Molybdän-99, Technetium-99m und Technetium-99 in vereinfachter Form

Das **Umwandlungsschema** – siehe dazu insb. das Beispiel von Tc-99m (Abb. 2.7) und die zugehörige Terminologie in der InfoBox 2.3 auf der nächsten Seite – ist die **graphische Darstellung** der an den Kernumwandlungen beteiligten Energieniveaus des Atomkernes. In diesen schematischen Darstellungen werden **Energieniveaus** durch waagrechte Linien symbolisiert. Entlang der y-Achse wird die Energie aufgetragen. Auf der niedrigsten Stufe (unten) befindet sich daher der **Grundzustand** bzw. der Endpunkt der Umwandlung, auf der höchsten Stufe das **ursprüngliche Radionuklid (Mutternuklid)**. Dazwischen finden sich die einzelnen Energieniveaus. Mögliche Übergänge zwischen den einzelnen Niveaus sind durch **Pfeile** gekennzeichnet.

Entlang der x-Achse werden die Kernladungszahlen (Ordnungszahl) aufgetragen. β^--Umwandlungen (die Kernladungszahl steigt um +1) werden durch Pfeile

Tc-99m

$y \ldots E$

MN

$x \ldots Z$

---

[8]Ein Kern kann sich natürlich nur auf *eine* Art umwandeln. Aber bei sehr vielen Kernen werden *alle* in Abbildung 2.7 dargestellten Möglichkeiten der Umwandlung genutzt.

nach rechts unten dargestellt, β⁺-Umwandlungen durch Pfeile nach links unten, Gammaübergänge (γ) sind durch senkrechte Pfeile gekennzeichnet.

InfoBox 2.3: Terminologie zum Umwandlungsschema

Z.B. Abbildung 2.7 auf der vorherigen Seite

- **Mutternuklid**: Ausgangspunkt für die Pfeile, welche die Umwandlung symbolisieren, ist das Mutternuklid (Mo-99 in Abbildung 2.7). Die Umwandlungsschemata sind in umfangreichen Tabellenwerken nach Ordnungs- oder Kernladungszahlen der Mutternuklide geordnet.
- **Tochternuklid**: Am Endpunkt der Pfeile, welche die Umwandlung symbolisieren, findet sich (nach eventuellen Zwischenstufen wie hier Tc-99m) das Tochternuklid (Tc-99 in Abbildung 2.7). Es kann **stabil** oder seinerseits wieder **radioaktiv** sein (aus Abbildung 2.7 ist zu entnehmen, dass auch Tc-99 radioaktiv ist und sich zu Ru-99 umwandelt).
- **Umwandlungsreihen**: In manchen Fällen (vor allem bei natürlich vorkommenden Radionukliden) finden sich Mutternuklid und eine Reihe von Tochternukliden immer gemeinsam in den untersuchten Proben. Man spricht in solchen Fällen von Umwandlungsreihen.
- **Halbwertszeit**: Für jede Umwandlung wird auch die Halbwertszeit der Kernumwandlung angeführt (z.B.: 66 h für Mo-99).
- **Umwandlungsart**: Aus dem Verlauf der Pfeile lässt sich die Umwandlungsart ablesen: β⁻-Umwandlungen werden durch Pfeile nach rechts unten, β⁺-Umwandlungen durch Pfeile nach links unten und Gamma-Übergänge (γ) durch senkrechte Pfeile dargestellt.
- **Energie**: Aus dem Umwandlungsschema sind die **Kernenergieniveaus** abzulesen. Bei Übergängen von einem Niveau in ein darunterliegendes mit geringerer Energie wird die **Energiedifferenz** emittiert.
- **Übergangswahrscheinlichkeit**: Nicht alle Energieübergänge (Kernumwandlungen) finden mit gleicher Wahrscheinlichkeit statt. In vielen Fällen sind **alternative Übergänge** möglich, die mit unterschiedlichen Wahrscheinlichkeiten stattfinden (in Abbildung 2.7 z.B. 82 % für die β⁻-Umwandlung auf das Niveau 142 keV).
- **Tabellarische Übersicht**: Aus Gründen der Übersichtlichkeit findet sich bei den Umwandlungsschemata meist auch eine tabellarische Übersicht über die Energieniveaus, die Umwandlungsarten und die emittierten Quanten mit deren Wahrscheinlichkeiten und Energien.
- Die aus der Hülle stammenden Strahlenarten (charakteristische Röntgenstrahlung, Auger-Elektronen, Konversionselektronen) gehören zum **Tochterkern**, und werden daher bei diesem angeführt (Achtung: z.B. bei der Karlsruher Nuklidkarte werden Strahlungen aus der Hülle nicht angegeben).

2.2.5 Umwandlungsgesetz und Halbwertszeit

Kernumwandlungen sind statistische, zufällige Prozesse und deshalb mit statistischen Methoden beschreibbar. Den **Zeitpunkt der Umwandlung** eines **einzelnen Atomkerns** vorherzusagen ist zwar nicht möglich, für die in der Natur vorkommenden **großen Mengen an Atomen** ist die Beschreibung über **Wahrscheinlichkeitsaussagen** aber sehr zuverlässig.

Wenn zu einem bestimmten Zeitpunkt t die Anzahl $N(t)$ Kerne vorhanden sind, so ist der Anteil der sich im Zeitintervall Δt umwandelnden Atome $\Delta N(t)$ durch die (konstante) **Umwandlungswahrscheinlichkeit** λ (auch **Umwandlungskonstante** genannt) charakterisiert. Das heißt, in einem bestimmten Zeitintervall wird sich jeweils ein **konstanter Anteil** der noch vorhandenen Kerne umwandeln:

$$\frac{\Delta N(t)}{\Delta t} = -\lambda \cdot N(t) \tag{2.15}$$

$N(t)$

λ

Die Lösung der Differentialgleichung 2.15 führt zum **Umwandlungsgesetz** für die radioaktiven Umwandlung (Gleichung 2.16). Diese Gleichung zeigt, dass die Anzahl der noch vorhandenen Atome **exponentiell** mit der Zeit abnimmt.

$$N(t) = N_0 \cdot e^{-\lambda \cdot t} \tag{2.16}$$

Für die einfache Berechnung der jeweils noch vorhandenen Menge eines radioaktiven Stoffes ist die Angabe der **Halbwertszeit** $T_{1/2}$ anstelle der in Gleichung 2.16 verwendeten **Umwandlungswahrscheinlichkeit** (λ) vorteilhafter und vor allem anschaulicher. Die **Halbwertszeit** gibt an, in welcher Zeit ($T_{1/2}$) eine ursprünglich vorhandene Anzahl Kerne N_0 durch Umwandlung auf die Hälfte $N_0/2$ abgenommen hat. Nach Einsetzen von $N(T_{1/2}) = N_0/2$ in Gleichung 2.16 erhält man durch Logarithmieren den Zusammenhang zwischen Halbwertszeit und Umwandlungskonstante:

$T_{1/2}$

$N(T_{1/2})$

$$T_{1/2} = \frac{\ln(2)}{\lambda} \tag{2.17}$$

Physikalische Halbwertszeit Die **physikalischen Halbwertszeiten** der einzelnen Nuklide variieren in einem sehr großen Bereich, von $3 \cdot 10^{-10}$ Sekunden bis zu 10^{24} Jahren.

T_{phys}

> **Beispiele:** Die physikalischen Halbwertszeiten der in der PET eingesetzten Nuklide liegen im Bereich von 2 Minuten (O-15) bis zu 2 Stunden (F-18). In der konventionellen nuklearmedizinischen In-vivo-Diagnostik werden Nuklide mit Halbwertszeiten von 6 Stunden (Tc-99m) bis zu 3,3 Tagen (Ga-67) eingesetzt. Das in der nuklearmedizinischen Therapie vorwiegend verwendete I-131 besitzt eine physikalische Halbwertszeit von 8 Tagen. Im nuklearmedizinischen Labor wird überwiegend I-125 mit einer Halbwertszeit von ca. 60 Tagen eingesetzt.

Biologische Halbwertszeit Die physikalische Halbwertszeit beschreibt den physikalischen Vorgang der Kernumwandlung. Darüber hinaus wird in der Nuklearmedizin auch der Begriff der **biologische Halbwertszeit** verwendet. Das ist jener

T_{biol}

Zeitraum, in welchem ein Organismus (meist der menschliche Körper) die Hälfte einer ursprünglich in ihm vorhandenen Stoffmenge auf natürlichem Wege (Harn, Stuhl, Schweiß, Atemluft etc.) ausscheidet.

T_{eff} **Effektive Halbwertszeit** Die biologische Halbwertszeit berücksichtigt ausschließlich den biologischen Vorgang, die physikalische Halbwertszeit ausschließlich den Prozess der radioaktiven Umwandlung. Die **effektive Halbwertszeit** berücksichtigt beide Prozesse: Sie ist definiert als jene **Zeitspanne**, in der die ursprünglich im Körper befindliche Aktivitätsmenge (sowohl durch physikalische Umwandlung, als auch durch biologische Ausscheidung) auf die Hälfte reduziert wird. Zur Berechnung der effektiven Wahrscheinlichkeit (für radioaktive Umwandlung und für biologische Ausscheidung) müssen die Wahrscheinlichkeit für die radioaktive Umwandlung und die Wahrscheinlichkeit für die biologische Ausscheidung addiert werden:

$$\lambda_{\text{eff}} = \lambda_{\text{biol}} + \lambda_{\text{phys}} \tag{2.18}$$

Die Halbwertszeiten sind umgekehrt proportional zu den Umwandlungswahrscheinlichkeiten:

$$\frac{1}{T_{\text{eff}}} = \frac{1}{T_{\text{biol}}} + \frac{1}{T_{\text{phys}}} \tag{2.19}$$

Daraus ergibt sich für die effektive Halbwertszeit:

$$T_{\text{eff}} = \frac{T_{\text{biol}} \cdot T_{\text{phys}}}{T_{\text{biol}} + T_{\text{phys}}} \tag{2.20}$$

Berechnung der Aktivität zu einem bestimmten Zeitpunkt Die **Radioaktivität** ist definiert als die **Anzahl der Umwandlungen pro Zeiteinheit**. Die
$A(t)$ Aktivität A zum Zeitpunkt t ist daher durch Gleichung 2.21 gegeben:

$$A(t) = -\frac{dN(t)}{dt} \tag{2.21}$$

Auch für die Aktivität gilt das Gesetz der exponentiellen Umwandlung von Gleichung 2.16 auf der vorherigen Seite, was durch Einsetzen von Gleichung 2.16 auf der vorherigen Seite in Gleichung 2.21 abgeleitet werden kann:

$$A(t) = A_0 \cdot e^{-\lambda \cdot t} \tag{2.22}$$

mit
- $A(t)$ Aktivität zum Zeitpunkt t
- A_0 Aktivität zum Zeitpunkt 0
- t Zeitdifferenz zwischen Zeitpunkt t und Zeitpunkt 0
- λ Umwandlungskonstante

2.2 Radioaktivität

In der Praxis ist es häufig notwendig, die zu einem bestimmten Zeitpunkt gemessene Aktivität auf einen anderen Zeitpunkt umzurechnen. In Tabellenwerken ist üblicherweise die Halbwertszeit $T_{1/2}$ der gängigen Radionuklide und nicht die Umwandlungskonstante λ angegeben. Durch Einsetzen von Gleichung 2.17 auf Seite 29 (aufgelöst nach λ) in Gleichung 2.22 auf der vorherigen Seite ergibt sich:

$$A(t) = A_0 \cdot e^{\frac{-\ln(2)}{T_{1/2}} \cdot t} \tag{2.23}$$

Dabei ist es wichtig, die **Zeitdifferenz** in der Formel mit dem richtigen **Vorzeichen** einzusetzen: In der Formel ist die Zeitdifferenz **positiv**, wenn die Aktivität für einen späteren Zeitpunkt errechnet werden soll, dagegen **negativ**, wenn der errechnete Zeitpunkt vor dem Zeitpunkt 0 der Messung liegt.

$\Delta t \to +$
$\Delta t \to -$

Kontrolle des Ergebnisses: Zu einem „späteren" Zeitpunkt muss die Aktivität immer kleiner als A_0 sein, zu einem „früheren" Zeitpunkt größer: siehe *Berechnungsbeispiele* in Kap. 2.2.8 auf Seite 34.

Bsp!

Abbildung 2.8 zeigt den **zeitlichen Verlauf der Aktivität** für Tc-99m (Halbwertszeit 6 Stunden) für die ersten zwei Tage (acht Halbwertszeiten). Nach drei Halbwertszeiten sind nur mehr 12,5 %, nach sechs Halbwertszeiten nur mehr 1,6 % und nach zehn Halbwertszeiten nur mehr weniger als 0,1 % der ursprünglichen Aktivität vorhanden.

Tc-99m

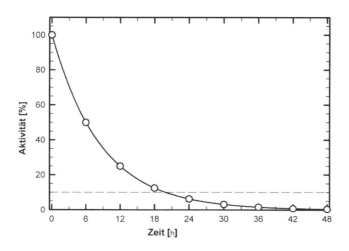

Abbildung 2.8: Zeitlicher Verlauf der Aktivität für Tc-99m

In dieser Form (also z.B. „nach drei Halbwertszeiten") gelten die Aussagen übrigens für jede beliebige Halbwertszeit unterschiedlicher Radionuklide.

2 Physikalische Grundlagen der Nuklearmedizin

Eine besondere Bedeutung – insbesondere für das Abfallmanagement von radioaktiven Stoffen – haben die Zeitspannen 10 T, 20 T, 30 T: siehe dazu Kap. 2.2.9 auf Seite 35.

Beispiel: Tc-99m besitzt eine Halbwertszeit T = 6,0067 h. Damit lässt sich die Umwandlungswahrscheinlichkeit λ mit Glg. 2.17 auf Seite 29 wie folgt berechnen:

$$\lambda = \frac{\ln 2}{T} = \frac{\ln 2}{6,0067 \cdot 60 \cdot 60 \, \text{s}} = 0,000032054 \, \text{s}^{-1} \quad (2.24)$$

Wenn zu einem Zeitpunkt t_0 eine Anzahl N_0 von 10^{12} Kernen vorhanden ist, dann werden sich in der ersten Sekunde nach t_0 ca. $32 \cdot 10^6$ Kerne umwandeln:

$$A(t_0) = \lambda \cdot N_0 = 0,000032054 \, \text{s}^{-1} \cdot 10^{12} = 32.054.353 \, \text{s}^{-1} \approx 32 \, \text{MBq}$$

Das entspricht einer Aktivität von ca. 32 MBq.

Siehe dazu das nächste Kapitel 2.2.6 und die InfoBox 2.4, welche aufzeigt, welche geringe Stoffmengen in der Nuklearmedizin eingesetzt werden.

InfoBox 2.4: Unterschied zwischen Tracer und Kontrastmittel

Wie bereits in Kapitel 1.2 auf Seite 2 erwähnt, ist die Menge der einem Stoffwechselvorgang beigemengten Substanz bei der Tracer-Methode (also in der Nuklearmedizinischen Diagnostik) sehr klein. Das unterscheidet die nuklearmedizinischen Radiopharmaka deutlich von den in der Röntgendiagnostik eingesetzten Kontrastmittel.
Die empfohlene Aktivität für eine Szintigrafie der Schilddrüse mit I-123 beträgt 10 MBq. Die Halbwertszeit des I-123 von 12,3 h entspricht in SI-Einheiten 44 172 s. Durch Umformung von Glg. 2.17 auf Seite 29 errechnen wir eine Zerfallskonstante λ von:

$$\lambda = \frac{\ln(2)}{T_{1/2}} \approx \frac{0,69}{4,4 \cdot 10^4 \, \text{s}} \approx 1,6 \cdot 10^{-5} \, \text{s}^{-1} \quad (2.25)$$

Mit Hilfe der Definition der Aktivität aus Gleichung 2.21 auf Seite 30 erhalten wir für die Anzahl der beteiligten Atomkerne:

$$N(t) = \frac{A(t)}{\lambda} = \frac{1,0 \cdot 10^7 \, \text{s}^{-1}}{1,6 \cdot 10^{-5} \, \text{s}^{-1}} \approx 6,3 \cdot 10^{11} \quad (2.26)$$

Mit Hilfe der Avogadro-Konstante $N_A = 6,022 \cdot 10^{23} \, \text{mol}^{-1}$ und der Massezahl $A = 123$ von I-123 können wir die Masse dieser Anzahl von Atomen ermitteln:

$$m = \frac{N \cdot A}{N_A} = \frac{6,3 \cdot 10^{11} \cdot 123 \, \text{g/mol}}{6,0 \cdot 10^{23} \, \text{mol}^{-1}} \approx 1,3 \cdot 10^{-10} \, \text{g} \quad (2.27)$$

In der Spritze mit 10 MBq I-123 befinden sich also etwa $100 \cdot 10^{-12}$ g Iod (100 Pikogramm). Vergleichbares Röntgenkontrastmittel hätte eine Masse von etwa 50 g. Daher können auch Patienten, welche eine Überempfindlichkeitsreaktionen auf Kontrastmittel mit Jod zeigen, mit nuklearmedizinischen Methoden untersucht werden – auch mit Jod!

2.2.6 Einheit der Radioaktivität

Die Anzahl der Kernumwandlungen pro Zeiteinheit wird als **Aktivität** bezeichnet. Die Einheit der Aktivität im internationalen Maßsystem SI-System ist das **Becquerel**[9]: Bq

$$1 \text{ Becquerel} = 1 \text{ Kernumwandlung pro Sekunde}$$
$$[\text{Bq}] \qquad\qquad [\text{s}^{-1}]$$

Anmerkung: Bei korrekter Verwendung der Begriffe sollte in der Praxis sinngemäß folgende Formulierung verwendet werden: „Der Patient erhält eine **Aktivität** von 120 MBq Tc-99m."

Damit ist einerseits das verwendete Radionuklid, als auch die zu applizierende Aktivität festgelegt.

Falsch ist die häufig verwendete Redensart „Der Patient erhält eine **Dosis** von 120 MBq Tc-99m". Der Begriff der Dosis wird in Kapitel 2.4 auf Seite 52 behandelt.

InfoBox 2.5: Historische Einheit

Die historische Einheit für die Aktivität ist das **Curie** (benannt nach Marie CURIE). Es ist definiert als die Menge eines radioaktiven Nuklids, in welcher $3.7 \cdot 10^{10}$ Kernumwandlungen pro Sekunde stattfinden. Das entspricht ungefähr der Aktivität von einem Gramm Radium.

$$1 \text{ Curie} = 37 \text{ GBq} = 37 \cdot 10^9 \text{ Umwandlungen/s}$$
$$1 \text{ mCi} = 37 \text{ MBq}$$

2.2.7 Radioaktive Umwandlung – Zusammenfassung

In der **nuklearmedizinischen Diagnostik** soll Strahlung, die im Körper des Patienten ausgesandt wird, von außen gemessen werden. Geeignet ist daher nur **Strahlung**, deren **Reichweite** bzw. **Durchdringungsfähigkeit** so groß ist, dass ein Großteil der Strahlung aus dem Körper austritt. Diese Forderung erfüllen nur:

- charakteristische Röntgenstrahlung[10], siehe Seiten 20, 22
- Gammastrahlung[11] oder siehe Seite 20
- Vernichtungsstrahlung[12]. siehe Seite 18

Siehe dazu auch Tab. 2.1

---

[9] benannt nach Henri A. BECQUEREL
[10] siehe im nächsten Kapitel z.B. Tl-201, Tab. 3.2 auf Seite 58
[11] z.B. die 140,5 keV von Tc-99m
[12] Zwei Photonen mit je 511 keV; z.B. bei PET

Tabelle 2.1: Zusammenfassung der wichtigsten Kernumwandlungen und ihrer Eigenschaften

Umwandlung	Strahlung	Art	Reichweite	Spektrumstyp
α-Zerfall	α-Strahlung (Helium-Kerne)	Teilchen	ca. 0,1 mm	Linienspektrum
β⁻-Umwandlung	β⁻-Strahlung (Elektronen)	Teilchen	ca. 10 mm	kontinuierlich
β⁺-Umwandlung	β⁺-Strahlung (Positronen)	Teilchen	ca. 10 mm	kontinuierlich
	γ-Strahlung[1]	Photonen	unendlich	Linienspektrum
Elektronen-Einfang (EC)	Charakteristische Röntgenstrahlung	Photonen	unendlich	Linienspektrum
Isomerer Übergang (IT)	γ-Strahlung[2]	Photonen	unendlich	Linienspektrum

Legende:
  EC... "**E**lectron **C**apture", Elektroneneinfang
  IT... "**I**someric **T**ransition", Isomerer Übergang
Fußnote:
  [1] ...Vernichtungsstrahlung: 2 Photonen mit je 511 keV
  [2] ...nuklidspezifische Photoneneenergien: z.B. 140,5 keV bei Tc-99m

2.2.8 Berechnungsbeispiele für Aktivitäten

Bsp. 1: Ein Fläschchen enthält um 12 Uhr ca. 1200 MBq F-18-Fluordeoxyglukose (Fluor-2-deoxy-D-glukose) (FDG); $T_{F-18} \simeq 110$ min.

Frage: Welche Aktivität wird um 15^{30} Uhr vorhanden sein (keine Entnahme aus dem Fläschchen vorausgesetzt!)?

Schätzung: 110 min sind ca. 2 h. Die Zeitdifferenz zwischen 12 Uhr und 15^{30} Uhr beträgt mit 3 h:30 min etwas weniger als 2 Halbwertszeiten.
Nach einer Halbwertszeit ($\sim$ 14 Uhr) beträgt die Aktivität des Fläschchens ca. 600 MBq.
Nach zwei Halbwertszeiten ($\sim$ 16 Uhr) beträgt die Aktivität noch ca. 300 MBq.
Daher wird die Aktivität um 15^{30} Uhr (geschätzt!) ca. 350 MBq betragen.

Berechnung: Δt für 12 Uhr bis 15^{30} Uhr beträgt 3 h:30 min = 210 min (bitte das Vorzeichen „+" beachten!!)

Damit lässt sich mit Glg. 2.23 auf Seite 31 berechnen:

$$\begin{aligned}
A_{15:30} = A_{12:00} \cdot e^{-\ln 2 \cdot \frac{\Delta t}{T}} &= 1200 \,\text{MBq} \cdot e^{-\ln(2) \cdot \frac{210}{110}} \\
&= 1200 \,\text{MBq} \cdot e^{-1.3234} \\
&= 1200 \,\text{MBq} \cdot 0.2663 \\
&= 320 \,\text{MBq}
\end{aligned}$$

Bsp. 2: Eine Spritze soll um 12 Uhr ca. 500 MBq Tc-99m enthalten; $T_{\text{Tc-99m}} \simeq 6\,\text{h}$.

Diese Spritze soll bereits um 7 Uhr – also 5 h vorher – vorbereitet werden!

Frage: Welche Aktivität muss um 7 Uhr in die Spritze aufgezogen werden?

Schätzung: Die Zeitdifferenz zwischen 12 Uhr und 7 Uhr beträgt $-5\,\text{h}$ – etwas weniger als eine Halbwertszeit von 6 h.

Eine Halbwertszeit vor 12 Uhr, also um 6 Uhr, müsste die 2-fache Aktivität aufgezogen werden: ca. 1000 MBq.

Um 7 Uhr wird somit etwas weniger Aktivität benötigt: geschätzt ca. 900 MBq

Berechnung: Δt für 12 Uhr bis 7 Uhr (vorher!) beträgt $-5\,\text{h}$ (bitte das Vorzeichen „−" beachten!!)

Damit lässt sich mit Glg. 2.23 auf Seite 31 berechnen:

$$\begin{aligned}
A_{07:00} = A_{12:00} \cdot e^{-\ln 2 \cdot \frac{\Delta t}{T}} &= 500 \,\text{MBq} \cdot e^{-\ln(2) \cdot \frac{-5}{6}} \\
&= 500 \,\text{MBq} \cdot e^{+0.5776} \\
&= 500 \,\text{MBq} \cdot 1.7818 \\
&= 890 \,\text{MBq}
\end{aligned}$$

2.2.9 Bedeutung von $10\,T$, $20\,T$, $30\,T$

Gleichung 2.23 auf Seite 31 lässt sich auch wie folgt schreiben (für eine bessere Lesbarkeit wird hier T anstelle von $T_{1/2}$ geschrieben):

$$A(\Delta t) = A_0 \cdot e^{\frac{-\ln 2}{T} \cdot \Delta t} \qquad (2.28)$$

$$= \frac{A_0}{2^{\frac{\Delta t}{T}}} \qquad (2.29)$$

Damit wird besser sichtbar, dass z.B. nach einer Zeitspanne $\Delta t = 1 \cdot T$ nur mehr die Hälfte der Aktivität (Glg. 2.30) und nach einer Zeitspanne $\Delta t = 3 \cdot T$ nur mehr ein Achtel der Aktivität (Glg. 2.31) vorhanden sein wird.

$$A(1 \cdot T) = \frac{A_0}{2^{\frac{\Delta t = 1 \cdot T}{T}}} = \frac{A_0}{2^1} = \frac{A_0}{2} \qquad (2.30)$$

$$A(3 \cdot T) = \frac{A_0}{2^{\frac{\Delta t = 3 \cdot T}{T}}} = \frac{A_0}{2^3} = \frac{A_0}{8} \qquad (2.31)$$

Eine besondere Bedeutung haben die Zeitspannen $\Delta t = 10 \mid 20 \mid 30 \cdot T$:

$$A_{10T} = \frac{A_0}{2^{\frac{\Delta t = 10 \cdot T}{T}}} = \frac{A_0}{2^{10}} \simeq \frac{A_0}{10^3}$$

$$A_{20T} = \frac{A_0}{2^{\frac{\Delta t = 20 \cdot T}{T}}} = \frac{A_0}{2^{20}} \simeq \frac{A_0}{10^6}$$

$$A_{30T} = \frac{A_0}{2^{\frac{\Delta t = 30 \cdot T}{T}}} = \frac{A_0}{2^{30}} \simeq \frac{A_0}{10^9}$$

Verbal lässt sich das z.B. wie folgt beschreiben:

10 T Nach einer Zeitspanne von 10 Halbwertszeiten wird eine beliebige Aktivität auf $\frac{1}{1000}$ abgeklungen sein!

- Aus 15 MBq F-18 werden $\simeq$15 kBq; Zeitspanne: ca. 19 h, also weniger als volle 24 h
- Aus 300 MBq Tc-99m werden $\simeq$300 kBq; Zeitspanne: ca. 2,5 d

20 T Nach einer Zeitspanne von 20 Halbwertszeiten wird eine beliebige Aktivität auf ein $\frac{1}{10^6}$ abgeklungen sein! Im MBq wird das „M" gestrichen.

- „Normaler" radioaktiver Abfall in der Nuklearmedizin liegt meist im MBq-Bereich. Nach 20 Halbwertszeiten wird – als Faustregel – dieser Abfall abgeklungen sein (eine Freigabemessung ist üblicherweise dennoch erforderlich!).
- 20 Halbwertszeiten sind:

Nuklid	T		$20T$	Anmerkung
Tc-99m	6	h	5 d	$\leq$1 Woche
Ga-68	68	min	<23 h	$\leq$1 Tag
F-18	110	min	<37 h	$\leq$2 Tage
Lu-177	6,7	d	<6 WO	$\leq$6 Wochen
I-131	8	d	<23 WO	$\leq$6 Monate

30 T Nach einer Zeitspanne von 30 Halbwertszeiten wird eine beliebige Aktivität auf $\frac{1}{10^9}$ abgeklungen sein! Im GBq wird das „G" gestrichen.

Praktische jede nuklearmedizinische Aktivität wird nach 30 Halbwertszeiten vollständig abgeklungen sein.

- Eine nicht mehr benötigte *Restaktivität* von z.B. 4 GBq Tc-99m wird nach 8 Tagen auf <4 Bq abgeklungen sein.

    Bsp. für die Praxis: Ein am Freitag Nachmittag verschlossener Tc-99m-Abfallbehälter sollte am Montag in 10 d entsorgt werden können.

2.3 Allgemeine Eigenschaften ionisierender Strahlung

Unter **Ionisation** versteht man das Ablösen eines Elektrons aus der Atomhülle. Um eine Ionisation hervorrufen zu können, muss die Strahlung genügend Energie übertragen, um die **Bindungsenergie** des Elektrons an den Atomkern zu überwinden. Man spricht von **ionisierender Strahlung**, wenn die einfallende Strahlung energiereich genug ist, um in Materie Ionisationen hervorrufen zu können.

Geladene Teilchen (β^-, β^+, α-Teilchen) können beim Durchgang durch Materie wegen ihrer Ladung *direkt* mit den Atomen in Wechselwirkung treten und über **Anregungs- und Ionisierungsprozesse** Energie abgeben. Diese **Korpuskularstrahlung** wird daher auch als **direkt ionisierende Strahlung** bezeichnet.

direkt

Photonen sind Energiequanten, die sich im leeren Raum mit Lichtgeschwindigkeit fortbewegen. Sie besitzen **keine Ruhemasse** und **keine elektrische Ladung**, sondern nur *Energie*. Die Energie E eines einzelnen Photons ist proportional der Frequenz ν der zugeordneten elektromagnetischen Welle, der Proportionalitätsfaktor h ist das „**Planck'sche Wirkungsquantum**"[13]:

γ

E_γ

$$E = h \cdot \nu \qquad (2.32)$$

Hochenergetische elektromagnetische Strahlung (Röntgenstrahlung, Gammastrahlung, Vernichtungsstrahlung) wird auch als **indirekt ionisierende Strahlung** bezeichnet.

indirekt

Die Wechselwirkungen von geladenen Teilchen mit Materie unterscheiden sich grundsätzlich von den Wechselwirkungen von Photonen mit Materie:

- Die Reichweite in Materie und damit die Dosisverteilung
- sowie auch etwa notwendige Abschirmungen sind sehr unterschiedlich.

---

[13] benannt nach Max PLANCK

2.3.1 Strahlungsparameter

Stärke und Qualität einer Strahlung können durch folgende Parameter beschrieben werden:

Anzahl **Teilchenflussdichte** Unter Teilchenflussdichte versteht man die **Anzahl der Strahlungsteilchen, die pro Zeiteinheit die Flächeneinheit durchdringen**.

Energieverteilung (Energiespektrum) Ein **Strahlenbündel** besteht aus vielen einzelnen Teilchen oder Quanten. Jedes dieser Teilchen oder Quanten hat eine
E bestimmte Energie. Die **Häufigkeiten**, mit denen die verschiedenen Energiewerte in einem Strahlenbündel vorkommen, lassen sich in einem Häufigkeitsdiagramm darstellen. Dieses Diagramm wird **Energiespektrum** genannt; siehe dazu InfoBox
eV 2.6 auf Seite 40. Die Energie der Teilchen wird in **Elektronenvolt** (eV) angegeben. Ein Elektronenvolt ist jene Energie, die ein Elektron erhält, wenn es durch eine Spannung von einem Volt beschleunigt wird.

E_{ges} **Intensität** Unter Intensität versteht man die **Gesamtenergie der Strahlung, die pro Zeiteinheit die Flächeneinheit durchdringt**. Diese Gesamtenergie setzt sich zusammen aus der **Anzahl** und der **Energie** der einzelnen Teilchen und Quanten.

2.3.2 Energiespektren

Ein **Energiespektrum** zeigt die **Häufigkeitsverteilung der Energiewerte** in einer Strahlung. Man unterscheidet drei Arten von Spektren (Abbildung 2.9 auf der nächsten Seite):

- **Kontinuierliches Spektrum**
  In einem kontinuierlichen Spektrum sind alle Energiewerte zwischen einem kleinsten und einem größten Energiewert – kontinuierlich – enthalten. Betastrahlung und Bremsstrahlung besitzen ein kontinuierliches Spektrum.
- **Linienspektrum**
  Ein Linienspektrum enthält nur einen oder einige ganz bestimmte Energiewerte. Alphastrahlung, Gammastrahlung und charakteristische Röntgenstrahlung besitzen ein Linienspektrum.
- **Gemischtes Spektrum**
  Ein gemischtes Spektrum entsteht durch Überlagerung von kontinuierlichem Spektrum und Linienspektrum. Röntgenstrahlung aus der Röntgenröhre besitzt ein gemischtes Spektrum.

2.3 Allgemeine Eigenschaften ionisierender Strahlung

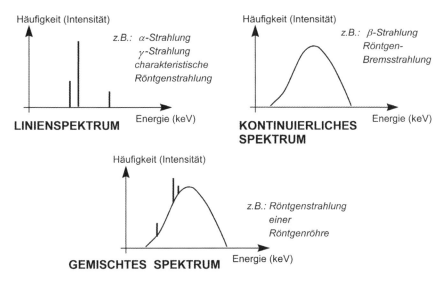

Abbildung 2.9: Arten von Energiespektren

Strahlung mit nur einem einzigen Energiewert (einer Energielinie) heißt **monochromatische** Strahlung, Strahlung mit mehreren Energiewerten wird als **polychromatische** (heterogene) Strahlung bezeichnet.

2.3.3 Wechselwirkung geladener Teilchen mit Materie

Strahlung geladener Teilchen Geladene Teilchen besitzen *Masse* und *Ladung*. Aufgrund ihrer *Ladung* üben die Teilchen auf die Elektronen in der Hülle naher Atome *Kräfte* aus, wodurch die Atome angeregt oder Elektronen aus der Hülle abgelöst werden. In solchen Fällen verlieren die stoßenden Teilchen wie bei Stoßprozessen einen Teil ihrer kinetischen Energie, sie werden abgebremst. Im Allgemeinen wird die Energie in einer großen Anzahl von solchen Wechselwirkungsprozessen abgegeben.

Der pro Wegstrecke ds abgegebene Energiebetrag dE wird als Linearer Energietransfer (LET) bezeichnet (Gleichung 2.33):

$$\text{LET} = \frac{dE}{ds} \qquad [\text{keV}/\mu\text{m}] \tag{2.33}$$

Der LET geladener Teilchen ist gegen Ende ihrer Bahn, wenn die kinetische Energie weitgehend durch Stöße aufgebraucht ist und sie daher langsam geworden sind, besonders hoch.

2 Physikalische Grundlagen der Nuklearmedizin

InfoBox 2.6: Gemessenes Energiespektrum

Abbildung 2.10 zeigt das Impulshöhenspektrum (das gemessene Energiespektrum) einer I-131 Punktquelle, gemessen mit dem Germaniumdetektor (siehe Kapitel 4.3.1 auf Seite 76) eines Ganzkörperzählers (siehe Kapitel 6.1.4 auf Seite 145). Das Gammaspektrum ist grundsätzlich ein **Linienspektrum**.

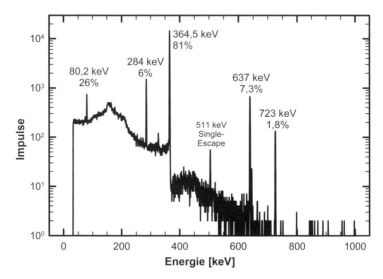

Abbildung 2.10: Energiespektrum einer I-131 Quelle, gemessen mit dem Germaniumdetektor eines Ganzkörperzählers

Die Energien und Übergangswahrscheinlichkeiten für die wichtigsten Linien sind in der Abbildung eingetragen. Die logarithmische Darstellung der Häufigkeit (y-Achse) lässt zwar alle Linien erkennen, verschleiert jedoch bis zu einem gewissen Grad, dass die „Hauptlinie" mit 364 keV (81 %) mit 15 000 Impulsen deutlich häufiger registriert wird als etwa die 723 keV (1,8 %)-Linie mit 150 Impulsen. Durch Wechselwirkung (im Wesentlichen Compton-Streuung) der Strahlung mit dem Detektor- und Abschirmmaterial wird dieses Linienspektrum der Quelle mit einem kontinuierlichen Spektrum der Messeinheit für Energien unterhalb von 600 keV überlagert.

Bei *hohen Energien*, entsprechend hohen Geschwindigkeiten, wird in Materie mit hoher Kernladungszahl ein Teil der abgebremsten Energie als sogenannte *Bremsstrahlung* frei. Eine bekannte Anwendung ist die Erzeugung von Röntgenstrahlung in einer Röntgenröhre.

β^- Auch β^--Teilchen aus Kernumwandlungen erzeugen in Gewebe Bremsstrahlung, meist ist diese von untergeordneter Bedeutung. Beim therapeutischen Einsatz von
Y-90   Betastrahlern, welche keine Gammastrahlung emittieren (z.B. Y-90), kann die so entstehende Röntgenbremsstrahlung zur Bildgebung eingesetzt werden.

β In der Nuklearmedizin sind von den geladenen Teilchen praktisch nur die β-
e^-, e^+ Teilchen (Elektronen und Positronen) interessant.

Absorption geladener Teilchen Für α- und β-Strahlung gilt, dass die Anzahl der Teilchen hinter einer durchlaufenen Materiestrecke anfangs praktisch gleich der eintreffenden Anzahl ist, dass alle Teilchen jedoch eine *geringere Energie* als vor der Materiestrecke besitzen. Wenn die kinetische Energie eines Teilchens aufgebraucht ist, kommt es zur Ruhe, das Ende der Bahn ist erreicht und das Teilchen ist absorbiert (der Prozess der Absorption von Photonen ist ein anderer Vorgang!).

Strahlung geladener Teilchen hat eine **maximale Reichweite**. Diese hängt ab:

- von der **Energie** der einfallenden Teilchen
- von der **Dichte** des Absorbers

Die maximale Reichweite R_{max} von β-Strahlung mit der maximalen Energie E_{max} lässt sich für Wasser oder Weichteilgewebe mit folgender Faustregel abschätzen (Gleichung 2.34):

$$R_{max} \quad [\text{cm}] = \frac{1}{2} \cdot E_{max} \quad [\text{MeV}] \tag{2.34}$$

> **Beispiel:**
> Wie groß ist die Reichweite der β-Strahlung von I-131 in Weichteilgewebe, wenn E_{max} =0,971 MeV?
>
> $R = 0.5 \cdot 0.971 \approx 0,5 \,\text{cm}$

Strahlung geladener Partikel zählt wegen ihrer *endlichen* und genau angebbaren *Reichweite* zur nicht **durchdringenden Strahlung**.

2.3.4 Wechselwirkung von Photonenstrahlung mit Materie

Trifft Photonenstrahlung auf Materie, so durchdringt ein Teil der Strahlung die Materie ohne Wechselwirkung (siehe Abb. 2.11 auf der nächsten Seite), der andere Teil tritt mit der Materie in Wechselwirkung. Dabei können folgende Wechselwirkungsprozesse auftreten:

- **Absorption (Photoeffekt)** siehe der folgende Abschnitt
- **Streuung** (klassische Streuung, **Compton-Streuung**) siehe Seite 43
- **Paarbildungseffekt** siehe Seite 44

Bei den angeführten Wechselwirkungsarten – mit Ausnahme der klassischen Streuung – kommt es zu einer Energieübertragung von der Strahlung auf die Materie. Dadurch werden die Materieatome angeregt oder ionisiert.

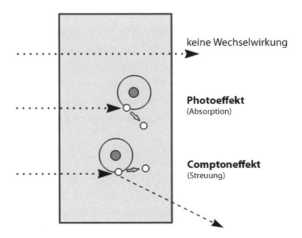

Abbildung 2.11: Wechselwirkungen von Photonenstrahlung mit Materie

Absorption (Photoeffekt) Beim Photoeffekt löst ein einfallendes Photon ein Elektron eines Atoms (Ionisation!) ab und gibt dabei seine gesamte Energie ab. Ein Teil dieser Energie wird für das Ablösen des Elektrons benötigt, die restliche Energie wird dem Photoelektron als Bewegungsenergie „mitgegeben". **PE**

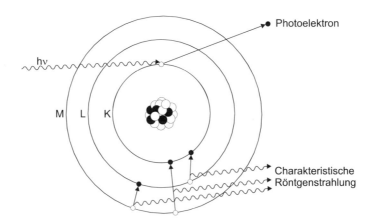

Abbildung 2.12: Absorption eines Photons beim Photoeffekt

Ein entstehender freier Platz in einer inneren Elektronenschale wird durch ein Elektron aus einer höheren Schale aufgefüllt, die dabei freiwerdende Energie wird als *charakteristische Röntgenstrahlung* abgegeben (siehe Abb. 2.12).

2.3 Allgemeine Eigenschaften ionisierender Strahlung

Der Photoeffekt tritt *bevorzugt* bei *kernnahen* (inneren) *Elektronenschalen* auf. Er ist stark abhängig von der Kernladungszahl des Absorbers (bevorzugt bei *hohen Kernladungszahlen Z*) sowie von der Energie des einfallenden Photons (bevorzugt bei $E < 50\,\text{keV}$).

hohe Z

niedrige E

Vergleiche dazu auch die Abbildung 2.15 auf Seite 47, in der die Photo-, Compton-, und Paarbildungs-Schwächungskoeffizienten von Wasser, Detektormaterial und Blei im Energiebereich von 10 keV bis 10 MeV dargestellt werden.

Klassische Streuung Das einfallende Photon gibt *keine Energie* ab, es kommt zu keiner Ionisation. Das Photon fliegt mit gleicher Energie, aber *geänderter Richtung* weiter.

Ein Photon regt ein Hüllenelektron zu Schwingungen gleicher Frequenz an. Das Elektron strahlt ein Photon derselben Energie in eine andere Richtung ab, wobei das Elektron an seinem Platz in der Schale bleibt. Klassische Streuung tritt nur bei Energien kleiner als 10 keV auf. Damit ist diese Wechselwirkung für die Nuklearmedizin kaum von Bedeutung.

<10 keV

Compton-Streuung / Compton-Effekt Ein Photon tritt mit einem mit geringer Energie gebundenen Elektron einer *äußeren Schale* in Wechselwirkung und überträgt einen Teil seiner Energie. Das *gestreute Photon* hat eine *niedrigere Energie* und eine *geänderte Richtung* (engl. "scatter")[14].

CE

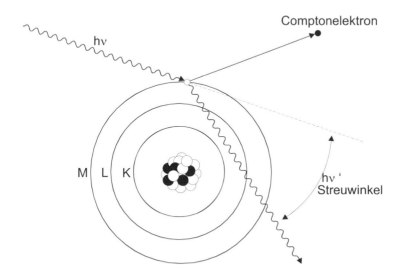

Abbildung 2.13: Streuung eines Photons beim Compton-Effekt

---

[14]benannt nach Arthur H. COMPTON (Nobelpreis 1927)

Ein Elektron (Comptonelektron) wird vom Atom abgelöst und übernimmt einen Teil der Photonenenergie als kinetische Energie. Seine Flugrichtung weicht dabei von der des Photons ab. Auch das Photon ändert seine Richtung um einen Streuwinkel (siehe Abb. 2.13 auf der vorherigen Seite). Weitere Details können der InfoBox 2.7 entnommen werden.

InfoBox 2.7: Eigenschaften des Compton-Effekts

Die Energie der comptongestreuten Photonen hängt nur vom **Streuwinkel**, aber nicht von Kernladungszahl, Atommasse und chemischem Zustand des streuenden Mediums ab.
Die Wahrscheinlichkeit für den Compton-Effekt hängt **stark** von der Dichte des streuenden Mediums, **schwach** von der Energie des eintreffenden Photons, und **praktisch nicht** von der Kernladungszahl des Absorbers ab (vergleiche dazu die Abb. 2.15 auf Seite 47).
Die Energieübertragung auf das Elektron ist am größten, wenn das Photon unter 180° rückgestreut wird. Das Elektron fliegt in diesem Fall in der ursprünglichen Flugrichtung des Photons. Für Tc-99m beträgt die Rückstreuenergie 90 keV. Da sie **Liniencharakter** hat, kann sie unter besonderen Bedingungen in einem gemessenen Energiespektrum ein fremdes Nuklid vortäuschen.

PB **Paarbildungseffekt** Die Energie eines einfallenden *energiereichen Photons* kann sich unter bestimmten Bedingungen in Masse umwandeln, dabei entstehen zwei

e^-, e^+ Teilchen: ein Elektron und ein Positron.

Paarbildung kann nur auftreten, wenn die Energie des einfallenden Photons mindestens doppelt so groß ist (<1022 keV) wie die Ruheenergie eines Elektrons (511 keV).

e^+ Das entstandene Positron vereinigt sich rasch mit einem Elektron in der Umgebung, dabei entsteht *Vernichtungsstrahlung* mit zwei Gammaquanten von je 511 keV. Diese beiden Photonen fliegen entlang einer Geraden in entgegengesetzter Richtung auseinander – siehe Abbildung 9.1 auf Seite 202.

2.3.5 Schwächungsgesetz und Halbwertsdicke

Schwächung von Photonenstrahlung Photonenstrahlung wird beim Durchgang durch Materie durch die in Kap. 2.3.4 auf Seite 41 beschriebenen Wechselwirkungsprozesse *geschwächt*:

- Die Teilchenflussdichte (Anzahl – siehe Seite 38) nimmt ab
- Die Intensität (E_{ges} – siehe die Definition auf Seite 38) der Strahlung ist auf der Strahlenaustrittsseite *reduziert*.
  Die Intensität der Strahlung nimmt mit zunehmender Dicke der zu durchdringenden Materieschicht exponentiell ab.
- Beim Durchgang werden *energieärmere* Photonen *stärker geschwächt*, d.h.

2.3 Allgemeine Eigenschaften ionisierender Strahlung

die *Energieverteilung* (siehe Seite 38) ändert sich. Die mittlere Energie verschiebt sich zu höheren Werten, die Strahlung wird „aufgehärtet". aufhärten

Die Schwächung von Photonenstrahlung ist abhängig von der:

- **Dichte** ρ des durchstrahlten Materials ρ
- **Dicke** d des durchstrahlten Materials d
- **Ordnungszahl** Z des durchstrahlten Materials Z
- **Energie** E der Strahlung E

Je **größer** *Dicke, Dichte und Ordnungszahl* sind und je **niedriger** die *Energie*, umso größer ist die Schwächung (siehe Abbildung 2.15 auf Seite 47 für Wasser, Detektormaterial und Blei).

Schwächungsgesetz Die Abhängigkeit der Strahlungsintensität von der *Dicke* d
d der durchstrahlten Materieschicht eines homogenen Mediums wird durch das *Schwächungsgesetz* beschrieben:

$$I(d) = I_0 \cdot e^{-\mu(x) \cdot d} \qquad (2.35)$$

mit
- $I(d)$ Intensität nach dem Durchgang als Funktion der Dicke d
- I_0 Intensität der Primärstrahlung vor dem Durchgang
- d Dicke des durchstrahlten Materials
- μ linearer Schwächungskoeffizient des Materials

Wie die Kernumwandlung durch die Umwandlungskonstante (siehe Glg. 2.16 auf Seite 29 und Abb. 2.8 auf Seite 31) charakterisiert und beschrieben wird, so wird das *Schwächungsverhalten eines Stoffes* durch den **(linearen) Schwächungskoeffizienten** μ bestimmt. μ

$\mu(x)$ in Glg. 2.35 beschreibt ganz allgemein, dass sich die Schwächung entlang der Wegstrecke der Strahlung durch die Materie auch ändern kann. Bei homogenem Material kann $\mu(x)$ durch μ ersetzt werden.

Die **Intensität** I der Strahlung nimmt *exponentiell mit der Dicke d ab* und erreicht theoretisch nie den Wert Null (siehe Abbildung 2.14 auf der nächsten Seite). Die Strahlung kann jedoch durch genügend stark schwächende Schichten ausgewählter Materie bis auf jeden vorgegeben Wert geschwächt werden.

Für Nuklide mit mehreren *Gammalinien* unterschiedlicher *Energien* gilt nicht mehr die in Abbildung 2.14 auf der nächsten Seite gezeigte einfache Exponentialfunktion, sondern es ergeben sich *wegen des Aufhärtungseffektes zusammengesetzte*

2 Physikalische Grundlagen der Nuklearmedizin

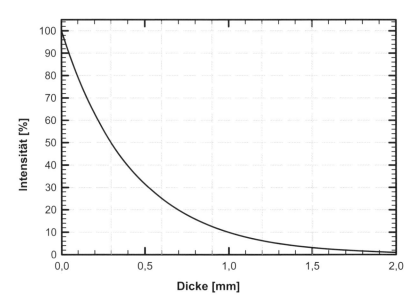

Abbildung 2.14: Schwächung der Intensität von Photonenstrahlung bei einer Halbwertsdicke von 0,3 mm

Schwächungskurven, die sich in halblogarithmischen Diagrammen nicht mehr als Gerade darstellen lassen.

> Das Schwächungsgesetz (Gleichung 2.35 auf der vorherigen Seite) beschreibt nur jene Photonen, die noch die ursprüngliche Energie besitzen, also die Materie ohne Wechselwirkung durchdrungen haben (Primärstrahlung). Durch den Compton-Effekt entsteht zusätzlich *Sekundärstrahlung* (Streustrahlung), welche gegenüber Gleichung 2.35 auf der vorherigen Seite eine Erhöhung der Intensität hervorruft (*Dosis-Aufbaueffekt*).

μ **Schwächungskoeffizient**   Der lineare Schwächungskoeffizient hängt einerseits von
ρ, Z   den Materialeigenschaften ab (Dichte und Ordnungszahl), andererseits von der
E   Energie der eintreffenden Strahlung.

> Da sich die Gesamtschwächung aus den Teilschwächungen durch die drei Wechselwirkungsprozesse (*Absorption, Streuung, Paarbildung*) zusammensetzt, ist auch der lineare Schwächungskoeffizient die Summe aus den Teil-Koeffizienten für *Absorption* (τ), *Streuung* (σ) und *Paarbildung* (κ):

$$\mu = \tau + \sigma + \kappa \tag{2.36}$$

2.3 Allgemeine Eigenschaften ionisierender Strahlung

Der lineare Schwächungskoeffizient hängt von der Photonenenergie und dem durchstrahlten Material ab und kann *tabelliert* oder *graphisch* für unterschiedliche Materialien angegeben werden (Abbildung 2.15).

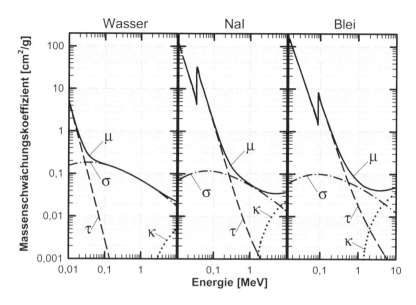

Abbildung 2.15: Massenschwächungskoeffizienten für Wasser, NaI(Tl) und Blei

Die Abbildung 2.16 auf der nächsten Seite zeigt diese Abhängigkeit in allgemeiner Form: in Abhängigkeit von der *Energie* der Photonen und der *effektiven Ordnungszahl* lässt sich die *überwiegende Art der Wechselwirkung* einfach ablesen:

- Die durchgezogene Linie $\tau = \sigma$ markiert jenen Grenzbereich, in dem die Wahrscheinlichkeit für Absorption (Photoeffekt) und Streuung (Comptoneffekt) gleich groß ist.
  Der Schnittpunkt der beiden strichlierten Geraden von Tc-99m und Natriumiodid-Kristall mit Thallium-Dotierung (NaI(Tl)) liegt deutlich in jenem Gebiet, in dem der *Photoeffekt* überwiegt – was messtechnisch wünschenswert ist; siehe Kap. 4.5 auf Seite 80 – „Szintillationsdetektoren".
  Der Schnittpunkt der beiden strichlierten Geraden von 511 keV (PET-Radionuklide) und NaI(Tl) liegt deutlich in jenem Gebiet, in dem die *Streuung* überwiegt; damit ist ein NaI(Tl)-Detektor für diese Energien kein „idealer" Detektor. Dieses Thema wird vertieft im Kap. 4.5 auf Seite 80 mit der Tab. 4.1 auf Seite 81 und im Kap. 5.3.1 auf Seite 114.
- Die durchgezogene Linie $\sigma = \kappa$ markiert jenen Grenzbereich, in dem die Wahrscheinlichkeit für Streuung (Comptoneffekt) und Paarbildung gleich groß ist.

Photonenenergien >511 keV sind in der Nuklearmedizin jedoch klinisch nicht relevant.
- Die beiden horizontalen, gestrichelten Linien „Ca" (Kalzium; Knochen) und „H_2O" (Wasser; Weichteilgewebeäquivalent) stehen für die Wechselwirkung im Patienten. Für Energien >100 keV überwiegt die Streuung.

Bei Photonenstrahlung lässt sich vereinfacht zusammenfassen:

- bei Energien bis etwa 100 keV überwiegt die Photoabsorption,
- bei Energien zwischen 100 keV bis 10 000 keV die Streuung und
- bei Energien über 10 000 keV die Paarbildung.

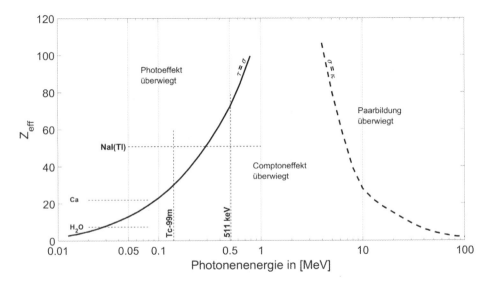

Abbildung 2.16: Photonen-Wechselwirkungswahrscheinlichkeit in Abhängigkeit von der Photonenenergie und der Ordnungszahl des Absorbers
Eingetragen sind die Energielinien von Tc-99m und 511 keV und die effektiven Ordnungszahlen von NaI(Tl) (Detektor), Ca (Knochen) und Wasser (Weichteilgewebe)

Schwächungsfaktor Für die Angabe der Abschirmwirkung wird gerne der Schwächungsfaktor SF nach Gleichung 2.37 verwendet:

$$\mathrm{SF} = \frac{I_0}{I_d} = e^{\mu \cdot d} \tag{2.37}$$

SF

2.3 Allgemeine Eigenschaften ionisierender Strahlung

Halbwertsdicke (Halbwertsschicht) Diejenige Schichtdicke, durch welche die *Intensität* einer Strahlung *auf die Hälfte* geschwächt wird, bezeichnet man als **Halbwertsdicke** $D_{1/2}$ (HWD[15]).

HWD

Halbwertsdicke und linearer Schwächungskoeffizient hängen nach folgender Formel zusammen:

$$\mu = \frac{\ln 2}{D_{1/2}} \qquad (2.38)$$

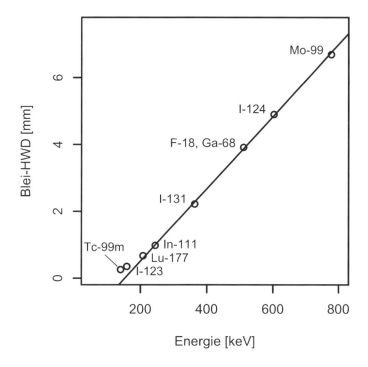

Abbildung 2.17: Halbwertsschichtdicken von Blei für nuklearmedizinische Nuklide

Abbildung 2.17 zeigt eine graphische Darstellung der Halbwertsschichtdicken von Blei für die Gammastrahlung verschiedener Nuklide, Tabelle 2.2 auf der nächsten Seite zeigt die Halbwertsschichtdicken (HWD) und Zehntelwertsschichtdicken (ZWD) für verschiedene Materialien und verschiedene Nuklide. Die eingezeichnete Gerade (Regressions-Parameter siehe Gleichung 2.39 auf der nächsten Seite) hat eine Steigung von näherungsweise 10 mm Blei je MeV. Somit lässt sich für eine

Blei

---
[15]engl. „HVL": Half Value Layer

bestimmte Photonenenergie in [MeV] die HWD in [mm] nach folgender Formel abschätzen:

$$\text{HWD } [\text{mm}] = 10{,}8 \cdot E \ [\text{MeV}] - 1{,}67 \tag{2.39}$$

Tabelle 2.2: Halbwertsschichtdicken (HWD) für Wasser, Blei und Szintillationsdetektormaterial sowie Zehntelwertsschichtdicke (ZWD) für Blei

Nuklid	Gamma-Energie [keV]	Schichtdicken in [mm] für			
		HWD			ZWD
		H_2O	Pb	NaI(Tl)	Pb
I-125	30	21	0,02	0,3	0,07
Tc-99m	140	46	0,27	2,8	0,89
I-123	159	48	0,37	3,8	1,2
In-111	245	55	1,1	9,1	3,5
I-131	364	63	2,4	15,6	8,0
511 keV[1]	511	72	4,2	21,3	14,0
I-124	603	78	5,3	24,0	17,5
Mo-99	740	85	6,7	27,4	22,2
Ga-68	1077	102	9,6	34,2	31,8
Co-60	1330	113	11,2	38,3	37,2

[1] Die bei β^+-Umwandlungen auftretende Vernichtungsstrahlung: Photonen mit 511 keV

Unterschied der Schwächung für Photonenstrahlung bzw. Strahlung geladener Teilchen durch Materie:

- Beim Durchgang von **Photonenstrahlung** durch Materie nimmt die *Anzahl* der *primären* Photonen (das sind jene, die ohne Wechselwirkung bleiben) ab, deren Energie bleibt jedoch unverändert. Dies hängt damit zusammen, dass die Wechselwirkung von Photonenstrahlung mit Materie nach statistischen Gesichtspunkten erfolgt. Wegen des exponentiellen Zusammenhanges ist es grundsätzlich unmöglich, die Intensität oder Anzahl Null zu erreichen.
- Beim Durchgang **geladener Teilchen** durch dünne Materieschichten *kann* es vorkommen, dass auch nach erfolgten Wechselwirkungen noch *alle* eingestrahlten *Teilchen vorhanden* sind, diese jedoch schon einen *Teil ihrer Energie abgegeben* haben. Für geladene Teilchen kann immer eine *maximale Reichweite angegeben* werden, nach der die Anzahl der Teilchen Null ist (siehe Kapitel 2.3.3 auf Seite 39).

2.3.6 Abstandsquadratgesetz

Auch ohne Schwächung durch Materie *nimmt* die *Intensität* der Strahlung mit der *Entfernung* ab, da die *Strahlungsdichte* (siehe „Teilchenflussdichte" auf Seite 38) durch die Divergenz der Strahlung geringer wird. Diese Erscheinung wird durch das Abstandsquadratgesetz beschrieben und gilt exakt nach Glg. 2.40 für punktförmige Quellen:

> Die **Intensität** der Strahlung nimmt mit dem **Quadrat der Entfernung** von einer Punktquelle ab.

Mit anderen Worten: Die Intensitäten verhalten sich umgekehrt proportional zu den Quadraten der Abstände:

$$\frac{I_1}{I_2} = \left(\frac{d_2}{d_1}\right)^2 \tag{2.40}$$

mit $\begin{cases} I_1 & \text{Intensität im Abstand } d_1 \text{ von der Quelle} \\ I_2 & \text{Intensität im Abstand } d_2 \text{ von der Quelle} \end{cases}$

Eine Quelle gilt in diesem Zusammenhang in der Praxis als punktförmig, wenn der Abstand von der Quelle groß[16] gegen die Abmessungen der Quelle ist.

2.3.7 Weitere Strahlungseffekte in Materie

Abhängig von Strahlenart, Energie und Material werden neben den *primären Wechselwirkungsprozessen* (siehe Kap. 2.3.3 auf Seite 39 und 2.3.4 auf Seite 41) weitere physikalische, chemische und andere Prozesse ausgelöst:

- Verfärbung
- Szintillation
- Erwärmung
- Filmschwärzung
- Leitfähigkeitsänderung
- Lumineszenz
- Oxydation
- Radiolyse
- Versprödung
- Aktivierung

Alle diese Effekte können zum *Nachweis* von Strahlung benutzt werden, einige davon vorteilhaft für einen auch *quantitativen* Nachweis.

---

[16] je nach Genauigkeitsanforderungen 10-mal bis 100-mal so groß

2.4 Dosis und Dosisleistung

2.4.1 Wirkung Ionisierender Strahlung

Ionisierende Strahlung transportiert Energie, die beim Auftreffen bzw. beim Durchgang durch Materie durch verschiedene Wechselwirkungsprozesse auf die Materie übertragen werden kann (siehe die Kap. 2.3.3 auf Seite 39 und 2.3.4 auf Seite 41). Die **Strahlungswirkung** beruht auf der durch diese Wechselwirkungsprozesse von der Strahlung auf die Materie **übertragenen Energie**.

phys. Infolge der Energieübertragung kommt es zunächst zu *Ionisation* oder *Anregung* von Atomen (physikalische Veränderung). Diese sind im Allgemeinen in Molekü-
chem. len organisiert, deren Bindungen dadurch geändert werden (chemische Veränderung). In lebenden Organismen manifestieren sich die chemischen Veränderungen
biol. in Zellen, Geweben und Organen und erzeugen dort biochemische bzw. biologische Veränderungen. Man unterscheidet somit drei Stufen der Strahlungswirkung:

1. physikalische Phase
2. chemische Phase
3. biologische Phase

> Für die Strahlungswirkung ist daher unter anderem nicht die eingestrahlte Energie maßgebend, sondern die **pro Masse absorbierte Energie**.

2.4.2 Dosisbegriffe

Dosis Der Begriff *Dosis* ist ein Maß für die Beschreibung der *Wirkung ionisierender Strahlung*.

D **Energiedosis D** Als Energiedosis D (mit der Einheit **Gray**[17]) bezeichnet man jene Menge an Strahlungsenergie, die pro der Masseeinheit absorbiert wird.

$$D = \frac{\text{absorbierte Energie}}{\text{Masse}} \qquad \text{Einheit}: \text{Gray [Gy]} \qquad (2.41)$$

Bei Bestrahlung von biologischem Gewebe ist für die Auswirkungen nicht allein die Energiedosis maßgebend, sondern auch die Strahlungsart. Diese wird durch die Äquivalentdosis berücksichtigt.

H **Äquivalentdosis H** Die Äquivalentdosis (mit der Einheit **Sievert**[18]) berücksichtigt zusätzlich zur absorbierten Energie durch Einführung des Strahlungswich-
w_R tungsfaktors[19] w_R auch die **Strahlungsart** (siehe Tab. 2.3):

---

[17] benannt nach Louis H. GRAY
[18] benannt nach Rolf SIEVERT
[19] Strahlung, *engl.: radiation*, daher R

$$H = w_R \cdot D \qquad \text{Einheit : Sievert [Sv]} \qquad (2.42)$$

w_R ist der *Strahlungswichtungsfaktor* (dimensionslos), der das Strahlenrisiko bei verschiedenen Strahlenarten angibt. Für Beta- (das sind e$^-$ und e$^+$) und Gammastrahlung gilt $w_R = 1$.

Effektivdosis E Die Effektivdosis berücksichtigt zusätzlich zur absorbierten Energie und zur Strahlungsart durch Einführung des **Gewebewichtungsfaktors**[20] w_T auch die unterschiedliche *Strahlenempfindlichkeit verschiedener Organe* (siehe Tabelle 2.4 auf der nächsten Seite):

E

$$E = \sum_{\text{alle Gewebe } T} w_T \cdot H \qquad \text{Einheit : Sievert [Sv]} \qquad (2.43)$$

> Die Effektivdosis E ist die gewichtete Summe der mit den zugehörigen Gewebewichtungsfaktoren multiplizierten Organäquivalentdosen. Sie bezieht sich rechnerisch auf Normalpersonen und wird für Strahlenschutzzwecke zum Vergleich der Strahlenexposition bei unterschiedlichen Untersuchungen herangezogen.

Für die Bestimmung der Effektivdosis müssen zuerst die Organäquivalentdosen für alle betroffenen Organe ermittelt werden, danach werden die Organdosen mit den entsprechenden Gewebewichtungsfaktoren multipliziert und aufsummiert.

2.4.3 Dosisleistung

Die *pro Zeiteinheit auf die Materie übertragene Energie* wird durch die *Dosisleistung* DL angegeben. Die Dosisleistung wird für die oben definierten Dosisgrößen angegeben als:

DL

Energiedosisleistung = Energiedosis / Zeit [Gy/s]

Äquivalentdosisleistung = Äquivalentdosis / Zeit [Sv/s]

In der Nuklearmedizin und im Strahlenschutz wird als Einheit meist µSv h^{-1} verwendet.

µSv h^{-1}

---
[20]Gewebe, *engl.: tissue*, daher T

2 Physikalische Grundlagen der Nuklearmedizin

InfoBox 2.8: Wichtungsfaktoren

Die Strahlungswichtungsfaktoren w_R (auszugsweise in Tabelle 2.3 angeführt) und die Gewebewichtungsfaktoren w_T (Tabelle 2.4) können beispielsweise der EU-Richtlinie zur Festlegung grundlegender Sicherheitsnormen für den Schutz vor den Gefahren einer Exposition gegenüber ionisierender Strahlung entnommen werden (Richtlinie 2013/59/EURATOM des Rates vom 5. Dezember 2013).

Tabelle 2.3: Strahlenwichtungsfaktoren

Strahlungsart	w_R
Photonen	1
Elektronen und Myonen	1
Protonen und geladene Pionen	2
Alphateilchen, Spaltfragmente, Schwerionen	20

Tabelle 2.4: Gewebewichtungsfaktoren

Gewebe	w_T
Knochenmark (rot)	0,12
Kolon	0,12
Lunge	0,12
Magen	0,12
Brust	0,12
Restliche Gewebe*	0,12
Keimdrüsen	0,08
Blase	0,04
Oesophagus	0,04
Leber	0,04
Schilddrüse	0,04
Knochenoberfläche	0,01
Gehirn	0,01
Speicheldrüsen	0,01
Haut	0,01

* Restliche Gewebe: Nebennieren, obere Atemwege, Gallenblase, Herz, Nieren, Lymphknoten, Muskelgewebe, Mundschleimhaut, Bauchspeicheldrüse, Prostata (Männer), Dünndarm, Milz, Thymus, Gebärmutter/Gebärmutterhals (Frauen)

Umgekehrt ergibt sich die Dosis – bei nur zeitweise konstanter Dosisleistung – aus der Summe der Dosisleistung multipliziert mit der jeweiligen Zeitdauer:

- Energiedosis $D = \sum$ Energiedosisleistung $\cdot$ Zeit

$$D = \sum_i \mathrm{DL}_i \cdot \triangle t_i \tag{2.44}$$

- Äquivalentdosis $H = \sum$ Äquivalentdosisleistung $\cdot$ Zeit

$$H = \sum_i \mathrm{HL}_i \cdot \triangle t_i \tag{2.45}$$

3 Herstellung von Radionukliden

Inhalt

3.1	Radionuklide in der Nuklearmedizin	55
3.2	Radionuklidgenerator	60
3.3	Zyklotron	64
3.4	Kernreaktor	67

3.1 Radionuklide in der Nuklearmedizin

Die Anforderungen an die Radionuklide in der Nuklearmedizin sind je nach Einsatzgebiet unterschiedlich.

in vitro-Diagnostik

- Eine entsprechend lange *Halbwertszeit* erleichtert sowohl die Verteilung von einem Produktionsstandort aus, als auch die anschließende Verwendung.   T
- Zum messtechnischen Nachweis wird vorteilhaft *niederenergetische Gamma- oder Röntgenstrahlung* verwendet. Da kleine Volumina gemessen werden (üblich sind z.B. 1 ml), treten kaum *Strahlenschwächungsprobleme* (siehe Kap. 5.3.1 auf Seite 111) auf. E_γ
- In speziellen Messgeräten können auch *Betastrahler* eingesetzt werden. β^-
- *Niederenergetische* Strahler sind weiters leicht abzuschirmen und erleichtern den Strahlenschutz für das Personal. Eine *Strahlenexposition* von Patienten kann aufgrund der Vorgangsweise (in vitro!) gar nicht auftreten.

in vivo-Diagnostik

- Der Nachweis der aus dem Körper austretenden Strahlung ist das entscheidende Kriterium. Dadurch kommen de facto nur Nuklide in Frage, die Photonenstrahlung mit einer Energie von *mindestens* 70 keV emittieren. (vgl. Tab. 2.1 auf Seite 34 in Kapitel 2.2.7 – „Radioaktive Umwandlung – Zusammenfassung") $\geq 70\,\text{keV}$

3 Herstellung von Radionukliden

≤600 keV
- Für einen einfachen und empfindlichen Nachweis mit den gegebenen Detektortypen sollte die Gammaenergie *maximal* 600 keV betragen.

T
- Aus Gründen einer niedrigen Strahlenexposition des Patienten sind *kurze Halbwertszeiten* gewünscht. Je nach zu untersuchendem physiologischen Prozess sind jedoch Mindestwerte für die Halbwertszeit zu beachten.
- Vorteilhaft sind Nuklide, die am Ort der Verwendung in *Radionuklidgeneratorsystemen* erzeugt werden können. Dabei sind – in gewissen Grenzen – beliebige hohe Aktivitäten vor Ort verfügbar.

Transp.
- Bei Halbwertszeiten >12 h lässt sich eine *Verteilung* aus zentralen Produktionsstätten einrichten. Nuklide mit kürzeren Halbwertszeiten müssen im Allgemeinen vor Ort hergestellt werden. Eine Ausnahme bildet das in der Positronen-Emissions-Tomographie (PET) eingesetzte F-18 mit ca. 110 min Halbwertszeit, das von zentral gelegenen Produktionsstätten verteilt wird.

F-18

Radionuklidtherapie

β^-
α
γ
- Aufgrund dosimetrischer Überlegungen müssen *Betastrahler* (oder Alphastrahler) eingesetzt werden. Weiters sollte das Nuklid idealerweise über eine wenig intensive *Gammalinie* verfügen, um parallele *diagnostische* Abklärungen unter Zuhilfenahme szintigraphischer Methoden zu ermöglichen.

(T)
- Die physikalische *Halbwertszeit* spielt hier eine eher untergeordnete Rolle.

In den folgenden Abschnitten werden die in den einzelnen Bereichen der Nuklearmedizin eingesetzten Nuklide mit ihren physikalischen Eigenschaften vorgestellt.

Bei der Herstellung künstlicher Radionuklide bieten sich für manche Radionuklide verschiedene Produktionswege an. Bei der Wahl eines Produktionsprozesses spielen zahlreiche weitere Kriterien eine Rolle:

- die erzielbare Nuklidreinheit
- mögliche Nebenreaktionen
- thermische Stabilität
- Herstellungskosten
- etc.

3.1.1 Nuklide der in-vitro-Diagnostik

I-125

60 d
30 keV

In der nuklearmedizinischen Labordiagnostik wird hauptsächlich I-125 eingesetzt (siehe Tab. 3.1 auf der nächsten Seite). Es eignet sich sehr gut für viele Anwendungen aufgrund seiner langen Halbwertszeit von ca. 60 Tagen (erleichtert Produktion und Verteilung) und der niedrigen Gamma- und Röntgenenergien von ca. 30 keV (erleichtert Abschirmung und Messung).

3.1 Radionuklide in der Nuklearmedizin

Weiters werden *Chrom* (Cr-51) sowie *Kobalt* (Co-57 und Co-58) verwendet. Die Betastrahler *Tritium* (H-3) und *Phosphor* (P-32) finden im Forschungsbereich Anwendung. Der Nachweis von *Betastrahlern* erfordert spezielle Messgeräte und eine aufwändigere Messtechnik (siehe Kap. 4.5.4 auf Seite 84 und InfoBox 4.4 auf Seite 85).

Tabelle 3.1: Im nuklearmedizinischen Labor eingesetzte Radionuklide

Z	Element	Nuklid	T[a] [Tage]	U[b]	NW[c]	E[d] [keV]	I[e] [%]
53	Iod	I-125	59,4	EC	K_α	27,4	114
					K_β	31,0	26
					γ	35,5	7
24	Chrom	Cr-51	27,7	EC	γ	320	10
27	Kobalt	Co-57	271,4	EC	γ	122	85
		Co-58	70,9	EC, β^+		811	82
1	Wasserstoff	H-3	4510[f]	β^-	β	18	100
15	Phosphor	P-32	14,3	β^-	β	1711	100

[a] Physikalische Halbwertszeit $T_{1/2}$ [b] Umwandlungsart
[c] welche Strahlung wird üblicherweise messtechnisch nachgewiesen
[d] Energie der messtechnisch genutzten Strahlung
[e] relative Intensität der messtechnisch genutzten Strahlung   [f] ca. 12,3 Jahre

Durch die im Vergleich zu anderen Nukliden der Nuklearmedizin langen Halbwertszeiten ergeben sich logistische Probleme bei der *Abfallentsorgung*. Anzustreben sind ausreichend große Lagerkapazitäten vor Ort, da andernfalls die Entsorgung und Lagerung durch externe, konzessionierte Abfallentsorgungsunternehmen erforderlich wird.

3.1.2 Nuklide der in-vivo-Diagnostik

Szintigraphie mit Gammakameras

Im Bereich der in vivo-Diagnostik mit Gammakameras werden Nuklide gebraucht, die *Photonenstrahlung* emittieren, deren *Energie* hoch genug ist, sodass ein ausreichend großer Anteil dieser emittierten Photonen aus dem Körper austreten und gemessen werden kann. Die Szintillationskristalle der Gammakameras haben im Energiebereich zwischen 100 keV bis 200 keV ihre optimale Kombination aus Nachweisempfindlichkeit und Ortsauflösung. Die Halbwertszeit sollte aus Gründen der Strahlenexposition des Patienten relativ kurz sein.

E_γ

100–200 keV

3 Herstellung von Radionukliden

Tabelle 3.2 listet die Nuklide etwa nach Häufigkeit der Anwendung geordnet.

Tabelle 3.2: In der Szintigraphie mit Gammakameras eingesetzte Radionuklide

Z	Element	Nuklid	T^a [h]	U^b	NW^c	E^d [keV]	I^e [%]
43	Technetium	Tc-99m	6,0	IT^f	γ	140,5	89
42	Molybdän^g	Mo-99	66,0	β^-	γ	140,5	89
						740	12
						181	6
53	Iod	I-123	13,2	EC	γ	159	83
81	Thallium	Tl-201	73,0	EC	K_α	70	74
					K_β	80	20
					γ	167	10
						245	94
49	Indium	In-111	67,3	EC	γ	171	90
						392	64
31	Gallium	Ga-67	78,3	EC	γ	93	39
						185	21
						300	17
54	Xenon	Xe-133	125,9	β^-	γ	81	38

^{a} Physikalische Halbwertszeit $T_{1/2}$ ^{b} Umwandlungsart
^{c} welche Strahlung wird messtechnisch nachgewiesen
^{d} Energie der messtechnisch genutzten Strahlung
^{e} relative Intensität der messtechnisch genutzten Strahlung
^{f} "Isomeric Transition", Isomerer Übergang ^{g} Mutternuklid von Tc-99m

Tc-99m
6 h
140 keV

Aufgrund seiner für die bildgebende Diagnostik optimalen physikalischen Eigenschaften wird vor allem Tc-99m als Radionuklid verwendet (Halbwertszeit 6 h, praktisch keine Betastrahlung, Gammaenergie 140 keV). Es wird kostengünstig im *Technetium-Generator* (siehe Kap. 3.2.1 auf Seite 61) aus Molybdän-99 (Mo-99) gewonnen. Dieser Generator kann täglich eluiert werden. Außerdem weist es eine hohe spezifische Aktivität auf. Wegen seiner kurzen Halbwertszeit ist Tc-99m für den Versand nicht besonders gut geeignet, daher verwendet praktisch jeder nuklearmedizinische Betrieb Technetium-Generatoren im benötigten Aktivitätsbereich liefern.

Positronen-Emissions-Tomographie (PET)

Unter den klinisch relevanten Positronenstrahlern (siehe Tab. 3.3) **F-18**, C-11, N-13, O-15 sowie **Ga-68** hat sich F-18 aufgrund seiner Halbwertszeit von ca. zwei Stunden (109,8 min) als das derzeit am häufigsten verwendete PET-Nuklid etabliert. Zum Beispiel in Form von Fluordeoxyglukose (Fluor-2-deoxy-D-glukose) (FDG) ermöglicht es eine Darstellung des *Zuckerstoffwechsels*.

F-18
110 min

Seit kurzem wird zunehmend auch Ga-68 mit einer Halbwertszeit von ca. 68 min eingesetzt, welches als Tochternuklid des $^{68}\text{Ge}/^{68}\text{Ga}$-Generators (siehe Kap. 3.2.3 auf Seite 63) gewonnen wird.

Ga-68
68 min

Bei Verwendung noch kurzlebigerer Nuklide, wie z.B. O-15 mit einer Halbwertszeit von zwei Minuten, verschiebt sich der Fokus des Strahlenschutzes vom Patienten in Richtung Personal, welches mit den Radiopharmaka umgeht.

Tabelle 3.3: Radionuklide für die PET

Z	Element	Nuklid	T^a [min]	$E_{\beta^+}^{\,b}$ [keV]	$\overline{R}^c$ [mm]	$E_\gamma^{\,d}$ [keV]	$I_\gamma^{\,e}$ [%]
9	Fluor	F-18	109,8	250	0,6	511	193
31	Gallium	Ga-68	67,7	830	2,9	511	178
32	Germanium^f	Ge-68	271 d	–	–	–	–
6	Kohlenstoff	C-11	20,4	386	1,1	511	200
7	Stickstoff	N-13	10,0	492	1,5	511	200
8	Sauerstoff	O-15	2,0	735	2,6	511	199
29	Kupfer	Cu-64	762,1^g	278	0,7	511	35
37	Rubidium	Rb-82	1,3	1485	5,9	511	191
38	Strontium^h	Sr-82	25 d	–	–	–	–

^{a} Physikalische Halbwertszeit $T_{1/2}$ ^{b} mittlere β^+-Energie
^{c} mittlere Positronen-Reichweite im Gewebe
^{d} Energie jedes der beiden Photonen der Vernichtungsstrahlung
^{e} relative Intensität der γ-Strahlung
^{f} Mutternuklid von Ga-68 ^{g} phys. Halbwertszeit von Cu-64: 12,7 h

3.1.3 Nuklide der Radionuklidtherapie

Betastrahler

Im Bereich der Therapie werden beinahe ausschließlich *Betastrahler* (vorteilhaft mit einem Gammaanteil) verwendet: siehe Tabelle 3.4 auf der nächsten Seite. Bereits seit Jahrzehnten wird I-131 in Form von Natriumiodid in der Therapie von Erkrankungen der Schilddrüse eingesetzt.

β^-
$+\gamma$
I-131

3 Herstellung von Radionukliden

Lu-177   Seit einigen Jahren werden vermehrt weitere Therapienuklide wie Y-90, Lu-177, Sm-153 oder Er-169 bzw. Re-186 eingesetzt.

Alphastrahler

Ra-223   Seit einigen Jahren wird der *Alphastrahler* Ra-223 eingesetzt. Weitere Alphastrahler sind in Entwicklung [1].

Tabelle 3.4: In der Radionuklidtherapie eingesetzte Radionuklide

Z	Element	Nuklid	T^a [Tage]	U^b	$\overline{E_\beta}^c$ [keV]	E_γ^d [keV]	I_γ^e [%]
53	Iod	I-131	8,0	β^-	182	364	82
						637	7
						284	6
						80	3
38	Strontium	Sr-89	50,5	β^-	583	–	–
39	Yttrium	Y-90	2,7	β^-	934	–	–
62	Samarium	Sm-153	1,9	β^-	225	103	31
68	Erbium	Er-169	9,4	β^-	100	–	–
71	Lutetium	Lu-177	6,7	β^-	133	208	11
						113	6,4
75	Rhenium	Re-186	3,7	β^-	350	137	8
88	Radium	Ra-223	11,4	α	–	270	14

[a] Physikalische Halbwertszeit $T_{1/2}$ [b] Umwandlungsart
[c] Mittlere Energie der β^--Strahlung   [d] Energie(n) der γ-Strahlung
[e] relative Intensität der γ-Strahlung

3.2 Radionuklidgenerator

MN   Generatorsysteme zur Herstellung von Radionukliden verwenden *Mutternuklide* mit einer Halbwertszeit von mindestens mehreren Tagen, welche sich in vergleichs-
TN   weise kurzlebige *Tochternuklide* umwandeln. Das Mutternuklid soll im Generator verbleiben, während das Tochternuklid mit einer hohen Radionuklidreinheit[1] leicht gewinnbar sein soll.

---

[1] Das Ziel-Radionuklid – im Fall eines Nuklidgenerators das Tochternuklid – soll im Idealfall keine radioaktive Verunreinigungen mit unerwünschten Nukliden aufweisen. Damit ist einerseits das Mutternuklid gemeint, andererseits aber auch jedes „andere" Radionuklid.

3.2.1 Mo/Tc-Generator

Der Einsatz von ^{99}Mo/^{99m}Tc-Generatoren für die Versorgung mit einem leicht erzeugbaren Markierungsnuklid war eine der wesentlichen Grundlagen für die Entwicklung der Nuklearmedizin. Mo-99 ist nicht wasserlöslich, das Tochternuklid Tc-99m liegt in löslicher Form vor und wird mittels physiologischer Kochsalzlösung eluiert (= ausgespült).

eluiert

Eluat-Eigenschaften:

Eluat

- steril
- pyrogenfrei – enthält keine Pyrogene (fieberauslösende Stoffe)
- enthält praktisch keine Anteile des Mutternuklids
- es sollen keine Aluminium-Ionen im Eluat sein (siehe dazu den nächsten Abschnitt „Aufbau und Funktion ... "

Sind diese Voraussetzungen gegeben, kann das Eluat *direkt injiziert* oder für *Markierungen* im Rahmen der *Radiopharmazie* verwendet werden.

Tc-99m entsteht durch Umwandlung des Mutternuklids Mo-99 (Halbwertszeit ca. 66 h) in angeregte Zustände des Tc-99 (siehe insb. Abb. 2.7 auf Seite 27 bzw. die Glg. 3.1). Die Beta-Übergänge „bevölkern" zu ca. 14 % den Grundzustand von Tc-99 und zu ca. 86 % den metastabilen Zustand Tc-99m, der wiederum unter Gamma-Emission mit einer Energie von 140 keV und einer Halbwertszeit von ca. 6 h in den instabilen (!) Grundzustand des Tc-99 (Halbwertszeit 211 100 Jahre) übergeht:

Tc-99m
140 keV
6 h

$$^{99}_{42}\text{Mo} \xrightarrow{66\,\text{h}} \,^{99m}_{43}\text{Tc} \xrightarrow{6\,\text{h}} \,^{99}_{43}\text{Tc} \xrightarrow{211\,100\,\text{a}} \,^{99}_{44}\text{Ru} \qquad (3.1)$$

Gelangen relevante Mengen des Mutternuklids in das Eluat, so spricht man von einem „Generator"- oder **Molybdändurchbruch**". Umgangssprachlich wird der Generator als „Kuh" bezeichnet, die „gemolken" wird.

3.2.2 Aufbau und Funktion des Technetium-Generators

Das Molybdän im Generator befindet sich in einer **Aluminiumoxid-Chromatographiesäule** und ist dort – aufgrund der chemische Eigenschaften von Molybdän – fest gebunden. Bei der radioaktiven Umwandlung entsteht das neue Element Technetium, das *andere chemische Eigenschaften* besitzt und dadurch schwächer als Molybdän gebunden ist. Fügt man der Chromatographiesäule physiologische Kochsalzlösung hinzu, so geht das Technetium in Form von **Pertechnetat** in

TcO_4

3 Herstellung von Radionukliden

Lösung und kann mittels eines evakuierten Fläschchens *eluiert* werden. Abb. 3.1 zeigt einen Schnitt durch einen Generator[2].

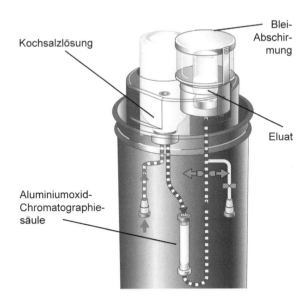

Abbildung 3.1: Schnitt durch einen modernen ^{99}Mo/^{99m}Tc-Generator

Das Radionuklid Tc-99m

24 h
- kann täglich eluiert werden; nach täglicher, vollständiger Elution des Tc-99m-Pertechnetats dauert es ca. 24 h[3], das sind 4 Halbwertszeiten, bis sich wieder radioaktives Gleichgewicht eingestellt hat und das Aktivitätsmaximum des Tc-99m im Generator erreicht ist.
- ist rasch verfügbar, da es am Verwendungsort „produziert" wird
- ist kostengünstiger als Reaktor- und Zyklotronprodukte.

Abbildung 3.2 auf der nächsten Seite zeigt den zeitlichen Verlauf der Aktivität des Mutter- und des Tochternuklids im Technetium-Generator bei regelmäßiger Elution (jeden Werktag um 7 Uhr) für ca. 9 Tage: Am Anfang der Woche hat die Lösung die höchste Aktivitätskonzentration. Die Lebensdauer des Generators wird durch die Halbwertszeit des Mutternuklids bestimmt. Die nutzbare Verwendungs-

< 2 WO   dauer der Technetium-Generatoren beträgt bis zu 2 Wochen. Das Verfalldatum

---

[2]Die Abbildung wurde freundlicherweise durch Mallinckrodt Pharmaceuticals zur Verfügung gestellt.

[3]Der Generator benötigt 24 h um sich von einer Elution zu „erholen"! Eine zwischenzeitliche Elution – siehe Abbildung 3.2 auf der nächsten Seite Mittwoch um 14 Uhr – führt am Folgetag zu einer verminderten Ausbeute, da sich das radioaktive Gleichgewicht im Generator nicht vollständig aufbauen kann.

3.2 Radionuklidgenerator

wird vom Hersteller festgelegt und bezieht sich üblicherweise auf den Aktivitäts-Referenzzeitpunkt (den Kalibrierzeitpunkt[4]) des Nuklidgenerators. Ein aus dem Generator gewonnenes Eluat ist für 8 Stunden verwendbar.

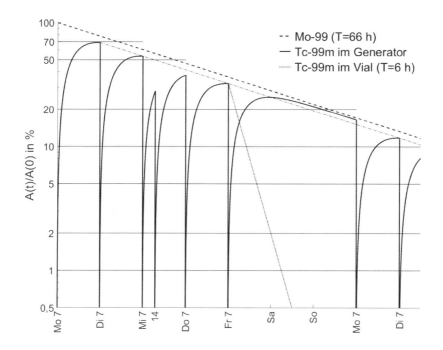

Abbildung 3.2: Zeitlicher Aktivitätsverlauf von Mo-99 und Tc-99m bei unterschiedlichen Zeitabständen für die Elution

Mo/Tc-Generatoren werden üblicherweise wöchentlich bis 14-tägig getauscht. Bei Verwendung von beispielsweise zwei Generatoren bietet sich ein Tausch jeweils montags und mittwochs an.

3.2.3 Aufbau und Funktion des Ge-68/Ga-68-Generators

Seit wenigen Jahren werden zunehmend Ge-68/Ga-68-Generatoren in der Produktion von PET-Radiopharmaka eingesetzt. Das Mutternuklid Ge-68 besitzt eine Halbwertszeit von 271 Tagen. Daher ist dieser Radionuklidgenerator über einen deutlich längeren Zeitraum verwendbar, als der Mo/Tc-Generator: Der Gallium-Generator kann – je nach benötigter Aktivität des Tochternuklids – bis zu einem Jahr verwendet werden.

Ge-68
271 d

1 a

---

[4]Meist werden Mo/Tc-Generatoren „vorkalibriert" geliefert: d.h., sie werden – z.B. 3 Tage – vor dem eigentlichen Kalibrierzeitpunkt an den Anwender geliefert.

3 Herstellung von Radionukliden

Ga-68
68 min

Das Tochternuklid Ga-68 besitzt eine vergleichsweise kurze Halbwertszeit von lediglich knapp 68 Minuten. Damit sind der Verteilung von Ga-68-Radiopharmaka enge Grenzen gesetzt und diese Generatorsysteme kommen immer häufiger direkt am Verwendungsort zum Einsatz.

Erfreulicherweise stellt sich das radioaktive Gleichgewicht bei diesem Generator früher als beim Technetium-Generator ein: Der Gallium-Generator kann bereits nach vier Stunden erneut mit ausreichender Ausbeute (ca. 90 %) eluiert werden.

4 h

$$^{68}_{32}\text{Ge} \xrightarrow{271\,\text{d}} {}^{68}_{31}\text{Ga} \xrightarrow{68\,\text{min}} {}^{68}_{30}\text{Zn} \tag{3.2}$$

Ga-68 ist ein *Positronenstrahler* und daher kommt es in der Folge zur Entstehung der 511 keV-Vernichtungsstrahlung, welche in PET-Systemen nachgewiesen wird.

Anders als beim Technetium-Generator wird beim Gallium-Generator bei der *Elution* nicht physiologische Kochsalzlösung, sondern *Salzsäure* verwendet. Somit muss das Eluat im Rahmen eines *Synthese-Prozesses* in eine für die Anwendung am Menschen geeignete Zusammensetzung gebracht werden.

3.2.4 Andere Generatoren

Die Verwendung anderer Generatorsysteme in der Nuklearmedizin ist eher selten. Vereinzelt werden folgende Generatorsysteme eingesetzt: siehe InfoBox 3.1 auf der nächsten Seite.

3.3 Zyklotron

Mit Hilfe von *Kreisbeschleunigern* werden Radionuklide hergestellt, die einen *Neutronenmangel* aufweisen. Diese gewünschte Eigenschaft erzielt man durch Bestrahlung stabiler Nuklide in sogenannten „*targets*" mit elektrisch geladenen Teilchen hoher Energie (z.B. Protonen, Deuteronen, α- oder ^{3}He-Teilchen). Diese von einer Ionenquelle ausgehenden Teilchen werden im Zyklotron unter Einsatz elektrischer Felder beschleunigt und durch Magnetfelder auf *spiralförmigen Bahnen* gehalten: siehe Abb. 3.3 auf Seite 66.

Der Beschleunigungsvorgang muss im *Hochvakuum* stattfinden, damit die Teilchen nicht mit Gasatomen kollidieren. Das Magnetfeld zwingt die Ionen in eine Spiralbahn, die eigentliche Beschleunigung erfolgt durch eine hochfrequente Hochspannung, die mit der Umlaufgeschwindigkeit der Ionen synchronisiert ist und jeweils im Bereich zwischen Beschleunigerelektroden (früher aufgrund ihrer Form „Dees" genannt) wirksam wird.

Am Ende des Beschleunigungsvorganges wird der Ionenstrahl auf ein *Target (Ziel)* gelenkt, wo die Kernreaktion stattfindet. Die Energie der beschleunigten

3.3 Zyklotron

InfoBox 3.1: Andere Radionuklid-Generatoren

Strontium-Rubidium Generator Mit einer Halbwertszeit von ca. 25 Tagen wandelt sich das Mutternuklid Sr-82 in das Tochternuklid Rb-82 um. Bei dieser Umwandlung befinden sich β^+-Umwandlung (siehe Kap. 2.2.1 auf Seite 18) und Elektroneneinfang (siehe Kap. 2.2.1 auf Seite 19) in Konkurrenz zueinander. Das bei der β^+-Umwandlung emittierte Positron führt letztlich zur Emission von Vernichtungsstrahlung: zwei γ-Quanten mit einer Energie von je 511 keV.

Die Halbwertszeit von Rb-82 beträgt 76 Sekunden. Siehe auch Tab. 3.3 auf Seite 59 und Tab. 9.1 auf Seite 203.

$$^{82}\text{Sr} \xrightarrow{25\,\text{d}} {}^{82}\text{Rb} \xrightarrow{76\,\text{s}} {}^{82}\text{Kr} \tag{3.3}$$

Zinn-Indium Generator In-113m entsteht mit einer Halbwertszeit von 115 Tagen aus Sn-113. In-113m ist ein Gammastrahler mit einer Halbwertszeit von 100 Minuten und einer Gammaenergie von 392 keV:

$$^{113}\text{Sn} \xrightarrow{115\,\text{d}} {}^{113\text{m}}\text{In} \xrightarrow{100\,\text{min}} {}^{113}\text{In} \tag{3.4}$$

Rubidium-Krypton Generator Rb-81 weist eine für ein Mutternuklid eines Generators sehr kurze Halbwertszeit von 4,6 Stunden auf. Das Tochternuklid Kr-81m ist ein Gamma-Strahler mit einer Halbwertszeit von 13,1 Sekunden und einer Gammaenergie von 190 keV. Es gehört zu den wenigen in der nuklearmedizinischen Diagnostik eingesetzten Edelgasen, sodass logistische Probleme bei der Belieferung mit diesem Generatorsystem in Kauf genommen werden müssen. Das entstehende Kr-81 wandelt sich mit einer Halbwertszeit von 229 000 Jahren in das stabile Br-81 um.

$$^{81}\text{Rb} \xrightarrow{4,6\,\text{h}} {}^{81\text{m}}\text{Kr} \xrightarrow{13,1\,\text{s}} {}^{81}\text{Kr} \xrightarrow{229\,000\,\text{a}} {}^{81}\text{Br} \tag{3.5}$$

Teilchen muss so groß sein, dass im Target die in der unmittelbaren Nähe der Atomkerne sehr hohe Coulomb'sche Abstoßung überwunden wird und die positiv geladenen Teilchen im Kern eingebaut werden können. Die erzielbaren Energien sind abhängig von der Bauart und betragen für Kompaktzyklotrone bei Verwendung von Protonen etwa 10 MeV bis 20 MeV oder 5 MeV bis 10 MeV bei Verwendung von Deuteronen.

Bei Verwendung der *sehr kurzlebigen* PET-Radionuklide C-11, N-13 und O-15, müssen die *Zyklotrone in unmittelbarer Nähe* der Verwendung lokalisiert sein. Wegen der hohen Kosten für Anschaffung und Betrieb sind diese Installationsorte meist auf große Kliniken begrenzt. Diese klinischen oder Kompakt-Zyklotrone zur Herstellung kurzlebiger Positronenstrahler haben Geräteabmessungen von ca. $2\,\text{m} \times 2\,\text{m}$.

Folgende positronenstrahlende Isotope werden verwendet: C-11, N-13, O-15 und F-18. Da diese Elemente Bausteine organischer Verbindungen sind, können biochemische und physiologische Prozesse mittels der PET dargestellt werden.

3 Herstellung von Radionukliden

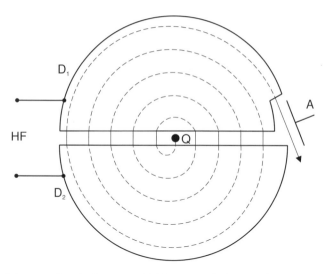

Abbildung 3.3: Schematischer Aufbau eines Zyklotrons – Aufsicht auf die Vakuumkammer und die spiralförmigen Teilchenbahnen

Dabei sind: HF – Wechselfeld, $D_{1,2}$ – Magnete, Q – Ionenquelle, A – Ablenkelektrode

Vor allem F-18 hat sich zur Beurteilung des Glukosestoffwechsels durchgesetzt. Als Targetmaterial für seine Herstellung wird mit O-18 angereichertes Wasser ($H_2^{18}O$) verwendet:

$$^{18}_{8}O + p^+ \longrightarrow {}^{18}_{9}F + n^0 \qquad (3.6)$$

Wasser dient auch als Targetmaterial für die Herstellung von N-13:

$$^{16}_{8}O + p^+ \longrightarrow {}^{13}_{7}N + {}^{4}He \qquad (3.7)$$

Stickstoffgas wird als Targetmaterial zur Produktion von C-11 und O-15 verwendet[5]:

$$^{14}_{7}N + p^+ \longrightarrow {}^{11}_{6}C \qquad (3.8)$$
$$^{14}_{7}N + d \longrightarrow {}^{15}_{8}O \qquad (3.9)$$

---

[5]In der zweiten Gleichung wird Deuterium (d) verwendet: „schwerer Wasserstoff", dessen Atomkern aus einem Proton und einem Neutron besteht.

InfoBox 3.2: Im Zyklotron produzierte Radionuklide

Ein Zyklotron kommt insbesondere dann zum Einsatz, wenn mit Hilfe der wesentlich effektiveren Neutronenreaktion im Reaktor (siehe InfoBox 3.3 auf der nächsten Seite) das gewünschte Radionuklid nicht hergestellt werden kann.
Folgende Radionuklide werden in **großen Zyklotronen**, mit Strahlenenergien ≥ 30 MeV, kommerziell hergestellt und in der konventionellen Szintigraphie (Single-Photon-Emission-Computed-Tomography (SPECT)) eingesetzt:

$$^{68}Zn + p^+ \longrightarrow {}^{67}Ga + 2\,n^0$$
$$^{124}Te + p^+ \longrightarrow {}^{123}I + 2\,n^0$$

Die links stehenden Reaktionen weisen die höchste Produktivität auf, jedoch kommt es bei diesen „direkten" Produktionsmethoden zu Verunreinigungen mit I-124 und I-125.

Der „indirekte" Produktionsweg (die beiden nächsten Gleichungen), bei dem durch eine Kernreaktion zunächst das Mutternuklid (z.B. Xe-123, Halbwertszeit ca. 2 h) hergestellt wird, führt zu Präparaten mit hoher Radionuklidreinheit. Er erfordert jedoch die oben genannte aufwändigere Beschleunigertechnik.

$$^{122}Te + {}^4He \longrightarrow {}^{123}Xe + 3\,n^0 \qquad \xrightarrow{\beta^+} {}^{123}I$$
$$^{124}Xe + p^+ \longrightarrow {}^{123}Cs + 2\,n^0 \qquad \longrightarrow {}^{123}Xe \longrightarrow {}^{123}I$$

Das Targetmaterial (Metalllegierungen, Flüssigkeiten oder Gase) muss bestimmte kernphysikalische und wärmetechnische Anforderungen erfüllen. Wegen der hohen Energie und der damit entstehenden Wärmeentwicklung müssen die Targets zudem gekühlt werden.
Bei manchen Zyklotronen kann der Ionenstrahl am Ende der Beschleunigung in zwei Bündel aufgespalten und auf zwei verschiedene Targets gelenkt werden, wodurch in einem Produktionsvorgang zwei unterschiedliche Radioisotope hergestellt werden können.
Die Kernreaktionsprodukte sollen schnell und verlustarm abzutrennen sein.
Ein wichtiger Perfusionsindikator für Myokarduntersuchungen ist Tl-201. Als Targetmaterial wird natürliches Thallium verwendet, nach Abtrennung des Bleianteils kann Tl-201 extrahiert werden.

$$^{203}Tl + p^+ \longrightarrow {}^{201}Pb + 3\,n^0 \qquad\qquad \longrightarrow {}^{201}Tl$$

Ein weiteres wichtiges Zyklotronprodukt ist Indium-111. Es wird vorwiegend zur Markierung von Blutbestandteilen und Proteinen eingesetzt. Als Targetmaterial wird Kadmium auf Kupferunterlage verwendet. Der Kadmiumanteil wird in Säuren aufgelöst, die Gewinnung von In-111 erfolgt durch Extraktion oder Ionenaustausch.

$$^{111}_{48}Cd + p^+ \longrightarrow {}^{111}In + n^0$$

3.4 Kernreaktor

Die Herstellung von Radionukliden in Kernreaktoren erfolgt durch Kernspaltung von angereichertem Uran oder Plutonium oder durch Kernreaktionen in der Bestrahlung von ausgewählten Materialien mit Neutronen.

Details sind der InfoBox 3.3 auf Seite 68 zu entnehmen.

3 Herstellung von Radionukliden

InfoBox 3.3: Kernreaktor

Spaltreaktionen, (n,f)-Reaktionen In einem Kernreaktor findet eine **Kettenreaktion** unter **kontrollierten Bedingungen** statt. Als Brennstoffe werden spaltbare Elemente mit schweren Kernen, wie z.B. angereichertes U-235 und Pu-239, verwendet. Durch Beschuss mit langsamen (sog. „thermischen") Neutronen entstehen durch Spaltung des ursprünglichen Kerns zwei neue Kerne mit einem Massenverhältnis von ca. 2:3 (vgl. beispielsweise Gleichung 3.10) sowie zwei oder drei schnelle freie Neutronen, die zur Spaltung weiterer Kerne von U-235 oder Pu-239 führen können.

$$^{235}U + n^0 \rightarrow {}^{236}U \rightarrow {}^{99}Mo + {}^{135}Sn + 2\,n^0 + \text{Energie} \tag{3.10}$$

Zur Steuerung des Neutronenflusses und damit der Kettenreaktion werden Regelstäbe aus Bor oder Kadmium mit einem hohen „Einfangquerschnitt für Neutronen" (damit ist gemeint, dass die Wahrscheinlichkeit für die Absorption von Neutronen groß ist) eingesetzt. Je weiter diese Regelstäbe (oder „Bremsstäbe") in die aktive Zone des Reaktors eingefahren werden, desto stärker wird die Anzahl der Reaktionen vermindert. Die bei der Kernspaltung entstehenden schnellen Neutronen werden durch „Moderatoren" (Graphit, Wasser oder schweres Wasser) abgebremst. Diese Materialien dienen der – nicht zuletzt aufgrund der enormen freiwerdenden Energiemenge – nötigen Kühlung des Reaktors.

Direkt aus der Kernspaltung entstehen Isotope mit kurzen Halbwertszeiten, aber auch z.B. **Cs-137** mit einer Halbwertszeit von etwa 30 Jahren. In der Nuklearmedizin verwendet werden z.B. **Mo-99, I-131, Sr-90**.

Kernreaktionen mit thermischen oder schnellen Neutronen Eine weitere Möglichkeit, Radionuklide im Reaktor herzustellen, besteht darin, das zu aktivierende Material **mit Neutronen zu beschießen**. Hierbei entstehen vor allem Isotope mit einem **Neutronenüberschuss**, d.h. hauptsächlich β⁻-**Strahler** wie z.B. auch **I-131**.

Neutronen-Einfangreaktion, (n,γ)-Reaktion Vom Atomkern wird ein Neutron eingefangen, dadurch entsteht ein neues Isotop des gleichen Elements, welches sich unter Aussendung von γ-Quanten neuerlich umwandelt.

$$^{59}Co + n^0 \rightarrow {}^{60}Co + \gamma$$

Beispiele für (n,γ)-produzierte Nuklide: Cr-51, Y-90, Sm-153, Re-186, Lu-177, Ho-166, Er-169

(n,p)-Reaktion Diese Reaktion läuft bei Anwendung thermischer Neutronen ab. Ein Neutron wird in den Kern aufgenommen, ein Proton wird abgegeben. Dadurch bleibt die Massenzahl gleich, aber es entsteht ein neues Element mit einer um 1 verringerten Kernladungszahl.

$$^{59}Co + n^0 \rightarrow {}^{59}Fe + p^+$$
$$^{32}S + n^0 \rightarrow {}^{32}P + p^+$$
$$^{130}Te + n^0 \rightarrow {}^{131}Te \xrightarrow{\beta^-} {}^{131}I$$

Nach einer ausreichenden Zwischenlagerungszeit zur Reduktion kurzlebiger Nuklidanteile bedarf es einer radiochemischen Aufarbeitung, damit derartig erzeugte Nuklide in der Medizin eingesetzt werden können. Reaktornuklide sind in ihrer Herstellung häufig kostengünstiger als z.B. Zyklotronprodukte und können mit einer einfacheren Technik produziert werden.

4 Detektoren

Inhalt

4.1	Prinzip des Strahlungsnachweises	69
4.2	Gasgefüllte Detektoren	71
4.3	Halbleiterdetektoren	75
4.4	Lumineszenzdetektoren	79
4.5	Szintillationsdetektoren	80

4.1 Prinzip des Strahlungsnachweises

Bei oder unmittelbar nach Kernumwandlungen (siehe Kapitel 2.2 auf Seite 15 – „Radioaktivität") wird ionisierende Strahlung freigesetzt. Für nuklearmedizinische Nachweisverfahren werden fast ausschließlich die Photonen der Gamma- und der charakteristischen Röntgen-Strahlung eingesetzt. γ

Hauptaufgabe der nuklearmedizinischen Messtechnik ist es also, **Gammastrahlung** quantitativ nachzuweisen.

Das gilt vor allem für die nuklearmedizinische In-vitro- und In-vivo-Diagnostik. **Betastrahler** werden in der nuklearmedizinischen Therapie eingesetzt und manche in der Diagnostik eingesetzten Nuklide (Beta-/Gammastrahler) besitzen einen gewissen Betastrahlungsanteil. Deswegen sind Messungen auch von Betastrahlung durchzuführen. In letzter Zeit kommen auch **Alphastrahler** im therapeutischen Bereich zur Anwendung. Diese sind zumeist kombinierte Alpha-, Beta- und Gammastrahler. β^- α

4.1.1 Energieübertragung auf Materie durch Photonenstrahlung

Wie jede physikalische Erscheinung nur durch ihre Wirkung erkannt und gemessen werden kann, so kann ionisierende Strahlung nur durch ihre **Wechselwirkung mit Materie** nachgewiesen werden. Einzelne Photonen können Materie unverändert durchdringen, ohne irgendeine Wirkung zu hinterlassen. Dieser Teil der Strahlung geht für die Messung verloren. Der Großteil der Strahlung jedoch tritt mit der Materie in Wechselwirkung. WW

> Jede Wechselwirkung ist mit einer **Energieübertragung** von der Strahlung auf die Materie verbunden (Ausnahme: klassische Streuung) und hat **Ionisation** oder **Anregung** der Materiemoleküle zur Folge. Aufgrund dieser Vorgänge können *Intensität* und *Energieverteilung* der einfallenden Strahlung bestimmt werden.

Wechselwirkungen treten grundsätzlich in allen festen, flüssigen und gasförmigen Stoffen auf. Für die Messung von ionisierender Strahlung sind allerdings einige Materialien besonders geeignet.

4.1.2 Arten von Strahlungsdetektoren

Die wichtigsten drei Strahlenarten (α, β, γ) haben so unterschiedliche Eigenschaften, dass die Art des eingesetzten Detektors diesem Umstand Rechnung tragen muss. Die verschiedenen in der Nuklearmedizin anfallenden **Messaufgaben** bzw. die Art der gewünschten Messwerte erfordern daher die **Auswahl geeigneter Strahlungsmessgeräte**. Das Messgerät muss in der Lage sein, die gegebene Strahlung mit der geforderten Genauigkeit nachzuweisen und gegebene Fragestellungen zu beantworten.

> *Strahlung* (α, β^-, β^+ und/oder γ) und *Messgerät* müssen „zusammenpassen"!

In den verschiedenen Aufgabenbereichen der Nuklearmedizin finden folgende Detektorarten Anwendung:

Gasgefüllte Detektoren: 4.2 auf der nächsten Seite

- Ionisationsmesskammer
- Proportionalzählrohr
- Geiger-Müller-Zählrohr (Auslösezählrohr)

Flüssige Detektoren:

- Flüssigszintillator 4.5.4 auf Seite 84

Feste Detektoren:

- Szintillationsdetektor 4.5 auf Seite 80
- Thermolumineszenzdetektor 4.4 auf Seite 79
- Halbleiterdetektor 4.3 auf Seite 75

4.1.3 Bestandteile eines Strahlungsmessgerätes

Ein Strahlungsmessgerät besteht aus:

- **Detektorsystem:** Besteht aus dem Detektor selbst und eventuell aus einer Spannungsversorgung sowie einer Signalaufbereitung für die Übertragung der Messwerte
- **Signalverarbeitung:** Auswerteelektronik, welche gegebenenfalls die Impulsformung und Impulshöhenanalyse vornimmt
- **Messwertausgabe:** Meist ein Anzeigeinstrument (z.B. ein Monitor oder ähnliches), die Ausgabe kann aber auch durch einen Drucker, Schreiber oder die Speicherung der Daten in einem PC erfolgen

Die verschiedenen Arten von Detektoren werden im vorliegenden Kapitel behandelt. Informationen zur Signalverarbeitung, Messwertausgabe und über die Eignung der Detektorsysteme zur Klärung bestimmter Fragestellungen finden sich in Kapitel 5 auf Seite 89 – Messtechnik.

4.2 Gasgefüllte Detektoren

Gasgefüllte Detektoren werden in Form von **Messkammern oder Zählrohren** verwendet, die mit *Luft* oder einem *Edelgas* gefüllt sind. Das Gasvolumen befindet sich zwischen zwei *Elektroden*, an welchen eine elektrische *Gleichspannung* anliegt, die im Gasvolumen ein *elektrisches Feld* erzeugt.

Wenn **Strahlungs-Teilchen oder -Quanten** in das Gasvolumen eintreten, werden einzelne Atome des Gases **ionisiert**: Es entstehen *Ladungsträgerpaare*, bestehend aus je einem positiven Ion und einem negativen Elektron. Durch das elektrische Feld wandern die positiven Ionen zur negativen Elektrode (*Kathode*) und die Elektronen zur positiven Elektrode (*Anode*): Im angeschlossenen Stromkreis entsteht nach jeder Wechselwirkung ein kurzzeitiger Stromfluss. $e^-/+$

Es kann nun entweder der **Ladungsinhalt der einzelnen Stromimpulse** oder die **mittlere Stromstärke** einer Vielzahl einzelner Impulse gemessen werden. Sowohl Ladungsinhalt der Einzelimpulse als auch mittlere Stromstärke sind *der in der Messkammer absorbierten Strahlungsenergie proportional*. $\propto E_{\text{abs.}}$ primär

Der Betrag der *primär* erzeugten elektrischen Ladung ist gering (*ein β^--Teilchen mit 1 MeV verursacht in Luft etwa 30 000 Ionisationen und erzeugt eine Ladung von nur $3 \cdot 10^{-15}$ Coulomb*), deshalb sind zum Teil **Verstärkungsprozesse** nötig. Verstärkung kann durch *hohe Spannungen* oder eine besondere *Form der Elektroden* erreicht werden: So werden beispielsweise bei der Ausführung der Anode als „Zähldraht" in der Umgebung des Drahtes sehr hohe Feldstärken erzielt.

4 Detektoren

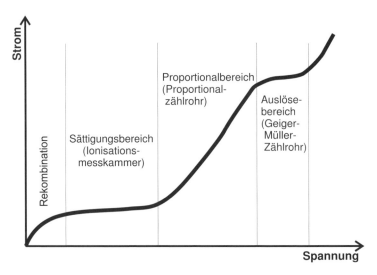

Abbildung 4.1: Strom-/Spannungskennlinie von gasgefüllten Detektoren mit den verschiedenen Arbeitsbereichen

> Misst man bei gleichbleibender Strahlungsintensität die Ionisationsstromstärke in Abhängigkeit von der angelegten Spannung, so erhält man eine für gasgefüllte Detektoren charakteristische Kurve mit drei Bereichen: dem **Ionisationsbereich**, dem **Proportionalbereich** und dem **Auslösebereich** (siehe Abb. 4.1).

Im untersten Spannungsbereich ist die Spannung zu gering, um *alle gebildeten Ladungsträger* zu den Elektroden zu ziehen. Ein *Teil der Ladungsträger* „rekombiniert", bevor er die Elektroden erreicht, d.h. Elektronen und Ionen vereinigen sich wieder zu elektrisch neutralen Gasmolekülen. Dieser Spannungsbereich wird daher auch **Rekombinationsbereich** genannt (Abb. 4.1 bei niedriger Spannung)

4.2.1 Ionisationsbereich

primär Ab einem gewissen Wert ist die Spannung hoch genug, dass alle *primär* erzeugten Ladungsträger ihre Ladung an den Elektroden abgeben. Hier beginnt der **Ionisationsbereich**. Der gemessene Strom bleibt bei einer weiteren Spannungserhöhung nahezu konstant, da nur jene Ladungsträger zu den Elektroden gelangen können, als im Gasvolumen primär durch Ionisation erzeugt wurden. In diesem Bereich ist der Stromfluss von geringen Änderungen der angelegten Spannung nahezu unabhängig.

Ion.-K. Im Ionisationsbereich arbeiten die **Ionisationskammern**. Gemessen wird der Ionisationsstrom, der (verglichen mit dem Proportional- und Auslösebereich) relativ gering ausfällt. Dies stellt höhere Anforderungen an die angeschlossene Elektronik.

Die Stromstärke des *Ionisationsstroms* hängt von der Anzahl der gebildeten Ladungsträger und damit von der *gesamten absorbierten Strahlungsenergie* ab. Je mehr Teilchen wechselwirken und je höher die Energie jedes einzelnen Teilchens ist, desto höher der Ionisationsstrom. Eine *Dosisleistung* von $1\,\text{Sv}\,\text{h}^{-1}$ (siehe Kap. 2.4.3 auf Seite 53) erzeugt in $1\,\text{cm}^3$ Luft einen Strom von $1\,\text{pA}$[1]. Eine Bestimmung der Teilchenenergie ist dabei nicht möglich.

Eigenschaften von Ionisationskammern

- weiter *Messbereich* (>6 Größenordnungen)
- *prompte* Anzeige (keine Zeitkonstanten)
- praktisch unbegrenzte *Lebensdauer*
- im Strombetrieb *unempfindlich* gegen Störimpulse durch Einstreuung
- relativ hohe *Anschaffungskosten*
- *empfindlich* gegen elektrostatische Aufladungen (z.B. durch Kunststoffböden)

Anwendung von Ionisationskammern in der Nuklearmedizin

- Aktivimeter 6.1.1 auf Seite 137
- Dosisleistungsmessgeräte für Photonenstrahlung 6.2.2 auf Seite 150
  Hauptsächlich für höhere und hohe Dosisleistungen bei geringer Energieabhängigkeit
- [Stabdosimeter, Füllhalterdosimeter] ...eher historische Bedeutung

4.2.2 Proportionalbereich

Bei weiterer Erhöhung der Spannung über den Sättigungsbereich hinaus werden die *primär* erzeugten Ladungsträger – insbesondere die Elektronen – so stark beschleunigt, dass sie ihrerseits durch Stöße *weitere Gasmoleküle ionisieren* können. Durch diese **Sekundärionisation** tritt eine *Gasverstärkung* auf, sodass insgesamt mehr Elektronen an der positiv geladenen Elektrode ihre Ladung abgeben können, als ursprünglich durch die einfallende Strahlung erzeugt wurden.

primär

sekundär

> Weil in diesem Bereich der Strom-/Spannungskennlinie (siehe Abb. 4.1 auf der vorherigen Seite) die Größe des verstärkten Signals zur ursprünglich im Gas *erzeugten Ladung* und damit zur *absorbierten Energie proportional* ist, spricht man vom **Proportionalbereich**.

---

[1] ...was extrem wenig ist: $1\,\text{pA} = 1 \cdot 10^{-12}\,\text{A}$

Mit dieser „**Gasverstärkung**" wird die Nachweisempfindlichkeit des Zählrohres gegenüber einer Ionisationskammer so gesteigert, dass es gelingt, **einzelne Photonen oder Teilchen nachzuweisen**. Wegen der unterschiedlichen Ionisationsdichte von Photonen und geladenen Teilchen, also der verschieden großen im Gasvolumen erzeugten Primärladung, kann durch eine Impulshöhenanalyse bei Betrieb eines Zählrohrs im Proportionalbereich auf die Strahlungsart geschlossen werden.

In diesem Proportionalbereich arbeiten die **Proportionalzählrohre**. Sie finden hauptsächlich im Strahlenschutz Anwendung. Mit diesen Geräten ist eine gewisse Unterscheidung zwischen verschiedenen Teilchenarten und/oder Photonenstrahlung und deren Energie möglich.

Bei manchen Geräten ist es möglich, den Arbeitsbereich für die Messung auszuwählen und das Gerät somit entweder im Ionisationskammer- oder im Proportionalbereich zu betreiben:

- Im Bereich geringer Dosisleistungen werden diese Geräte als Proportionalzählrohr betrieben,
- bei höheren Dosisleistungen als Ionisationskammer.

Eigenschaften von Proportionalzählrohren

- Bau von *großen* Zählrohren möglich (Großflächenzählrohr)
- *Empfindlichkeit* gegen äußere elektrische Felder
- *konstante Hochspannung* erforderlich

Anwendung von Proportionalzählrohren in der Nuklearmedizin

- Kontaminationsmonitore   6.1.2 auf Seite 142
- Hand-Fuß-Kleider-Monitore   6.1.2 auf Seite 143
- Dosisleistungsmessgeräte   6.2.2 auf Seite 150

4.2.3 Auslösebereich

Bei weiterer Erhöhung der Spannung (auf ca. 1000 V – siehe Abb. 4.1 auf Seite 72) gelangt man vom Proportionalbereich in den **Auslösebereich**.

Hier werden die Sekundäreffekte so häufig, dass *ein einzelnes ionisierendes Strahlungsteilchen* über einen **Lawineneffekt** eine elektrische Entladung des *gesamten Detektorvolumens* auslöst:

- Die Anzahl der erzeugten Ladungsträger ist unempfindlich gegen Abweichungen der Versorgungsspannung vom Arbeitspunkt.

- Es besteht aber auch kein Zusammenhang zwischen absorbierter Energie und Entladungsstrom mehr, das heißt, im Auslösebereich kann keine Unterscheidung der Teilchenarten und deren Energien getroffen werden.

Damit die einmal ausgelösten Entladungen zu einem Ende kommen, muss die Entladung *gelöscht* werden. Zwei Verfahren sind üblich:

1. **Selbstlöschung:** dem Gas in der Messkammer wir ein sog. *Löschgas* beigefügt. Dieses Löschgas wird mit der Zeit verbraucht, die Zählrohre haben daher nur eine begrenzte Lebensdauer. Entweder werden die Zählrohre von Zeit zu Zeit mit frischem Gas gefüllt oder permanent an eine Gasversorgung angeschlossen und ständig „gespült".
   Löschgas
2. **Widerstands-Löschung:** durch eine elektronische Schaltung wird die Hochspannung – die für das Auftreten des Lawineneffekts verantwortlich ist – bei Auftreten einer Entladungslawine soweit abgesenkt, bis die Gasverstärkung beendet ist. Für einen kurzen Zeitraum ($\approx 10^{-2}$ s) befindet sich die Messkammer in einem nicht-betriebsbereiten Zustand: es können keine weiteren Wechselwirkungsereignisse in der Messkammer nachgewiesen werden. Diese Pausenzeit wird als *Totzeit* bezeichnet.
   Totzeit

Im Auslösebereich arbeiten die **Geiger-Müller-Zählrohre**. Die Höhe der Ausgangsimpulse erreicht Werte von etwa 1 V. Geiger-Müller-Zählrohre sind einfach, robust und billig. Sie werden für Überwachungsgeräte z.B. im Strahlenschutz verwendet. Für die Messung von Alpha- und Betastrahlung werden Zählrohre mit sehr dünnen Eintrittsfenstern verwendet (sogenannte „Endfensterzählrohre").

GM-ZR

γ

α, β^-, β^+

Eigenschaften von Geiger-Müller-Zählrohren
- *keine Unterscheidung* der Strahlungsart
- *einfach*, robust und kostengünstig
- *Anzeigefehler* bei Überlastung (Anzeige 0 bei sehr hohen Zählraten)
- begrenzte *Lebensdauer* (bei Löschgas)

Anwendung des Geiger-Müller-Zählrohres in der Nuklearmedizin
- einfache Kontaminationsmonitore   6.1.2 auf Seite 142
- Dosisleistungsmessgeräte   6.2.2 auf Seite 150
- Dosimeter   6.2.1 auf Seite 150

4.3 Halbleiterdetektoren

Halbleiter verfügen über eine elektrische Leitfähigkeit, die zwischen jener von Leitern und jener von Isolatoren (Nichtleitern) liegt. In Leitern sind ständig viele frei

4 Detektoren

bewegliche Elektronen vorhanden, die unter dem Einfluss elektrischer Spannung einen Stromfluss bewirken. In Nichtleitern sind keine freien Ladungsträger vorhanden. In Halbleitern sind im Normalzustand nur wenige freie Elektronen vorhanden: Der Halbleiter verhält sich normalerweise wie ein Nichtleiter.

Durch die Wechselwirkung ionisierender Strahlung mit dem Halbleiter, werden im Halbleiter-Material Elektronen freigesetzt. Die gezielte *Dotation* mit Fremdatomen in Kombination mit dem Anlegen einer äußeren Spannung ermöglicht es, die freigesetzten Ladungsträger „abzusaugen" und den dadurch entstehenden Stromfluss auszuwerten (siehe InfoBox 4.1 auf Seite 77). Halbleiterdetektoren können als „Festkörper-Ionisationskammern" angesehen werden. Da die Atom- und damit die Elektronen-Dichte in Halbleitern um ein Vielfaches größer ist als in Gasen, sind Halbleiter-Detektoren deutlich empfindlicher als gasgefüllte Ionisationskammern.

Im Folgenden werden die aktuell wichtigsten Halbleiterdetektoren im Bereich der Nuklearmedizin beschrieben.

4.3.1 Germanium-Detektoren

Die für die Freisetzung von Ladungsträgern notwendigen Energien sind so gering, dass auch ohne den Einfluss ionisierender Strahlung im elektrischen Feld ein geringer Strom fließt (**„Rauschen"**). Der Rauschstrom würde durch die angelegte Hochspannung zu einem Spannungsüberschlag im Detektor führen. Halbleiterdetektoren müssen daher **gekühlt** werden. Als Kühlmittel werden meist flüssiger Stickstoff oder auch elektrische Kühlaggregate eingesetzt. Heute werden ausschließlich **Reinstgermanium-Detektoren** (engl. **High Purity Germanium (HPGe)**) verwendet, die nur während des Betriebs gekühlt werden müssen.

Das Abkühlen auf die Temperatur des flüssigen Stickstoffs nimmt mehrere Stunden in Anspruch. Eine Sicherheitsschaltung verhindert das Einschalten der Hochspannung, solange der Detektor warm ist.

Eigenschaften von Germaniumdetektoren

- *effiziente* Detektoren für Gamma- und Röntgenstrahlung
- energieselektive Messungen mit sehr hoher *Energieauflösung* möglich (siehe Kap. 5.2.3 auf Seite 103)
- großes *Ausgangssignal*
- Kristalle nur in begrenzten *Abmessungen* herstellbar (ca. 5 cm)
- aufwändige *Kühlung* der Detektoren notwendig

Anwendung von Germanium-Detektoren in der Nuklearmedizin

- Gammaspektrometer   6.1.3 auf Seite 143
- Ganzkörperzähler   6.1.4 auf Seite 145

4.3 Halbleiterdetektoren

InfoBox 4.1: Halbleiter-Detektoren

Die elektrische Leitfähigkeit von Halbleitern kann durch das Einbringen von Fremdatomen modifiziert werden. Dieses Einbringen einer sehr geringen Mengen an fremden Atomen in eine Kristall-Gitterstruktur nennt man „**Dotierung**". Werden Fremdatome mit einer höheren Anzahl an Valenzelektronen als das Halbleitermaterial eingebracht, stehen zusätzliche – negative – Ladungsträger zur Verfügung: man spricht von „n-Dotation" bzw. von einer **n-Schicht**.

Werden im umgekehrten Fall Atome mit einer niedrigeren Anzahl von Valenzelektronen als das Halbleitermaterial eingebracht, fehlen die negativen Ladungsträger. Diese Fehlstellen können durch ein Elektron der umgebenden Atome ausgeglichen werden, die nun ihrerseits eine neue Fehlstellen aufweisen. Die Fehlstelle ist also gewandert, als ob sie ein – positiver – Ladungsträger wäre. Man spricht in diesem Fall von „p-Dotation" bzw. von einer **p-Schicht**.

Eine **Halbleiter-Diode** erhält man durch Aneinanderfügen einer n-Schicht und einer p-Schicht. An der Grenzfläche zwischen den beiden unterschiedlichen Dotations-Schichten werden die Elektronen der n-Schicht mit den Löchern der p-Schicht rekombinieren. Dadurch entsteht zwischen den beiden Schichten ein Bereich ohne Ladungsträger, in Abb. 4.2 als "**intrinsic region**" bezeichnet.

Wird zusätzlich außen an der n-dotierten Schicht positive (Gleich-)Spannung angelegt, kann kein Strom fließen, da alle Ladungsträger aus der Zone zwischen der n- und der p-Schicht abgesaugt werden: die „Ladungsträger-verarmte-Zone" (intrinsic region) wird breiter. Im umgekehrten Fall (negativer Kontakt an der n-Schicht) können sich die negativen Ladungsträger aus der n-Schicht zum positiven Kontakt an der p-Schicht bewegen: Die Diode sperrt den Stromfluss in einer Richtung und lässt diesen in der anderen Richtung durch.

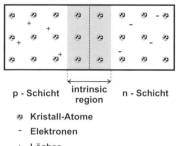

p - Schicht   intrinsic region   n - Schicht

- Kristall-Atome
- Elektronen
+ Löcher
  Ladungsträger verarmte Zone

Abbildung 4.2: pn-Übergang

Bei einer **in Sperr-Richtung geschalteten Halbleiterdiode** (siehe Abb. 4.3) können jedoch durch bestimmte äußere Einwirkungen, z.B. den Einfall ionisierender Strahlung, in der "intrinsic region" Elektronen freigesetzt werden: das Halbleitermaterial wird bis zu einem gewissen Grad leitend.

Halbleiterdetektoren können als „**Festkörper-Ionisationskammern**" angesehen werden: das Detektorvolumen (die "intrinsic region") entspricht dem Gas der Ionisationskammer, die durch den Einfall der ionisierenden Strahlung freigesetzten Ladungsträger werden durch das elektrische Feld von den Elektroden (Kontakte an der n- bzw. der p-Schicht) abgesaugt.

Im angeschlossenen Stromkreis entsteht dadurch bei jedem registrierten Strahlungsteilchen ein kurzzeitiger Stromfluss. Die Anzahl der freigesetzten Elektronen und damit die in einem Stromimpuls enthaltene **Ladungsmenge** sind **der absorbierten Strahlungsenergie proportional**.

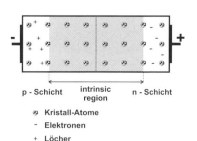

p - Schicht   intrinsic region   n - Schicht

- Kristall-Atome
- Elektronen
+ Löcher
  Ladungsträger verarmte Zone

Abbildung 4.3: Diode in Sperrrichtung

Wenn es durch ein Photon im Halbleiterdetektor zu einer (ionisierenden) Wechselwirkung kommt, werden **Elektronen freigesetzt**, die im elektrischen Feld zur positiven Elektrode (p-dotierte Schicht) wandern.

4 Detektoren

InfoBox 4.2: Eigenschaften von Germanium-Detektoren

In den wichtigsten Halbleitermaterialien Germanium und Silizium beträgt der Energieaufwand zur Erzeugung eines Ionenpaares nur wenige Elektronenvolt, in Luft dagegen etwa 34 eV. Die Dichte reinen Germaniummaterials beträgt 5,33 g/cm^3 (Silizium: 2,33 g/cm^3) und ist damit einige 1000-mal so groß wie die Dichte von Gasen bei Normalbedingungen. Zusammen mit der um den Faktor 10 geringeren Ionisierungsenergie bei Halbleitern ergibt sich eine mehr als 10 000-**fache Empfindlichkeit** von Germanium **im Vergleich zu** gleich großen, gasgefüllten **Ionisationskammern**. Halbleiterdetektoren können zudem sehr kompakt gebaut werden und zählen zu den besonders effektiven und daher energetisch gut auflösenden Detektoren.

> Wegen ihrer hervorragenden Energieauflösung, der höheren Ionisationsdichte und der dadurch erreichten guten Ortsauflösung in der Photonen- und Teilchenspektrometrie sind sie allen anderen Detektortypen weit überlegen.

Zur *Nachweiswahrscheinlichkeit* für geladene Teilchen und Photonen:

- Für nicht zu hochenergetische **geladene Teilchen** sind die Nachweiswahrscheinlichkeiten wegen der geringen Reichweiten geladener Teilchen in den dichten Materialien von Halbleiterdetektoren nahezu 100 %.
- Durch geeignete Wahl der Dotierung können Detektoren mit einem extrem dünnen Eintrittsfenster (0,3 µm) gebaut werden. Dies ermöglicht eine Messung von **Röntgen- und Photonenstrahlung** ab einer Energie von 3 keV.
- Für hochenergetische Photonenstrahlung (z.B. um 1 MeV) beträgt die **Nachweiswahrscheinlichkeit** solcher Detektoren bei typischen Detektorabmessungen jedoch nur 20 % bis 30 %, und ist daher deutlich geringer als beim Szintillationsdetektor (siehe Kap. 4.5 auf Seite 80).

Für Dosis- und Dosisleistungsmessungen werden Halbleiterdetektoren nur vereinzelt eingesetzt.

4.3.2 Kadmiumtellurid-Detektoren

Ebenfalls für kleine Einzelsonden sind auch Kadmiumtellurid-Detektoren (CdTe) gebräuchlich. Hier ist keine hohe Spannung nötig. Nachteilig sind das relativ hohe Rauschen, das etwas geringe Energieauflösungsvermögen im Vergleich zu Germanium-Detektoren und die wegen des kleinen technisch machbaren Detektorvolumens geringe Nachweiswahrscheinlichkeit.

4.3.3 Kadmiumzinktellurid-Detektoren

CZT
GK

In den letzten Jahren wurden Kadmium-Zink-Tellurid-Detektoren (CZT) (auch CdZnTe) entwickelt, welche die weitere Entwicklung von Gammakameras entscheidend verändern könnten. Das Material (genaugenommen eine Legierung aus Kadmium-Tellurid und Zink-Tellurid) bietet gegenüber Ge-Detektoren den Vorteil, dass es bereits bei *Raumtemperatur* als *Halbleiterdetektor* betrieben werden

Z_{eff}

kann. Außerdem verfügt CZT über eine *höhere effektive Ordnungszahl* (Cd: Z=48, Tl: Z=52) als Germanium (siehe Tab. 4.1 auf Seite 81 für einen Vergleich mit

Szintillationsdetektoren). In Kombination mit speziellen Bauweisen der Elektronik können mit CZT Detektoren wesentlich verbesserte Energieauflösungen gegenüber NaI-Kristallen erreicht werden (der Energiebedarf zur Erzeugung eines Ionenpaars (Bandabstand) beträgt nur ca. 1,5 eV).

Eigenschaften von CZT-Detektoren

- effiziente Detektoren für Gamma- und Röntgenstrahlung
- energieselektive Messungen mit hoher Energieauflösung möglich
- keine Photomultiplier notwendig

Anwendung von CZT-Detektoren in der Nuklearmedizin

- dedizierte Herzkameras[2]
- Gammakameras für den Nieder[3]- bis Mittelenergiebereich[4]; siehe die Definitionen auf Seite 185

4.4 Lumineszenzdetektoren

Eine Beschreibung des **Lumineszenz-Effektes** ist auf Basis des **Energiebändermodells** der Festkörperphysik möglich: Elektronen in Kristallen werden durch Bestrahlung und die damit verbundene Energieübertragung auf den Detektor von ihrem ursprünglichen Energieniveau (*Valenzband*) auf ein *höheres Energieniveau* (zwischen Valenz- und Leitfähigkeitsband) gehoben und binden sich dort *dauerhaft* an eigens eingebrachten **Fehlstellen** (oder „*Haftstellen*") im Kristall. Wird erneut Energie – aber nicht in Form von ionisierender Strahlung – zugeführt, werden diese Elektronen wieder von den Haftstellen freigesetzt. Bei der Rückkehr in den Ausgangszustand („Valenzband") wird Licht abgegeben, das gemessen wird.

Die Zufuhr dieser weiteren Energie erfolgt in einer automatischen Auslese- bzw. Auswerteelektronik, und zwar in einer der beiden folgenden Formen:

- Energiezufuhr in Form von Wärme ($\approx 400\,°C$) – Thermolumineszenz (TL)[5]
- Energiezufuhr durch UV-Strahlung – Radiophoto-Lumineszenz (RPL)[6]

Für die **Personendosimetrie** werden häufig TLD verwendet (siehe Kap. 6.2.1 auf Seite 149).

TLD

---

[2]Herz-Gammakameras, die ausschließlich für Herzuntersuchungen entwickelt wurden und nur für diesen Zweck eingesetzt werden (können).
[3]LE ... Low Energy – bis zu einer Energie von etwa 140 keV
[4]ME ... Medium Energy – ab einer Energie von ca. 160 keV bis etwa 260 keV
[5]Thermolumineszenzdetektor (TLD)-Dosimeter; siehe Kap. 6.2.1 auf Seite 149
[6]RPL-Dosimeter; als Photolumineszenz-Material wird z.B. Phosphatglas verwendet.

4 Detektoren

Eigenschaften von Thermolumineszenz-Kristallen

- dosisintegrierende[7], passive Detektoren
- Messbereich bis zum Wert der natürlichen Hintergrundstrahlung
- gute Stabilität gegen Umwelteinflüsse
- Kristalle sind teilweise hygroskopisch

Anwendung in der Nuklearmedizin

- Verwendung in Personen-Dosimetern für **beruflich strahlenexponierte Personen** in Österreich; siehe Kap. 6.2.1 auf Seite 149
- Langzeit-Ortsdosimeter (z.B. für einen Messzeitraum von 3 Monaten)

InfoBox 4.3: Thermolumineszenz-Detektoren

Es werden verschiedene **TLD-Kristalle** eingesetzt: alle sind mit Mangan dotiert, z.B. Kalziumsulfat, Lithiumfluorid, Kalziumfluorid, Aluminiumphosphat.
Die verschiedenen Detektormaterialien zeigen unterschiedliche Speicherfähigkeiten und zum Teil erhebliche **Abhängigkeiten ihrer Nachweiswahrscheinlichkeit** bzgl. verschiedener Einflussgrößen wie Photonenenergie, Strahleneinfallsrichtung, Umgebungstemperatur und Luftfeuchtigkeit. So können beispielsweise bei unterschiedlicher Einfallsrichtung der Strahlung auf den Kristall Fehler bis ± 35 % auftreten. Auch unterschiedliche Photonenenergien ergeben Abweichungen bis zu ± 35 %.
Wird die beim Aufheizen eines thermolumineszierenden Materials emittierte Lichtintensität in Abhängigkeit von der Temperatur der Probe aufgetragen, so erhält man sogenannte **Glühkurven** (engl. "glow curve"). Diese enthalten mehrere Intensitätsmaxima (Glühkurvenmaxima, engl. "glow peaks"). Die Höhe der Maxima bzw. die Flächen unter den Intensitätsmaxima sind ein Maß für die Zahl der während der Bestrahlung besetzten **metastabilen Niveaus**. Je schneller die Heiztemperatur erhöht wird, umso höher werden die Amplituden der Glühkurvenmaxima. Oft werden die Flächen unter den Glühkurvenmaxima als **Maß für die gespeicherte Energie** verwendet. Diese Flächen sind proportional zur Lichtsumme, d.h. dem Zeitintegral über den Lichtstrom im Auswertegerät.

4.5 Szintillationsdetektoren

Szintillationsdetektoren gehören zu der im vorherigen Kapitel behandelten Klasse der Lumineszenz-Detektoren. Wegen der besonderen Bedeutung für die Nuklearmedizin und auch wegen der *prompten* Abgabe dieser *Lichtblitze* werden diese Detektoren in einem eigenen Kapitel behandelt.

<small>prompt
L-Blitz</small>

In Szintillationsdetektoren erfolgt der Nachweis ionisierender Strahlung über die Erzeugung von **Lichtblitzen** (lat. **scintillare** = blitzen). Beim Szintillationsvorgang wird die über Wechselwirkungen im Szintillator deponierte Energie in eine

---

[7]die gesamte Dosis messend: vom Zeitpunkt des letzten Auslesevorgangs bis zum nächsten Auslesevorgang

4.5 Szintillationsdetektoren

– zur deponierten Energie – proportionale Anzahl von Photonen mit der Energie sichtbaren Lichtes (etwa 2 eV-Lichtblitze) umgewandelt.

Diese *Lichtblitze* werden mit Hilfe spezieller Elektronenröhren, Photomultiplier (PM) oder Sekundärelektronen-Vervielfacher (SEV) (siehe Kap. 4.5.5 auf Seite 85 – „Photomultiplier"), in elektrische Impulse umgewandelt und verstärkt. Dem PM nachgeschaltet ist eine Auswerteelektronik, welche die weitere Verarbeitung übernimmt (siehe Kap. 5.1 auf Seite 89 – „Elektronischer Aufbau einer Messeinrichtung").

PM

Die Ansprechwahrscheinlichkeit eines Szintillationsdetektors ist ca. 100-mal höher als die eines Gasdetektors. Szintillationsdetektoren eignen sich daher ausgezeichnet für die Messung von Gammastrahlung kleiner Aktivitäten.

γ

Die in der Nuklearmedizin zumeist eingesetzten Szintillationsdetektoren (siehe Tab. 4.1) sind *anorganische Kristalle*. Überwiegend wird als Szintillator ein Natriumiodid-Kristall mit Thallium-Dotierung (NaI(Tl)) eingesetzt, insbesondere bei niederen und mittleren Gammaenergien. Bei höheren Gammaenergien werden vorteilhaft andere Szintillationsdetektortypen verwendet, z.B. in der Positronen-Emissions-Tomographie (PET) (siehe Kap. 9.3.1 auf Seite 208 – „Strahlungsnachweis im Detektor").

Krist.
NaI(Tl)

Tabelle 4.1: Eigenschaften von Szintillationsdetektoren

Eigenschaft	NaI	CsI	BGO	LSO	LYSO	GSO
Effektive Ordnungszahl Z	50	54	73	71	66	59
Relative Lichtausbeute [%]	100	49	15	75	80	25
Lichtabfallskonstante [ns]	230	1000	300	40	40	60
Dichte [g/cm^3]	3,67	4,51	7,13	7,4	7,4	6,71
hygroskopisch	Ja	Nein	Nein	Nein	Nein	Nein

In speziellen Fällen – z.B. für den Nachweis von β-Strahlern – werden auch flüssige organische Szintillatoren verwendet: siehe Kap. 4.5.4 auf Seite 84.

β^-

4.5.1 NAI(TL)-Szintillationsdetektor

Natriumiodid ist ein anorganisches Material. Die Szintillation beruht hier auf einer **Kristallgittereigenschaft**. Wenn Photonenstrahlung (γ-Strahlung, Röntgenstrahlung) in den Szintillationskristall eindringt, werden einzelne Moleküle im Kristallverband angeregt. Beim unmittelbar darauf folgenden Rückfall in den Grundzustand wird die Anregungsenergie als Lichtblitz abgegeben, wobei die Helligkeit des Lichtblitzes (also die Anzahl an Photonen) proportional der absorbierten Photonenenergie ist.

Krist.

4 Detektoren

Eigenabs.   Der NaI(Tl)-Kristall ist im sichtbaren Bereich des elektromagnetischen Spektrums glasklar (durchsichtig!), er besitzt für sein eigenes Licht (also die vorhin genannten Lichtblitze) jedoch eine große Eigenabsorption (siehe Kap. 5.3.1 auf Seite 111): viele dieser Lichtblitze würden bereits im Kristall absorbiert werden und könnten somit nicht gemessen werden.

Tl   Damit die Lichtblitze die Kristalloberfläche erreichen und damit von außen messbar werden, ist eine gezielte Verunreinigung („**Dotation**") des Kristalls mit Fremdatomen („Aktivatoren") notwendig. Eine Aktivierung mit Thallium (Tl) setzt die im Kristall absorbierte Energie in Lichtblitze mit einer Wellenlänge um, für die der Kristall durchlässig ist!

ρ Die hohe Dichte von $3{,}67\,\text{g}\,\text{cm}^{-3}$ und die hohe Ordnungszahl von Iod (Z=53) bewirken im Energiebereich von 140 keV des in der Nuklearmedizin meistverwendeten Nuklids Tc-99m eine Strahlungsabsorption vorwiegend durch den Photoeffekt und damit einen hohen Wirkungsgrad: Die Ausbeute in NaI(Tl)-Szintillationskristallen mit einer Dicke von 1 cm beträgt für 140 keV mehr als 90 %.

Form   Die Form der Kristalle kann dem Verwendungszweck angepasst werden und ist nahezu beliebig. Für den Bau von Sonden (siehe Kap. 7 auf Seite 153) werden zylindrische Detektoren mit einem Durchmesser und einer Dicke von 1 cm bis 10 cm erzeugt. Die Abmessungen werden traditionell in Zoll angegeben (z.B.: ein 3″-Detektor entspricht einem Detektor mit einem Durchmesser und einer Dicke von jeweils 7,5 cm). Für bildgebende Systeme sind rechteckige oder runde Kristalle mit linearen Abmessungen bis zu 60 cm bei etwa 1 cm Dicke üblich. Detektoren für die Messung hochenergetischer Photonen (360 keV bis 511 keV) wurden mit Dicken bis zu einem Zoll (2,54 cm) angefertigt.

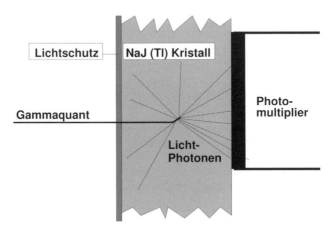

Abbildung 4.4: Aufbau eines Szintillationsdetektors

0,25 µs   Die **Leuchtdauer der Lichtblitze** beträgt bei NaI(Tl)-Kristallen etwa 0,25 µs.

4.5 Szintillationsdetektoren

Warum ist das wichtig: da die Helligkeit eines Lichtblitzes (also die Anzahl der Lichtblitz-Photonen) proportional der im Kristall absorbierten Energie einer einzigen Wechselwirkung ist, muss der gesamte Lichtblitz – über die gesamte Leuchtdauer – gemessen werden, um die absorbierte Energie bestimmen zu können! Das zeitliche Auflösungsvermögen, d.h. die Fähigkeit, aufeinander folgende Photonen getrennt zu erkennen (sprich: die wechselwirkenden Photonen einzeln und nacheinander abarbeiten zu können!), liegt daher in der Größenordnung von 1 μs. Daraus ergibt sich bei zeitlich regelmäßiger Verteilung der beim Kristall eintreffenden Photonen eine maximal messbare Zählrate von etwa 1 Million Impulsen pro Sekunde: 1 Mcps.

1 Mcps

Die Kristalle sind **empfindlich gegen mechanische Erschütterungen** und gegen **rasche Temperaturänderungen**. Der maximal zulässige Temperaturgradient liegt im Bereich von 1 °C je Stunde. Obwohl die Kristalle von Gammakameras in der Regel durch Kollimatoren auch thermisch geschützt sind, kann das Öffnen eines Fensters im Winter den Kristall zerstören!

$1\,°C\,h^{-1}$

Ferner sind die Kristalle stark hygroskopisch und müssen daher in eine feuchtigkeitsdichte Umhüllung eingebaut werden (siehe Abb. 8.21 auf Seite 199). Diese Umhüllung besteht zum Großteil aus Aluminium und ist innen verspiegelt, sodass möglichst das gesamte Licht in Richtung PM reflektiert wird. Auf der Rückseite des Kristalls ist dieser durch eine lichtdurchlässige Schicht geschützt, an welcher die PM optisch reflexionsfrei angekoppelt sind: siehe Abb. 4.4 auf der vorherigen Seite. Die Wandstärke dieser Umhüllung (meist 0,5 mm bis 1 mm) bedingt auch die untere Grenze des messbaren Energiebereiches des Detektors: Der γ-Strahlungsnachweis ist erst ab Energien von ca. 50 keV möglich.

$\geq 50\,keV$

4.5.2 Andere anorganische Szintillationsdetektoren

Zum Nachweis hochenergetischer Gammastrahlung – insbesondere bei PET – werden wegen der besseren Kristalleffizienz (siehe Kap. 5.3.1 auf Seite 114) u.a. folgende Szintillatoren verwendet (siehe Tab. 4.1 auf Seite 81):

PET

- Wismutgermanat ("Bismuth Germanium Oxide") (BGO)
- Lutetium-Oxy-Orthosilikat (LSO)
- Gadolinium-Orthosilikat (GSO)

BGO
LSO
GSO

Für kleine Sonden sind mit Thallium dotierte Cäsiumiodid-Detektoren (CsI(Tl)) wegen ihrer hohen Lichtausbeute im Einsatz.

4.5.3 Eigenschaften anorganischer Szintillationsdetektoren – Zusammenfassung

- Effizienter **Photonenstrahlungsnachweis**: Wegen der relativ hohen Dichte des Detektormaterials ist die Absorptionswahrscheinlichkeit für γ- oder Röntgenstrahlung ca. 100-mal höher als in Gasdetektoren
- energieselektiv: Die der absorbierten Strahlungsenergie proportionale Signalamplitude ermöglicht Messungen in gewählten Energiefenstern und – mit Einschränkungen aufgrund der relativ schlechten Energieauflösung – eine *Identifizierung* von Radionukliden
- Einsatz für absolute *Aktivitätsmessungen* einzelner Radionuklide (und unter bestimmten Einschränkungen auch von Nuklidgemischen)
- relativ flexible *Detektorform* möglich
- geringe mechanische Stabilität (Kristall): bruchgefährdet
- u.U. hygroskopisch (insb. NaI(Tl))

4.5.4 Organische Szintillatoren

Während der Szintillationsvorgang für anorganische Kristalle eine *Kristalleigenschaft* ist (siehe oben), ist die Szintillation bei organischen Szintillatoren eine inhärente *Moleküleigenschaft*.

Molekül

Die Messung **niederenergetischer** Betastrahlung (z.B. H-3 mit einer maximalen Betaenergie von 14 keV) ist eine messtechnische Herausforderung, da diese Strahlung auch von sehr dünnen Wandstärken einer Detektorumhüllung absorbiert wird.

Für diese Aufgabe werden **flüssige organische Szintillatoren** eingesetzt; Details in der InfoBox 4.4 auf der nächsten Seite.

> - Der *Flüssigszintillator* wird mit der *zu messenden Probe* in einem kleinen Fläschchen in *Lösungsmittel* gelöst.
> - Die Strahlung der Probe wird innerhalb des Fläschchens durch den Flüssigszintillator in Licht(blitze) umgewandelt. Dieses Licht wird mit zwei PM, zwischen denen das Fläschchen positioniert wird, und welche in Koinzidenz geschaltet sind, nachgewiesen
> - Zur Verringerung des thermischen Rauschens werden sowohl die Probe, als auch die gesamte Apparatur gekühlt.

Flüssigszintillatoren sind aufgrund ihrer *geringen Dichte* und *geringen effektiven Ordnungszahl* für *höhere Energien ungeeignet*. Eine Schwierigkeit stellt im Allgemeinen die optische Ankopplung der Flüssigkeitsfläschchen an die Photomultiplier dar. Nachteilig ist auch, dass die *Probe* durch den methodisch notwendigen Lösungsvorgang *zerstört* wird.

Anwendung von Flüssigszintillationsdetektoren in der Nuklearmedizin

- Labormessgeräte: „Betazähler", "beta-counter"

InfoBox 4.4: Zusammensetzung von Flüssigszintillatoren

Besondere Techniken sind für die Messung von **trübenden** oder **absorbierenden Lösungen** nötig (Quench-Korrekturen). Durch Referenzmessung einer Ba-133-Quelle kann der Anteil der absorbierten Lichtquanten berechnet werden. Die Flüssigkeit, in der die Probe gelöst wird, besteht meist aus vier Komponenten:

- Organisches **Lösungsmittel** (z.B.: Toluol, Xylol, Dioxan): stellt den Hauptbestandteil der Flüssigkeit. Neben der *Szintillationsflüssigkeit* muss das Lösungsmittel auch in der Lage sein, die *radioaktive Probe* aufzulösen. Das Lösungsmittel ist aufgrund seines Masseanteiles verantwortlich für den Großteil der direkten Energieabsorption der Probe.
- Der **primäre Szintillator** (z.B.: P-Terphenyl, PPO) absorbiert die Energie der freigesetzten Elektronen des Lösungsmittels und emittiert Licht. Diese Emissionen sind üblicherweise im UV-Bereich des Spektrums angesiedelt.
- Der **sekundäre Szintillator** ("wave-shifter" oder Frequenzwandler, z.B.: POPOP) sorgt für eine Wellenlängentransformation. Die Emissionen des **primären Szintillators** sind der spektralen Empfindlichkeit der **Photomultiplier** üblicherweise nicht angepasst. Daher wird ein **sekundärer Szintillator** eingesetzt, dessen Aufgabe es ist, die Lichtquanten des primären Szintillators zu absorbieren und Photonen mit größerer Wellenlänge zu emittieren.
- **Additive Substanzen** werden beigesetzt, um weitere Eigenschaften zu verbessern.

4.5.5 Photomultiplier

Die im Szintillationskristall entstehenden Lichtquanten müssen in *elektrische Signale* umgewandelt werden. Dazu werden SEV (engl. „**PM**") – entweder direkt oder über Lichtleiter – an die Oberfläche des Szintillators gekoppelt.

Photomultiplier sind Vakuumröhren, die eine **Photokathode**, eine **Anode** und dazwischen mehrere „**Dynoden**" enthalten (siehe Abb. 4.5 auf der nächsten Seite). Zwischen Anode und Kathode liegt eine Hochspannung von ca. 1000 V, die mit einem Spannungsteiler unterteilt wird. Die Teilspannungen liegen an den Dynoden, und zwar so, dass in Richtung von Kathode zu Anode jede Dynode positiv zur vorhergehenden Dynode ist. Die aus dem Kristall austretenden Lichtblitze treffen auf die **Photokathode** des Photomultipliers. **Die Photokathode ist ein Metallfilm, der beim Auftreffen von Licht Elektronen emittiert.** Die Anzahl der freigesetzten Elektronen ist proportional der Intensität bzw. Helligkeit des auftreffenden Lichts, 10 % bis 20 % der Lichtquanten werden in elektrische Ladungen

Dyn.
HV

4 Detektoren

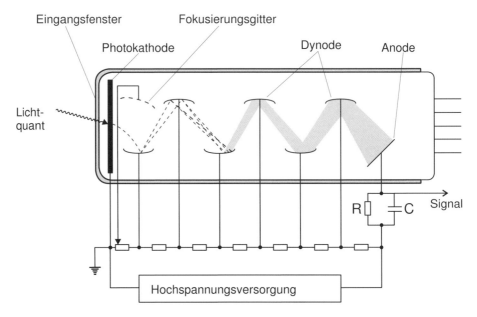

Abbildung 4.5: Funktionsprinzip eines Photomultipliers

(Elektronen) umgewandelt. Von den 4000 Lichtblitzen eines im Kristall nachgewiesenen Gammaquants entstehen auf diese Weise ca. 400 *primäre* Elektronen.

Diese primären Elektronen werden durch die positive *Spannung* zur ersten *Dynode* hin *beschleunigt*, wo sie mit hoher Energie auftreffen. Durch den Aufprall werden aus der Dynode wegen des besonderen Materials 2 bis 3 *Sekundärelektronen* herausgeschlagen, die ihrerseits zur nächsten Dynode hin beschleunigt werden und dort weitere Elektronen freisetzen.

10^5–10^8

Dieser Vorgang wiederholt sich an 10 bis 15 Dynoden bis zur **Anode**, wo schließlich eine *Elektronenlawine* eintrifft. Die Gesamtverstärkung eines Photomultipliers liegt bei etwa 10^6, insgesamt erzeugt ein einziges Lichtquant zwischen 10^5 und 10^8 Elektronen.

Die an der Anode entstehende Ladung ist der Intensität des Lichtblitzes und damit der **absorbierten Photonenenergie proportional**. Dieser Ladungsimpuls kann mit elektronischen Mitteln weiter verstärkt und verarbeitet werden.

Auf dem Weg zur ersten Dynode fliegen die Elektronen relativ langsam und sind durch *äußere Magnetfelder* (Erdmagnetfeld, Stahlkonstruktionen, ...) leicht zu beeinflussen, wodurch ihre Flugbahn verändert werden kann. Die Folge sind *Elektronenverluste* und eine *Verstärkungsabnahme*. Um diese Einflüsse zu minimieren, ist der erste Teil eines Photomultipliers (z.B. in Gammakameraköpfen) **magnetisch abgeschirmt**.

Photomultiplier reagieren auch empfindlich auf *Veränderungen* der *Hochspannung*. Die Folge sind wegen des multiplikativen Verhaltens relativ große Verstärkungsänderungen. Deshalb ist es wichtig, dass Photomultiplier mit einer **konstanten und stabilen Hochspannung** versorgt werden (kein Ausschalten der Hochspannung). Nach einem nötig gewordenen Einschalten der Hochspannung muss je nach Anforderungen an die Genauigkeit mindestens 30 min auf die Stabilisierung der Verstärkung gewartet werden.

4.5.6 Funktion des Szintillationsdetektors – Zusammenfassung

Ein Photon wird auf folgende Weise nachgewiesen:

- Ein **Gamma**- bzw. Röntgenquant gibt bei der Wechselwirkung mit den Szintillationskristall seine Energie teilweise (Comptoneffekt, siehe Kap. 2.3.4 auf Seite 43) oder vollständig (Photoeffekt, siehe Kap. 2.3.4 auf Seite 42) an den Szintillationskristall ab.
- Im Kristall entsteht ein **Lichtblitz**, dessen Helligkeit (die Anzahl der Photonen) proportional der absorbierten Quantenenergie ist.
- Die Lichtquanten des Lichtblitzes treffen auf die **Photokathode** des Photomultipliers und setzen dort **Elektronen** frei. Die Anzahl der freigesetzten Elektronen ist proportional der Helligkeit des Lichtblitzes.
- Die Anzahl der Elektronen wird an den **Dynoden** durch Freisetzung von Sekundär-Elektronen **vervielfacht**.
- An der Anode trifft eine Elektronenlawine ein, die Größe dieses **Ladungsimpulses** ist proportional der im Szintillationsdetektor absorbierten Strahlungsenergie.
- In der nachfolgenden **Elektronik** werden die *Ladungsimpulse* in *Spannungsimpulse* umgewandelt, diese werden weiter verarbeitet und analysiert.

Der Szintillationsdetektor liefert am Ausgang des Vorverstärkers eine Folge von Spannungsimpulsen. Diese Impulsfolge enthält zwei Informationen:

1. Die **Zählimpulsrate** (Anzahl der Zählimpulse pro Zeiteinheit) gibt Aufschluss über die Anzahl der registrierten Strahlungsquanten und damit über die **Aktivität** der Strahlungsquelle.   cps $\propto A$
2. Die **Impulshöhe** gibt Aufschluss über die **Energie** der absorbierten Quanten. E_γ

5 Grundlagen der Messtechnik

Inhalt

5.1	Elektronischer Aufbau einer Messeinrichtung	89
5.2	Auswertung der Energieinformation	99
5.3	Generelle Eigenschaften einer Messeinrichtung ...	108
5.4	Grundlagen der Statistik für nuklearmed. Zwecke ..	124

5.1 Elektronischer Aufbau einer Messeinrichtung

Wie eingangs von Kap. 4 auf Seite 69 – „Detektoren" angeführt, besteht ein **Strahlungsmessgerät** aus dem Detektor, der Signalverarbeitung und einer Möglichkeit zur Messwertausgabe. Während die in Frage kommenden Detektoren in Kapitel 4 behandelt wurden, soll im Folgenden auf die Komponenten der Messelektronik eingegangen werden.

Primär beschrieben wird die für den Betrieb eines **Szintillationsdetektors** erforderliche Messelektronik (siehe dazu Kap. 4.5 auf Seite 80).   Szint.-D.

5.1.1 Komponenten der Messelektronik

> Die in der Nuklearmedizin eingesetzten Detektoren werden üblicherweise im **Impulsbetrieb** betrieben, d.h. **jedes** einfallende Strahlungsquant wird **einzeln** nachgewiesen und erzeugt einen *Impuls*, der gemessen und analysiert wird. Aus einer Analyse der Pulshöhe kann bei energieselektiven Detektoren auf die *Energie* des absorbierten Teilchens geschlossen werden.

Siehe dazu Kap. 4.5.6 auf Seite 87 – „Funktion des Szintillationsdetektors – Zusammenfassung", in dem abschließend die beiden Informationen der gemessenen Impulsfolgen angeführt sind.

Abbildung 5.1 auf der nächsten Seite zeigt das Blockschema einer typischen Messelektronik für die Strahlungsmessung mittels Szintillationsdetektor. Die im Blockschema dargestellten Komponenten werden in der Folge beschrieben.

5 Grundlagen der Messtechnik

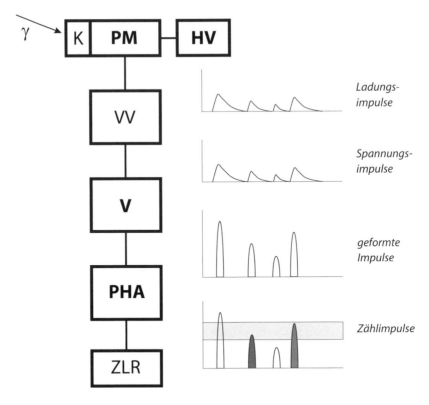

Abbildung 5.1: Blockschema der Messelektronik eines Szintillationsdetektors
Dabei sind: K – Szintillationskristall, PM – Photomultiplier,
HV – Hochspannung, VV – Vorverstärker, V – Verstärker,
PHA – Pulshöhenanalysator, ZLR – Zähler

Die rechts neben dem Blockschema dargestellten Signale (die x-Achse ist immer die Zeitachse!) haben folgende Bedeutung:

- **Ladungsimpulse:** am Ausgang des Photomultiplier (PM); jeder der vier Impulse entspricht einem (einzeln) gemessenen Strahlungsquant
- **Spannungsimpulse:** nach der Umwandlung des Vorverstärker (VV)
- **geformte Impulse:** die Pulsformung findet im Verstärker (auch: LV – Linearverstärker (V) statt
- **Zählimpulse:** nach dem Pulshöhenanalysator (PHA) liegen bezüglich ihrer Höhe – und damit Energie – ausgewertete Impulse vor

5.1.2 Hochspannungsversorgung – HV

Die Hochspannungsversorgung – HV[1], versorgt die Dynoden des Photomultipliers mit der erforderlichen Spannung.

Da die Verstärkungswirkung des Photomultipliers von der Größe der eingestellten Hochspannung abhängig ist, muss Vorsorge für eine möglichst **konstante Hochspannung** getroffen werden.

Die Hochspannungsversorgung der Photomultiplier sollte möglichst **nicht abgeschaltet** werden. Ist dies doch der Fall, muss nach Einschalten der Hochspannung etwas Zeit abgewartet werden (Faustregel: ca. 30 min bis 60 min) bevor das System wieder für Messungen verwendet werden kann.

HV
PM

5.1.3 Vorverstärker – VV

Der VV (engl. **"pre-amplifier"**) befindet sich meist unmittelbar am Ausgang des Photomultipliers und stellt die Voraussetzungen für eine **störungsfreie Übertragung des Signals** über längere Kabel her.
Weitere Details zum VV können der InfoBox 5.1 auf der nächsten Seite entnommen werden.

Bei Systemen mit mehreren Photomultipliern (z.B. einer Gammakamera; siehe Abb. 8.6 auf Seite 165) sorgen **regelbare Vorverstärker** dafür, dass Inhomogenitäten im Ansprechverhalten der Photomultiplier durch die Vorverstärker ausgeglichen werden (siehe InfoBox 5.2 auf der nächsten Seite).

VV

5.1.4 Verstärker – V

Die Aufgabe des V (engl. **"amplifier"**) sind:

- Verstärkung
- Pulsformung ... siehe insb. InfoBox 5.3 auf Seite 94

Der Verstärker erzeugt die von der nachfolgenden Elektronik benötigte Signalform und Signalhöhe. Ziel ist es, die *Dauer der Signale* wesentlich zu *reduzieren*, ohne die Information über die Signalamplitude (diese ist energieproportional) zu verlieren.

Die Signalhöhe am Ausgang des Verstärkers beträgt einige Volt.

V

5.1.5 Impulshöhenanalysator – PHA

Der PHA (engl. **"pulse height analyzer"**) wertet die Signale hinsichtlich der Höhe der *Spannung* ihrer Impulse und damit hinsichtlich ihrer Energie aus. Über

PHA
$\propto E_\gamma$

---
[1] engl. "High Voltage Power Supply (HVPS)"

5 Grundlagen der Messtechnik

InfoBox 5.1: Vorverstärker

Die Verstärkung der Signale erfolgt getrennt in einem Vorverstärker (VV) und einem Verstärker.
Aufgaben eines VV sind im Wesentlichen:
- die **Verstärkung** des meist relativ geringen Signals der Strahlungsdetektoren und
- die **Impedanzanpassung** (das ist die **Umwandlung** der **Ladungsimpulse** des Photomultipliers in **Spannungsimpulse**) für die nachfolgende Elektronik

Das von den PM gelieferte Signal ist trotz der hohen Verstärkung durch die Dynoden als Eingangssignal für übliche Elektronikkomponenten ungeeignet. Dies betrifft sowohl die geringe **Signalamplitude** von wenigen mV, als auch die **Signalform**, die für den Natriumiodid-Kristall mit Thallium-Dotierung (NaI(Tl))-Detektor exponentiell mit einer Zeitkonstanten von 250 µs abnimmt. Für längere Signalübermittlungsstrecken ist das Ausgangssignal der PM zu störanfällig. Daher erweist sich die **Aufteilung der Verstärkungsaufgaben** in VV und Linearverstärker als notwendig.

Die Verstärkung der Impulse im **Vorverstärker** muss mit einer linearen Übertragungscharakteristik erfolgen. Die **Signalamplitude muss der Ladungsmenge – und damit der Energie der einfallenden Strahlung – proportional sein**, da sonst eine nachfolgende **Energieanalyse** (sprich: „welche Energie hatte das gemessene Photon?") unmöglich ist. Bedingt durch die relativ hohe Signalverstärkung des PMs kann beim VV für Szintillationsdetektoren mit einem Verstärkungsfaktor von 5 bis maximal 20 das Auslangen gefunden werden.

Im VV erfolgt auch eine Anpassung der Impedanz zwischen Detektor und Verstärker. Das Signal des Detektors ist wegen der hohen Ausgangsimpedanz des Photomultipliers sehr empfindlich für Störungen und daher nicht einfach weiterzuleiten. Der VV stellt die von der nachfolgenden Elektronik geforderte niedrige Ausgangsimpedanz sicher und sorgt für eine Ausgangsspannung, die der am Eingang gemessenen Ladung entspricht (man kann dies auch wie folgt formulieren: **Der VV wandelt die Ladungsimpulse am Ausgang des Photomultipliers in Spannungsimpulse für die nachfolgende Elektronik um**).

InfoBox 5.2: Detektoren mit mehreren Photomultipliern

Die Hochspannungsversorgung ist für die Funktion der Dynoden eines Photomultipliers (siehe Kapitel 4.5.5 – **Photomultiplier**) erforderlich. Zwischen zwei Dynoden liegen etwa 100 V Spannung an, die gesamte Spannung beträgt für einen typischen NaI(Tl)-Detektor 700 V.
Bei Geräten mit **mehreren oder vielen Photomultipliern** (z.B. Gammakameras) ist eine gemeinsame Hochspannungsversorgung üblich. Die in der Praxis unvermeidbaren **Unterschiede in der Verstärkung** der einzelnen Photomultiplier müssen durch entsprechende **Korrekturmaßnahmen** ausgeglichen werden. Dafür gibt es zwei Möglichkeiten:
- Die Höhe der Spannung wird durch **digital regelbare Widerstände** für jeden Photomultiplier individuell justiert.
- Die unterschiedlichen Verstärkungen der Photomultiplier werden durch **getrennt regelbare Vorverstärker** (durch digitale Einstellung des Verstärkungsfaktors) ausgeglichen.

---

den Pulshöhenanalysator kann die Messung auf die *ungestreuten Photonen* eines Nuklids eingeschränkt werden.

PHA E_γ Die Höhe des beim Impulshöhenanalysator einlangenden Impulses ist der absorbierten *Energie* des registrierten Gammaquants proportional. Diese **Energieproportionalität** der Einzelimpulse geht auch bei der nachfolgenden Verstärkung im

Photomultiplier, Vorverstärker und Verstärker nicht verloren. Der Pulshöhenanalysator analysiert die Höhe des einlangenden Impulses und sortiert je nach Energie diese in **Energiekanäle** ein.

In der einfachsten Form wird lediglich unterschieden ob die Energie des Impulses innerhalb eines gewissen Bereiches, dem **Energiefenster** (engl. „**energy window**") gelegen hat. Die Lage dieses Energiefensters wird definiert, indem am Pulshöhenanalysator eine unterer Grenzwert (engl. „**Lower Level (untere Grenze des Energiefensters) (LL)**"), und ein oberer Grenzwert (engl. „**Upper Level, obere Grenze des Energiefensters (UL)**") für die Energie eingestellt wird. Der Pulshöhenanalysator ermittelt daraufhin, ob die Energie eines Pulses zwischen den beiden Grenzwerten LL und UL liegt. Wenn dies zutrifft, wird der Impuls an den nachfolgenden Zähler weitergeleitet. Liegt die Energie des Pulses außerhalb des eingestellten Energiefensters, wird der Impuls verworfen.

LL
UL

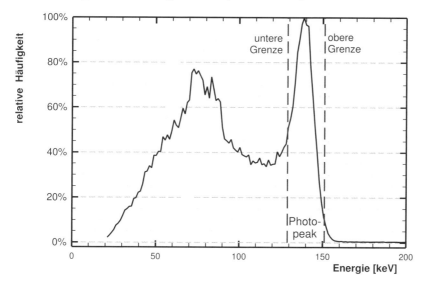

Abbildung 5.2: Energiespektrum gemessen mit einem Vielkanalanalysators (siehe InfoBox 5.4 auf Seite 95) mit eingetragenen Grenzen eines Einkanal-Pulshöhenanalysators (15% Energiefenster)

Abbildung 5.2 zeigt das **Impulshöhenspektrum** einer Tc-99m Punktquelle, gemessen mit einer Gammakamera. Die *ungestreuten* Quanten des Technetiums erzeugen den deutlich sichtbaren Spitzenwert („Photopeak") bei 140 keV. Die Wahl der Grenzwerte (in Abbildung 5.2 die vertikalen Linien bei 129,5 keV „untere Grenze" und 150,5 keV „obere Grenze") ermöglicht es, die Registrierung der Impulse auf jene der ungestreuten Quanten des Tc-99m zu beschränken (siehe Kapitel 5.2 – „Auswertung der Energieinformation"). Im gezeigten Beispiel wurden die Grenzen auf ±7,5 % gesetzt, dies wird als ein 15 % Energiefenster bezeichnet.

PP

5 Grundlagen der Messtechnik

InfoBox 5.3: Einstellmöglichkeiten am Verstärker

Die vom Vorverstärker (VV) gelieferten Impulse sind von so geringer Spannung, dass sie für die weitere Verarbeitung verstärkt werden müssen. Damit die **Energieinformation** erhalten bleibt, müssen alle Impulse unabhängig von ihrer Größe um den **gleichen Faktor** verstärkt werden (lineare Verstärkung). Diese **Linearität des Verstärkers** ist ein wesentliches Qualitätskriterium. Mangelhafte Linearität ist die Ursache für eine Abhängigkeit der Geräteeigenschaften (bzw. der Abbildungseigenschaften bei bildgebenden Systemen) von der gemessenen Energie.
Auch beim **Linearverstärker** können die Einstellungen mittlerweile meist elektronisch justiert werden. Bei mechanischer Einstellung der Verstärkungsfaktoren mittels Drehknöpfen wird meist mit einer getrennten **Grob-** und **Feineinstellung** gearbeitet. Die **Gesamtverstärkung** ergibt sich als **Produkt aus Grob- und Feinverstärkung**.

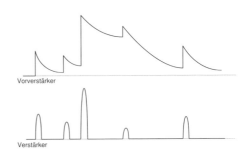

Abbildung 5.3: Impulsverlauf am Ausgang des Vorverstärkers (oben) und am Ausgang des Linearverstärkers (unten)

Die Beschriftungen am Gerät sind meist in Englisch:

- Energiebereich: (engl. "range")
- Verstärkung: (engl. "gain")
- Grobverstärkung: (engl. "coarse gain", Einstellung z.B. in Stufen von 2, 4, 10, 20, ...)
- Feinverstärkung: (engl. "fine gain", Einstellung kontinuierlich)

Bei modernen, **computergesteuerten** Geräten stellt sich die Verstärkung aufgrund der gewählten Energie automatisch ein (siehe Kapitel 5.2.2 – „Energiekalibrierung").
Für Verstärker im Bereich der Gammaspektroskopie besteht manchmal die Möglichkeit zwischen **gaußförmiger** oder **rechteckiger Pulsform** (engl. "shaping mode") zu wählen und die Breite des Pulses (engl. "shaping time", in µs) einzustellen.
Weiters kann hier die **Rückholung der Spannung auf die Nulllinie** (engl. "pole zero") eingestellt werden.
Die **Form der Signale** wird vom Verstärker so verändert, dass die **Signaldauer wesentlich reduziert** wird, was deren weitere Verarbeitung vereinfacht. Die vom Vorverstärker gelieferten Spannungsimpulse sind noch relativ breit, d.h. die Spannung sinkt nur langsam auf Null ab (siehe oberen Impulsverlauf in Abbildung 5.3). Dies hat zur Folge, dass bei kurz aufeinanderfolgenden Impulsen sich der nachfolgende Impuls auf der abfallenden Flanke des vorhergehenden Impulses „aufsetzt" und damit insgesamt eine zu hohe Spannung vortäuscht (sogenannter „Pileup"-Effekt).
Der Verstärker muss diese abfallende Flanke abschneiden und **möglichst kurze Impulse** erzeugen (siehe unteren Impulsverlauf von Abbildung 5.3). Je kürzer die Impulse sind, desto höhere Zählraten können gemessen werden. Bei manchen Geräten ist es möglich, eine Betriebsart für besonders hohe Zählraten einzustellen. Bei dieser Betriebsart formt der Verstärker besonders kurze Impulse, allerdings auf Kosten der Genauigkeit der Energieinformation.

5.1.6 Registriereinheit

Nur diejenigen Impulse, welche die Bedingungen des Pulshöhenanalysators erfüllen, werden zur weiteren Verarbeitung der Registrierung zugeführt. Aufgabe der Registriereinheit ist es, entweder als Zähler (ZLR) (siehe Abbildung 5.1 auf Seite 90) oder Häufigkeitsmesser (engl. "ratemeter"), die gemessenen Impulse in eine ausgebbare Größe umzusetzen. Über die Registriereinheit erfolgt dann auch die **Ablaufsteuerung** (siehe weiter unten) der Messung.

InfoBox 5.4: Vielkanalanalysatoren

Je nach **Anzahl der** verfügbaren **Energiekanäle** wird unterschieden zwischen:
- Ein- und Mehrkanal-Analysatoren, Single-Channel-Analyser (SCA)
- Vielkanalanalysator, Multi-Channel-Analyzer (MCA)

Einkanal-Analysatoren, SCA: Diese Betriebsart mit **zwei Grenzen** wird auch als **differentielle Messung** bezeichnet. Im Gegensatz dazu wird bei der **integralen Messung** nur ein **unterer Grenzwert** eingestellt. Alle Impulse, die größer als dieser Grenzwert sind, werden für die Messung verwendet, alle Impulse, die kleiner sind, werden unterdrückt. Diese Betriebsart wird hauptsächlich bei Gammazählern angewendet.

Mehrkanal-Analysatoren: Mehrkanal-Analysatoren bestehen meist aus zwei oder drei Einkanal-Analysatoren (Kanälen), die jeweils ein eigenes, getrenntes Ausgangssignal produzieren. Auf diese Weise ist es möglich, **mehrere „Photopeaks"** eines Isotops getrennt voneinander zu messen (z.B. bei Tl-201 oder Ga-67 – siehe Tabelle 3.2 auf Seite 58) oder mehrere Isotope gleichzeitig zu messen.

Vielkanalanalysatoren (Gammaspektrometer), MCA: Im Prinzip arbeiten Vielkanalanalysatoren wie einige hundert Einkanal-Analysatoren, deren sehr schmale Fenster unmittelbar nebeneinander liegen, d.h. die obere Grenze eines Fensters fällt mit der unteren Grenze des nächsten Fensters zusammen. Auf diese Weise kann das **gesamte Energiespektrum** der vorliegenden Strahlung analysiert werden. In der Praxis wird das analoge Messsignal durch einen Analog-Digital-Konverter (ADC) in eine digitale Größe konvertiert und je nach Größe des Signals ein korrespondierender Speicherkanal inkrementiert.

Für die mit beschränkter Energieauflösung arbeitenden NaI(Tl)-Detektoren genügen meist 256 bis 512 Kanäle, aufgeteilt auf den Energiebereich zwischen 0 keV bis 500 keV, bei Ganzkörperzählern bis 2 MeV. Gammaspektrometer mit Germaniumdetektoren verwenden wegen deren wesentlich besserer Energieauflösung 2048 (2k) bis 4096 (4k) Kanäle.

Vielkanalanalysatoren werden in **Uptake-Messplätzen** und **Ganzkörperzählern** eingesetzt. Auch **Gammakameras** sind mit Vielkanalanalysatoren ausgestattet, um das gesamte Energiespektrum für Zwecke der Qualitätskontrolle anzeigen zu können. Für die eigentliche Patientenmessung werden dort aber Mehrkanalanalysatoren eingesetzt. Vielkanalanalysatoren sind für die Gammaspektroskopie erforderlich.

Dabei ist inhaltlich – und sprachlich – zu unterscheiden zwischen:

- **Impulszahl – "counts":** Die gültige Anzahl von Zählimpulsen (nach Auswertung im PHA!) innerhalb einer vorgegebenen Zeit. Ohne Kenntnis der **Messzeit** liefert sie keinerlei Aussage über die Intensität der gemessenen

Strahlung. Die Impulszahl ist jedoch maßgebend für die *statistische Zuverlässigkeit des Messwertes* (siehe Kapitel 5.4 auf Seite 124 – „Grundlagen der Statistik"

- **Impulsrate** – Zählrate, "**count rate**": Die Impulszahl pro Zeiteinheit. Wird meist in Impulsen pro Sekunde („Counts Per Second (cps)" oder „ips") oder Impulsen pro Minute („Counts Per Minute (cpm)" bzw. „ipm") angegeben. Die Impulsrate gibt Auskunft über die Intensität der Strahlung und ist unabhängig von der Gesamt-Messzeit.

Betriebsarten: Die oben genannten Messgrößen (Impulszahl oder Impulsrate) werden in unterschiedlichen **Betriebsarten** der Registriereinheit ermittelt. Die Registriereinheit kann gestaltet sein als:

- **Zähler und Zeitnehmer** – „**scaler/timer**": Der Zähler (engl. „**scaler**") und Zeitnehmer (engl. „**timer**") misst die **Impulszahl** und die **abgelaufene Zeit**. Über diese Betriebsart (siehe oben) ist die Kontrolle der statistischen Zuverlässigkeit des Messwertes möglich. Ein Zähler/Zeitnehmer (engl. auch „**counter**") wird üblicherweise eingesetzt im Bereich der bildgebenden Diagnostik.
    Ablaufsteuerung: Die im Bereich der bildgebenden Diagnostik primär eingesetzten Zähler und Zeitnehmer übernehmen die *Ablaufsteuerung* der *Messungen* bzw. *Aufnahmen*. Dabei kommen wiederum zwei Betriebsarten in Frage:

    voreingestellte Zeit („pre-set time"): Der Benutzer wählt die **gewünschte Messzeit** und startet die Messung. Der Zähler registriert die einlangenden Impulse. Der Zeitnehmer beendet nach Ablauf der eingestellten Messzeit automatisch die Messung. Die Impulse können abgelesen werden.

    voreingestellte Impulszahl („pre-set count"): Der Benutzer wählt die **gewünschte Anzahl von Impulsen**. Der Zeitnehmer misst die verstreichende Zeit. Der Zähler beendet nach Erreichen der gewünschten Impulszahl automatisch die Messung. Die dazu erforderliche Messzeit kann abgelesen werden.

    In der Regel ist es auch möglich **sowohl die Messzeit als auch die Impulszahl** vorzugeben. Jene Größe, die zuerst den voreingestellten Grenzwert erreicht, ist ausschlaggebend für das Ende der Messung. Am Ende einer Messung mit einem Zähler/Zeitnehmer stehen in jedem Falle zwei Messgrößen zur Verfügung: die Impulszahl und die Messzeit, während der diese Impulszahl registriert wurde.

- **Ratemeter:** Das Ratemeter misst die Impulsrate. Über diese Betriebsart kann eine unmittelbare und kontinuierliche Ablesung des Messwertes erfolgen. Es Ratemeter wird hauptsächlich im Strahlenschutz aber auch bei intraoperativen Sonden (siehe Kap. 7.2.3 auf Seite 157) verwendet.

InfoBox 5.5: Zeitkonstante des Ratemeters

Ein Ratemeter ermittelt kontinuierlich aus den **je Zeiteinheit registrierten Impulsen** (z.B. 2134 Impulse in 10 s) die aktuelle **Zählrate** (in diesem Fall 213 ips bzw. 213 cps). Die Zählrate kann – insbesondere bei „niedrigen" Zählraten – nicht in einem „kurzen Augenblick" gemessen werden, sondern es ist dafür eine bestimmte **Messzeit** notwendig. Die Länge dieser Messzeit beeinflusst wesentlich die Anzeige des Ratemeters (z.B.: wie schnell „reagiert" die Anzeige auf eine sich ändernde Zählrate) und wird durch seine Zeitkonstante (engl. "time constant") bestimmt:

Kurze Zeitkonstante Für die Ermittlung der aktuellen Zählrate werden nur die Impulse einer kurzen Zeitspanne (z.B. 1 s) herangezogen. Eine kurze Zeitkonstante wird benötigt, wenn rasche Impulsratenänderungen erkannt werden sollen. Allerdings werden, insbesondere bei geringen Zählraten, auch die statistischen Schwankungen der Impulsrate angezeigt, sodass ein genaues Ablesen schwierig sein kann.

Lange Zeitkonstante Die Mittelung der Impulse erfolgt über einen entsprechend längeren Zeitraum (z.B. 10 s). Dadurch werden die statistischen Schwankungen reduziert, ein genaueres Ablesen ist möglich. Allerdings stellt sich die richtige Anzeige erst nach entsprechend langer Zeit ein, rasche Änderungen der Zählrate können nicht erkannt werden.

Für das Ablesen des Ratemeters gilt folgende **Faustregel**: Nach dem Einschalten des Gerätes bzw. nach der Positionierung der Strahlungsquelle muss mindestens **drei Zeitkonstanten** gewartet werden, bis der angezeigte Wert als „gültig" angenommen werden kann.

Analoge Ratemeter erzeugen eine (analoge) Spannung, die der Impulsrate proportional ist und ein analoges Anzeigegerät steuert. Die Spannung kann auch für die Ansteuerung anderer analoger Registriergeräte wie z.B. Kurvenschreiber verwendet werden. Bei **digitalen Ratemetern** ermittelt eine Software anhand von einer Reihe von gespeicherten Messergebnissen den aktuellen Anzeigewert. Das Intervall, welches für die Anzeige gemittelt wird (die Zeitkonstante), kann manuell oder automatisch (die Wahl der Zeitkonstante hängt dann von der Zählrate ab!) verändert werden.

5.1.7 Analog-Digital-Konverter

Der ADC wandelt analoge in digitale Signale um. Für Geräte, bei welchen die Weiterverarbeitung der gewonnenen Information über Computer erfolgen soll, ist eine Umwandlung der analogen Signale in digitale Signale zwingend erforderlich.

- **Ein analoges Signal** kann jeden beliebigen Wert annehmen, es hängt von der Qualität und Genauigkeit des Auswertegerätes (meist der Anzeige) ab, wie genau die Größe des Signals verarbeitet werden kann.

5 Grundlagen der Messtechnik

InfoBox 5.6: Arbeitsweise eines ADC

Die Abbildung 5.4 zeigt die Wirkungsweise eines ADC nach dem **Wilkinson-Prinzip**[a]:

Signal vom Verstärker: Das vom Verstärker kommende **analoge Signal** wird verwendet, um einen Kondensator aufzuladen.

Kondensatorentladung: Nach Ende des Signals beginnt sich der Kondensator zu entladen. Die Zeitdauer dieser Entladung ist der Größe des analogen Signals proportional!

Puls: Während der Entladungszeit des Kondensators werden von einem Oszillator Taktimpulse generiert, die anschließend gezählt werden.

Oszillatortakte: Die **Anzahl dieser während der Entladungszeit gezählten Impulse** ist somit der **Größe des analogen Signals proportional**. Je rascher die Impulse generiert werden (mehr Impulse in der gleichen Zeitspanne), desto besser ist die Auflösung des digitalen Signals: die Größe des analogen Signals kann genauer digitalisiert werden.

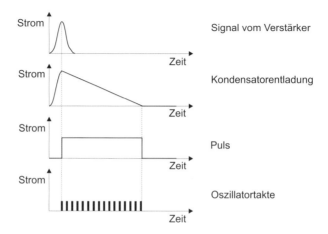

Abbildung 5.4: Funktionsweise eines Analog-Digital-Konverters

---

[a]benannt nach dem britischen Physiker Sir Denys H. Wilkinson (1922–2016)

- **Ein digitales Signal** ist diskret, das heißt, sein Wert kann nur in bestimmten, vorab definierten Schrittweiten erhöht werden. Ein solcher Schritt entspricht der minimalen Information, die mit diesem Signal übertragen werden kann (z.B. 1 bit).

Praktisch alle in der Nuklearmedizin verwendeten Strahlungs-*Detektoren* liefern an ihrem Ausgang ein *analoges* Spannungs- oder Stromsignal. **Aufgabe** des Analog-Digital-Konverters ist die **Umwandlung** der Signale aus dem analogen in ein digitales Format.

5.2 Auswertung der Energieinformation

Im Rahmen der allgemeinen Eigenschaften elektromagnetischer Strahlung wurden in Kapitel 2.3.2 auf Seite 38 – „Energiespektren" die Grundlagen der Energiespektren ionisierender Strahlung erörtert. Die in der nuklearmedizinischen Diagnostik verwendeten Nuklide senden Gammastrahlung oder charakteristische Röntgenstrahlung aus. Beide Strahlungsarten haben ein Linienspektrum.

γ Linien

In Kapitel 4.5.3 auf Seite 84 – „Eigenschaften anorganischer Szintillationsdetektoren – Zusammenfassung" wurde erörtert, dass die verwendeten Szintillationsdetektoren ein der **absorbierten Quantenenergie proportionales Signal** liefern: je höher die absorbierte *Energie* des registrierten Gammaquants, desto größer ist der *Ladungsimpuls* des Photomultipliers.

Schließlich wurde in Kapitel 5.1 auf Seite 89 – „Elektronischer Aufbau einer Messeinrichtung" beschrieben, dass durch die Verarbeitung des Signals in der Messelektronik diese Energieproportionalität nicht verändert wird. Am Ende der Messkette steht somit ein Spannungssignal zur Verfügung, aus dessen Größe **Rückschlüsse auf die Energie** der gemessenen Strahlung möglich sind.

5.2.1 Impulshöhenspektrum

Wie erwähnt, liefert die an einen Szintillationsdetektor angeschlossene Messelektronik für jedes eintreffende Gammaquant ein Signal, dessen Größe der Energie der Strahlung proportional ist: siehe insb. Abb. 5.1 auf Seite 90.

> Die vom Szintillationsdetektor gelieferte Impulsfolge besteht daher aus Impulsen verschiedener Höhe. Die **Häufigkeitsverteilung** dieser Impulshöhen über sehr viele einzeln gemessenen Gammaquanten ergibt das Impulshöhenspektrum: siehe Abb. 5.2 auf Seite 93.

Im **Impulshöhenspektrum** werden für einen bestimmten Zeitraum die Häufigkeit, mit der unterschiedlich große Impulse gemessenen werden, gegen die jeweilige Spannung aufgetragen: Auf der **x-Achse** findet sich die **Impulshöhe** (eine Spannung, die der Energie der gemessenen Strahlung proportional ist), auf der **y-Achse** die **Häufigkeit**, mit der eine bestimmte Impulshöhe (Energie) nachgewiesen wird.

IHS

Dieses *Impulshöhenspektrum* basiert auf dem **Energiespektrum der gemessenen Strahlung**, wird jedoch auch von der Messanordnung und von verschiedenen Nebeneffekten beeinflusst. Das in der nuklearmedizinischen Diagnostik am häufigsten verwendete Nuklid Tc-99m emittiert Gammastrahlung mit einer Energie von 140 keV. Das Energiespektrum dieser Gammastrahlung (Abbildung 5.5 oben) enthält daher nur eine Linie bei *exakt* dieser Energie.

ES

Theoretisch sollte das *Impulshöhenspektrum* von Tc-99m so aussehen, wie das *Energiespektrum*. Im mittleren und unteren Teil der Abbildung 5.5 sind Beispiele

5 Grundlagen der Messtechnik

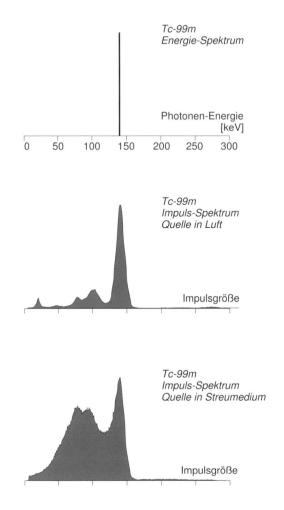

Abbildung 5.5: Energiespektrum und Impulshöhenspektren von Tc-99m

von Impulshöhenspektren dargestellt, die bei der Messung einer Technetiumquelle unter realen Messbedingungen erhalten werden.

Folgende Unterschiede zwischen Energiespektrum und Impulshöhenspektrum sind zu erkennen:

- **Photopeak** Ein Photopeak wird durch jene Photonen hervorgerufen, die *von der Strahlungsquelle ohne Wechselwirkung direkt zum Detektor* gelangen und dort *durch Photoeffekt vollständig absorbiert* werden. Der Photopeak zeigt daher die Energie der emittierten Photonen und dominiert das in Luft gemessene Impulshöhenspektrum (mittlerer Teil von Abbildung 5.5).

5.2 Auswertung der Energieinformation

Zwar ist für die Energien der nuklearmedizinisch genutzten Nuklide (80 keV bis 500 keV) der Compton-Effekt die wahrscheinlichste Wechselwirkung im Körpergewebe des Patienten, die *Detektormaterialien* werden aber so gewählt, dass eine möglichst *hohe Wahrscheinlichkeit* für den *Photoeffekt* im Inneren des Detektors besteht.

Durch Absorption und Streuung von Gammaquanten im Medium zwischen Strahlenquelle und Detektor wird die Höhe des Photopeaks verringert.

- **Compton-Streubereich** Bei realen Messungen entsteht *im Körper des Patienten* durch *Compton-Wechselwirkung* ein mehr oder weniger großer Anteil an *Streustrahlung*, welche auch den Detektor erreicht (unterer Bereich von Abbildung 5.5). Die gestreuten Quanten haben einen mehr oder weniger großen Teil ihrer Energie abgegeben, der Compton-Bereich erstreckt sich daher vom Beginn des Impulshöhenspektrums bei der Energie Null bis unterhalb des Photopeaks.

Die *Höhe des Streubereiches* im Impulshöhenspektrum ergibt sich aus der Menge der Streustrahlung. Diese ist umso größer, je mehr streuendes Medium sich auf dem Weg zwischen Quelle und Detektor befindet. Daher ist in Abbildung 5.5 der Streuanteil der in Wasser (Unten) als Streumedium gemessenen Technetiumquelle wesentlich höher als jener der in Luft (Mitte) gemessenen Technetiumquelle.

In der Regel sind alle Streuwinkel und damit beliebiger Energieverlust möglich, der *Compton-Bereich ist kontinuierlich (Compton-Kontinuum)*. Streustrahlung ist bei bildgebender Diagnostik *unerwünscht*, weil sie *falsche Richtungsinformation* liefert:

> Das Gammaquant kommt nicht aus Richtung der Strahlenquelle, sondern vom Ort der Streuung.

Anders als in der Röntgendiagnostik wird ihre Registrierung nicht durch mechanische Maßnahmen (Streustrahlenraster, Bucky-Blende) reduziert, sondern durch geeignete Wahl des Energiefensters (siehe Kapitel 5.2.4 auf Seite 106 – „Energiefenstereinstellung").

Auch innerhalb des Detektors können Gammaquanten gestreut werden, und das gestreute Quant kann den Detektor verlassen. Dann wird nur die Energie des Compton-Elektrons nachgewiesen. Auch bei Messungen in Luft (mittlerer Teil von Abbildung 5.5) ist daher auch ein geringeres Compton-Kontinuum zu erkennen.

Die aktuelle Form eines Impulshöhenspektrums ist stark von den gegebenen Messbedingungen abhängig (siehe ergänzend InfoBox 5.7 auf der nächsten Seite). Für seine Auswertung wird in der Regel vorerst die Zuordnung zwischen Impulsgröße und Energie im Rahmen der Energiekalibrierung festgelegt.

5 Grundlagen der Messtechnik

InfoBox 5.7: Zusätzliche Energie-Peaks

Zusätzlich zum **Photopeak** eines Radionuklids können in einem **Impulshöhenspektrum** weitere Peaks auftreten, die durch verschiedene **Begleiteffekte** hervorgerufen werden. Beispiele für solche Peaks sind:

Charakteristische Röntgenstrahlung von Blei: Die K-Strahlung von Blei mit 73 keV entsteht bei der *Absorption von Gammaquanten in der Blei-Abschirmung* und im Kollimator.

Summenpeaks (Koinzidenzen): Wenn *zwei Quanten von Gamma- oder Röntgenstrahlung den Kristall gleichzeitig* erreichen und beide vollständig absorbiert werden, entsteht ein **Summenpeak**. Besonders stark ist dieser Effekt bei **Bohrloch-Detektoren**, da hier nahezu alle emittierten Quanten registriert werden.

  Beispiel: Bei der Messung von I-125 in einem Bohrloch-Detektor tritt ein sehr großer Summenpeak (bei 62,8 keV) als Ergebnis der Gammastrahlung von I-125 (35,4 keV) und der Röntgen-K-Strahlung (27,4 keV) auf.

Peaks aus dem natürlichen Strahlungshintergrund (insbesondere K-40): Bei sehr empfindlichen Messungen – wie mit Ganzkörperzählern oder Probenmessplätzen – macht sich die Strahlung des natürlichen Isotops K-40 mit 1460 keV bemerkbar. K-40 ist insbesondere im menschlichen Körper mit etwa 5 kBq, aber auch in Baustoffen und Gläsern z.B. von Photomultipliern (!) enthalten.

5.2.2 Energiekalibrierung

IH $\propto E_\gamma$ — Auf der x-Achse des Impulshöhenspektrums wird die Impulshöhe aufgetragen. Diese ist – wie bereits erwähnt – der Energie der einfallenden Strahlung proportional.

> Im Rahmen der Energiekalibrierung wird eine **definierte Beziehung** zwischen der **Photonenenergie** und der **Impulshöhe** hergestellt.

Je nach Gerät muss die Kalibrierung entweder durch den Servicetechniker im Rahmen einer Wartung oder durch den Benutzer selbst erfolgen.

V — Eine einfache Energiekalibrierung ist durch Änderung des *Verstärkungsfaktors* des Linearverstärkers möglich. Dazu wird, wie in Abbildung 5.6 auf der nächsten Seite angedeutet, die Verstärkung so lange verkleinert (oberer Teil der Abbildung 5.6) bzw. vergrößert (unterer Teil der Abbildung 5.6), bis die Mitte des Photopeaks mit der aus dem Energiespektrum des Nuklids bekannten Energie übereinstimmt.

auto E_{kal} — Bei vielen modernen Geräten erfolgt diese Anpassung des Verstärkungsfaktors automatisch. Durch eine *automatische Aktualisierung der Energiekalibrierung*[2] wird sichergestellt, dass der Photopeak jeweils mittig im Energiefenster gelegen ist („Peaking"). Kann die Energiekalibrierung nicht automatisch durchgeführt werden, muss nach dem in Tabelle 5.1 auf Seite 104 beschriebenen Schema vorgegangen werden.

---

[2] Z.B. im Rahmen von Konstanzprüfungs-Prozeduren; siehe z.B. Tab. 11.4 auf Seite 298

5.2 Auswertung der Energieinformation

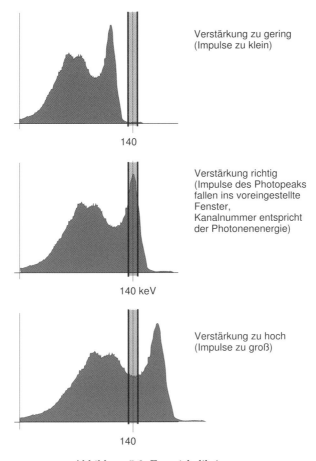

Abbildung 5.6: Energiekalibrierung

5.2.3 Energieauflösung

Der Strahlungsnachweis in einem Szintillationsdetektor vollzieht sich in mehreren Schritten:

- im Kristall – Umwandlung der Quantenenergie in sichtbares Licht,
- an der Photokathode – Freisetzung der primären Elektronen,
- an den Dynoden – Entstehung von Sekundärelektronen,
- an der Anode – Bildung eines Ladungsimpulses.

Diese Umwandlungen sind auf jeder dieser Stufen **geringen Ungenauigkeiten** unterworfen.

Die Impulshöhe am Ende der Messkette ist daher ebenfalls statistischen Schwankungen unterworfen: Nicht für alle Gammaquanten mit identer Energie werden die

Tabelle 5.1: Manuelle Durchführung der Energiekalibrierung

Einkanal-Analysator	Vielkanal-Analysator
Ein bekanntes Nuklid wird vor dem Detektor positioniert. Z.B. Tc-99m mit einer Energielinie bei 140 keV	
Die Energiefensteranzeige wird auf den Energiewert des Nuklids (im Beispiel 140 keV) bei sehr schmaler Fensterbreite (etwa 2 %) eingestellt.	Das Gerät wir auf Spektrumsmessung eingestellt, ein Marker wird auf denjenigen Messkanal gesetzt, welcher der Energie des verwendeten Nuklids entspricht (im Beispiel auf Kanal 140).
Die Messung wird gestartet.	
Am Ratemeter ist die Zählrate der vom Fenster durchgelassenen Impulse abzulesen.	Auf dem Bildschirm baut sich ein Impulshöhenspektrum auf.
Durch Veränderung der Verstärkung werden die Impulse solange größer und kleiner gemacht – und damit der Photopeak nach links oder rechts verschoben (vgl. Abb. 5.6) – bis der Photopeak im voreingestellten Fenster liegt. Dies ist an der Zählrate zu erkennen, die dann am größten ist, wenn der Peak im Fenster liegt.	Durch Veränderung der Verstärkung muss erreicht werden, dass der Photopeak genau in den voreingestellten Messkanal fällt (vgl. Abb. 5.6). Nach jeder Verstärkungsänderung muss das Spektrum gelöscht und die Messung neu gestartet werden.
Ist die Kalibrierung abgeschlossen, entspricht der an der Skala des Energiefensters eingestellte Wert der gemessenen Photonenenergie.	Ist die Kalibrierung abgeschlossen, entsprechen die Kanalnummern den gemessenen Photonenenergien. Für jeden dargestellten Peak kann auf der x-Achse unmittelbar die Photonenenergie abgelesen werden.

entsprechenden Ladungsimpulse am Ausgang des Photomultipliers exakt die gleiche Größe aufweisen, diese wird vielmehr **um einen Mittelwert streuen** – wir haben es mit einer *mehr oder weniger breiten Impulshöhenverteilung* (siehe Abb. 5.5 auf Seite 100, Mitte) und nicht mit einer *Energie-„Linie"* (siehe Abb. 5.5, oben) zu tun. Der prinzipiell mögliche Schluss von der Höhe des Ladungsimpulses auf die absorbierte Energie der einlangenden Strahlung ist daher nur mit beschränkter Genauigkeit möglich.

Je größer die Anzahl der in einem Detektor an der Entstehung eines Impulses beteiligten Ladungsträger ist, desto geringer ist die Schwankungsbreite bei der Energiebestimmung und desto schmäler ist der Photopeak. Für Szintillationsde-

5.2 Auswertung der Energieinformation

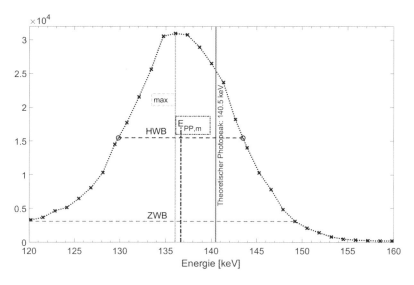

Abbildung 5.7: Kenngrößen der Energieauflösung

tektoren gilt: solche mit hoher **Lichtausbeute** (z.B. NaI(Tl), siehe Tab. 4.1 auf Seite 81) werden eine bessere Energieauflösung aufweisen, als solche mit relativ geringerer Lichtausbeute (z.B. Wismutgermanat ("Bismuth Germanium Oxide") (BGO)).

Bei **größeren Szintillationsdetektoren** kommt hinzu, dass die Lichtblitze im Kristall an unterschiedlichen Stellen auftreten, die verschieden weit von der Photokathode der PM-Röhre entfernt sind, was zu unterschiedlicher Schwächung des Lichts auf dem Weg zur Photokathode führt.

Die Ungenauigkeiten bei der Energiebestimmung sind normalverteilt, der Photopeak kommt also einer Gaußverteilung nahe. Als **Maß für die Energieauflösung** wird die Breite der Energieverteilung auf halber Höhe ihres Maximalwertes (Full Width (at) Half Maximum (FWHM)) herangezogen (Abbildung 5.7). Auch die Zehntelwertsbreite (Breite auf 10 % Höhe, Full Width (at) Tenth Maximum (FWTM)) wird manchmal angegeben.

Die *Energieauflösung* wird dann – wie in Gleichung 5.1 beschrieben – als relativer Wert der Halbwertsbreite bezogen auf die diskrete und exakt bekannt Energielinie angegeben:

$$\text{Energieauflösung} = \frac{\text{FWHM}}{E_\gamma} \cdot 100 \, [\%] \tag{5.1}$$

mit $\begin{cases} \text{FWHM} & \text{Halbwertsbreite des Photopeaks in [keV]} \\ E_\gamma & \text{Energie der Strahlung in [keV]} \end{cases}$

Die typische Energieauflösung eines NaI(Tl)-Detektors für die 661,7 keV-Energielinie des Cs-137 beträgt ca. 8 %. Die Energieauflösungen die mit Gammakameras erreicht werden, liegen im Bereich von <10 % FWHM für die 140 keV-Energielinie des Tc-99m.

Halbleiterdetektoren haben eine wesentlich bessere Energieauflösung. Dadurch kann das zur Messung herangezogene Energiefenster deutlich schmäler ausfallen. Insbesondere bei Patienten-Messungen wird dadurch eine bessere Trennung zwischen dem Photopeak und dem Compton-Streubereich ermöglicht (siehe Kapitel 5.2.4).

5.2.4 Energiefenstereinstellung

Die *gestreuten Photonen* lassen einen *falschen Ursprungsort* annehmen, nämlich die *Stelle der Streuung*. Bei nuklearmedizinischen Untersuchungen – besonders bei der bildhaften Darstellung von Aktivitätsverteilungen in der Szintigraphie – muss daher der Beitrag (die Anzahl!) der gestreuten Photonen klein gehalten werden. Dies gelingt durch eine passende **Energiefenstereinstellung** welche mit Hilfe des **Impulshöhenanalysators** vorgenommen wird (siehe Kapitel 5.1.5 auf Seite 91 – „Impulshöhenanalysator").

Das Energiefenster am Impulshöhenanalysator wird so eingestellt, dass nur diejenigen Impulse passieren können, die den Photopeak bilden, die untere Fenstergrenze wird an die linke Flanke des Peaks gesetzt, die obere Grenze an die rechte Flanke (siehe Abb. 5.8).

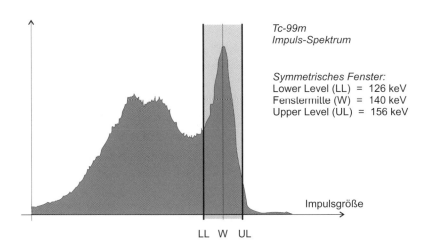

Abbildung 5.8: Energiefenster bei 140 keV, symmetrisch ±7,5%

Man unterscheidet symmetrische und asymmetrische Fenster: Beim **symmetrischen Fenster** liegt die Spitze des Photopeaks genau in der Mitte zwischen den Fenstergrenzen, beim **asymmetrischen Fenster** ist sie gegenüber der Mitte verschoben. Bei hohem Anteil an Streustrahlung kann mit asymmetrischen Fenstern eine bessere Unterdrückung der gestreuten Quanten erreicht werden, indem die untere Fenstergrenze näher zum Maximum des Photopeaks gerückt wird.

Die **Fensterbreite** wird meist in *Prozent der Gammaenergie* angegeben und muss der Energieauflösung des verwendeten Detektors angepasst sein (siehe Kapitel 5.2.3 auf Seite 103 – „Energieauflösung"). Das für die Messung des Tc-99m zumeist verwendete 15 %-Fenster umfasst den Bereich von 139,5 keV bis 150,5 keV (±7,5 %, siehe Abbildung 5.8 auf der vorherigen Seite). Soll – um den Preis einer reduzierten Unterdrückung der Streustrahlung – die Empfindlichkeit der Messanordnung gesteigert werden, ist auch ein 20 %-Energiefenster möglich.

Durch die Beschränkung der Messung auf ein schmales Energiefenster wird auch der Effekt des natürlichen Hintergrundes und eventuell vorhandener anderer Gammalinien reduziert (siehe Kapitel 5.3.3 – „Nulleffekt und Hintergrund").

Die **Einstellung des Fensters** erfolgt bei analogen Geräten mit Hilfe von Drehknöpfen oder Nuklid-Tasten, an digitalen Geräten durch Eingabe der Energiewerte oder des Nuklids. Damit diese Eingaben tatsächlich die richtige Einstellung des Impulshöhenanalysators bewirken, ist die richtige Energiekalibrierung des Gerätes Voraussetzung (siehe Kapitel 5.2.2 auf Seite 102 – „Energiekalibrierung").

Manche Geräte erlauben die Fenstereinstellung direkt im Spektrum. Zu diesem Zweck wird das gemessene Impulshöhenspektrum am Bildschirm dargestellt, bewegliche Marker erlauben die Definition der Fenstergrenzen. Wird nur ein einziges Fenster eingestellt, spricht man von **Einkanal-Betrieb** (engl. "single channel mode", "single isotope mode"). Bei vielen Geräten können mehrere Fenster gleichzeitig eingestellt werden (Mehrkanal-Betrieb, "multi isotope mode"). Dies ist insbesondere dann erforderlich, wenn Nuklide mit mehreren Gammalinien gemessen werden sollen (z.B.: Tl-201, Ga-67 – siehe Tab. 3.2 auf Seite 58). Mehrkanal-Betrieb kann auch verwendet werden, um einen Teil der Streustrahlung zum Zweck einer Streustrahlungskorrektur (siehe Kap. 10.4.1 auf Seite 261) zu erfassen.

Dagegen versteht man unter Gammaspektroskopie (engl. "spectral mode") die Messung vollständiger Impulshöhenspektren (Energiespektren) durch die Verwendung von mehreren hundert bis einigen tausend Messkanälen des Vielkanalanalysators eines Gammaspektrometers.

5.2.5 Gammaspektroskopie – Nuklid-Identifikation

Wenn das zu messende strahlende Nuklid unbekannt ist, können durch eine **Energieanalyse** alle *Gammalinien* und ihre *Intensitäten* ermittelt werden. Voraussetzung hierfür ist eine gültige *Energiekalibrierung* (siehe Kap. 5.2.2 auf Seite 102 – „Energiekalibrierung"). Durch Vergleich mit den bekannten *Umwandlungsschemata* (siehe als Beispiel Abb. 2.7 auf Seite 27) kann dann das Nuklid identifiziert werden.

Auch mit einem *Einkanal*-Messgerät kann ein vollständiges Impulshöhenspektren aufgenommen werden: durch sequentielles Einstellen aneinander anschließender Energiefenster. Die Gammaspektroskopie wird jedoch am besten mit Vielkanalanalysatoren (MCA) durchgeführt.

Ein Vielkanalanalysator misst automatisch in einer Vielzahl von eng aneinander anschließenden Energiefenstern. Die eintreffenden Impulse werden dabei ihrer Größe nach sortiert und die Anzahl der pro Fenster gezählten Impulse wird ausgegeben. Die Anzahl der Fenster kann einige hundert bis einige tausend betragen. Üblich sind 256 bis 512 Kanäle für Szintillationsdetektoren und bis zu 4096 Kanäle für Halbleiterdetektoren.

Bei geringeren Anforderungen an die Genauigkeit der Energiebestimmung reicht die Verwendung von NaI(Tl)-Detektoren, ansonsten empfiehlt sich die Verwendung von Halbleiterdetektoren wegen deren sehr guter Energieauflösung.

Anwendung der Gammaspektroskopie in der Nuklearmedizin:

- Identifizierung von Nukliden   Kap. 6.1.3 auf Seite 143
- Inkorporationsüberwachung am Ganzkörperzähler   Kap. 6.1.4 auf Seite 145
- Auswertung von Wischtests   Kap. 6.1.3 auf Seite 143

5.3 Generelle Eigenschaften einer Messeinrichtung

5.3.1 Empfindlichkeit einer Messeinrichtung

Die **Nachweisempfindlichkeit** E (auch Zählausbeute, Wirkungsgrad, Effizienz, engl. "efficiency" genannt) einer Messanordnung sagt aus, welcher *Anteil* der von der Quelle emittierten *Strahlung* tatsächlich *gemessen* wird. Sie wird in der Praxis als Zählrate pro Aktivität (z.B.: Impulse pro Sekunde je MBq – [ips/MBq]) angegeben:

$$E = \frac{\text{Impulsrate}}{\text{Aktivitaet}} \quad \text{in} \quad \left[\frac{\text{Imp/s}}{\text{MBq}}\right] \tag{5.2}$$

Nicht alle Quanten, die bei einer Kernumwandlung entstehen, werden auch tatsächlich gemessen (siehe Abb. 5.9 auf der nächsten Seite und Glg. 5.3 auf der nächsten Seite):

5.3 Generelle Eigenschaften einer Messeinrichtung

- **Geometriefaktor** g: nur ein Teil der von der Quelle abgestrahlten Photonen fliegt in Richtung des Detektors

- **Eigenabsorption** f_{abs}: ein Teil der Strahlung wird in der „Probe" (z.B. im Körper des Patienten oder in einem Probenröhrchen bei in vitro-Messungen) geschwächt oder gestreut

- **Kollimatoreffizienz** e_{Koll}: manche Messanordnungen verwenden einen Kollimator, der nur einen Teil der eintreffenden Photonen durchlässt

- **Kristalleffizienz** e_{Krist}: im Kristall wird nur ein Teil der auftreffenden Photonen registriert; auch **Ausbeute** bzw. "**efficiency**" genannt

- **Effizient der Elektronik** e_{Elektr}: die Elektronik (PHA) lässt nur einen Teil der Impulse zur Registriereinrichtung durch (z.B. aufgrund der Energiefenstereinstellung)

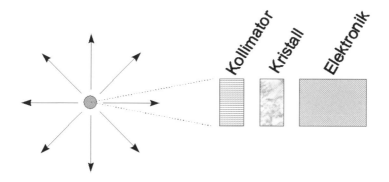

Abbildung 5.9: Die Nachweisempfindlichkeit nuklearmedizinischer Messeinrichtungen

Jeder der beschriebenen Vorgänge führt zu einer *Reduktion* des Anteiles an *gemessenen Quanten* im Vergleich zu den insgesamt abgestrahlten Quanten, Verluste gehen *multiplikativ* in die Rechnung ein:

$$E = g \cdot f_{abs} \cdot e_{Koll} \cdot e_{Krist} \cdot e_{Elektr} \tag{5.3}$$

Geometriefaktor g

Der Geometriefaktor **g** ist jener Anteil der Strahlungsquanten, der aufgrund der **geometrischen Anordnung** von Detektor und Strahlenquelle in das Detektorvolumen emittiert wird; er ist vom Benutzer am besten einstellbar (z.B. Abstand der Quelle vom Detektor) bzw. kontrollierbar.

5 Grundlagen der Messtechnik

isotrop Eine annähernd punktförmige, freie Quelle strahlt gleichmäßig (isotrop) in alle Richtungen. In einem bestimmten Abstand r durchdringen alle Photonen die gedachte Oberfläche einer Kugel mit dem Radius r. Die *geometrische Empfindlichkeit* entspricht somit dem *Verhältnis der Eintrittsfläche des Detektors* A_{Det} zur Oberfläche dieser Kugel:

$$g = \frac{A_{\text{Det}}}{4 \cdot \pi \cdot r^2} \quad (5.4)$$

Für die nuklearmedizinische Messtechnik gilt daher im Allgemeinen, dass für eine hohe Nachweiswahrscheinlichkeit der *Abstand* zwischen Detektor und Strahlenquelle möglichst gering sein soll (vgl. auch das Abstandsquadratgesetz, Kap. 2.3.6 auf Seite 51 – „Abstandsquadratgesetz").

Um die gesamte Strahlung der Quelle zu erfassen, müsste die Quelle zur Gänze 4π *vom Detektor umschlossen* sein (sogenannte 4π-**Geometrie**). Dies wird annähernd durch einen **Bohrlochdetektor** (siehe Abb. 5.10) erreicht, wie er für in vitro-Gammazähler verwendet wird.

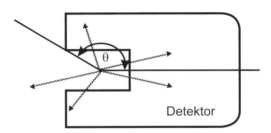

Abbildung 5.10: Näherungsweise 4π-Geometrie bei Bohrlochdetektoren

Bei allen anderen Untersuchungsgeräten, bei denen sich die Quelle vor (oder auf) einem Detektor befindet, kann im günstigsten Fall die Hälfte der emittierten 2π Strahlung vom Detektor erfasst werden (2π-**Geometrie**).

Auch im Aktivimeter wird annähernd eine 4π-Geometrie erreicht, nur ein Teil der Photonen entweicht durch die Öffnung und geht für die Messung verloren (siehe Kap. 6.1.1 auf Seite 140).

Eine andere Möglichkeit, den Geometriefaktor zu verbessern, ist die sogenannte „Marinelli-Geometrie"[3]. Bei dieser Geometrie wird (wie in Abb. 5.11 auf der nächsten Seite gezeigt) mit Hilfe spezieller Messgefäße die Probe zylindrisch über den Detektor gestülpt: eine Geometrie, welche insbesondere bei größeren Probenvolumina zum Einsatz kommt.

---
[3]benannt nach Leonidas D. MARINELLI (1906–1974)

5.3 Generelle Eigenschaften einer Messeinrichtung

Marinelligeometrie

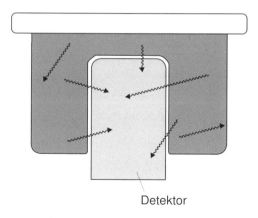

Abbildung 5.11: Marinelli-Becher

Eigenabsorption f_{abs}

Auch von den in Richtung des Detektors emittierten Photonen werden nicht alle den Detektor erreichen. **Schwächung oder Streuung der Strahlung in der Quelle selbst oder auf dem Weg von der Quelle zum Messgerät** (Eigenabsorption) wird die Anzahl der gemessenen Photonen weiter reduzieren.

Vor allem bei *Betastrahlung* oder *niederenergetischer Gammastrahlung* kann es zur Strahlenschwächung in der radioaktiven Quelle selbst (**Eigenabsorption**) sowie in den Wänden des Probenbehälters (Röhrchen, Fläschchen) kommen.

Ein Medium zwischen Strahlenquelle und Detektor kann ebenfalls die Strahlung schwächen, der Schwächungsfaktor von Luft kann allerdings für γ-Strahlung meist und für β-Strahlung häufig vernachlässigt werden.

Bei in vitro-Messungen wird daher eine Geometrie zu wählen sein, die einen möglichst kleinen Abstand zwischen Quelle und Detektor bei möglichst geringer Schichtdicke der Quelle (kleine Probenvolumina!) sicherstellt.

Die hohe Eigenabsorption bei *niedrigen* Gammaenergien kann die exakte Messung *größerer Probenvolumina* nahezu unmöglich machen. Für in vivo-Untersuchungen, bei denen die Absorption der Strahlung im Patienten zu berücksichtigen ist, müssen daher Radionuklide eingesetzt werden, deren Gammaenergie höher als ca. 50 keV liegt. Trotzdem stellt die Bestimmung der absoluten Aktivität aufgrund der unbekannten Tiefe der Aktivität im Körper des Patienten meist ein Problem dar (ergänzende Informationen siehe InfoBox 5.8 auf der nächsten Seite).   >50 keV

Neben Eigenabsorption durch Photoeffekt im Körper des Patienten gehen Photonen auch durch Streuung und anschließender Aussortierung aufgrund zu geringer Energie durch den Pulshöhenanalysator für eine Messung verloren.

5 Grundlagen der Messtechnik

InfoBox 5.8: Berücksichtigung von Schwächungseffekten

Messergebnisse unabhängig von der Quelltiefe: Durch **Messung** einer *Probe mit größerem Volumen* oder eines *Patienten* **von zwei gegenüberliegenden Seiten** und Bestimmung des **geometrischen Mittelwertes** (siehe Gleichung 5.5) dieser beiden Messergebnisse kann eine **Unabhängigkeit** des Messergebnisses von der Lokalisation (der Tiefe) der Strahlenquelle (z.B. im Patienten) erzielt werden.

$$\bar{x}_{geom} = \sqrt{x_1 \cdot x_2} \tag{5.5}$$

Für die Intensität einer Strahlenquelle in der Tiefe d_1 gilt nach Glg. 2.35 auf Seite 45:

$$I(d_1) = I_0 \cdot e^{-\mu(x) \cdot d_1}$$

Bei einer Gesamt-Dicke der Probe D gilt für die Quelltiefe d_2 bei der Messung von der gegenüberliegenden Seite:

$$d_2 = D - d_1$$

Daraus folgt für die gemessene Intensität von der gegenüberliegenden Seite:

$$I(d_2) = I_0 \cdot e^{-\mu(x)*(D-d_1)}$$

Für die Bildung des geometrischen Mittelwertes nach Glg. 5.5 sind die Messergebnisse zu multiplizieren; man erhält:

$$I(d_1) * I(d_2) = I_0^2 \cdot e^{-\mu(x) \cdot (d_1 + D - d_1)} = I_0^2 \cdot e^{-\mu(x) \cdot D} \tag{5.6}$$

Das geometrische Mittel des Messergebnisses ist nur noch von der Dicke D der Probe und nicht mehr von der konkreten Lage der Strahlenquelle innerhalb der Probe abhängig. Diese Methode wird häufig für quantitative Messungen eingesetzt.

Gewichtung der Energiefenster bei Schwächung: Die **Absorption** in Gewebe ist für **niederenergetische Strahlung** (in der Nuklearmedizin insbesondere Tl-201 – siehe Tabelle 3.2) deutlich größer als für **höherenergetische Strahlung**. Die unterschiedliche **Eigenabsorption** bei unterschiedlichen Strahlungsenergien ist dafür verantwortlich, dass in der nuklearmedizinischen In-vivo-Diagnostik die **Gewichtung der Energiefenster** nicht mit der **Emissionswahrscheinlichkeit** der entsprechenden Linien des Radionuklids übereinstimmt: Während die 70 keV K_α-Linien und die 80 keV K_β-Linien mit 74 % bzw. 20 % Emissionswahrscheinlichkeit deutlich häufiger emittiert werden als die 167 keV γ-Linie mit 10 %, wird letztere im gemessenen Spektrum an der Gammakamera mit nahezu gleicher Häufigkeit (Höhe) sichtbar, da sie weniger abgeschwächt wird.

Für die 140 keV-Strahlung des Tc-99m beträgt die **Halbwertsschichtdicke von Wasser oder Weichteilgewebe ca.** 5 cm (siehe Tab. 2.2 auf Seite 50: 46 mm), das heißt, aus 10 cm Tiefe erreicht nur noch $1/4$ der Quanten den Detektor. Die daraus resultierenden größeren Zählverluste bei korpulenten Patienten sollten durch Verabreichung entsprechend höherer Aktivitäten oder durch entsprechend längere Messzeiten ausgeglichen werden.

5.3 Generelle Eigenschaften einer Messeinrichtung

Kollimator-Empfindlichkeit e_{Koll}

Bei Sonden-Messgeräten (Uptake-Messplatz, Gamma-Sonden)[4] werden Kollimatoren zur **Begrenzung des Messfeldes** eingesetzt. Das Messverhalten einer solchen Detektor-Kollimator-Kombination wird durch ihr **Messfeld** beschrieben, welches durch die Kollimator-Abmessungen (Geometrie!) und das Abstandquadratgesetz definiert wird.

Dieses Messfeld besteht aus Flächen gleicher Empfindlichkeit: Das sind Flächen, auf denen eine Punktquelle beliebig verschoben werden kann, ohne dass sich das Messergebnis ändert.

Da die Messfelder gewöhnlich rotationssymmetrisch sind, können sie in einer Schnittebene durch die Detektorachse aufgezeichnet werden. Die Flächen gleicher Empfindlichkeit stellen sich dann als **Linien gleicher Empfindlichkeit** dar (Iso-Ausbeutelinien, siehe Abb. 5.12 und Kap. 7 auf Seite 153 – „Sonden-Messgeräte").

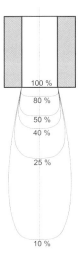

Abbildung 5.12: Messfeld eines Sondenkollimators

Bei der **szintigraphischen Bildgebung** mit Gammakameras ist es notwendig, **Photonen aus unpassenden Richtungen gezielt von einer Registrierung auszuschließen**. Dies geschieht mit Hilfe spezieller Gammakamera-Kollimatoren. Die Kollimator-Empfindlichkeit beschreibt hier denjenigen Anteil der auftreffenden Quanten, der vom Kollimator durchgelassen wird (siehe Kapitel 8.5 auf Seite 180 – „Kollimatoren").

Kollimatoren für nicht bildgebende Detektoren weisen im *direkten* Gesichtsfeld Kollimator Empfindlichkeiten von nahezu 100 % auf (vergleiche Abb. 5.12: die Reduktion der Empfindlichkeit resultiert lediglich aus der ebenfalls in die Iso-Ausbeutelinien einfließenden geometrischen Empfindlichkeit, dem **quadratischen Abstandsgesetz** von Glg. 5.4 auf Seite 110).

direkt 100 %

Parallellochkollimatoren für Gammakameras weisen auch im direkten Gesichtsfeld **Kollimator-Empfindlichkeiten von lediglich etwa** 0,1 % auf. Ihre Durchlässigkeit für ausschließlich nahezu orthogonal auf den Detektor auftreffende Photonen führt dazu, dass diese Messanordnungen nur eine sehr moderate Abhängigkeit von der Entfernung aufweisen.

0,1 %

---

[4]siehe Kap. 7

5 Grundlagen der Messtechnik

Kristall-Effizienz e_{Krist}

Die Registrierung eines Gammaquants in einem Detektor setzt eine **Wechselwirkung zwischen Strahlung und Detektorkristall** voraus. Die Kristall-Effizienz oder **Ausbeute** beschreibt jenen Anteil der Quanten, die den Detektor erreichen und auch dort nachgewiesen werden.

In Kap. 2.3.5 auf Seite 44 wurde das Schwächungsgesetz behandelt:

- **Schwächung** der Photonenstrahlung abhängig von:
    - **Dichte** ρ
    - **Dicke** d
    - **Ordnungszahl** Z
    - **Energie** E

- **Schwächungsgesetz**: Glg. 2.35 auf Seite 45 mit dem linearen Schwächungskoeffizienten μ

$$I(d) = I_0 \cdot e^{-\mu_E \cdot d}$$

    Bei einem gewählten, homogenen Detektormaterial ist μ abhängig von E; die Dichte, die (effektive) Ordnungszahl und die Dicke sind durch die Ausführung des Detektors bereits festgelegt.

Die Wahrscheinlichkeit für eine Wechselwirkung ist von der Dicke **d** des Detektors sowie von dessen linearem Schwächungskoeffizienten $\mu(\mathbf{E})$ bei einer bestimmten Energie **E** der Photonen abhängig:

Damit wird die Kristall-Effizienz wie folgt definiert:

$$e_{Krist} = 1 - e^{-\mu(E) \cdot d} \tag{5.7}$$

Die Kristall-Effizient nimmt mit zunehmender Strahlungsenergie ab: die Wahrscheinlichkeit für eine Wechselwirkung im Detektor der Dicke d wird kleiner. Ausgleichen kann man diese Abnahme der Wechselwirkungswahrscheinlichkeit durch die Verwendung dickerer Detektorkristalle – siehe insbesondere InfoBox 5.9 auf Seite 116 und Abb. 5.14! Oder durch Verwendung von Detektoren mit höherer Ordnungszahl und Dichte – siehe Tab. 4.1 auf Seite 81.

Insbesondere bei höheren Energien (Positronen-Emissions-Tomographie (PET), 511 keV) empfiehlt es sich, Kernladungszahl und Dichte des Detektormaterials möglichst hoch zu wählen, um mit geringen Detektorabmessungen das Auslangen finden zu können.

Eine höhere Kernladungszahl des Detektormaterials erhöht zudem den Anteil der mittels Absorption (Photoeffekt) nachgewiesenen Photonen: siehe dazu die Abb. 5.13 auf der nächsten Seite, Kap. 2.3.5 auf Seite 44 – „Schwächungsgesetz und Halbwertsdicke" und Tab. 4.1 auf Seite 81.

5.3 Generelle Eigenschaften einer Messeinrichtung

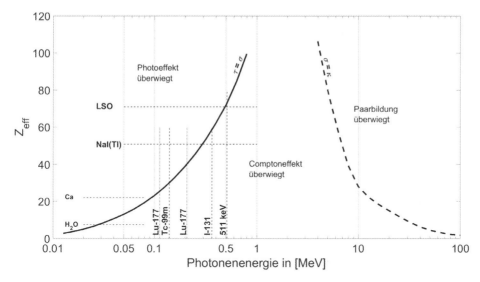

Abbildung 5.13: Photonen-Wechselwirkungswahrscheinlichkeit in Abhängigkeit von der Photonenenergie und der Ordnungszahl des Absorbers
Eingetragen sind die Energielinien verschiedener Radionuklide und die effektiven Ordnungszahlen von NaI(Tl) und Lutetium-Oxy-Orthosilikat (LSO) (Detektormaterialien), Ca (Knochen) und Wasser (Weichteilgewebe)

Effizienz der Messelektronik e_{Elektr}

Die Kristall-Effizienz bzw. Ausbeute beschreibt die Wahrscheinlichkeit, mit der ein Photon von einem Detektor nachgewiesen werden kann. Vor allem für die bildgebende nuklearmedizinische Diagnostik ist es wesentlich, zwischen **gestreuten und ungestreuten** Quanten unterscheiden zu können, da gestreute Quanten i.a. eine falsche Ortsinformation liefern.

Die im Patient aufgrund des Compton-Effektes gestreuten Quanten haben Energie abgegeben (siehe Kap. 2.3.4 auf Seite 41 – „Wechselwirkung von Photonenstrahlung mit Materie"), sie können daher mit Hilfe der Energiediskriminierung im **Impulshöhenanalysator** von den ungestreuten Quanten unterschieden werden. Voraussetzung ist, dass die Energieabgabe groß genug war und ungestreute Quanten im Detektorkristall durch Photoeffekt vollständig absorbiert werden.

Durch entsprechende Fenstereinstellung am Impulshöhenanalysator (siehe Kap. 5.2.4 auf Seite 106 – „Energiefenstereinstellung") wird ein Großteil der gestreuten, energieärmeren Quanten von der Messung ausgeschlossen. Die Nachweißempfindlichkeit der Messanordnung wird dadurch verringert. Die Effizienz der Messelektronik wird in erster Linie durch die **Analysator-Einstellung** bestimmt: Je breiter das Energiefenster gewählt wird, desto höher ist die gemessene Zählrate. Mit größer

5 Grundlagen der Messtechnik

InfoBox 5.9: Kristall-Effizienz für NaI(Tl)-Kristall

Abbildung 5.14 zeigt den Verlauf der Kristall-Effizienz (in %) in Abhängigkeit von der Energie der eintreffenden Strahlung im Bereich von 10 keV bis 10 MeV für NaI(Tl)-Detektoren **unterschiedlicher Dicke**. Die einzelnen Kurven entsprechen Schichtdicken von 5 mm, 10 mm, 20 mm, 50 mm und 100 mm.

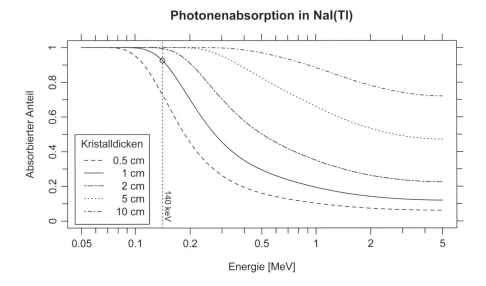

Abbildung 5.14: Verlauf der Ausbeute für mehrere Kristalldicken gegen die Energie

<100 keV: Für Energie von weniger als 100 keV kann ab einer NaI(Tl)-Kristalldicke von 5 mm eine **Ausbeute** von 100 % angenommen werden.

140 keV: Für die Photopeak-Energie von Tc-99m beträgt die **Ausbeute** bei einer Kristalldicke von 10 mm etwas mehr als 90 %; diese Kristalldicke ist typisch für den Einsatz bei **Gammakameras**.

511 keV: Bei der Energie der **Vernichtungsstrahlung** (z.B. bei F-18) mit 511 keV sinkt die Effizienz der in herkömmlichen Gammakameras eingesetzten ca. 10 mm ($3/8$ Zoll) dicken Kristalle bereits auf etwa 25 %. Steht hingegen ein 25 mm ($1''$) dicker Kristall zur Verfügung, wird die Ausbeute etwa 50 % betragen.

werdenden Energiefenstern nimmt jedoch nicht nur die Impulszahl aus dem Photopeak („Nutzstrahlung") zu, sondern auch die Impulszahl der gestreuten Strahlung und der Hintergrundstrahlung. Es muss daher ein Fenster gesucht werden, das ein bestmögliches Verhältnis von Nutzstrahlung zu Hintergrund- und Streustrahlung ergibt.

5.3.2 Empfindlichkeits-Kalibrierung

Aus Glg. 5.2 auf Seite 108 kann folgendes geschlossen werden: Wenn die *Empfindlichkeit* einer Messanordnung durch die *Messung einer bekannten Aktivität* ermittelt wurde, kann bei neuerlicher Messung unter denselben Bedingungen aus der *Impulsrate* auf die *Aktivität* der Quelle geschlossen werden (siehe Glg. 5.8). Eine **kalibrierte Messung** ermittelt anhand der kalibrierten Empfindlichkeit die Aktivität einer Probe:

$$\text{Aktivität} = \frac{Impulsrate}{Empfindlichkeit} \tag{5.8}$$

Voraussetzung für die Anwendbarkeit von Gleichung 5.8 ist, dass keiner der Parameter der Empfindlichkeit (also die Parameter aus Glg. 5.3 auf Seite 109) modifiziert wurde. Das heißt die Messung muss:

- in derselben geometrischen Anordnung zwischen Probe und Detektor (Geometriefaktor g),
- unter identischen Schwächungs- und Streustrahlverhältnissen (Eigenabsorption f_{abs}),
- mit demselben Kollimator (Kollimator-Effizienz e_{Koll})
- etc.

erfolgen. Da die Eigenabsorption und die Nachweis-Empfindlichkeit des Detektors (Kristall-Effizienz e_{Krist}) ganz wesentlich von der *Energie* abhängen, gilt die gemessene Empfindlichkeit nur für ein bestimmtes Radionuklid bzw. genauer nur für eine bestimmte Gamma-Energie.

$f(E)$

E_γ

Die Ermittlung der Empfindlichkeit muss also für jede Energie – für jedes Radionuklid – getrennt erfolgen.

Qualitätskontrolle der Empfindlichkeit

Im Rahmen der Qualitätskontrolle muss die Nachweisempfindlichkeit E der Messeinrichtung regelmäßig überprüft werden. Dazu wird eine Testquelle mit bekannter Aktivität benötigt.

- Nach Installation des Gerätes oder nach einer größeren Wartung muss unter genau definierten Messbedingungen (Positionierung der Quelle, Verstärkungseinstellung, Fenstereinstellung usw.) ein Referenzwert – z.B. nach Glg. 5.2 auf Seite 108 – ermittelt werden.
- Mit derselben Testquelle und unter denselben Messbedingungen muss die Empfindlichkeit regelmäßig kontrolliert werden.

Weitere Hinweise zur Qualitätskontrolle der Nachweisempfindlichkeit sind in den Kapiteln zu den verschiedenen Geräten sowie in Kapitel 11 – „Qualitätskontrolle" angeführt.

5 Grundlagen der Messtechnik

InfoBox 5.10: Empfindlichkeits-Kalibrierung bei der Gammaspektroskopie

Zusätzlich zur **Energiekalibrierung** ist in der Gammaspektroskopie eine **Empfindlichkeits-Kalibrierung** für alle verwendeten Messgeometrien notwendig. Dabei wird für mehrere Nuklide bekannter Aktivität ermittelt, wie hoch die **Empfindlichkeit der Messanordnung** (Messgeometrie) für jede einzelne der registrierten Gammaenergien ist.

Die festgestellte Empfindlichkeit (engl. "efficiency") in Abhängigkeit von der Energie der zugehörigen Gammalinie kann in einer Kurve eingetragen und durch eine Funktionsanpassung (engl. "fit") in eine mathematische Form gebracht werden. Auf dieser Basis ist es möglich, die Empfindlichkeit der Messanordnung auch für andere als die gemessenen Gammaenergien bzw. Nuklide anzugeben.

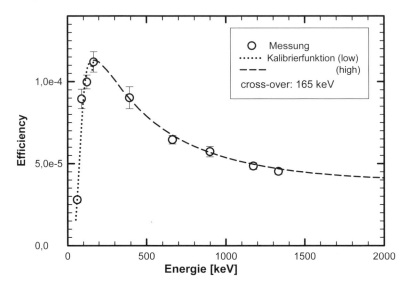

Abbildung 5.15: Empfindlichkeitskalibrierung eines Ganzkörperzählers

Nach durchgeführter Energie- und Empfindlichkeitskalibrierung kann aus den **Zählraten** der Photonen bei den gemessenen Energien sowie der Übernahme der Übergangswahrscheinlichkeit des Nuklids aus dem Umwandlungsschema die **automatische Bestimmung der Aktivität** dieses Nuklids auch für bisher unbekannte, also nicht kalibrierte Nuklide, erfolgen.

5.3.3 Nulleffekt und Hintergrund

Im vorliegenden Buch wird unterschieden:

NE
- Als **Nulleffekt** (manchmal auch *Leerwert* oder (irreführend!) *Hintergrund*) bezeichnet man jene Strahlung, die nicht von der zu messenden Probe (Fläschchen, Spritze, Patient) bzw. von dem zu messenden Organ stammt. Das Nuklid (und damit die Energie der Gammaquanten) des Nulleffektes ist a priori unbekannt.

- Als **Hintergrund** (engl. "**background**") wird im in vivo-Bereich jener Strahlungsanteil bezeichnet, der zwar vom Patienten, jedoch nicht aus dem untersuchten Organ stammt. Das Nuklid des Hintergrundes ist bekannt. *Hntgd*

Nulleffekt aus natürlichen Quellen

Aufgrund der immer und überall vorhandenen **natürlichen Umgebungsstrahlung** zeigt jedes Gerät auch ohne Vorhandensein einer zu messenden radioaktiven Quelle einen Messwert an. Dies ist der Nulleffekt. Dieser Messwert setzt sich zusammen aus kosmischer Strahlung bzw. Höhenstrahlung, terrestrischer Strahlung und natürlicher Radioaktivität (z.B. aus Baumaterialien). *NE*

Für genaue Messungen muss vor Beginn der Probenmessung eine Messung des **Nulleffektes** erfolgen. Das Ergebnis der Nulleffekt-Messung ist anschließend von allen Probenmessungen abzuziehen. Wird für die Messung des Nulleffektes eine andere Messzeit als für die Messung der Probe oder des Patienten verwendet, müssen alle Ergebnisse auf gleiche Messdauer umgerechnet werden. **Aus Gründen einer ausreichenden Statistik ist es sinnvoll, für die Messung des Nulleffektes große Messzeiten zu wählen.**

Nulleffekt aus künstlichen Quellen

Neben natürlichen Quellen kommen für das Zustandekommen des Nulleffektes auch Anteile aus künstliche Quellen in Frage, z.B. in der Umgebung des Messgerätes gelagerte Aktivitäten. Der durch künstliche Strahlenquellen verursachte Anteil des Nulleffektes soll durch entsprechende Schutzmaßnahmen niedrig gehalten werden.

Unzureichend abgeschirmte radioaktive Abfälle, bereitgestellte und ungenügend abgeschirmte Radiopharmaka in Spritzen, Einflüsse durch benachbarte Lagerung von größeren Aktivitäten etc., aber auch Patienten mit inkorporierten Radiopharmaka im Messraum und in Nachbarräumen führen zu einer Erhöhung des Nulleffektes. Auch erkannte und unerkannte Kontaminationen bewirken ein Ansteigen des Nulleffektes.

Wichtig ist daher die **Abschirmung aller Quellen** in den Messräumen. Dies geschieht in der Regel durch bleiabgeschirmte Abfallbehälter, Bleibehälter für Spritzen und Tresore für Radiopharmaka. Applizierte Patienten sollen sich nicht unnötig in Messräumen aufhalten. Der Schwächungsfaktor von Wänden kann mit Bleieinlagen beträchtlich vergrößert werden.

Regelmäßige **Kontaminationskontrollen** in Messräumen sind zum Erkennen von künstlichen Strahlenquellen unumgänglich. Besondere Bedeutung erlangen Kontaminationskontrollen für die Detektoren selbst: Durch entsprechende Messung des Nulleffektes muss sichergestellt werden, dass keine Strahlenquellen am Detektor oder im Gesichtsfeld des Detektors das Messergebnis beeinflussen.

Um den Einfluss des Nulleffektes auf das Messergebnis niedrig zu halten, ist auf eine ausreichende **Abschirmung des Detektors** zu achten.

Da mit zunehmender **Kristalldicke** auch die Empfindlichkeit für die Messung des Nulleffektes zunimmt, sollte der Kristall nicht dicker gewählt werden, als es für die verwendete Strahlungsenergie notwendig ist.

Bestimmung des Nulleffektes

Mit integralen (siehe InfoBox 5.4 auf Seite 95) oder großen **Energiefenstern** arbeitende Geräte (siehe Kapitel 5.2.4 – „Energiefenstereinstellung") registrieren einen größeren Nulleffekt. Bei differentieller Messung wird durch geeignete Wahl des Energiefensters ein Großteil des Nulleffektes von der Messung ausgeschlossen.

Bei **Vielkanalanalysatoren** kann durch Auswertung des Bereiches unmittelbar oberhalb und unterhalb des Photopeaks der Verlauf des Nulleffektes im Energiebereich des Photopeaks abgeschätzt werden. Damit kann der Nulleffekt ohne getrennte (Nulleffekt-)Messung bestimmt und abgezogen werden.

Bei gammaspektroskopischen Messungen werden manchmal kompliziertere mathematische Modelle für die Ermittlung des Nulleffektes bzw. umgekehrt für die Bestimmung der Netto-Fläche des Photopeaks herangezogen. Dies ist z.B. bei teilabgeschirmten Ganzkörperzählern der Fall, bei denen der Nulleffekt von der Compton-Streuung im Patienten und damit von dessen Masse abhängig ist.

Bestimmung des Hintergrundwertes

Für die messtechnische Erfassung von Radioaktivität, welche nicht in dem zu untersuchenden Organ, sondern in dessen Umgebung gespeichert ist, stehen zwei Möglichkeiten zur Verfügung:

Für Detektoren, die über **keine Ortsauflösung** verfügen (z.B. Uptake-Messplatz), kann durch eine getrennte Messung in einer benachbarten Region eine vergleichbare Aktivität ermittelt und das Ergebnis dieser „Hintergrundmessung" vom Ergebnis der Messung subtrahiert werden: siehe Glg. 7.1 auf Seite 156. Bei der **Schilddrüsenmessung** am Uptake-Messplatz geschieht dies durch die Messung eines Organs, welches etwa die gleiche Form und die gleiche Iodspeicherung aufweist wie der Hals. Man bedient sich dabei häufig des Oberschenkels. Vorsicht ist hier allerdings vor Aktivitäten in der Harnblase geboten! Das Messergebnis der Hintergrundmessung am Oberschenkel wird vom Messergebnis am Hals abgezogen. Übrig bleibt die gesuchte Aktivität der Schilddrüse.

An der *Gammakamera* (einem Messsystem, welches ortsauflösend eingesetzt wird; siehe Kap. 8 auf Seite 161) kann nach Ende der Aufnahme mit Mitteln der digitalen Bildverarbeitung durch Region-of-Interest (ROI)s ein räumlicher Bereich selektiert werden, dessen Aktivität als typisch für die Aktivität des Hintergrundes angesehen wird. Der so festgestellte Hintergrund wird flächennormiert von der Organaktivität abgezogen.

Wenn eine räumliche Trennung des Hintergrundes auf der *planaren* Gammakameraaufnahme nicht möglich ist oder nicht sinnvoll erscheint, kann auf eine Single-Photon-Emission-Computed-Tomography (SPECT)-Untersuchung (siehe Kap. 8.7 auf Seite 191 – „SPECT") zurückgegriffen werden. Durch die dreidimensionale Darstellung der Aktivitätsanreicherung können die Aktivitäten des untersuchten Organs und der Umgebung deutlicher getrennt werden.

Qualitätskontrolle

Die **regelmäßige Kontrolle** des Nulleffektes einer Messeinrichtung gehört zum Standardumfang der Qualitätskontrolle. Durch diese Messungen sollen eventuelle künstliche Strahlungsquellen und Kontaminationen des Detektors erkannt und beseitigt werden können.

5.3.4 Zeitliche Auflösung einer Messeinrichtung

Neben der Nachweisempfindlichkeit (Kapitel 5.3.1 auf Seite 108 – „Empfindlichkeit einer Messeinrichtung") wird die Leistungsfähigkeit eines Detektors auch durch sein zeitliches Auflösungsvermögen bestimmt.

Jeder Detektor benötigt eine gewisse Zeit, um ein absorbiertes *Quant* in ein *elektrisches Signal* umzuwandeln. Während dieser *Zeit*, der sogenannten *Totzeit* oder Auflösungszeit, kann der Detektor keine weiteren Quanten nachweisen. Ist die Nachweisempfindlichkeit gering oder nur wenig Aktivität vorhanden, spielt die Totzeit keine Rolle, und die Anzahl der nachgewiesenen Quanten steigt linear mit zunehmender Aktivität. Bei höheren Aktivitäten entstehen Zählverluste bei der Verarbeitung der in rascher Folge eintreffenden Impulse.

Das Zählverhalten eines Gerätes wird anschaulich durch eine Kurve wie in Abb. 5.16 auf der nächsten Seite dargestellt. In dieser Abbildung wurde die gemessene Zählrate gegen die Aktivität aufgetragen:

- Wird die Aktivität von Null an langsam erhöht, steigt die Zählrate zunächst linear im gleichen Prozentsatz an.
- Bei höheren Aktivitäten steigt die Zählrate nicht mehr im gleichen Ausmaß, erreicht schließlich ein Maximum, und fällt bei noch höheren Aktivitäten wieder ab!

5 Grundlagen der Messtechnik

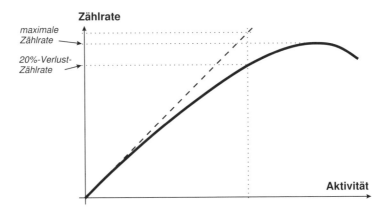

Abbildung 5.16: Impulsratencharakteristik: Abhängigkeit der Zählrate von der Aktivität

Als Grenze für die Verwendbarkeit eines Gerätes gilt derjenige Aktivitätswert, bei dem der Zählratenverlust 20 % beträgt. Messverfahren sind so zu wählen, dass die Zählratenverluste entsprechend beschränkt bleiben.

Die in Abb. 5.16 gezeigte Kurve kann für jedes Gerät ermittelt werden, indem man entweder eine geeignete Verdünnungsreihe misst oder die Kernumwandlung eines bekannten Radionuklids nutzt, indem man eine Probe über mehrere Halbwertszeiten misst und die Zählrate in Abhängigkeit von der Aktivität aufträgt.

Details zum Zustandekommen der Zählverluste gibt die InfoBox 5.11 auf der nächsten Seite gemeinsam mit Abb. 5.17.

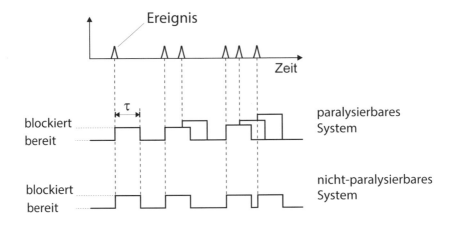

Abbildung 5.17: Totzeitverhalten für paralysierbare und nicht-paralysierbare Systeme

5.3 Generelle Eigenschaften einer Messeinrichtung

InfoBox 5.11: Zustandekommen der Zählverluste

Anhand von Abbildung 5.17 soll die Entstehung von Zählverlusten erörtert werden:
In der ersten Zeile der Abb. 5.17 sind die eintreffenden Impulse auf der Zeitachse dargestellt: nach dem ersten Impuls folgt eine Pause, danach zwei Pulse kurz hintereinander und nach einer weiteren Pause stehen weitere drei Impulse zur Verarbeitung an.
In der zweiten und dritten Zeile der Abb. 5.17 wird die Verarbeitungszeit der eintreffenden Impulse durch Rechtecke dargestellt. Sobald ein Ereignis eintritt (sprich: ein *erster* Impuls registriert wird), wird eine Zeit τ benötigt, um das Signal diese Impulses zu verarbeiten. Das System ist während dieser Zeit, der Totzeit τ „blockiert".
Während der Verarbeitungszeit des ersten Impulses trifft kein weiterer Impuls ein, der erste Impuls wird in jedem Fall korrekt gezählt werden.
Unmittelbar nach dem zweiten Impuls – noch während der Totzeit τ, die vom zweiten Impuls „ausgelöst" wird – trifft der dritte Impuls auf den Detektor. Das in der zweiten Zeile der Abb. 5.17 skizzierte **paralysierbare System** reagiert auf das Eintreffen des dritten Impulses mit dem neuerlichen Beginn einer Verarbeitung (die Totzeit des Systems wird somit verlängert!), während das in der dritten Zeile dargestellte **nicht-paralysierbare System** (Abbildung 5.17, unten) lediglich für die aktuelle restliche Totzeit blockiert bleibt. Der dritte Impuls kann von beiden Systemen nicht verarbeitet (gezählt) werden.
Der vierte Impuls kann wieder von beiden Systemen erkannt werden. Diesem vierten Impuls folgen in relativ kurzen zeitlichen Abständen die Impulse fünf und sechs:

Paralysierbares System: Die durch den vierten Impuls ausgelöste Totzeit wird durch den fünften und sechsten Impuls jeweils verlängert! Lediglich der vierte Impuls wird gezählt werden, da der fünfte und sechste Impuls jeweils in die (verlängerte Totzeit) fallen.

Nicht-paralysierbares System: Der fünfte Impuls fällt zeitlich in die durch den vierten Impuls ausgelöste Totzeit hinein und wird somit nicht gezählt werden. Die Totzeit des vierten Impulses wird jedoch nicht verlängert, sodass der sechste Impuls gezählt werden kann.

Paralysierbare Systeme können durch ein Überangebot an Ereignissen „lahmgelegt" werden: Das System befindet sich ständig in der Totzeit und kann keinerlei Impulse mehr messen. Die Zählrate sinkt – bei weiterer Zunahme der Anzahl der Photonen (!) – nach Erreichen des Maximalwertes der Zählrate wieder ab (vergleiche Abbildung 5.16). In extremen Fällen kann die Zählrate eines paralysierbaren Systems bei sehr hohen Aktivitäten tatsächlich wieder 0 cps erreichen!
Viele Detektoren gehören zur Klasse der **paralysierbaren** Detektoren.
In NaI(Tl)-Detektoren wird die absorbierte Strahlung über die mit einer **Zeitkonstanten** von 230 ns abklingenden Lichtblitze registriert (siehe Tab. 4.1 auf Seite 81). Die Lichtmenge (Anzahl der Lichtblitze) ist der Energie der einfallenden Strahlung proportional. Damit alle Lichtblitze die Gelegenheit haben, den Photomultiplier zu erreichen, muss eine gewisse Zeit gewartet werden. Wenn innerhalb dieser Zeit erneut ein Gammaquant den Detektor trifft, wird dieses Ereignis verworfen. Die Wartezeit auf das Abklingen des Lichtsignals beginnt aber von vorne: **Szintillationsdetektoren sind also paralysierbare Systeme!**
Elektronische Komponenten in Detektorsystemen zählen zu den **nicht-paralysierbaren Systemen-Komponenten**. Die effektive Totzeit des gesamten Detektorsystems (also z.B. Kristall, PM, Elektronik etc.) setzt sich aus den Totzeiten der Komponenten zusammen und kann mit einfachen Mitteln nicht eruiert werden. In der Praxis wird daher die **Impulsratencharakteristik** – welche das Verhalten des aus den einzelnen Komponenten bestehenden Gesamtsystems zeigt – wie in Abbildung 5.16 angegeben.

5.4 Grundlagen der Statistik für nuklearmedizinische Zwecke

Die Kernumwandlung ist ein **statistischer Vorgang**. Für einen *einzelnen Kern* einer radioaktiven Quelle lässt sich nicht sagen, *wann* er sich umwandeln wird. Die Umwandlungen einer großen Anzahl von Kernen jedoch folgen dem Umwandlungsgesetz (siehe Kap. 2.2.5 auf Seite 28):

$N(t)$
$$N(t) = N_0 \cdot e^{-\lambda \cdot t}$$

$A(t)$ und in weiterer Folge zu Glg. 2.23 auf Seite 31:

$$A(t) = A_0 \cdot e^{\frac{-\ln(2)}{T_{1/2}} \cdot t}$$

Für die Messung von Zählraten radioaktiver Stoffe ist es daher erforderlich, den statistischen Charakter der radioaktiven Umwandlung zu berücksichtigen. Daraus ergibt sich, dass auch die **Messgenauigkeit** statistischen Gesetzen unterliegt. Durch Kenntnis und Anwendung **statistischer Methoden** gelingt es, Vorhersagen über die *Genauigkeit von Messungen* zu treffen.

5.4.1 Messgenauigkeit

Jede Messung ist prinzipiell fehlerbehaftet. Die **Genauigkeit** eines Messergebnisses wird durch seine Richtigkeit und durch seine Präzision festgelegt:

- **Richtigkeit – systematischer Fehler:** Die Genauigkeit im Sinn von Richtigkeit einer Messung (engl. „**accuracy**") ist ein Maß dafür, wie weit das Ergebnis **vom wahren Wert abweicht**.
  Die Richtigkeit hängt von der Vermeidung **systematischer Fehler** ab. Systematische Fehler sind reproduzierbar und treten in immer gleicher Weise auf, z.B. bei fehlerhaftem Abgleich eines Gerätes.
  Da der gesuchte wahre Wert im Allgemeinen unbekannt ist, sind systematische Fehler nicht immer leicht zu erkennen und zu beseitigen. Die rechtzeitige Erkennung systematischer Fehler ist Aufgabe der **Qualitätskontrolle**.
- **Präzision – zufallsbedingter Fehler:** Die Genauigkeit im Sinn von Präzision einer Messung (engl. „**precision**") ist ein Maß dafür, **wie gut ein Messergebnis reproduzierbar ist**.
  Die Präzision hängt von der Verringerung der **zufallsbedingten Fehler** ab. Zufallsbedingte Fehler zeigen sich durch unterschiedliche Messergebnisse bei aufeinanderfolgenden Messungen unter gleichen Bedingungen. Zufallsbedingte (statistische) Fehler sind nicht reproduzierbar.

5.4 Grundlagen der Statistik für nuklearmed. Zwecke

Zur Erhöhung der Präzision eines Messergebnisses ist es notwendig, zufallsbedingte Fehler zu minimieren. Mit **statistischen Methoden** gelingt es, die Größe der zufallsbedingten Fehler vorherzusagen.

Auch sehr präzise, d.h. gut *reproduzierbare* Messergebnisse können einem *systematischen* Fehler unterworfen und daher ungenau sein. Für die Erkennung systematischer Fehler ist die Teilnahme an **Ringversuchen** eine sehr effektive Methode der Qualitätskontrolle.

Systematische und zufallsbedingte Fehler einer Messung addieren sich zum **Gesamtfehler**, den es gilt gering zu halten.

5.4.2 Statistische Methoden

Bei der Anwendung statistischer Methoden wird zwischen *beschreibender* (deskriptiver, empirischer) und *voraussagender* (induktiver, schließender) Statistik unterschieden:

Beschreibende Statistik

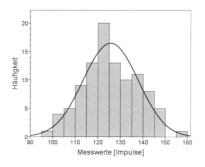

Abbildung 5.18: Häufigkeitsverteilung

Ziel der beschreibenden Statistik ist es, eine Vielzahl von Beobachtungen bzw. Messungen auf wenige, zur Beschreibung geeignete **Parameter** zurückzuführen.

- **Häufigkeitsverteilung**: Eine anschauliche graphische Darstellung der Messergebnisse ist die **Häufigkeitsverteilung** – siehe Abb. 5.18 und InfoBox 5.12 auf Seite 127. Dazu werden auf der x-Achse die Messwerte in Klassen gruppiert aufgetragen, auf der y-Achse die Häufigkeit, mit der die Messwerte in den betreffenden Klassen auftreten.

  Je mehr Messungen durchgeführt werden, umso feiner ist die Häufigkeitsverteilung abgestuft und umso besser kann sie durch eine kontinuierliche **Wahrscheinlichkeitsverteilung** angenähert werden (durchgezogene Linie in Abbildung 5.18).

  Zu erkennen ist, dass *Werte in der Umgebung des Mittelwertes mit deutlich höherer Wahrscheinlichkeit gemessen werden als Werte fernab des Mittelwertes.*

$\bar{x}$
- **Mittelwert**: Ein sehr geläufiger Parameter der beschreibenden Statistik ist der **Mittelwert**. Der Mittelwert einer Serie von insgesamt n Messungen mit den jeweiligen Messergebnissen x_i ist definiert als:

$$\bar{x} = \frac{\sum_{i=1}^{n} x_i}{n} \tag{5.9}$$

Der Mittelwert ist ein sogenanntes Lagemaß. Andere bekannte Lagemaße sind z.B. der Median und der Modalwert (der häufigste Wert einer (Häufigkeits-)Verteilung).

Wird beispielsweise die Körpergröße der Studenten eines Semesters herangezogen, kann der Mittelwert als gute Beschreibung über die zu erwartende Größe dienen. Dieser Mittelwert liefert eine einfachere Beschreibung, als die Angabe der Größe jedes einzelnen Studierenden.

σ
- **Standardabweichung**: Neben der Lage (Mittelwert) ist die Streuung eine wichtige Eigenschaft von Datensätzen (ein Streuungsmaß). Die Streuung beschreibt, wie dicht die einzelnen Daten beieinander liegen. Ein Maß für die Schwankungs- bzw. Streubreite ist die **Standardabweichung** σ:

$$\sigma = \sqrt{\frac{\sum_{i=1}^{n}(x_i - \bar{x})^2}{n}} \tag{5.10}$$

Δx
- **Relativer Fehler**: Die Standardabweichung bezogen auf den Mittelwert heißt **relativer Fehler** (Glg. 5.11). Dieser wird in Prozent angegeben.

$$\Delta x = \frac{\sigma}{\bar{x}} \cdot 100[\%] \tag{5.11}$$

Voraussagende Statistik

Während es Aufgabe der beschreibenden Statistik ist, die Aussage aus vorhandenen Daten möglichst umfassend aufzuarbeiten, versucht die voraussagende Statistik, **aus der Kenntnis der Häufigkeitsverteilung Voraussagen** zu treffen. In der täglichen Praxis ist es meist schlicht unmöglich, eine Messung 100 mal zu wiederholen und als Ergebnis den Mittelwert dieser Messungen zu verwenden. Ziel muss es sein, mit nur *einer* (oder sehr wenigen) *Messung* das Auslangen zu finden.

1 Mssg!

5.4 Grundlagen der Statistik für nuklearmed. Zwecke

InfoBox 5.12: Beispiel zur Statistik von Radioaktivitätsmessungen

Als Beispiel für die **deskriptive Statistik** wollen wir insgesamt 10 Messungen an einer radioaktiven Probe betrachten. Die Dauer jeder Messung beträgt 10 Sekunden. In Tab. 5.2 sind die fortlaufende Nummer der Messung, das Messergebnis und die daraus errechnete Anzahl der Impulse pro Sekunde eingetragen. In unserem Beispiel schwankt die Anzahl der registrierten Gammaquanten von Messung zu Messung und liegt im Bereich von 112 bis 143.

Tabelle 5.2: Zehn Messungen: die einzelnen Messwerte und die errechnete Zählrate in [ips]

Messung	Messwert	ips
1	124	12,4
2	119	11,9
3	128	12,8
4	137	13,7
5	128	12,8
6	143	14,3
7	133	13,3
8	118	11,8
9	112	11,2
10	114	11,4

Tabelle 5.3: Zehn Messungen: Klassenbildung für die Häufigkeitsverteilung

Klasse	Häufigkeit
95 ... 104	0
105 ... 114	2
115 ... 124	3
125 ... 134	3
135 ... 144	2
145 ... 154	0
Summe	10

Für die Darstellung der Ergebnisse in Form der **Häufigkeitsverteilung** sind die Ergebnisse in Tab. 5.3 nach aufsteigenden Messwerten (eingeteilt in „Klassen") geordnet. Für jede Messwertklasse ist angegeben, wie häufig diese registriert wurde. Die graphische Darstellung ist in Abbildung 5.19 zu sehen.

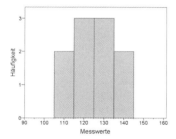

Abbildung 5.19: Häufigkeitsverteilung der 10 Messwerte eingeteilt in Klassen mit einer Breite von 10 Impulsen

Abbildung 5.20: Häufigkeitsverteilung von 100 Messergebnissen

Als weiterer Schritt zur Beschreibung der 10 Messergebnisse soll der Mittelwert nach Gleichung 5.9 berechnet werden: Er beträgt im vorliegenden Beispiel 125,6 Impulse.
Für die Berechnung der Standardabweichung wird die quadratische Abweichung der Messwerte vom Mittelwert nach Gleichung 5.10 auf der vorherigen Seite herangezogen.
Für die Berechnung kann z.B. ein Taschenrechner verwendet werden. Die Standardabweichung der 10 Messungen in obiger Tabelle beträgt 10,1 Impulse. Der nach Gleichung 5.11 berechnete relative Fehler der 10 Messungen beträgt 8,0 %.
Wiederholen wir die in Tabelle 5.2 begonnene Messung insgesamt hundert Mal hintereinander, wird ersichtlich, wo die Stärken der beschreibenden Statistik liegen: Die Angabe der Einzelmessergebnisse ist von geringer Aussagekraft, da sie nicht mehr überblickbar ist (sie unterbleibt auch an dieser Stelle). Sehr brauchbar ist in diesem Fall jedoch die graphische Darstellung der **Häufigkeitsverteilung** (Abb. 5.20). Die erhaltenen Messwerte streuen zwischen 99 Impulsen und 155 Impulsen mit einem Mittelwert von 125,6 Impulsen. Die Standardabweichung σ aller 100 Messungen beträgt 12,1 Impulse, der relative Fehler beträgt 9,6 %.

5 Grundlagen der Messtechnik

Ziel der voraussagenden Statistik ist es, aus wenigen Beobachtungen, einer sogenannten *Stichprobe*, **Voraussagen** für eine große *Gesamtheit* zu treffen.

Um von der *beschreibenden* Darstellung der Ergebnisse zu einer *Voraussage* zu gelangen, betrachten wir die statistische Natur der Kernumwandlung: Grundsätzlich handelt es sich um eine Ja/Nein-Frage, ob ein bestimmtes Atom sich in einer betrachteten Zeitspanne (z.B. in $\Delta t = 1\,\text{s}$) umwandelt oder nicht. Die Häufigkeitsverteilung von Ja/Nein-Entscheidungen (entsprechend dem Wurf einer Münze) wird in der Statistik grundsätzlich durch eine **Binomialverteilung** beschrieben.

Im Fall der Kernumwandlung ist die Anzahl der umwandlungsbereiten Atome sehr groß, die Umwandlungswahrscheinlichkeit für jedes einzelne Atom dagegen eher gering. Solche Verteilungen werden durch die **Poisson-Verteilung** beschrieben (siehe InfoBox 5.13).

InfoBox 5.13: Poisson- und Gaußverteilung

$$P(x) = \frac{\bar{x}^x}{x!} \cdot e^{-\bar{x}} \qquad (5.12)$$

Die Berechnung der Poisson-Verteilung $P(x)$ mit dem Mittelwert $\bar{x}$ erfolgt nach Gleichung 5.12.

In der Praxis wird die Poisson-Verteilung häufig durch die Gauß-Verteilung angenähert. Die Gauß-Verteilung ist im Gegensatz zur Poisson-Verteilung **symmetrisch** und gibt für ausreichend große Messwerte und mit einer Standardabweichung von $\sigma = \sqrt{\bar{x}}$ die Poisson-Verteilung in guter Näherung wieder.

$$P(x, \bar{x}, \sigma) = \frac{e^{\frac{-(x-\bar{x})^2}{2 \cdot \sigma^2}}}{\sqrt{2 \cdot \pi \cdot \sigma^2}} \qquad (5.13)$$

Die Berechnung der Gaußverteilung $P(x, \bar{x}, \sigma)$ von (kontinuierlichen) Werten x um einen Mittelwert $\bar{x}$ mit einer Standardabweichung σ erfolgt nach Gleichung 5.13.

Zurück zu unserem Beispiel: Für den Mittelwert $\bar{x}$ der 100 Messungen von 125,6 Impulsen und der nach Gleichung 5.14 berechneten Standardabweichung von 12,1 Impulsen ist die Gaußverteilung in Abb. 5.20 der InfoBox 5.13 als durchgezogene Kurve eingetragen.

Die **Standardabweichung σ einer Poisson-Verteilung** wird aus der Quadratwurzel des Mittelwerts berechnet:

$$\sigma = \sqrt{\bar{x}} \qquad (5.14)$$

Bei der Anwendung der voraussagenden Statistik auf die Radioaktivitätsmessung ist es von Nutzen, dass die Häufigkeitsverteilung der Kernumwandlung bei oftmaliger Wiederholung der Messungen einer Poisson-Verteilung entspricht. Messwerte in der **Nähe des Mittelwertes** werden wesentlich häufiger erhalten als Messwerte abseits desselben.

Wenn wir **nur eine Messung** durchführen, landen wir mit relativ hoher Wahrscheinlichkeit in der Nähe des Mittelwertes. Insbesondere wird deshalb die aus dieser einen Messung M_1 **abgeschätzte Standardabweichung** näherungsweise der aus dem tatsächlichen Mittelwert $\bar{x}$ berechneten Standardabweichung σ entsprechen:

$$M_1 \approx \bar{x} \quad \Rightarrow \quad \sigma = \sqrt{\bar{x}} \approx \sqrt{M_1} \tag{5.15}$$

InfoBox 5.14: Beispiel zur Statistik von Radioaktivitätsmessungen (Fortsetzung 1)

Die erste Messung in obigem Beispiel lieferte 124 Impulse (vergleiche Tabelle 5.2) der tatsächliche Mittelwert lag dann bei 125,6 Impulsen.
Die Wurzel aus den 124 Impulsen des ersten Messwertes in unserem Beispiel liefert eine Schätzung für die Standardabweichung von 11,1 Impulsen. Die aus dem tatsächlichen Mittelwert von 125,6 Impulsen berechnete Standardabweichung beträgt 11,2 Impulse. Diese eine, erste Messung lieferte bereits eine sehr zuverlässige Schätzung für die Standardabweichung aller Messungen.

Wenn wir entsprechend Gleichung 5.15 den ersten Messwert bereits als Näherung für den Mittelwert annehmen ($M_1 \approx \bar{x}$), können wir davon ausgehen, dass der tatsächliche Mittelwert nur in einer gewissen Schwankungsbreite rund um diese Näherung liegt. Das Intervall der **Schwankungsbreite** wird als Vertrauens- oder **Konfidenzintervall** bezeichnet.

Zur Erläuterung wird dieser Ansatz am Beispiel der 10 Messung der InfoBox 5.14 beschrieben:

- Wir messen einen *einzigen Messwert*, die erste Messung, M_1:
  $M_1 = 124$ Impulse
- Wir berechnen daraus die *Standardabweichung*: $\sigma = \sqrt{M_1} = 11,1$
- Der *wahre Werte*, den wir als Mittelwert aus vielen Messungen erhalten könnten, liegt nun mit einer bestimmten *Irrtumswahrscheinlichkeit* im *Konfidenzintervall* 124±11,1 – also im Bereich zwischen 122,9 und 135,1.
- Wie groß diese Irrtumswahrscheinlichkeit ist, wird im nächsten Kapitel behandelt.

5.4.3 Zuverlässigkeit eines Messwerts aus statistischer Sicht

Es ist naheliegend, dass je nach Größe des Konfidenzintervalles eine mehr oder weniger große Wahrscheinlichkeit – die **Irrtumswahrscheinlichkeit** – besteht, dass der tatsächliche Mittelwert *nicht* im angegebenen *Konfidenzintervall* liegt.

Für den **Zusammenhang** zwischen dem Konfidenzintervall und der Irrtumswahrscheinlichkeit betrachten wir erneut die Gaußverteilung. In Abb. 5.21 auf der nächsten Seite sind *Konfidenzintervalle* mit einer Breite von $\pm 1\sigma$, $\pm 2\sigma$ und $\pm 3\sigma$ eingezeichnet. Man bezeichnet die Intervalle $\pm 1\sigma$ als einfache, $\pm 2\sigma$ als zweifache, $\pm 3\sigma$ als dreifache **Signifikanzgrenze**.

5 Grundlagen der Messtechnik

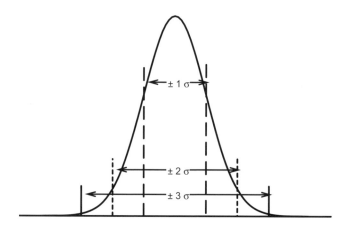

Abbildung 5.21: Gaußverteilung mit unterschiedlich breiten Konfidenzintervallen

Mit zunehmender **Breite des Konfidenzintervalles** liegt ein immer größerer Bereich der *Gaußverteilung* innerhalb des Konfidenzintervalls. In Tab. 5.4 auf der nächsten Seite ist für jedes der Konfidenzintervalle die *relative Anzahl von Messungen innerhalb dieses Intervalls* als *Zuverlässigkeit* eingetragen sowie die aus Abb. 5.21 sich ergebende **Irrtumswahrscheinlichkeit**. Zum Beispiel liegen 95 % aller Messungen in einem Intervall von $\pm 2\sigma$ zu beiden Seiten des Mittelwerts, nur noch 5 % aller Messungen liegen außerhalb dieses Intervalls.

InfoBox 5.15: Beispiel zur Statistik von Radioaktivitätsmessungen (Fortsetzung 2)

Im bereits bekannten Beispiel wird bei der Wahl des **Konfidenzintervalles** von ± 2 Impulsen (entspricht der Aussage: „der **tatsächliche Mittelwert** liegt im Bereich von 124 ± 2 Impulsen") eine wesentlich höhere **Irrtumswahrscheinlichkeit** bestehen, als bei einem größeren Konfidenzintervall (entspricht der Aussage „der tatsächliche Mittelwert liegt im Bereich von 124 ± 11 Impulsen").
Tatsächlich erkennen wir aus Tab. 5.4 auf der nächsten Seite, dass wir im Intervall von $124 + 11$ Impulsen (entspricht etwa $\pm 1\sigma$) mit einer Wahrscheinlichkeit von ca. 70 % den **tatsächlichen Mittelwert** finden werden.

Für eine Aufgabe der voraussagenden Statistik, nämlich aufgrund eines Messwertes die Irrtumswahrscheinlichkeit für die Voraussage des tatsächlichen Mittelwertes abzuschätzen, bedeuten die Angaben von Tabelle 5.4 Folgendes: Wenn wir annehmen, dass die aus dem einen gewonnenen Messwert abgeschätzte Standardabweichung der aus dem tatsächlichen Mittelwert berechneten Standardabweichung entspricht, dann kann je nach gewünschtem Konfidenzintervall die **Irrtumswahrscheinlichkeit** für die Voraussage des tatsächlichen Mittelwertes *aus der Tabelle* abgelesen werden.

5.4 Grundlagen der Statistik für nuklearmed. Zwecke

Tabelle 5.4: Zuverlässigkeit und Irrtumswahrscheinlichkeit für unterschiedlich breite Konfidenzintervalle der Gaußverteilung

Konfidenzintervall	Zuverlässigkeit [%]	Irrtumswahrscheinlichkeit [%]
$\bar{x} \pm 1\,\sigma$	68,3	31,7
$\bar{x} \pm 2\,\sigma$	95	5
$\bar{x} \pm 3\,\sigma$	99,7	0,3
$\bar{x} \pm 0.675\,\sigma$	50	50
$\bar{x} \pm 1.640\,\sigma$	90	10

Üblicherweise wird im Bereich der Medizin mit **Irrtumswahrscheinlichkeiten** von 5 % gearbeitet. Dies bedeutet, dass die Bandbreite einer Aussage so gewählt wird, dass sich 95 % aller getroffenen Voraussagen als richtig erweisen werden. Das zugehörige *Konfidenzintervall* beträgt dann $\bar{x} \pm 2\sigma$.

5 %

$\bar{x} \pm 2\sigma$

InfoBox 5.16: Beispiel zur Statistik von Radioaktivitätsmessungen (Fortsetzung 3)

Bezogen auf unser Beispiel liefert unsere erste Messung 124 Impulse. Daraus berechnen wir eine Standardabweichung von $\sigma = 11{,}1$. Wir können daher mit 5 % **Irrtumswahrscheinlichkeit** *bereits nach einer Messung* annehmen, dass der **tatsächliche Mittelwert** *vieler Messungen* im Bereich von $124 \pm 22{,}1$ Impulsen ($\pm 2\,\sigma$), also zwischen 102 und 146 Impulsen liegen wird.

5.4.4 Nuklearmedizinische Zählstatistik

Da gemäß Glg. 5.14 auf Seite 128 die Standardabweichung von der Wurzel des Messwertes (als Schätzung des Mittelwertes) abhängig ist, können die Schwankungsbreiten nur insofern beeinflusst werden, als versucht wird, die **Anzahl der gemessenen Ereignisse**, also den Messwert selbst zu vergrößern. Je mehr Impulse wir registrieren, desto genauer wird unsere Aussage über den tatsächlichen Messwert.

In Tab. 5.5 auf der nächsten Seite sind für unterschiedlich große Messwerte die Standardabweichung und der **relative Fehler** eingetragen. Da die Standardabweichung von der Wurzel des Messwertes abhängt, nimmt sie relativ weniger zu, als der Messwert selbst. Dies wird deutlich, wenn die Standardabweichung als Prozent des Messwertes dargestellt wird (dritte Spalte von Tab. 5.5).

Größere Messwerte erhalten wir im Bereich der Radioaktivitätsmessung durch **längere Messzeiten**. Wollen wir bei gegebener Irrtumswahrscheinlichkeit von z.B. 5 % das Konfidenzintervall für die Abschätzung des Mittelwertes verringern (in unserem Beispiel bei 5 % Irrtum noch immerhin 44,5 Impulse), müssen wir mehr Impulse erfassen, also länger messen.

Tabelle 5.5: Größe des relativen Fehlers σ in Abhängigkeit von der Größe des Messwertes

Meßergebnis	relativer Fehler σ	
[Impulse]	[Impulse]	[%]
10	3,2	32
100	10	10
1000	31,6	3
10 000	100	1

Daraus ergibt sich folgende wichtige Aussage:

> Je größer die Anzahl der gemessenen Impulse, desto geringer die relative Schwankungsbreite und desto kleiner das Intervall, welches für einen bestimmten Vertrauensbereich angegeben werden muss. Dabei ist es bedeutungslos, in welcher Messzeit die Impulszahl gesammelt wurde.

▶ Für die statistische Zuverlässigkeit ist *weder die Zählrate noch die Messzeit maßgebend*, sondern ausschließlich die gesammelte **Impulszahl**.

Die statistische Zuverlässigkeit ist bei allen zählenden Messungen, insbesondere auch bei der szintigraphischen Bildgebung von Bedeutung. Als Maß für die statistische Zuverlässigkeit wird häufig die **Informationsdichte** herangezogen, das ist die pro Flächeneinheit gesammelte Anzahl von Impulsen (Impulse pro cm^3 oder Impulse pro Bildelement).

Durch geeignete Wahl der Aufnahmeparameter muss dafür Sorge getragen werden, dass die Informationsdichte des Bildes groß genug für eine vernünftige Interpretation bzw. Befundung ist. Dies ist insbesondere im SPECT-Betrieb der Gammakamera von Bedeutung.

5.4 Grundlagen der Statistik für nuklearmed. Zwecke

InfoBox 5.17: Relative Häufigkeitsverteilung unterschiedlicher Impulszahlen

Abbildung 5.22 stellt die Ergebnisse von Tab. 5.5 auf der vorherigen Seite graphisch dar: Auf der x-Achse ist der Messwert in % des Mittelwertes aufgetragen, auf der y-Achse die Wahrscheinlichkeit einer Messung dieses Wertes relativ zur Messwahrscheinlichkeit des Mittelwertes.

- Registrieren wir in einer gewissen Messzeit nur 100 Impulse, so erhalten wir die strichlierte Wahrscheinlichkeitsverteilung: Mit 65 % Wahrscheinlichkeit erhalten wir ein Messergebnis, das um 10 % vom Mittelwert abweicht.
- Wird die Messzeit verlängert, sodass 1000 Impulse registriert werden, beträgt die Wahrscheinlichkeit 90 % des Mittelwertes zu messen nur mehr 0,7 % (strichpunktierte Kurve in Abbildung 5.22).
- Bei einer Messung die 10 000 Impulse registriert, sinkt die Wahrscheinlichkeit für einen statistischen Fehler von 10 % auf $1 \cdot 10^{-20}$ % (durchgezogene Kurve in Abb. 5.22).

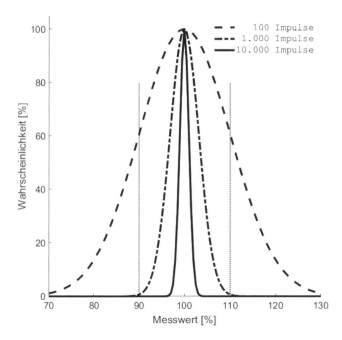

Abbildung 5.22: Relative Häufigkeitsverteilung für unterschiedliche gesammelte Impulszahlen normiert auf das jeweilige Maximum

5 Grundlagen der Messtechnik

InfoBox 5.18: Beispiel zur Statistik von Radioaktivitätsmessungen (Fortsetzung 4)

Wenn wir die Messzeit bei ansonsten unveränderter Konfiguration unseres Beispiels von 10 Sekunden auf 100 Sekunden erhöhen, messen wir 1264 Impulse, bezogen auf die ursprüngliche Messzeit von 10 s also 1264 Impulse pro 10 Sekunden. Um die Messergebnisse unterschiedlich langer Messzeiten besser vergleichen zu können macht ihre Angabe als Impulse pro Sekunde (ips) oder cpm Sinn. Bereits in Tab. 5.2 auf Seite 127 sind in der dritten Spalte die Ergebnisse in ips eingetragen.

Die erste, 10 Sekunden dauernde Messung lieferte 12,4 ips, der Mittelwert aller 10 Messungen mit jeweils 10 Sekunden Messdauer (Tab. 5.2) betrug 12,56 ips. Die nunmehr 100 Sekunden dauernde Messung ergibt 12,6 ips. Die Schätzung der Standardabweichung wird aber gemäß Gleichung 5.15 auf Seite 129 aus der Wurzel des Messwertes ermittelt, also $\sqrt{1264}$. Die aus diesem Messwert abgeschätzte Standardabweichung beträgt daher 35,6 Impulse, das Konfidenzintervall ±71,1 Impulse Impulse bezogen auf 100 Sekunden Messzeit.

Umgerechnet auf die Zählrate erhalten wir als Konfidenzintervall für den Mittelwert den Bereich von 12,6±0,71 ips (zur Erinnerung: Das Konfidenzintervall für den Mittelwert aus der Messung mit nur 10 Sekunden Dauer mit 10 s Dauer ergab 12,4±2,2 ips). Die Verlängerung der Messzeit ermöglicht also eine wesentlich genauere **Vorhersage** betreffend den tatsächlichen Messwert.

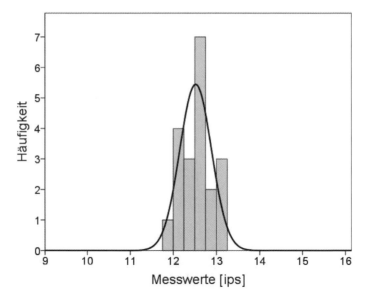

Abbildung 5.23: Häufigkeitsverteilung und Gaußverteilung für 20 Messungen mit je 100 s Sekunden Messdauer

Stellen wir diese Messungen als Häufigkeitsverteilung dar, erhalten wir Abb. 5.23. Die Streuung der Messwerte ist deutlich reduziert, nahezu alle Messergebnisse liegen im Intervall zwischen 12,5 und 13,5 ips. Die sich aus der Gaußverteilung theoretisch berechnete Kurve ist wieder als durchgezogene Linie eingetragen.

5.4.5 Erkennungs- und Nachweisgrenze

Bei der Messung schwach radioaktiver Proben ergibt sich aus der statistischen Natur der Kernumwandlung ein weiteres Problem: Bei sehr geringen Aktivitäten und daraus resultierenden geringen Impulszahlen kann nicht mehr vorhergesagt werden, ob nach einer Leerwertsubtraktion verbleibende Zählimpulse tatsächlich von der Probe stammen oder eine Folge statistischer Schwankungen des Leerwertes sind.

Bei nuklearmedizinischen Messung wird vielfach die Kenntnis der **Minimal Detectable Activity (MDA)** benötigt: Diese wird als jener Aktivitätswert definiert, dessen Zählrate 3 Standardabweichungen über dem Nulleffekt liegt.

$$\text{MDA} = \frac{3 \cdot \sqrt{N}}{E} \qquad (5.16)$$

mit
- MDA Minimal detektierbare Aktivität bei gegebener Messzeit in [Bq]
- N Ergebnis der Messung des Nulleffektes bei gleicher Messzeit in [ips]
- E Empfindlichkeit der Messanordnung in [ips/Bq]

Gemäß Tab. 5.4 auf Seite 131 entspricht dies einem Vertrauensintervall von 99,7 %. Da ein Fehler nach unten (zu niedriger Nulleffekt) nicht in Frage kommt, wird also, wenn die MDA überschritten wurde, mit einem Fehler von 0,15 % ein Messwert des Nulleffektes fälschlicherweise als Messergebnis interpretiert.

Für jedes Detektorsystem und jede Geometrie bzw. Nachweisempfindlichkeit ergeben sich entsprechend den statistischen Rahmenbedingungen unterschiedliche Aktivitäten, welche gerade noch mit ausreichender Sicherheit nachgewiesen werden können.

InfoBox 5.19: Erkennungsgrenze, Nachweisgrenze und MDA in der Praxis

Mit einem $3'' \times 3''$ NaI(Tl) Szintillationsdetektor können bei einer Messdauer von 1 Minute:
- in 10 cm Entfernung ca. 60 Bq I-131 erkannt (Nachweisgrenze (NWG)) werden.
- in 1 m Abstand sinkt die NWG wegen des anderen Geometriefaktors (hier: größere Entfernung!) auf 4 kBq.

Der für die Suche nach geringen Aktivitäten meist eingesetzte Kontaminationsmonitor kann bei einer Messdauer von 5 Sekunden in 10 cm Entfernung lediglich 10 kBq I-131 erkennen. Bei einer Entfernung von 1 m verringert sich dieser Wert auf ca. 500 kBq (Anm.: durch die Größe von $10 \times 20\,\text{cm}^2$ gilt hier nicht das quadratische Abstandsgesetz!).

5 Grundlagen der Messtechnik

InfoBox 5.20: Beispiel: Erkennungs- und Nachweisgrenze

Beispiel: Wenn wir annehmen, dass die Messung des **Nulleffektes** (siehe Kapitel 5.3.3 – „Nulleffekt und Hintergrund") einen Wert von 9 Impulsen je Minute (9 cpm) ergibt, müssen wir nach Gleichung 5.14 mit einer Schwankung von ± 6 Impulsen (zwei Standardabweichungen) rechnen. Der **Leerwert** wird also (in 19 von 20 Fällen, das entspricht 95 %) zwischen 3 Impulsen und 15 Impulsen liegen.

Damit wird folgendes verständlich: Wenn die Messung einer Probe 14 Impulse (bei einer Messzeit von einer Minute) liefert, kann von diesem Ergebnis nicht einfach der Nulleffekt (9 Impulse) abgezogen und die resultierenden 5 Impulse als Netto-Messwert der Probe betrachtet werden!

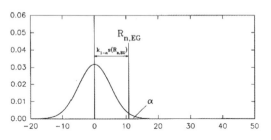

Abbildung 5.24: Ermittlung der Erkennungsgrenze

Abbildung 5.24 zeigt jene Häufigkeitsverteilung, die wir erwarten, wenn wir von einer Reihe von Messergebnissen jeweils den Nulleffekt abziehen. Wenn kein Beitrag einer Probe vorliegt, werden die Nettowerte, also die Messwerte abzüglich eines zuvor ermittelten Nulleffektes, um den Wert 0 schwanken – manche Messungen liefern etwas höhere, manche etwas niedrigere Ergebnisse als jenes der Nulleffektmessung.

Erkennungsgrenze (EG): Bis zu einer bestimmten Zählrate, der sogenannten Erkennungsgrenze (EG) ($R_{n,EG}$), kann bei einer gewünschten **Irrtumswahrscheinlichkeit** α nicht zwischen der **statistischen Schwankung des Nulleffektes** und einem **Beitrag der Probe** unterschieden werden. Es muss also davon ausgegangen werden, dass kein Beitrag der Probe zum Messwert vorliegt; oder anders formuliert: ein eventueller Beitrag der Probe zum Messwert wird bis zur EG nicht erkannt werden!

$$R_{n,EG} = 2.33 \cdot \sqrt{\frac{R_0}{t_0}} \quad (5.17)$$

Die EG ist, wie in Abbildung 5.24 zu erkennen ist, primär abhängig von der gewählten Irrtumswahrscheinlichkeit α. Für die üblicherweise gewählte Irrtumswahrscheinlichkeit von 5 % ergibt sich aus Glg. 5.17 die EG in Abhängigkeit von der Impulszahl R_0 und der

Messzeit t_0 der Nulleffektmessung (je länger die Messzeit t_0 für die Messung des Nulleffektes ist, desto besser!). Die EG sagt aus, ab welcher Impulszahl von einer Aktivität in der Probe ausgegangen werden kann! Über den Wert dieser Aktivität in der Probe kann bis zur NWG – siehe nächster Punkt – jedoch keine Aussagen getroffen werden.

Nachweisgrenze (NWG): Zur Entscheidung, ob ein Messverfahren geeignet ist, sehr geringe Aktivitäten zu quantifizieren, wird die NWG herangezogen. Bei der Ermittlung der NWG wird berücksichtigt, dass für ein statistisch abgesichertes Messergebnis die untere Grenze der Schwankung des Probenbeitrages über der oberen Grenze der Schwankung des Nulleffektes liegen muss. Auf eine eingehende Darstellung wird hier verzichtet. Faustregel: häufig gilt $NWG \approx 2 \cdot EG$

6 Strahlenüberwachungsgeräte

Inhalt

6.1	Aktivitätsmessgeräte	137
6.2	Dosis- und Dosisleistungsmessgeräte	148

6.1 Aktivitätsmessgeräte

Aktivitätsmessgeräte **messen die Aktivität**, die in Proben[1], auf Oberflächen[2] oder in Volumina[3] vorliegt. Nachgewiesen wird die durch Wechselwirkung mit der ionisierenden Strahlung im Detektorvolumen deponierte Energie. Wenn die **Effizienz** einer Messanordnung (siehe Kapitel 5.3.1 auf Seite 108 – „Empfindlichkeit einer Messeinrichtung") bekannt ist, kann aus dem Messergebnis auf die Aktivität geschlossen werden. Zu den Aktivitätsmessgeräten zählen:

- Aktivimeter: Kap. 6.1.1
- Kontaminationsmonitore: Kap. 6.1.2 auf Seite 142
- Gammaspektrometer: Kap. 6.1.3 auf Seite 143
- Ganzkörperzähler: Kap. 6.1.4 auf Seite 145

6.1.1 Aktivimeter

Aktivimeter werden in der Nuklearmedizin zur **Absolutmessung** der Aktivität von Radionukliden verwendet, z.B. jener Aktivitäten, die Patienten verabreicht werden. Aktivimeter sind unverzichtbarer Bestandteil in der nuklearmedizinischen in vivo-Diagnostik und in der Radionuklidtherapie.

Bei Verwendung eines Mo-99/Tc-99m-Generators (siehe Kapitel 3.2.1 auf Seite 61) wird sowohl das Eluat, als auch das markierte Radiopharmakon (in einem Fläschchen und/oder in einer Spritze) gemessen. Der **Messbereich** eines Aktivi-

---

[1] Z.B. eine Blutprobe oder ein Spritze mit einem für einen Patienten vorgesehenen Radiopharmakon
[2] Z.B. eine kontaminierte Oberfläche
[3] Z.B. in einer Person oder in einem Behälter mit Abfall

≤200 GBq meters liegt zwischen 0,5 MBq und 200 GBq, bei speziellen Aktivimetern, welche z.B. in (F-18-)Radionuklid-Produktionsstätten verwendet werden, reicht er bis zu 700 GBq.

> **Vollständige Beschreibung einer Aktivitätsmessung:** Da die Aktivität (z.B. einer Probe) eine zeitabhängige Größe ist, wird – in der Nuklearmedizin – folgendes für eine korrekte und vollständige Beschreibung einer Aktivitätsmessung benötigt:
>
> 1: **Aktivität**: ... die gemessene Aktivität, z.B. in [MBq]
>
> 2: **Radionuklid**: ... das gemessene Radionuklid
>
> 3: **Datum/Zeit**: ... Datum und Uhrzeit der Messung

Aufbau und Funktion

Aktivimeter bestehen aus einem **Detektor**, einem **Anzeigegerät** (meist ein PC) und – optional – einem **Drucker**.

Det. Als **Detektoren** besitzen sie **Ionisationskammern**. Diese arbeiten im unteren Spannungsbereich gasgefüllter Detektoren (dem **Sättigungsbereich**, siehe Kap. 4.2 auf Seite 71 und insb. Abb. 4.1 auf Seite 72), bei typisch 150 V.

Die **Messkammer** ist zylinderförmig aufgebaut und besitzt einen bohrlochförmigen Hohlraum zur Aufnahme der Proben. Diese Bauweise wird als **Schachtmesskammer**[4] bezeichnet und ermöglicht die Messung in der empfindlichen 4π-

4π **Geometrie** (siehe Kap. 5.3.1 auf Seite 109 und Abb. 5.10 auf Seite 110). Als **Zählgas**

Gas fungiert ein Edelgas mit hoher Ordnungszahl (z.B. **Argon**), welches zur Erhöhung der Nachweisempfindlichkeit unter Druck (z.B. 10 bar) steht.

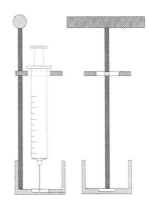

Abbildung 6.1: Messeinsatz eines Aktivimeters mit Halterung für Spritzen und zentraler Stellfläche für Fläschchen am Boden

Eine **Bleiabschirmung** rund um die Messkammer schwächt die Umgebungsstrahlung (welche das Messergebnis verfälschen könnte) und schirmt das Personal während der Messung von der zu messenden Aktivität ab.

---

[4] auch: Schachtionisationskammer

6.1 Aktivitätsmessgeräte

Die Messkammer wird entweder direkt auf der Arbeitsfläche aufgestellt (aus Strahlenschutzgründen meist in einer Bleiburg) oder bündig in die Arbeitsfläche integriert (was sowohl den Strahlenschutz, als auch das Handling der zu messenden Quellen verbessert).

Das Innere des Schachtes ist mit einer herausnehmbaren Auskleidung aus Plexiglas (engl. "liner") als Kontaminationsschutz versehen. Die zu messende Probe, z.B. ein Fläschchen oder eine Spritze, wird mit Hilfe eines Messeinsatzes (engl. "dipper") in die Messkammer eingeführt. Der Messeinsatz ist mit speziellen Halterungen versehen, in welche die verschiedenen Proben gestellt oder gesteckt werden können (siehe Abbildung 6.1).

liner

dipper

Gemessen wird der **Ionisationsstrom**, der durch Mittelwertbildung über den Stromfluss in der Kammer entsteht. Die Ionisationsstromstärke ist proportional der absorbierten Strahlungsenergie und erlaubt zunächst keine Aussage über die Aktivität der gemessenen Quelle. Es kann jedoch für jedes **Nuklid** experimentell ermittelt werden, wie groß der Ionisationsstrom bei einer bestimmten Aktivität ist. Dieser Zusammenhang wird durch den – vom Radionuklid abhängigen – **Kalibrierfaktor** beschrieben:

$F_{\text{Kal,RN}}$

$$F_{\text{Kal,RN}} = \frac{\text{Ionisationsstrom}}{\text{Aktivität}} \quad (6.1)$$

Ist der Kalibrierfaktor[5] für ein Nuklid bekannt, kann aus dem gemessenen Ionisationsstrom die Aktivität berechnet werden:

$$\text{Aktivität} = \frac{\text{Ionisationsstrom}}{F_{\text{Kal,RN}}} \quad (6.2)$$

Manche Geräte berücksichtigen auch den Einfluss unterschiedlicher Messgeometrien (z.B. Füllstand eines Fläschchens, siehe Kap. 6.1.1 auf der nächsten Seite und – ganz allgemein – Kapitel 5.3.1 auf Seite 109), indem sie nicht nur für jedes Nuklid, sondern zusätzlich für die unterschiedlichen Messgeometrien des Nuklids unterschiedliche Kalibrierfaktoren zur Verfügung stellen.

Für handelsübliche Aktivimeter sind viele **Kalibrierfaktoren** vom Hersteller ermittelt worden und in der Betriebsanleitung aufgelistet. Für die wichtigsten Nuklide sind die Kalibrierfaktoren im Gerät gespeichert und können über Tasten oder Software ausgewählt werden. Die Kalibrierfaktoren für weitere Nuklide können am Aktivimeter über die Tastatur eingegeben werden. Das Messergebnis wird direkt in Aktivitätseinheiten (Bq) ausgegeben.

Moderne Aktivimeter werden über einen PC betrieben. In diesem Falle erfolgt die Auswahl des zu messenden Radionuklids über die Software, über welche auch die passenden Kalibrierfaktoren ausgewählt werden können.

---

[5] Jeder Kalibrierfaktor gilt nur für ein bestimmtes Nuklid und für ein bestimmtes Gerät.

6 Strahlenüberwachungsgeräte

Die Verwendung eines PCs erleichtert den Anschluss eines Druckers und die Anbindung an ein Informationssystem zur Dokumentation der Aktivitätsmessungen: siehe InfoBox 6.1. Die Strahlenschutz-Grundnormenrichtlinie der EU (2013/59/-EURATOM) legt fest, dass Angaben über die Dosis der Patienten Teil des Berichtes über medizinisch-radiologische Verfahren sein müssen. Aus den Aufzeichnungen über die applizierte Aktivität, das Radiopharmakon und Alter und Geschlecht des Patienten ist eine näherungsweise Berechnung der effektiven Dosis möglich.

InfoBox 6.1: Aktivimeter und Krankenhaus-Informationssystem

Die Verwendung einer Software zur Bedienung des **Aktivimeters** ermöglicht in weiterer Folge auch die Übermittlung der **gemessenen Aktivität** in die Krankengeschichte bzw. in den Befund. Das Aktivimeter muss zu diesem Zweck über eine Schnittstelle an das Krankenhaus-Informations-System (KIS) oder Radiologie-Informations-System (RIS) angebunden sein und von diesem die administrativen Patientendaten (Name, Vorname, Identifikation etc.) übernehmen.

Nach der Messung der Aktivität kann ein Etikett mit den Patientendaten und der gemessenen Aktivität gedruckt werden; damit lässt sich z.B. eine Spritze für die Applikation eindeutig für einen Patienten kennzeichnen.

Gemeinsam mit der gemessenen Aktivität können diese Informationen ggf. wieder an das KIS oder RIS rückübermittelt und/oder lokal gespeichert werden.

Im Zuge der Aktivitätsmessung können auch weitere Informationen erfasst werden: Neben dem Radiopharmakon (Nuklid) und den verantwortlichen Personen (Radiologie-Technologe (RT) bzw. Biomedizinische Analytiker (BMA)/MTRA für die Präparation und Arzt für die Applikation) können diese Daten auch die Chargennummer der verwendeten Bestandteile und ggf. die Identifikation des Generator-Systems (z.B. Mo-99/Tc-99m-Generator), welches die Aktivität lieferte, beinhalten. Man spricht dann von **„Hot-Lab"-Software** oder auch **Radionuklid-Verwaltung**. Derartige Systeme sollen die RT (bzw. BMA/MRTA) bei deren Arbeit im **Heißen Raum** unterstützen und werden auch aus legistischen Gründen an Verbreitung weiter zunehmen.

Messgeometrie

Die geometrische Anordnung, also Position und Abmessungen der Probe innerhalb der Messkammer, beeinflusst die Messgenauigkeit. Dafür sind mehrere Faktoren maßgebend:

Höhe
- Räumliche **Anordnung** (Höhe) der Probe – siehe InfoBox 6.2 auf der nächsten Seite.
  Spritze bzw. Fläschchen sollen immer in einer bestimmten Höhe und in der Mittelachse des Schachtes positioniert werden.
- **Probenvolumen**

f_{abs}
  Eigenabsorption (siehe Kap. 5.3.1 auf Seite 111 – „Eigenabsorption") und Füllstand beeinflussen das Messergebnis. Für *Vergleichsmessungen* müssen daher immer gleiche Probenabmessungen (Volumina) verwendet werden.

- Material und Wandstärke des **Probenbehälters**
  Bei niedrigen Photonenenergien und vor allem bei β^--Strahlern ist der Einfluss der Strahlenschwächung zu berücksichtigen. In der nuklearmedizinischen Therapie mit β^--Strahlern beispielsweise empfiehlt es sich, für Spritze und Fläschchen jeweils *eigene Kalibrierfaktoren* zu verwenden.

β^-

Bei Verwendung spezieller **Spritzenabschirmungen** (z.B. aus Wolfram) für die Messung von Positronen-Emissions-Tomographie (PET)-Pharmaka muss neben der korrekten Auswahl von *Spritzenart* und *Abschirmung* auch das *Probenvolumen* genau berücksichtigt werden, da durch die Abschirmung die Kalibrierfaktoren je nach Füllstand um mehr als 100 % zwischen Maximum und Minimum schwanken können.

InfoBox 6.2: Positionsabhängigkeit des Messergebnisses

In Abbildung 6.2 ist für ein Aktivimeter mit langem Schacht die relative Abhängigkeit des Messergebnisses von der **Höhe über Boden**, auf welcher sich die Aktivität befindet, eingetragen. Bis zu einer Höhe von 13 cm wird die geforderte Genauigkeit von ± 5 % erreicht. Befindet sich die Aktivität in der Nähe des oberen Randes des Schachtes, kommt es rasch zu großen Abweichungen.
Tipp für die Praxis: die zu messende Probe mit der Halterung so tief wie vom Hersteller empfohlen in die Messkammer des Aktivimeters einbringen.

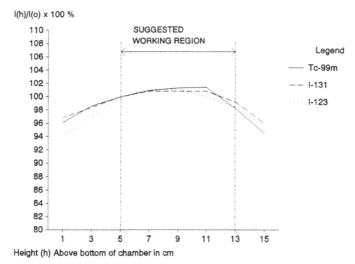

Abbildung 6.2: Abhängigkeit des Messergebnisses vom Abstand der Probe zum Boden des Aktivimeterschachtes

Qualitätskontrolle

Details zur Qualitätskontrolle von Aktivimetern werden im Kapitel 11.4 auf Seite 279 – „Konstanzprüfung Aktivimeter" behandelt. Zusätzlich zu den, in den Normen vorgeschriebenen Prüfungen empfehlen sich folgende Überprüfungen:

- Die regelmäßige Kontrolle der Messkammer-**Hochspannung** bzw. die regelmäßige Kontrolle der *Spannung der Versorgungsbatterie*.
- Die Einstellung des **Kompensationsstromes** („Bias-Abgleich") und die *Justierung der Verstärkungsfaktoren*

Wichtig für die **sachgemäße Behandlung** des Aktivimeters ist:

- thermisch stabile Aufstellung
- immer eingeschaltet lassen
- nicht unnötig transportieren
- vor Kontamination schützen

▶ Ein weiterer zu beachtender Punkt ist der Umstand, dass Plexiglas instabil gegenüber polaren Lösungsmitteln wie Aceton, aber auch Ethanol oder Benzol ist. Die Verwendung solcher Lösungsmittel (z.B. zur Dekontamination) führt zu „Spannungsrisskorrosion" von Liner und Dipper, wodurch die Hygiene des Aktivimeters kompromittiert wird.

6.1.2 Kontaminationsmonitore

Aufbau und Funktion

Kontaminationsmonitore dienen dem Aufspüren von Kontaminationen und deren Quantifizierung.

- Ältere Bauweisen arbeiten meist mit **großflächigen Proportionalzählrohren** in einem Messbereich von etwa 10 bis 10 000 Impulsen pro Sekunde.
- Die meisten heute verwendeten Proportionalzählrohre sind flache, mit dem **Edelgas** Xenon gefüllte Kammern.

Edelgas

- Bei neueren Geräten besteht der Detektor aus einem **(Plastik-)Szintillator** mit einem (oder mehreren) Photomultiplier(n).

Szint.

Die gemessene **Zählrate** von Kontaminationsmonitoren **ist energieabhängig**. Bei bekanntem Nuklid, homogener Verteilung und bekanntem **Kalibrierfaktor**

Bq/cm^2 für das zu messende Radionuklid kann der Kontaminationswert in $[Bq/cm^2]$ angegeben werden. Die Kalibrierfaktoren gehen – wie die Grenzwerte der Strahlen-

$10 \times 10\,cm^2$ schutzverordnung – von einer auf einer Fläche von $10 \times 10\,cm^2$ homogen verteilten Aktivität aus. Bei einer aktiven Fläche von $100\,cm^2$ entspricht eine Zählrate von 1 Impuls je Sekunde einer Quellstärke von ca. $0{,}05\,Bq/cm^2$ bis $0{,}5\,Bq/cm^2$.

6.1 Aktivitätsmessgeräte

Betastrahlung wird schon durch dünne Materialschichten zwischen Kontamination und Zählrohr stark absorbiert, sodass der Messwert verkleinert und eine geringere Kontamination vorgetäuscht wird. Bei der Kontaminationsmessung von Nukliden, welche Betastrahlung oder weiche Gamma- und Röntgenstrahlung emittieren, z.B. I-131 oder I-125, ist daher sicherzustellen, dass die Quanten auch in das Detektorvolumen eindringen können. Aus diesem Grund sind die **Eintrittsfenster aus sehr dünnen Folien** aus Aluminium oder Titan mit einer typischen Stärke von $7\,\mathrm{mg/cm^2}$ oder $16\,\mathrm{mg/cm^2}$ angefertigt. Diese Fenster sind sehr empfindlich gegenüber mechanischer Beschädigung und müssen dementsprechend sorgfältig behandelt werden.

β^-

I-131
I-125

Kontaminationsmonitore gibt es in verschiedenen Ausführungsformen:

- Batteriebetriebe, tragbare Kleingeräte zum Aufspüren von Kontaminationen auf Arbeitsflächen, an Geräten, am Boden usw.
- Hand-Fuß-Kleider (HFK)-Monitore zur gleichzeitigen Bestimmung der Kontamination an Händen, Füßen und ggf. auch der (Schutz-)Kleidung von Personen.

HFK

Qualitätskontrolle

Wegen ihrer einfachen Bauart beschränkt sich die Qualitätskontrolle – formal wird von einer **Funktionsprüfung** gesprochen – von Kontaminationsmonitoren auf wenige Prüfungen:

- Kontrolle der **Batteriespannung**
- Durchführung eines **Selbsttests** (bei manchen Geräten automatisch unmittelbar nach dem Einschalten)
- Messung des **Nulleffektes** nach der Inbetriebnahme
- (vierteljährliche) Messung der **Zählausbeute** (siehe Abschnitt 11.7.2 auf Seite 299) mit einem langlebigen Prüfstrahler (z.B. 350 kBq Sr-90)

Als Geräte „**zur Bestimmung der Aktivität von Radionukliden, wenn sie in der Heilkunde verwendet oder bereitgehalten werden**" sind Kontaminationsmonitore in Österreich **eichpflichtig**. Die **Nacheichfrist** beträgt zwei Jahre.

6.1.3 Gammaspektrometer

Gammaspektrometer dienen der **Identifizierung von Radionukliden** in flüssigen oder festen **Proben** sowie der **Quantifizierung der Aktivität** dieser Proben.

Ident.
Quant.

143

Aufbau und Funktion

- Als Detektor kann bei *geringen* Anforderungen an die *Energieauflösung* ein **Szintillationsdetektor** (siehe Kap. 4.5 auf Seite 80 und Abb. 5.5 auf Seite 100) verwendet werden, z.B. ein zylinderförmiger NaI(Tl)-Kristall mit einem Durchmesser von 2 oder 3 Zoll. Die Detektoren können (z.B. zusätzlich!) für eine größere Vielseitigkeit mit einem Bohrloch (siehe Abb. 5.10 auf Seite 110) versehen sein, welches die Möglichkeit eröffnet, kleinvolumige Proben (z.B. Blutproben oder ähnliches) effektiv zu messen.
- Halbleiterdetektoren aus **Reinstgermanium** sind Szintillationsdetektoren bezüglich *Energieauflösung* deutlich überlegen: siehe Abb. 2.10 auf Seite 40. Ihr Photopeak hat eine Breite von nur wenigen keV, was exakte Energiebestimmungen ermöglicht.

Die Detektoren werden über eine **Elektronik** betrieben, welche entweder in einen PC als Steckkarte eingebaut oder in einem externen Gerät untergebracht sein kann.

Die Steuerung der Elektronik, d.h. die Einstellung der Verstärkungsfaktoren, der Start der Messung etc. erfolgt über mitgelieferte **Steuersoftware**. Die **Auswertesoftware** läuft meist auf PCs und erlaubt die Analyse und Speicherung der gemessenen Energiespektren.

Vorbedingung für die Auswertung von Impulshöhenspektren ist das Vorliegen der entsprechenden Kalibrierungen (siehe Kapitel 5.2.5 auf Seite 107 – „Gammaspektroskopie"):

- **Energie-Kalibrierung:** Zuordnung von Kanalnummern zu Energieeinheiten keV (siehe Kap. 5.2.2 auf Seite 102 – „Energiekalibrierung" und Abb. 5.6 auf Seite 103)
- **Peak-Kalibrierung:** Ermittlung der *Fläche unter den Photopeaks* – der Gesamtzahl der bei einer Energie registrierten Quanten – unter Verwendung eines Kurvenfits. Zuordnung der erwarteten Halbwertsbreite der Energieauflösung in Abhängigkeit von der Energie der Gammastrahlung. Für Germaniumdetektoren wird auch die Asymmetrie der Peaks über die sogenannte „Low-Tail-Kalibrierung" erfasst.
- **Efficiency-Kalibrierung:** Ermittlung der erwarteten Zählausbeute in Abhängigkeit von der *Energie* und der *Probengeometrie* (siehe Kap. 5.3.2 auf Seite 117 – „Empfindlichkeits-Kalibrierung"). Für jede Probengeometrie ist eine eigene Efficiency-Kalibrierung erforderlich.

Die Software ermöglicht in der Regel die Anzeige des Impulshöhenspektrums während dessen Messung „live". *Energielinien* können software-unterstützt gesucht werden (engl. "peak search"). Auf Basis von **Nuklidbibliotheken** kann mit den gemessenen Energielinien die **Nuklididentifikation** erfolgen. Halbleiterdetektoren erlauben eine Nuklidentifikation auch unter schwierigen Bedingungen: z.B. wenn viele Energielinien mit zum Teil auch sehr kleinen Energieabständen zwischen diesen Energielinien gemessen wurden.

> In der Praxis ist ein Nuklidnachweis (Identifikation und Quantifizierung) in Flüssigkeiten, beispielsweise bei einer Abklinganlage, notwendig. Wischtests und die Messung von kontaminierten Lebensmitteln sind Beispiele für Nuklidnachweis in festen Proben.

6.1.4 Ganzkörperzähler

Der Ganzkörperzähler dient zur **Messung inkorporierter Aktivität**. Die Geräte sind für *hohe Nachweisempfindlichkeit* ausgelegt, um auch kleine Mengen (Aktivität!) inkorporierter Nuklide aufspüren zu können. Daher wird die Umgebungsstrahlung durch eine ausgeklügelte Abschirmung deutlich reduziert.

Aufbau und Funktion

Von Ganzkörperzählern wird eine **hohe Nachweisempfindlichkeit** gefordert, welche *einerseits* durch massive **Abschirmung**, *andererseits* durch große **Detektorvolumina** erreicht wird. Je nach Art der Abschirmung wird zwischen *teil-* und *vollabgeschirmten*[6] Ganzkörperzählern unterschieden. Abschirm. Vol.

Als **Abschirmmaterial** dienen in beiden Fällen meist 10 bis 20 cm Stahl, manchmal mit Innenauskleidungen aus Kupfer und Aluminium zur Abschirmung der im Stahl entstehenden charakteristischen Röntgenstrahlung (siehe Abb. 2.2 auf Seite 21 in Kap. 2.2.2 auf Seite 21).

Im Fall des **teilabgeschirmten Ganzkörperzählers** (siehe Abb. 6.3 auf der nächsten Seite) ist nur der *Detektor* und sein *Gesichtsfeld* gegen die Umgebungsstrahlung abgeschirmt (engl. "shadow-shield", von "shadow" = Schatten). Die zu messenden Person wird während der Messung auf einer Liege gleichförmig unter dem Detektor vorbeibewegt.

Beim **vollabgeschirmten** bzw. hochempfindlichen **Ganzkörperzähler**, wie er derzeit in Österreich nur im AKH-Wien zum Einsatz kommt, sind die zu messenden Person und Detektoren *innerhalb* einer Messkammer untergebracht, die nach allen Seiten von radioaktivitätsarmem Stahl umgeben ist. Auch im Inneren dieser Messkammer finden nur ausgewählte radioaktivitätsarme Materialien Ver-

---

[6] Bei diesen besteht die Notwendigkeit, den gesamten Körper der zu messenden Person *innerhalb der Abschirmung* zu positionieren. Dies führt zu großen und schweren Abschirmungen.

6 Strahlenüberwachungsgeräte

InfoBox 6.3: Abschirmung von Ganzkörperzählern

Blei ist als Abschirmmaterial für hochempfindliche Ganzkörperzähler nur bedingt geeignet: Für die Abschirmung hochenergetischer Strahlung ist die Ordnungszahl des Schwächungsmediums nicht von Bedeutung, die im Blei entstehende charakteristische Röntgenstrahlung (77 keV) ist schwierig zu schirmen, und Blei ist in hohem Ausmaß mit natürlichen radioaktiven Stoffen verunreinigt.

Das Material der **Abschirmung** soll aber möglichst **frei von radioaktiven Stoffen** sein. Da in der Vergangenheit auch Stahl aus verschiedenen Gründen mit geringen Mengen Co-60 kontaminiert wurde und eine gewisse Menge Schrott zur Stahlerzeugung eingesetzt wird, ist es auf normalem Wege nicht mehr möglich, radioaktivitätsarmen Stahl zu erzeugen. Der Stahl für die Abschirmungen von Ganzkörperzählern wird daher aus Industrieanlagen der ersten Hälfte des vorigen Jahrhunderts (österreichische Variante) bzw. aus gesunkenen Kriegsschiffen des ersten Weltkrieges (amerikanische Variante) erzeugt.

Radon   wendung. Darüber hinaus kann auch die Luft in der Abschirmkammer durch Filter von natürlicher Radioaktivität (Radon) befreit werden.

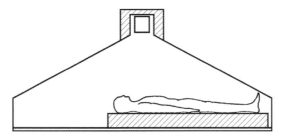

Abbildung 6.3: Prinzipeller Aufbau eines teilabgeschirmten Ganzkörperzählers

Innerhalb der Messkammer liegt die zu messenden Person auf einer Liege, die Detektoren werden oberhalb und unterhalb entlang der Längsachse des Patienten geführt. Wesentlichster **Vorteil** eines vollabgeschirmten Ganzkörperzählers ist die

NE **Unabhängigkeit des Nulleffektes** von der *Masse des Probanden*: In teilabgeschirmten Zählern führt die im Körper des Probanden entstehende Streustrahlung
Hntgd. zu einer Erhöhung des Hintergrundwertes. Siehe dazu in Kap. 5.3.3 auf Seite 118 die Definitionen von Nulleffekt und Hintergrund!

Als Detektoren werden vielfach sehr *großvolumige* NaI(Tl)-Szintillationsdetektoren (z.B.: $12{,}5 \times 40 \times 7{,}5$ cm^3 = Länge × Breite × Dicke) eingesetzt. Durch sein Volumen von beinahe 4000 cm^3 und seine Eintrittsfläche von 500 cm^2 besitzt dieser Detektor eine ausgezeichnete *Nachweisempfindlichkeit*. Die erzeugten Lichtblitze werden durch einen oder mehrere Photomultiplier in elektrische Signale umgewandelt (siehe Kap. 4.5.5 auf Seite 85).

Da aufgrund der *begrenzten Energieauflösung* der Einsatz von Szintillationsdetektoren zur Messung niederenergetischer Gammalinien (in diesem Falle unterhalb ca. 400 keV) nicht ganz unproblematisch ist, werden in Ganzkörperzählern zunehmend **Halbleiterdetektoren aus Reinstgermanium** eingesetzt. Deren Volumina müssen aus Kostengründen deutlich kleiner ausfallen. Die Reduktion an Empfindlichkeit wird jedoch durch die mittels der ausgezeichneten Energieauflösung erzielbare Reduktion des Hintergrundes im analysierten Energiefenster beinahe wettgemacht.

InfoBox 6.4: Betrieb eines Ganzkörperzählers

Sowohl die Steuerung der Messung als auch die dazu erforderliche motorische Bewegung der Personenliege (bzw. alternativ: die Bewegung der Detektoren) erfolgt mittels Software.
Die Ganzkörperzähler-Software dient nicht nur der **Messung und Speicherung der Impulshöhenspektren**, sondern fungiert auch als **Datenbank** für die regelmäßig wiederkehrenden Messungen, als **Gammaspektroskopie-Software** zur Ermittlung der **inkorporierten Aktivität** sowie als **Berechnungssoftware** für die **resultierende effektive Dosis**. Möglichkeiten für die Durchführung der **Qualitätskontrolle**, die **Vidierung** der automatisch generierten Berichte, die **Approbation** der **Kalibrierungen** sowie ein Archiv durchgeführter Messungen werden von der Software in der Regel ebenfalls geboten.
Die Spektren der einzelnen Detektoren können im Anschluss an die Messung (bevor sie analysiert werden) addiert werden. Bildet man das **geometrische Mittel** (siehe Glg. 5.5 auf Seite 112) aus den Werten der Spektren, welche oberhalb und unterhalb des Probanden gemessen wurden, so ist das Ergebnis weitgehend unabhängig von der Position eventuell vorhandener radioaktiver Stoffe im Inneren des Körpers (siehe InfoBox 5.8 auf Seite 112). Anschließend werden die Spektren mittels konventioneller Gammaspektroskopie ausgewertet (Kap. 6.1.3 auf Seite 143 – „Gammaspektrometer" bzw. Kap. 5.2.5 auf Seite 107 – „Gammaspektroskopie").
Es kann auch ein sogenanntes „Pseudo-Spektrum" aufgenommen werden: Dabei wird (für den gesamten Energiebereich oder auch nur für einzelne Energiebereiche) die gemessene Impulsrate gegen die Bewegung der Detektoren (bzw. der Liege) aufgezeichnet. Dies wird durch einen „Multi-Channel-Scaler" bzw. mittels Software bewerkstelligt. Aus den so gewonnenen Daten können Informationen über die Verteilung der Radionuklide im Körper und damit weitere Informationen für die anschließende **Dosisberechnung** gewonnen werden.

Klinische Verwendung

Eingesetzt wird der Ganzkörperzähler primär für die **Inkorporationskontrolle** des *beruflich strahlenexponierten Personals*. Daneben ist ein Einsatz bei *Strahlenunfällen* mit möglicher Inkorporation zweckmäßig. In Einzelfällen werden auch **Stoffwechsel**- oder Kinetikstudien durchgeführt, z.B.: Co-57 markiertes Vitamin B12, Fe-59-Eisenstoffwechsel oder Messung des Ganzkörperkaliums anhand des natürlichen Radionuklids K-40 (siehe InfoBox 7.2 auf Seite 157).

Als **Qualitätsparameter** für die Eigenschaften eines Ganzkörperzählers fungiert die in Kapitel 5.4.5 auf Seite 135 – „Erkennungs- und Nachweisgrenze" erörterte *Erkennungsgrenze* bzw. die **Minimal Detectable Activity (MDA)**. Beide $<500\,\text{Bq}$ Größen sind abhängig von der Energie und Emissionswahrscheinlichkeit der Gammalinien der einzelnen Radionuklide und liegen – je nach Gerät und Radionuklid – zwischen 50 Bq und 500 Bq.

Qualitätskontrolle

Besonders wichtig für den einwandfreien Betrieb eines Ganzkörperzählers ist die **arbeitstägliche Kontrolle** auf mögliche, auch kleinste **Kontaminationen**, wenn der Ganzkörperzähler im Rahmen einer nuklearmedizinischen Abteilung betrieben wird. Diese wird in Form einer *Nulleffektmessung* durchgeführt.

Zusätzlich wird arbeitstäglich mittels eines *Prüfstrahlers* (siehe z.B. Kap. 11.7.1 auf Seite 298) die **Zählausbeute** in Verbindung mit der automatischen Nuklidauswertung überprüft: Die automatische Analyse muss reproduzierbare Werte innerhalb festgelegter Toleranzen liefern.

Wenn Ganzkörperzähler zur Bestimmung der Inkorporation von beruflich strahlenexponierten Personen eingesetzt werden, so fallen sie in Österreich unter das Maß- und Eichgesetz (MEG), welches eine einmalige **Zulassung** seitens des Bundesamt für Eich- und Vermessungswesen (BEV) fordert. Weiters wird einmal jährlich eine Vergleichsmessung (**Ringversuch**) durch das BEV gefordert.

6.2 Dosis- und Dosisleistungsmessgeräte

Dosis- und Dosisleistungsmessgeräte dienen der quantitativen Bestimmung der *Dosisleistung* bzw. nach zeitlicher Integration der Bestimmung der *Dosis*. Für die Ermittlung der **Strahlenexposition** beruflich strahlenexponierter Personen ist das Tragen eines *nicht löschbaren* Dosimeters vorgeschrieben, welches (mindestens) einmal monatlich durch eine autorisierte Dosimeter-Auswertestelle ausgewertet werden muss.

Besteht der Bedarf, über die Strahlenexposition für einen bestimmten Zeitraum direkt und unmittelbar informiert zu werden, kommen zusätzlich kleine und leichte, direkt ablesbare **Personen-Dosimeter** zum Einsatz.

Überall dort, wo es um die Überwachung der Umgebung oder die Information über die örtliche Intensität des Strahlungsfeldes geht, werden **Dosisleistungsmessgeräte** eingesetzt.

6.2.1 Personendosimeter

Als Personendosimeter werden eingesetzt:

- **Thermolumineszenzdetektor (TLD)-Dosimeter** (als gesetzliche Dosimeter) und *Fingerring*-Dosimeter
- direkt ablesbare *elektronische* Dosimeter
- *Filmdosimeter*

6.2 Dosis- und Dosisleistungsmessgeräte

Personendosimeter erfüllen den Zweck, die *Dosis des Trägers* routinemäßig zu bestimmen. Bei deren Verwendung ist zu beachten:

- auf der **Vorderseite des Körpers** am Rumpf oder in Brusthöhe außen an der Kleidung tragen, Fingerringdosimeter (bei hoher Exposition der Hände) am **Finger**, vorzugsweise „nahe dem Grundgelenk des Zeigefingers der nichtdominanten[7] Hand" mit dem Detektor an der Innenhand [2]
- bei der Verwendung von Strahlenschutzbekleidung ist das Dosimeter am Rumpf **unterhalb der Schutzkleidung** zu tragen
- nicht verwechseln, nie fremde Dosimeter tragen
- vor Hitze, Feuchtigkeit und mechanischer Beschädigung schützen
- nicht zur Kontrolle von Strahlenexpositionen verwenden, die nichts mit der beruflichen Tätigkeit zu tun haben
- vor Kontaminationen schützen und außerhalb des Strahlenbereiches aufbewahren

Thermolumineszenz-Dosimeter

TLD-Dosimeter benötigen keine Spannungsversorgung. Als Strahlungs-Detektoren werden **Thermolumineszenzkristalle** verwendet, z.B. Lithiumfluorid, LiF. Diese Kristalle haben die Eigenschaft, die von ionisierender Strahlung abgegebene Energie zu speichern. Die Kristalle befinden sich in einem Kunststoffgehäuse. Messbar sind Dosen ab etwa 0,1 mSv. Zur Auswertung werden die Kristalle auf eine bestimmte Temperatur erhitzt, wobei die während der Tragedauer gespeicherte Energie in Form von Lichtblitzen frei wird.

TLD-Dosimeter können:

- **automatisch ausgewertet** werden
- auch hohe Dosen erfassen
- kleine Dosen – bis zur natürlichen Umgebungsstrahlung – messen
- und sie besitzen eine ausreichende Messgenauigkeit, was dazu geführt hat, dass sie die früher in der Personendosimetrie eingesetzten Filmdosimeter nahezu vollständig ersetzt haben.

Thermolumineszenz-Dosimeter dienen primär der *Personen*-Dosimetrie, können aber auch zur *Orts*-Dosimetrie eingesetzt werden. Dazu können von der Dosimeterausgabe- bzw. Auswertestelle zusätzliche Dosimeter angefordert und an den entsprechenden Orten positioniert werden.

Person
Ort

---

[7]Bei Rechtshändern: an der linken Hand!

Fingerringdosimeter

Zur Bestimmung der Strahlenexposition der Hände und Finger können TLD-Dosimeter auch auf einem Fingerring montiert werden. Die Dosimeter werden dann Ringdosimeter oder Fingerringdosimeter genannt.

Direkt ablesbare elektronische Dosimeter

GM-ZR

Dies sind ca. zigarettenschachtelgroße, elektronische Geräte zur Messung und Anzeige der *Dosis* und der *Dosisleistung*, auch *Alarmschwellen* (z.B. kann das Erreichen bzw. Überschreiten einer definierten Dosis bzw. Dosisleistung akustisch angezeigt werden) können eingestellt werden. Als Detektoren werden meist sehr kleine, spezielle **Geiger-Müller-Zählrohre** (siehe Kap. 4.2.3 auf Seite 74) verwendet.

Aufgrund der geringen Größe steht für die Bedienung dieser Geräte manchmal nur eine einzige Taste zur Verfügung. Moderne Geräte verfügen über die Möglichkeit des Datenaustausches mit einem PC, was Handhabung und Bedienung wesentlich erleichtert. Darüber hinaus können mittels PC-Software alle erforderlichen Einstellungen, wie z.B. die Warnschwellen für Dosis und Dosisleistung etc., einfach geändert werden.

Filmdosimeter

Das Filmdosimeter wird ebenfalls für die Personendosimetrie verwendet. Es besteht aus zwei **verschieden empfindlichen Filmen** in einer Plastikkassette. Die Vorder- und die Rückseite bestehen aus unterschiedlich dicken Filtern aus Blei und Kupfer. Die **Filter** sind so angeordnet, dass die *Strahlungsqualität* abgeschätzt werden kann. Die Kassette enthält auch ein Fenster, an welchem die Strahlung ohne weitere Filterung auf den Film trifft.

Die seitens der Behörden geforderte Genauigkeit bei der Messung sehr hoher Dosen (bis 10 Sv) für legistische Zwecke kann jedoch von Filmdosimetern nur mit erheblichem Aufwand realisiert werden. Zudem kann die Auswertung nur bedingt automatisiert werden, was zu einer Ablöse der Filmdosimeter für die Personendosimetrie durch TLD-Dosimeter geführt hat.

6.2.2 Dosisleistungsmessgeräte

Dosisleistungsmessgeräte dienen der Festlegung und **Überwachung** von Strahlenschutzbereichen und der Überprüfung von Abschirmungen. Wenn die Aufenthaltsdauer in einem Bereich bekannt ist oder abgeschätzt werden kann, so kann aus der mittleren Dosisleistung die Dosis ermittelt werden. Umgekehrt kann grob ermittelt werden, wie lange der Aufenthalt in einem räumlichen Bereich ohne relevante Strahlenexposition möglich ist.

Der **Messbereich** der meisten Dosisleistungsmessgeräte liegt im Bereich zwischen 50 keV bis 1000 keV. Die Messung niederenergetischer Strahlung wie die des I-125 ist mit diesen Geräten daher nicht möglich.

$\geq$50 keV
I-125

Als Detektoren finden (energiekompensierte) **Geiger-Müller-Zählrohre** (siehe Kap. 4.2.3 auf Seite 74) oder **Proportionalzählrohre** (siehe Kap. 4.2.2 auf Seite 73) Verwendung.

Eine zeitgemäße **Elektronik** in den Geräten sorgt für größtmögliche Flexibilität:

- Neben *Dosisleistungs*-Messungen können auch *Dosismessungen* durchgeführt werden.
- Für Dosis und maximale Dosisleistung können *getrennt Alarme* eingestellt werden.
- Einzelne Messwerte können *gespeichert* und später *ausgegeben* oder an einen PC übertragen werden.
- Registriert werden kann weiters die *maximale Dosisleistung*, die *Dosis seit dem Einschalten* etc.

Klinische Anwendung

Dosisleistungsmessgeräte für Strahlenschutzmessungen gehören zur Standardausstattung eines nuklearmedizinischen Betriebes.

Dosisleistungsmessungen lassen sich z.B. zur Ermittlung der **Entlassungsaktivität** von Patienten nach Radioiodtherapie (RIT) auf Therapiestationen einsetzen. Mit Hilfe des Abstandsquadratgesetzes kann die Dosisleistung für die Entlassungsaktivität berechnet werden. Dieses Verfahren ist, was die Nachweisempfindlichkeit betrifft, der Messung mit einem Szintillationsdetektor unterlegen, aufgrund der relativ hohen zu messenden Aktivitäten jedoch praktikabel, überdies kostengünstig und vergleichsweise einfach.

Qualitätskontrolle

Wegen ihrer einfachen Bauart beschränkt sich die Qualitätskontrolle – formal wird von einer **Funktionsprüfung** gesprochen – von Dosis- und Dosisleistungs-Messgeräten auf wenige Prüfungen:

- Kontrolle der **Batteriespannung**
- Durchführung eines **Selbsttests** (bei manchen Geräten automatisch unmittelbar nach dem Einschalten)
- Messung des **Nulleffektes** nach der Inbetriebnahme

- (vierteljährliche) Messung der **Zählausbeute** (siehe Abschnitt 11.7.2 auf Seite 299) mit einem langlebigen Prüfstrahler (z.B. einer Cs-137-Quelle)

Manche Geräte besitzen eine **eingebaute Kalibrierquelle**; damit wird die laufende Kalibrierung der Sonde ermöglicht.

7 Sonden-Messgeräte

Inhalt

7.1	Aufbau und Funktion	153
7.2	Anwendungsmöglichkeiten	155
7.3	Konstanzprüfung von Sonden-Messgeräten	159

7.1 Aufbau und Funktion

Sonden-Messgeräte dienen zur Messung der **Aktivitätsspeicherung** (engl. "uptake") bzw. der **Aktivitätsaufnahme** (engl. "intake") in vorgegebenen und ausgewählten Organen bzw. Orten.

uptake
intake

7.1.1 Detektor

Jeder Sonden-Messplatz besteht aus einem oder mehreren **Detektoren** mit der zugehörigen **Messelektronik** (siehe Kapitel 5.1 auf Seite 89).

Der am häufigsten verwendete Detektortyp ist der Szintillationszähler (siehe Kapitel 4.5 auf Seite 80). Da die **Größe des Kristalls** einen wesentlichen Einfluss auf die **Zählausbeute** hat (siehe Kapitel 5.3.1 auf Seite 109 – Geometriefaktor g), ist die Auswahl der zweckmäßigsten Größe des Kristalls von großer Bedeutung. Meist werden Kristalle mit einem Durchmesser von 2 Zoll[1] (ca. 5 cm) verwendet, seltener 3″ (ca. 7 cm) oder 5″ (ca. 12 cm).

Größe

Die **Dicke** des Kristalls hat einen geringeren Einfluss auf die Zählausbeute, als dessen Durchmesser (siehe Kapitel 5.3.1 auf Seite 114 – Kristall-Effizienz e_{Krist}). Eine Dicke von 1″ reicht i.a. aus, um bei den in der Nuklearmedizin üblichen Energien der Gammastrahlung von weniger als 400 keV eine ausreichende Zählausbeute zu erreichen. Die Intensität einer Gammalinie von 400 keV, das entspricht in etwa der Hauptlinie von I-131 mit 364 keV (siehe Tabelle 3.4 auf Seite 60), ist nach Durchstrahlung eines 1″ dicken Kristalls um 70 % geschwächt, somit wechselwirken ~70 % der Photonen im Detektor und können nachgewiesen werden. Zum Vergleich: Nur ~5 % aller Photonen der Gammastrahlung von Tc-99m mit 140 keV

Dicke

<400 keV
I-131

Tc-99m

---

[1] 1 Zoll = 1″ = 25,4 mm

(siehe Tabelle 3.2 auf Seite 58) durchdringen einen $3/8$ Zoll (9,5 mm) dicken Szintillationskristall einer Gammakamera ohne Wechselwirkung, damit werden ~95 % nachgewiesen.

Pb
Der Detektor ist zum Schutz vor unerwünschter Einstrahlung von außen mit einer **Bleiabschirmung** versehen. Im Allgemeinen sind im Detektorkopf zusätzlich zum Kristall auch der Sekundärelektronen-Vervielfacher (SEV)[2] und der Vorverstärker (VV) untergebracht. Der Detektorkopf ist meist von den übrigen elektronischen Bauelementen wie Verstärker, Impulshöhenanalysator und Hochspannungsversorgung sowie von der Registriereinrichtung räumlich getrennt und mit diesen durch ein Kabel verbunden. Dadurch wird die notwendige Flexibilität für die Positionierung des Detektorkopfes am Patienten gewährleistet. Seit wenigen Jahren

wireless
gibt es auch Systeme, bei denen der Handteil der Sonde **wireless** (z.B. mittels „Bluetooth") mit dem Hauptsystem (Anzeige, Auswertung, ...) verbunden ist.

7.1.2 Kollimator und Messfeld

Das **Messfeld** einer Sonde kann durch **Kollimatoren** eingegrenzt werden. Im Fall der Sonde ist es wichtig, das Messfeld auf den **Bereich vor der Sonde** zu konzentrieren und

vor
seitlich
seitlich einfallende Strahlung **abzuschirmen**. Dies wird mit einem **röhrenförmigen Flachfeldkollimator** (im Wesentlichen ein Bleirohr) erreicht.

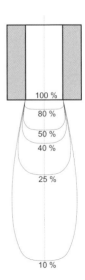

Das **Messfeld** eines Kollimators kann durch **Flächen gleicher Empfindlichkeit** beschrieben werden: Auf einer solchen Fläche kann eine Punktquelle beliebig verschoben werden, ohne dass sich die registrierte Zählrate ändert. Diese Flächen gleicher Empfindlichkeit sind im Allgemeinen rotationssymmetrisch, sie stellen sich daher in einer Schnittebene entlang der Rotationsachse als **Linien gleicher Empfindlich-**

Isolinien
keit (*Isolinien*) dar (siehe Abb. 7.1).

Mit zunehmender Entfernung und am Rand des Messfeldes nimmt die Empfindlichkeit ab.

Abbildung 7.1: Linien gleicher Empfindlichkeit (Isolinien) eines Flachfeldkollimators

Bei den meisten Sonden können wahlweise verschiedene Kollimatoren (längere, kürzere, zylindrische, konische) aufgesetzt werden.

---

[2]Photomultiplier (PM)

7.1.3 Messelektronik

Die Messelektronik entspricht dem in Kapitel 5.1 auf Seite 89 beschriebenen Konzept.

7.2 Anwendungsmöglichkeiten

Es gibt verschiedene Arten von Sonden-Messgeräten:

- Organmessplatz (Uptake-Messplatz)
- Ganzkörperzähler
- Intraoperative Sonden

7.2.1 Organmessplatz (Uptake-Messplatz)

Im Folgenden sind einige Anwendungen von Organmessplätzen beschrieben.

Uptake-Messung: Eine Uptake-Messung dient der Bestimmung des **Ausmaßes der Aufnahme** (engl. "uptake") bzw. der Speicherung eines Nuklids in einem bestimmten Organ, z.B. der Schilddrüse. Es werden **relative** Werte bezogen auf die applizierte Aktivität (z.B.: „der Uptake beträgt 10 %") bestimmt: Die Messung am Patienten wird mit einer **Kalibriermessung** verglichen, die unter gleichen oder möglichst ähnlichen Bedingungen durchgeführt wurde.

uptake

relativ

Somit kann der Ablauf einer Untersuchung z.B. die Untersuchung der Iod-Aufnahme in der Schilddrüse („SD-Uptake") wie folgt beschrieben werden (Details in [3]):

- Messung 1: Vor der Applikation wird die Aktivität in der Patientenspritze gemessen.[3] (siehe $M_{cal.}$ in Glg. 7.1 auf der nächsten Seite)

- Applikation: Die Aktivität wird dem Patienten verabreicht.

- Wartezeit: Ein Teil der applizierten Aktivität reichert sich im Schilddrüsengewebe an.

- Messung 2: Die Aktivität in der Schilddrüse des Patienten wird gemessen. (siehe SD in Glg. 7.1 auf der nächsten Seite)

---

[3]Anm.: Diese **Kalibriermessung** muss – eine entsprechende Qualitätskontrolle vorausgesetzt – nur einmal erfolgen. Die dem Patienten applizierte Aktivität kann nach entsprechender Kalibrierung des Uptake-Messplatzes mit dem Aktivimeter ermittelt werden.

- Auswertung: Aus den beiden Messwerten (Kalibriermessung und Patientenmessung) kann die **prozentuelle Aktivitätsaufnahme** in der Schilddrüse berechnet werden, d.h. die Speicherung in der Schilddrüse in % der verabreichten Aktivität. Schilddrüsen-Messplätze verwenden meist 2″-Sonden (2″ Durchmesser, 1,5″–2″ Dicke).

Die Genauigkeit des Ergebnisses kann verbessert werden, wenn das in Kapitel 5.3.3 auf Seite 120 unter „Bestimmung des Hintergrundwertes" angeführte Verfahren zum Abzug des außerhalb der Schilddrüse befindlichen Hintergrundes (siehe die Definitionen für *Nulleffekt* und *Hintergrund* in 5.3.3 auf Seite 118) angewandt wird, also das Messergebnis einer Messung des Oberschenkels von der Messung des Halses subtrahiert wird.

$$\mathrm{UT} = 100 \cdot \frac{\mathrm{SD} - \mathrm{OS}}{M_{cal.} - \mathrm{LW}} \approx 100 \cdot \frac{\mathrm{SD}}{M_{cal.}} \tag{7.1}$$

mit
- SD   Messung der Schilddrüse (Impulse)
- OS   Hintergrund: Messung Oberschenkel (Impulse)
- $M_{cal.}$ Kalibriermessung: Spritze vor der Applikation
- LW   Nulleffekt

Durch vielfach wiederkehrende Wiederholung der Messung in bestimmten Zeitabständen kann der zeitliche Verlauf der Aktivitätsaufnahme in einem Organ ermittelt werden. Auf diese Weise können **Organfunktionen** untersucht werden.

$f(t)$

Der zeitliche Verlauf der Aktivitätsanreicherung in einem Organ ist der wesentliche, die **Dosis** in diesem Organ bestimmende Faktor. Soll also – etwa bei der Radioiodtherapie von gutartigen Schilddrüsenerkrankungen – eine bestimmte Dosis in einem Organ (in diesem Fall der Schilddrüse) erreicht werden, muss ermittelt werden, wieviel Aktivität sich im Lauf der Zeit in diesem Organ befindet. Daraus kann die zur Erzielung einer bestimmten Dosis erforderliche Aktivität berechnet werden.

Retentionsmessungen, Ausscheidungsmessungen: Zur Bestimmung der Organ-Funktion, wird die Retention einer verabreichten Substanz, d.h. der zurückgehaltene und noch nicht ausgeschiedene Anteil in Abhängigkeit von der Zeit gemessen.

Resorptionsmessungen: Mit Sonden-Messplätzen kann die Resorption (Aufnahme) von Substanzen, deren biologische Halbwertszeit im Organismus relativ groß ist, bestimmt werden.

Weitere Anwendungen: Weitere – jedoch selten angewandte – Messmethoden sind in der InfoBox 7.1 auf der nächsten Seite beschrieben.

7.2 Anwendungsmöglichkeiten

InfoBox 7.1: Sonderformen von Organmessplätzen

Fallweise haben in der Vergangenheit Sonden-Messplätze für die Untersuchung der **Herzfunktion** Anwendung gefunden („Cardiac vest", „Nuclear Stethoscope", „Gammascope"): Vor der Untersuchung muss – wie bei der Radionuklid-Ventrikulographie (RNV) – das Blut (genauer: die **Erythrozyten**) radioaktiv markiert werden. Danach wird die Sonde über dem Herzen positioniert. Aus der ventrikelvolumsabhängigen Änderung der Aktivität und der damit verbundenen Änderung der gemessenen Zählrate können mit Hilfe geeigneter Software verschiedene **Herzfunktionsparameter** wie **Auswurffraktion, relatives Schlagvolumen** u.a. ermittelt werden.

7.2.2 Ganzkörperzähler

Ganzkörperzähler sind Messeinrichtungen, mit welchen man im Organismus vorhandene Aktivitäten gammastrahlender Radionuklide bestimmen kann, auch wenn diese Aktivitätsmengen sehr gering sind. Die Messung von K-40 zur Bestimmung der Muskelmase ist in InfoBox 7.2 beschrieben. E_γ

Ganzkörperzähler werden hauptsächlich im Strahlenschutz zur Messung **inkorporierter Aktivitäten** verwendet (siehe Kapitel 6.1.4 auf Seite 145).

Ganzkörperzähler können auch in der nuklearmedizinischen Diagnostik, z.B. für Speichermessungen, Retentions- oder Resorptionsmessungen eingesetzt werden.

InfoBox 7.2: Bestimmung der Muskelmasse

Das Vorkommen von **Kalium** im menschlichen Körper ist proportional zur **Muskelmasse**: Kalium reichert sich vor allem im Muskel an.
Natürliches Kalium enthält mit einer Häufigkeit von ca. 0,012 % das radioaktive K-40, welches eine Gammalinie bei 1460 keV emittiert. Die 3″–5″ (7,5 cm bis 12,5 cm) dicken NaI(Tl) Detektoren eines Ganzkörperzählers in Verbindung mit der guten Abschirmung gegen die Strahlung des natürlichen Hintergrundes erlauben einen einwandfreien Nachweis dieses Nuklids. Die Aktivität von K-40 beträgt normalerweise (70 kg Standardmensch) etwa 4,5 kBq.
Durch wiederholte, genaue Messung von K-40 kann versucht werden, Änderungen in der Muskelmasse zu bestimmen.

7.2.3 Intraoperative Sonden

Nuklearmedizinische Methoden werden auch während Operationen eingesetzt: („Radio guided surgery"). Dabei wird für den Operateur schwierig aufzufindendes Gewebe, wie z.B. Tumorgewebe, aber auch Schilddrüsengewebe oder Lymphknoten, vor der Operation mit Hilfe von **Tracern** radioaktiv markiert und während der Operation mittels einer **Sonde** lokalisiert. OP-Sonde

Insbesondere die Markierung des Sentinel Lymph Node (Wächterlymphknoten) SLN
(SLN) hat sich in den letzten Jahren weltweit als Standardmethode zur Lokalisation des malignen Melanoms, aber auch des Mammakarzinoms etabliert, häufig

und ergänzend mit Färbemethoden eingesetzt. Als **Wächterlymphknoten** bezeichnet man den **ersten Lymphknoten**, der aus einer bestimmten Körperregion versorgt wird, ihm sind weitere Lymphknoten mit sich verzweigenden Lymphbahnen nachgeschaltet. Aus der exakten histologischen Aufarbeitung des SLN können Rückschlüsse auf eine möglicherweise erfolgte Metastasierung gezogen werden.

Die InfoBox 7.3 behandelt spezielle Anwendungen von intraoperativen Sonden und die InfoBox 7.4 auf Seite 160 technische Anforderungen, welche insbesondere bei der Geräteauswahl eine Rolle spielen können.

InfoBox 7.3: Weitere Sonden

Wenngleich die Suche nach mit Tc-99m markierten **Lymphknoten** die am Weitesten verbreitete Methode im Rahmen der „**Radioguided surgery** " ist, gibt es auch **andere Nuklide** und Anwendungsmöglichkeiten. Erfolgt die Markierung des zu entfernenden Gewebes mit einem **Gammastrahler ähnlicher Energie** wie Tc-99m, kann die Suche mit denselben Sonden oder zumindest der gleichen „Technologie" durchgeführt werden – gegebenenfalls ist lediglich eine andere Geometrie der Sonde erforderlich.

Beim Nachweis der Strahlung von **Positronen-Emittern** (insb. F-18) gibt es allerdings zusätzliche Herausforderungen hinsichtlich der Lokalisierbarkeit und der Abschirmung gegen die Umgebungsstrahlung [4]. Für den Nachweis von Positronen-Emittern wurden daher auch Systeme entwickelt, welche anstelle der (sekundären) γ-Strahlung von 511 keV, direkt die β-Strahlung (β^-, β^+) messen. Siehe dazu auch die nachfolgenden Ergänzungen zum Thema „Technische Anforderungen" in der InfoBox 7.4 auf Seite 160.

Funktionsprinzip Die messtechnische Aufgabe einer intraoperativen Sonde besteht darin, während der Operation die 140 keV-**Gammastrahlung** des zur Markierung eingesetzten Tc-99m **ortsaufgelöst** nachzuweisen. Dabei ist wichtig zu verstehen, dass die Sonde selbst *nicht ortsauflösend* ist: die Ortsauflösung wird durch die *Bewegung der Sonde* durch den Operator in Verbindung mit dem Messfeld der Sonde (siehe Abb. 7.1 auf Seite 154) erzielt.[4]

Die während der Operation geforderte Sterilität wird durch die Verwendung einer sterilen Sondenhülle gewährleistet. Die erforderliche Nachweisempfindlichkeit wird mit einem kleinen Szintillationskristall (meist Thallium dotierte Cäsiumiodid-Detektoren (CsI(Tl))) oder einem Halbleiterdetektor (Kadmium-Zink-Tellurid-Detektoren (CZT)) erreicht.

Bei Verwendung von Szintillationsdetektoren befindet sich hinter dem Strahleneintrittsfenster der Sonde ein kleiner Kristall, der beim Nachweis von Gammastrahlung Lichtblitze abgibt. Der Detektor einer Sonde funktioniert also genau gleich (Szintillator, PM etc.) wie in Kap. 4.5.4 auf Seite 84 beschrieben.

---

[4]Die Struktur einer Oberfläche – z.B. eines groben Steines – wird nicht durch das Auflegen eines Fingers ertastet, sondern erst durch das Bewegen der Fingerkuppe über die Oberfläche des Steins.

Die für den Betrieb des PM nötige **Hochspannung** kommt aus Sicherheitsgründen meist aus batterie- bzw. akkubetriebenen Hochspannungsgeneratoren, da ja direkt am Patienten und intraoperativ gemessen wird.

Die **Elektronik** ist in einem separierten Gehäuse eingebaut und verfügt über die Möglichkeit, Energiefenster (für unterschiedliche Nuklide) einzustellen. Die Anzeige wird mittels eines Bereichswahlschalters auf den passenden Messbereich eingestellt.

Geräte mit einem Halbleiterdetektor können sehr klein, z.T. ohne externes Gehäuse für die Elektronik, aufgebaut werden.

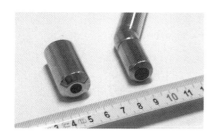

Abbildung 7.2: Messkopf einer intraoperativen Sonde mit abgenommenem Kollimator

Zur Verbesserung der Ortsselektivität schränkt ein **Kollimator** das Gesichtsfeld des Detektors ein. Abbildung 7.2 zeigt die Größenverhältnisse einer Sonde mit abgenommenem Kollimator.

Der Operateur wird sich in der Regel nicht an der optischen Anzeige, sondern am **akustischen Signal** orientieren. So kann der Blick auf das Operationsfeld konzentriert bleiben. Zur stärkeren akustischen Betonung der jeweiligen Zählrate wird manchmal zusätzlich noch die Lautstärke und/oder die Tonhöhe moduliert.

Neben der kontinuierlichen Anzeige der Zählrate soll für Zwecke der Qualitätssicherung eine **Messzeit** vorgewählt und die entsprechende **Impulszahl** abgelesen werden können („Scaler/Timer"-Betrieb).

7.3 Konstanzprüfung von Sonden-Messgeräten

Diesbezüglich wird auf das Kap. 11.7 auf Seite 297 verwiesen.

7 Sonden-Messgeräte

InfoBox 7.4: Technische Anforderungen an Intraoperative Sonden

Wichtiges Kriterium für die Qualität einer Sonde ist eine hohe **Nachweisempfindlichkeit** für kleine Aktivitätsanreicherungen, die in Tiefen von bis zu 5 cm liegen. Sonden mit Szintillationsdetektoren sind diesbezüglich Halbleiterdetektoren teilweise deutlich überlegen.

Um einen Lymphknoten im Gewebe eindeutig lokalisieren zu können, muss die Sonde eine hohe **Ortselektivität** aufweisen, das heißt, es muss möglich sein, eindeutig zwischen den einzelnen Lymphknoten zu unterscheiden (siehe Abb. 7.3).

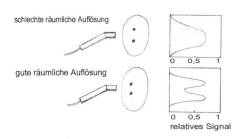

Abbildung 7.3: Bedeutung der Ortsauflösung bei intraoperativen Sonden (nach [5])

Auch wenn der Injektionsort in unmittelbarer Nähe zum Lymphknoten liegt, darf dieser durch seine vergleichsweise hohe Aktivität die Lokalisation nicht verfälschen. Ein aktivitätsangereicherter Lymphknoten muss trotz der Hintergrundstrahlung aus dem umgebenden Gewebe selektierbar sein. Der Kollimator bestimmt die Breite des Messkegels, aus dem die Aktivität detektiert wird. So wird bei einem breiten Messkegel viel Hintergrundsignal zur Messung beitragen, während bei einem schmalen Messkegel hauptsächlich das Signal aus dem Zielobjekt zum Tragen kommt (siehe Abbildung 7.4).

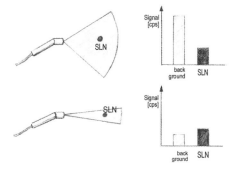

Abbildung 7.4: Bedeutung der radialen Empfindlichkeitsverteilung bei intraoperativen Sonden (nach [5])

Neben der Verwendung eines Kollimators hilft auch eine gute **Energieauflösung** des Detektors in Verbindung mit einem engen Energiefenster, gestreute Strahlung und damit **falsche Ortsinformation** zu unterdrücken. Je besser die Energieauflösung einer Sonde, desto kleiner kann das Energiefenster ohne Verlust an Empfindlichkeit gewählt werden und desto „präziser" ist die Ortung der Aktivität.

Die Sonde muss gegen Einstrahlung aus einer anderen als der angepeilten Richtung abgeschirmt sein, um die im Lymphknoten gespeicherte geringe Aktivität trotz vorhandener relativ großer Aktivität an der Injektionsstelle einwandfrei differenzieren zu können. Als kritische Zone ist dabei der Sondenknick anzusehen (siehe Abb. 7.5).

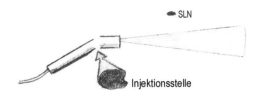

Abbildung 7.5: Bedeutung der Abschirmung für intraoperative Sonden (nach [5])

Der absolute Uptake im SLN von Melanom Patienten beträgt zwischen 1 kBq und 100 kBq, wobei 60 MBq ins Primum injiziert worden waren ([6]).

8 Szintillationskamera

Inhalt

8.1	Einleitung	161
8.2	Detektorkopf	165
8.3	Impulsverarbeitung und Bilderzeugung	169
8.4	Kenngrößen	174
8.5	Kollimatoren	180
8.6	Inhomogenitätskorrektur	187
8.7	SPECT (Tomographie)	191
8.8	Sachgemäße Behandlung einer Gammakamera	198

8.1 Einleitung

8.1.1 Allgemeines zur Bildgebung

Die nuklearmedizinische in vivo-Diagnostik wird auch als **bildgebende Funktionsdiagnostik** bezeichnet. Nach Verabreichung eines **Radiopharmakons** wird dessen (räumliche) **Verteilung** im Patientenkörper bestimmt. Die aufgrund des Markierungsnuklids von außen messbare **Radioaktivitätsverteilung** wird als **Szintigramm** dargestellt: siehe z.B. Abb. 8.1 auf der nächsten Seite. Szintigramme beinhalten örtlich zugeordnete Informationen über funktionelle Parameter wie Durchblutung, Speicherung, Stoffwechsel, Rezeptordichte etc.

Die morphologischen[1] Informationen stehen aufgrund der durch die Abbildungsprinzipien gegebenen begrenzten Ortsauflösung nicht im Vordergrund.

---

[1] siehe im Glossar: Morphologie

Je nach *Aufnahmetechnik*[2] unterscheidet man zwei **Arten von Szintigrammen:**

- **Planare Bilder**: Projektionsbilder; Die räumliche Aktivitätsverteilung wird auf eine zweidimensionale Bildebene projiziert, wobei sich in Projektionsrichtung hintereinander liegende Aktivitätsanreicherungen überlagern und im Bild nicht unterschieden werden können: siehe Abb. 8.1 und 8.2. Abhilfe schafft die Aufnahmetechnik der Single-Photon-Emission-Computed-Tomography (SPECT), welche die *Schichtbilder* des nächsten Absatzes hervorbringt.

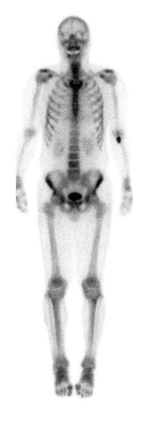

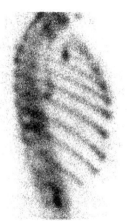

Abbildung 8.2: Bsp.-Szintigramm: Thorax seitlich

Abbildung 8.1: Bsp.-Szintigramm: Ganzkörper

- **Schichtbilder**: Sie werden aus einem Satz von vielen planaren, aus verschiedenen Richtungen rund um den Patienten aufgenommenen Projektionsbildern mathematisch errechnet („rekonstruiert" – siehe dazu Kap. 10 auf Seite 233) und zeigen die Aktivitätsverteilung in einzelnen Schichten: siehe Abb. 8.3 auf der nächsten Seite. Die Entstehung der Schichtbilder, die mit Szintillationskameras aufgenommen werden, wird im Kapitel 8.7 – „SPECT" beschrieben.

---

[2]Die eigentliche *Messung* mit der Gammakamera wird häufig auch als Akquisition bezeichnet.

8.1 Einleitung

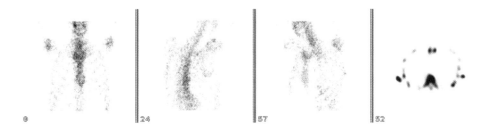

Abbildung 8.3: SPECT: links 3 einzelne von insgesamt 64 Projektionen und rechts eine von 128 axialen Schichten

Beide Arten von Szintigrammen können aufgenommen werden als:

- **Einzelbilder:** „statische Szintigraphie", siehe Abb. 8.2 auf der vorherigen Seite, sie zeigen die Aktivitätsverteilung zu einem „Zeitpunkt" (die Aufnahmedauer betrug 200 s!) t
- **Bildserie:** „dynamische Szintigraphie", sie ermöglichen die Darstellung und Auswertung der Aktivitätsverteilung als Funktion der Zeit $f(t)$

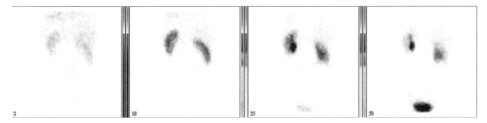

Abbildung 8.4: Dynamische Nierenaufnahme: 4 verschiedene Zeitpunkte zu je 15 s

- **Getriggerte Bildserie:** z.B. Aktivitätsverteilung während eines Herzschlags unter Verwendung eines EKG-Triggersignal; siehe dazu InfoBox 8.2 auf Seite 173

Szintillationskameras, im normalen Sprachgebrauch schlicht „Gammakamera" genannt, liefern **digitale Bilder**, häufig verwendete **Matrixgrößen** sind 64×64, 128×128 und 256×256. Bei Ganzkörperszintigrammen – siehe Abb. 8.1 auf der vorherigen Seite – finden rechteckige Matrizen Anwendung, z.B. 256×1024. Ein einzelnes Element einer Bildmatrix wird *Bildelement* oder Pixel genannt.

8.1.2 Allgemeines zur Gammakamera

Unter einer Gammakamera versteht man ein *Messgerät für Gammastrahlung*, welches eine räumliche, *dreidimensionale Aktivitätsverteilung* messen und als *zweidi-*

8 Szintillationskamera

mensionales Bild wiedergeben kann. Von mehreren möglichen Funktionsprinzipien hat sich in der Nuklearmedizin die **Szintillationskamera** durchgesetzt. Sie wurde in den 1960er-Jahren von Harold O. ANGER entwickelt und ist heute das wichtigste Untersuchungsgerät in der in vivo-Nuklearmedizin.

Tc-99m

140 keV

Die Entwicklung der ANGER-Kamera ist eng verknüpft mit der Einführung und Entwicklung von Tc-99m als dem heute am häufigsten verwendeten Markierungsnuklid. Dies hat zur Folge, dass die Gammakameras für den Energiebereich der von Tc-99m ausgesandten Gammastrahlung von 140 keV *optimiert* sind.

Funktionsprinzip

Koll.

Die vom Patienten in alle Raumrichtungen isotrop ausgesandte **Strahlung (Photonen)** trifft auf den **Kollimator** der Gammakamera: siehe Abb. 8.5. Der Kollimator ist im Wesentlichen eine *Bleiplatte* mit sehr vielen, meist parallelen Löchern (bzw. *Bohrungen*), durch welche Photonen nur dann durchtreten können, wenn sie sich parallel zu den Löchern des Kollimators und somit in der gewünschten Projektionsrichtung bewegen. Auf den Kollimator schräg auftreffende Photonen werden durch die *Septen*, das sind die „Zwischenwände" zwischen den Löchern, zum Großteil absorbiert: siehe Abb. 8.5. Die Bildgebung beruht somit im Wesentlichen auf der *Absorption* der „bezüglich ihrer Flugrichtung nicht-passenden Photonen". Ein Kollimator wird gerne als „die Optik" einer Gammakamera bezeichnet[3]: Auch bei einer Gammakamera können Kollimatoren mit unterschiedlichen Eigenschaften montiert werden (siehe Kap. 8.5 auf Seite 180).

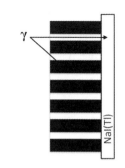

Abbildung 8.5: Gammakamera: Prinzip des Kollimators – Absorption von Photonen aus unerwünschten Richtungen

Krist.

Photonen, die den Kollimator passiert haben, treffen den **Detektorkristall** und erzeugen dort in Folge der Wechselwirkung mit dem Detektorkristall Lichtblitze (siehe Kap. 4.5 auf Seite 80). Die entstandene Lichtblitzverteilung vieler Wechselwirkungen einzelner Photonen stellt ein Projektionsbild der Aktivitätsverteilung (im Patienten) dar. Die **Lichtblitze** werden von **Photomultipliern** (siehe Kap. 4.5.5 auf Seite 85) in elektrische Impulse umgewandelt.

Die Impulse der Photomultiplier (PM) werden ausgewertet, es entsteht ein digitales Bild der Aktivitätsverteilung, welches gespeichert wird. Diese digitalen **Szin-**

---

[3]Vergleichbar mit dem (Wechsel-)Objektiv einer Spiegelreflexkamera: für unterschiedliche Aufgaben stehen verschiedene Objektive zur Verfügung.

tigramme werden von speziellen Computerprogrammen (Digitale Bildverarbeitung) weiter verarbeitet.

> Dieses hier beschriebene Funktionsprinzip suggeriert (möglicherweise), dass viele Photonen „gleichzeitig" verarbeitet werden können: Das ist – genau genommen – jedoch nicht der Fall! Es gilt: **Jedes Photon wird einzeln gemessen!** Für das Verständnis der Funktionsweise der Gammakamera ist es wichtig, sich immer die Messung von genau einem Photon vorzustellen.

In modernen Gammakameras wird mit einigen messtechnischen Optimierungen gearbeitet, welche die quasi „gleichzeitige" Messung von einigen wenigen Photonen in einem Detektorkristall möglich macht. Diese Optimierungen erlauben sehr hohe Zählraten ohne nennenswerte Verluste.

8.2 Detektorkopf

Gammakameras besitzen einen oder mehrere Detektorköpfe.

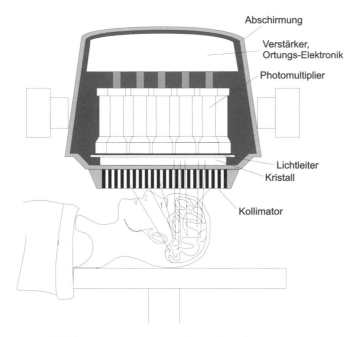

Abbildung 8.6: Detektorkopf einer Szintillationskamera

8 Szintillationskamera

8.2.1 Übersicht

Jeder einzelne Detektorkopf ist in einem Stativ (einer Gantry) so aufgehängt, dass eine Positionierung an der gewünschten Stelle des Patienten möglich ist. Der Detektorkopf einer Gammakamera besteht aus folgenden **Komponenten** (siehe Abbildung 8.6):

- Kollimator
- Szintillationskristall
- Lichtleiter
- Photomultiplier
- Verstärker
- Ortungs-Elektronik
- Abschirmung

8.2.2 Komponenten des Detektorkopfes

Kollimator

Eine vor dem Detektor befindliche Radioaktivitätsverteilung sendet isotrop in alle Raumrichtungen Gammastrahlung aus. Ein Teil dieser Gammastrahlung trifft auch die Vorderseite des Detektorkopfes: auf den Kollimator. Der Kollimator hat die Aufgabe, jene Gammastrahlungsanteile „auszuwählen", die aus der zur Bildgebung nutzbaren Richtung kommen, und die restliche Gammastrahlung so weit zu schwächen, dass kein relevanter Beitrag zur *Bildgebung* möglich ist. Die *Anordnung der Kollimator-Bohrungen* gibt diese Richtung geometrisch vor. Gammaquanten, die den Kollimator ohne Wechselwirkung passieren, treffen auf den Szintillationskristall und erzeugen dort Lichtblitze. Dies entspricht einer Projektion der dreidimensionalen Aktivitätsverteilung auf eine zweidimensionale Abbildungsfläche (Detektorkristall).

Bohrung

Der Kollimator ist somit eine wesentliche bildgebende Komponente der Szintillationskamera und entspricht in seiner Funktion etwa dem Objektiv beim Fotoapparat. Er ist der dominierende Faktor hinsichtlich der wesentlichen Abbildungseigenschaften einer Gammakamera, vor allem für *Ortsauflösung* (siehe Kap. 8.4.2 auf Seite 177) und *Empfindlichkeit* (siehe Kap. 8.4.4 auf Seite 178). Weiters muss der Kollimator für die verwendete Strahlungsenergie optimiert sein. Verschiedenen Kollimatortypen sowie deren *Eigenschaften* werden in Kap. 8.5 – „Kollimatoren" ausführlich beschrieben.

Szintillatorkristall und Lichtleiter

Der großflächige Szintillator ist meist ein Natriumiodid-Kristall mit Thallium-Dotierung (NaI(Tl)) in Form einer rechteckigen oder runden Platte von etwa 1 cm Dicke[4]. Übliche Abmessungen liegen in der Größenordnung von 40×60 cm^2 bei „Großfeld"-Gammakameras und z.B. bei 20×20 cm^2 bei Gammakameras, welche für die Schilddrüsen-Szintigraphie optimiert sind. Der Kristall ist auf der Seite des Kollimators von einer innen reflektierenden Aluminiumhülle umgeben, auf der gegenüberliegenden Seite von einer lichtdurchlässigen Glas- oder Kunststoffplatte. Auf dieser oder auf einer zusätzlichen zweiten Platte – dem **Lichtleiter** – sind zahlreiche PM in einem meist hexagonalen Muster angeordnet (siehe Abb. 8.7). Das Licht der Lichtblitze gelangt aus dem Kristall über den Lichtleiter zu den nächstliegenden Photomultipliern, wobei sich die Lichtintensität eines Blitzes entsprechend der Entfernung jedes Photomultipliers zum Entstehungspunkt des Lichtes aufteilt. Um die Lichtausbreitung gezielt zu steuern, verwenden manche Hersteller Lichtleiter mit speziellen Lichtabsorptionsmustern.

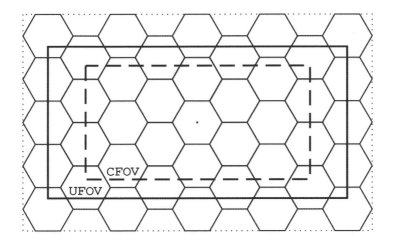

Abbildung 8.7: Sichtfeld (siehe Definitionen auf Seite 175) einer Gammakamera inkl. Anordnung hexagonaler Photomultiplier; der Punkt in der Mitte der Abbildung markiert das Zentrum des Sichtfeldes; die punktierte Linie die Abmessung des NaI(Tl)-Kristalls;
Useful Field Of View (Nutzbares Gesichtsfeld) (UFOV)
Central Field Of View (Zentrales Gesichtsfeld) (CFOV)

---

[4]Standard-Großfeld-Gammakameras haben üblicherweise eine Kristall der Dicke 3/8 Zoll, das entspricht 9,5 mm. Für höhere Energien (typisch: I-131) werden auch Systeme mit 5/8 Zoll (15,9 mm) angeboten. Kleinfeld-Gammakameras optimiert für Tc-99m werden auch mit einer Kristalldicke von 6 mm hergestellt.

Photomultiplier

Die PM haben die Aufgabe, die Lichtblitze aus dem Szintillatorkristall in Ladungsimpulse umzuwandeln (siehe Kap. 4.5.5 auf Seite 85). Je mehr Photomultiplier ein Detektor enthält, desto besser kann seine örtliche Auflösung (siehe Kap. 8.4.2 auf Seite 177) sein. Die Photomultiplier eines Detektors sollten im Idealfall exakt die gleichen (Verstärkungs-)*Eigenschaften* haben. Dies ist in der Praxis natürlich nicht der Fall. Daher kommt dem **Abgleich** eines Detektorkopfes, bei dem unter anderem die Photomultiplier auf gleiche Verstärkungseigenschaften justiert werden, eine große Bedeutung zu.

Verstärker

Jedem PM ist ein Verstärker (siehe Kap. 5.1 auf Seite 89) zugeordnet, der die Ladungsimpulse in *Spannungsimpulse* umwandelt.

Die Höhe der Spannungsimpulse **eines** PM ist proportional zum Anteil des Szintillationslichtes vom Kristall, das dieser eine Photomultiplier „gemessen" hat.

$U \propto E_\gamma$

Die Höhe der Spannungsimpulse **aller** Photomultiplier eines Detektorkopfes ist proportional zum gesamten Szintillationslicht vom Kristall und somit *proportional der absorbierten Quantenenergie*: Der Detektor ist – eine Energiekalibrierung vorausgesetzt – energieselektiv! Die Kunst des Detektorabgleichs liegt darin, die Verstärker so abzugleichen, dass bei gleich hellen Lichtblitzen alle PM-Verstärkereinheiten gleich große Spannungsimpulse liefern.

Der Grundabgleich muss vom Servicetechniker durchgeführt werden, für den Feinabgleich gibt es mehr oder weniger automatisierte Hilfsmittel der Hersteller für die Nutzer einer Gammakamera (siehe Kapitel 8.6 – „Inhomogenitätskorrektur").

Abbildung 8.8 zeigt das Szintigramm eines Detektors mit *einem* ausgefallenem PM: die Auswirkung ist erheblich und die Fehlerursache unmittelbar erkennbar.

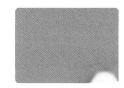

Abbildung 8.8: Ausfall eines PM

Ortungs-Elektronik

Moderne Gammakameras) arbeiten mit **digitalen Verstärkern**. Nach dem Auftreten eines Lichtblitzes wird jener Photomultiplier ermittelt, der das größte Lichtsignal empfangen hat, der also unmittelbar über dem Entstehungsort des Lichtblitzes liegt. Anschließend werden nur die Signale dieses und der ihn unmittelbar umgebenden Photomultiplier berücksichtigt und daraus drei neue Signale gebildet: **X-, Y- und Z-Signal** (siehe Kap. 8.3.1 – „Ausgangssignale des Detektorkopfes").

Mit dieser Technologie ist es möglich, schon während der Verarbeitungszeit eines Ereignisses in einem anderen, nicht betroffenen Detektorbereich ein weiteres Ereignis zu verarbeiten. Auf diese Weise können sehr **hohe Zählraten** verarbeitet werden.

Abschirmung

Eine gute Abschirmung des Kameradetektors ist besonders wichtig, da die Kristalle wegen ihrer Größe eine hohe Empfindlichkeit für Umgebungsstrahlung haben. Ohne Abschirmung könnte Strahlung aus allen Raumrichtungen ungehindert auf die Rückseite des Detektors treffen, während die Strahlung von den Patienten durch die Richtungsselektion des Kollimators um einen Faktor 100 bis 1000 geschwächt wird.

Aus diesem Grund wird eine Abschirmung von typisch 1 cm Blei rund um den Detektorkopf eingesetzt. Diese Abschirmung trägt maßgeblich zum Gewicht des Detektorkopfes bei.

8.3 Impulsverarbeitung und Bilderzeugung

8.3.1 Ausgangssignale des Detektorkopfes

Die am Ausgang des Detektorkopfes zur weiteren Verarbeitung verfügbare Impulsfolge, bestehend aus X-, Y- und Z-Signal, enthält folgende Informationen:

X- und Y-Signal enthalten die **Ortsinformation** und beschreiben die Position des Lichtblitzes im Kristall. Das **Z-Signal** enthält in seiner Höhe die **Information über die absorbierte Quantenenergie**[5]. Diese drei Signale werden in digitaler Form der weiteren *(Signal-)Verarbeitung* zugeführt.

E_{WW}

8.3.2 Signalverarbeitung

Das **Z-Signal** muss zur Bewertung, ob die gemessene Energie innerhalb des vorgegebenen Energiefensters liegt oder nicht (siehe Kap. 5.2.4 auf Seite 106), den Pulshöhenanalysator (PHA) (siehe Kap. 5.1.5 auf Seite 91) passieren. Dieser liefert für jedes als gültig bewertete Signal einen **Zählimpuls**, welcher in Abhängigkeit der zeitgleich auftretenden Ortsinformation (**X- und Y-Signal**) den Inhalt des entsprechenden **Bildelementes** der Bildmatrix um 1 erhöht (siehe Abb. 8.9 auf der nächsten Seite und den Abschnitt „Frame-Modus" in Kap. 8.3.3 – „Bildspei-

Z

X / Y

Frame

---

[5] Der Vollständigkeit halber sei darauf hingewiesen, dass die absorbierte Quantenenergie nur dann der Energie des Photons E_γ entspricht, wenn die Wechselwirkung als Photoeffekt stattgefunden hat; siehe auch Kap. 2.3.4 auf Seite 41.

cherung"). Je mehr Impulse an einem Ort nachgewiesen werden, umso größer wird die Zahl in dem zugehörigen Bildelement.

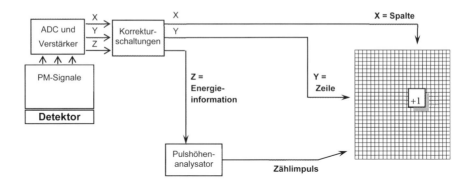

Abbildung 8.9: Prinzipielle Signalverarbeitung und Bildaufbau bei der Gammakamera

Dabei bedeutet:

- **X,Y** – Signale mit Ortsinformationen (Ortssignale)

- **Z** – Signal mit Energieinformationen (Energiesignal)

- **ADC** – Analog-Digital-Konverter (siehe InfoBox 5.6 auf Seite 98)

Zur Verbesserung der Bildqualität sind **automatische Korrekturen** obligat. Dazu zählen (siehe auch Kap. 8.6 auf Seite 187 – „Inhomogenitätskorrektur") insbesondere:

- **Energiekorrektur**: korrigiert die Größe der Z-Signale

- **Linearitätskorrektur**: korrigiert die X-, Y-Signale

- **Inhomogenitätskorrektur**: korrigiert die Anzahl der Zählimpulse

8.3.3 Bildspeicherung

Bildmatrix

Die Bildspeicherung erfolgt digital in Form einer Zahlenmatrix. Wird eine *statische* Akquisition gestartet, so wird im Aufnahmerechner der Speicherbereich für eine Bildmatrix der vorgewählten **Matrixgröße** (bei einer Matrixgröße von 128 × 128 beispielsweise 16 384 Bildelemente) reserviert.

8.3 Impulsverarbeitung und Bilderzeugung

> **InfoBox 8.1: Speichertiefe**
>
> Unter **Speichertiefe** versteht man die Menge an Speicher in **bit** oder **Byte** im Computer, die jedem **Bildelement** (**Pixel**) der **Bildmatrix** für die darin zu speichernde Zahl zur Verfügung steht. Die Speichertiefe wird im **Dualsystem** (auch **Binärsystem** genannt) ausgedrückt. Mit einer Speichertiefe von 8 bit (= 1 Byte) lassen sich pro Bildelement **Natürliche Zahlen** ($\mathbb{N}$, positive Zahlen) bis zu einer maximalen Größe von 255 (= $2^8 - 1$) speichern, mit einer Speichertiefe von 16 bit (= 2 Byte) sind Werte bis 65 535 (= $2^{16} - 1$) möglich.
> Die **erforderliche Speichertiefe** hängt von der Aufnahmedauer, der Zählrate und der lokalen Informationsdichte (siehe Kap. 8.7.6 auf Seite 197) ab.

Frame-Modus

Die in Kap. 8.3.2 beschriebene Aufnahmetechnik, dass ein gemessenes Signal (X, Y, Z) **direkt in die Bildmatrix** eingetragen wird, wird auch als **Frame-Modus** bezeichnet. Ein „frame" ist, wörtlich übersetzt, ein *Bilderrahmen* und bedeutet in der digitalen Bildverarbeitung eine Bildmatrix.

Im Frame-Modus werden verschiedene **Akquisitionstypen** unterschieden (vgl. Kapitel 8.1.1 – „Allgemeines zur Bildgebung"):

- **Statische Aufnahme, Einzelbild:** Ein einzelnes Bild einer Körperregion oder auch mehrere Bilder von verschiedenen Körperregionen. Das „statische" Szintigramm ist die einfachste Form der Funktionsdarstellung und findet z.B. in der Schilddrüsenszintigraphie oder Skelettszintigraphie Anwendung.
- **Ganzkörperaufnahme:** Diese stellt eine spezielle Art der statischen Aufnahme dar. Dabei wird die Aktivitätsverteilung innerhalb eines Bereiches abgetastet, der größer ist als das Gesichtsfeld des Kamerakopfes. Es werden rechteckige Matrizen erzeugt, z.B. 256×1024 oder 512×1024.
- **Dynamische Aufnahme, Bildserie:** Eine Serie von Aufnahmen derselben Körperregion wird in einer vorbestimmten zeitlichen Sequenz aufgenommen, typisches Beispiel ist die Nierenszintigraphie.

Wird mit einer Gammakamera einer dieser Akquisitionstypen im Frame-Modus verwendet, dann stehen am Ende der Aufnahme die Bilder *zur sofortigen Betrachtung* bereit.

Immer wieder verwendete, gleichartige *Aufnahmeprozeduren* werden sinnvollerweise vorab definiert, gespeichert und bei Bedarf aufgerufen („Aufnahmeprotokolle", "predefined studies", "preset protocols").[6]

---

[6] Dies gilt natürlich nicht nur für den Frame-Modus, sondern auch für *getriggerte Aufnahmen* und auch für SPECT.

Getriggerte Aufnahmen

Eine *Sonderform* einer *dynamischen* Aufnahme ist die *getriggerte* Aufnahme. Dabei werden Bilddaten nicht kontinuierlich entlang der Zeitachse jeweils neuen Einzelbildern (Frames) zugeordnet (wie das bei dynamischen Aufnahmen der Fall ist), sondern wiederkehrend für **bestimmte Zeitabschnitte eines Bewegungsablaufes**. Typisches Beispiel für eine getriggerte Aufnahme ist die Myokardszintigraphie unter Verwendung eines EKG-Triggersignals.

Für getriggerte Aufnahmen wird ein *Bewegungsablauf* (z.B. die Kontraktion des Myokards) in mehrere Zeitabschnitte (typisch 8 oder 16) unterteilt. Die gemessenen Impulse sehr vieler Bewegungszyklen (Herzschläge) werden anschließend den jeweiligen Stadien (Frames) dieses Ablaufes zugeordnet. Dadurch gelingt es, **rasch ablaufende** aber wiederkehrende **Bewegungen** in *Einzelschritte zu zerlegen*, diese als Bild zu erfassen und darzustellen.

Der Bewegungsablauf selbst wird mit Sensoren erfasst (für die Myokardszintigraphie ein Elektrokardiogramm (EKG)-Gerät). Die Sensoren melden über „**Trigger-Impulse**" (im Falle des Herzens: die R-Zacke im EKG-Verlauf) an die Gammakamera, wenn der Bewegungsablauf von neuem beginnt und die Impulse wieder dem ersten Frame der Serie zugeordnet werden müssen: siehe InfoBox 8.2 auf der nächsten Seite für weitere Details.

Um die Impulse **atypischer Bewegungsabläufe** ausschließen zu können, gibt es meist die Möglichkeit, ein zeitliches Toleranzfenster für die Wiederkehr des Trigger-Impulses zu definieren. Kommt der nächste Trigger-Impuls (z.B. bedingt durch eine Extrasystole) nicht – wie erwartet – innerhalb der Toleranz des eingestellten Zeitfensters, werden alle Impulse, welche zwischen dem letzten Trigger-Impuls und dem nun zu früh oder zu spät gekommenen Trigger-Impuls gemessen wurden, verworfen.

Wenn eine SPECT Studie getriggert aufgenommen werden soll, muss jede einzelne Projektion getriggert aufgenommen und die Studie anschließend aus jeweils zusammengehörigen Projektionen rekonstruiert werden. Probleme können sich ergeben, wenn in einzelnen Projektionen ungewöhnlich wenige Impulse registriert wurden.

List-Modus

Eine an Gammakameras in den letzten Jahren selten verwendete bzw. angebotene, nur für Spezialfälle genutzte Möglichkeit der Speicherung von Akquisitionsdaten ist der *List-Modus*. Zumindest bei einem Hersteller erlebt dieser Modus eine Renaissance[7] und rückt somit wieder stärker in den Fokus des Interesses. Bei Positronen-Emissions-Tomographie (PET)-Systemen ist er *Standard*!

---

[7]Stand: 2022

8.3 Impulsverarbeitung und Bilderzeugung

InfoBox 8.2: Beschreibung einer getriggerten Aufnahme

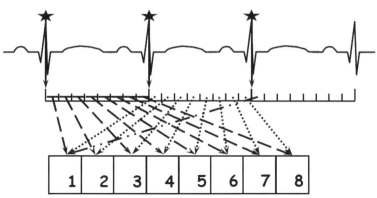

Abbildung 8.10: Getriggerten Aufnahme mittels EKG-Signal

Mit Hilfe von Abbildung 8.10 soll die getriggerte Akquisition erläutert werden: Die vom EKG-Signal abgeleiteten **Trigger-Impulse** (nachdem jeweils eine R-Zacke erkannt wurde) sind durch Sterne markiert. Diese Trigger-Impulse werden an die Gammakamera weitergeleitet. An der Gammakamera wird aus den Zeitabständen der Trigger-Impulse zunächst die **Herzfrequenz** entnommen: Beispielsweise bedeuten 86 Schläge pro Minute eine Zeitspanne von 698 ms für einen vollständigen Herzzyklus. Soll dieser Herzzyklus in 8 Zeitabschnitte (entsprechend 8 Frames) aufgeteilt werden, muss jeder dieser 8 Zeitabschnitte jeweils 87 ms dauern. Während der Akquisition bewegen wir uns in Abbildung 8.10 entlang der Zeitachse von links nach rechts: Ab der ersten registrierten R-Zacke werden für 87 ms die Impulse dem ersten Frame zugeordnet (erster strichlierter Pfeil in 8.10). Für die folgenden 87 ms werden die akquirierten Impulse dem zweiten Frame zugeordnet (zweiter strichlierter Pfeil in Abbildung 8.10) und so weiter bis zum 8. Frame. Mit der nächsten R-Zacke beginnt die Aufzeichnung von vorne, die Impulse der 87 ms welche auf die zweite R-Zacke folgen werden wieder dem ersten Frame zugeordnet (erster punktierter Pfeil in Abbildung 8.10). Wenn „alles gut geht" (wenn also jeder Herzzyklus genau gleich lang dauert!), detektieren wir nach weiteren 8 × 87 ms, in denen wir die Impulse (angedeutet durch die punktierten Pfeile) den 8 Frames zugeordnet haben, wieder eine R-Zacke. Die Akquisition wird dann wieder mit Frame 1 fortgesetzt (strichpunktierter Pfeil).

Korrekturverfahren sind jedenfalls dann erforderlich, wenn Herzzyklen nicht gleich lange dauern. Bei modernen Gammakamera-Systemen werden komplexe Korrekturverfahren eingesetzt, um eine „korrekte" Aufteilung der gemessenen Impulse eines Herzzyklusses auf die vorgewählt Anzahl an Frames (im oben genannten Beispiel: 8 Frames) zu erreichen.

In diesem Fall wird keine Bildmatrix vordefiniert, sondern alle registrierten Ereignisse werden mit ihren Koordinaten (X, Y und ggf. auch Z!) gespeichert: es wird sozusagen eine Liste aller X-, Y-Koordinaten (und ggf. Z-Signal) der registrierten Ereignisse angelegt. Zusätzlich werden (z.B. alle 10 ms) Zeitmarken in der Liste gespeichert, um die registrierten Ereignisse auch zeitlich zuordnen zu können. Im Gegensatz zum Frame-Modus steht *am Ende einer Aufnahme* beim List-Modus noch *kein Bild* für die Betrachtung zur Verfügung.

8 Szintillationskamera

Die so akquirierten Daten können für die Anzeige oder Auswertung in beliebige Einzelbilder oder Bildserien umgewandelt werden ("**reframing**"). Wurde auch das Z-Signal gespeichert, braucht selbst das *Energiefenster* erst beim Reframing definiert zu werden.

Im List-Modus gespeicherte Daten benötigen vergleichsweise viel Speicherplatz, bieten im Gegenzug jedoch sehr viel Flexibilität für die Nachverarbeitung und damit die Bildgebung.

8.4 Kenngrößen

Zur Beurteilung der Leistungsfähigkeit einer Szintillationskamera stehen zahlreiche Kenngrößen zur Verfügung. Die folgende Auswahl wir näher beschrieben:

- Planare **Inhomogenität**
- Planare **örtliche Auflösung**
- Planare örtliche **Linearität**
- Planare System-**Empfindlichkeit**
- Energieauflösung
- Inhärente Energieabhängigkeit der Ortung
- Detektorabschirmung
- Zeitliche Auflösung

Das Wort „planar" (z.B. in „Planare örtliche Auflösung") weist darauf hin, dass sich diese Kenngröße auf die Aufnahmetechnik **Planare Bilder** (**Projektionsbilder**, siehe die Definition in Kap. 8.1.1 auf Seite 161 – „Allgemeines zur Bildgebung") bezieht. Die oben genannten Kenngrößen beschreiben somit – genau genommen – die Leistungsfähigkeit eines *einzelnen* Detektorkopfs einer z.B. Doppelkopf-Gammakamera. Die Eigenschaften jedes Detektorkopfes sollten bei einer Mehrkopf-Gammakamera annähernd gleich sein. Für die Aufnahme von *Schichtbildern* mit einer Gammakamera (siehe Kapitel 8.7 auf Seite 191 – „SPECT") werden weitere Kenngrößen definiert: siehe Kapitel 8.7.4 auf Seite 196 – „Kenngrößen bei SPECT".

Koll. **Inhomogenität, örtliche Auflösung, örtliche Linearität** und **Empfindlichkeit** werden durch die Wahl des Kollimators beeinflusst. Man *unterscheidet* bei diesen Kenngrößen daher zwischen

ohne
- **intrinsischem** bzw. **inhärentem** Wert, der sich *ohne* Verwendung eines Kollimators ergibt, und

mit
- **extrinsischem** bzw. **System**-Wert, der sich *mit* Kollimator ergibt.

Die „Inhärente Energieabhängigkeit der Ortung" wird somit ohne Kollimator („inhärent") gemessen, während die „Planare System-Empfindlichkeit" auf eine Messung mit Kollimator („System") hinweist.

Sämtliche Parameter der Kamera hängen von der Impulsverarbeitung in der Kamera ab. Das bedeutet, dass z.B. die System-Empfindlichkeit, die Inhomogenität oder das Auflösungsvermögen vom verwendeten *Nuklid*, der *Aktivität* sowie der örtlichen *Aktivitätsverteilung* abhängig sind. Bei der Abbildung *hoher Aktivitäten* und der damit verbundenen Notwendigkeit hohe Zählraten ([cps] bzw. [ips]) zu verarbeiten, verschlechtern sich fast alle Kenngrößen. Für die Bestimmung der Kenngrößen sind daher sehr genau definierte *Randbedingungen* bezüglich Nuklid, Aktivität, Messgeometrie etc. festgelegt.

Weitere wesentliche Begriffe für das Verständnis der Kenngrößen sind:

- **UFOV**] „Nutzbares Sichtfeld"; jene Teilfläche des Kristalls, innerhalb der die szintigraphische Information zum Bild beiträgt. In der Praxis also die Sichtfläche des (Parallelloch-)Kollimators. Siehe Abb. 8.7 auf Seite 167 und 11.4 auf Seite 287.
- **CFOV** „Zentrales Sichtfeld"; dieses beträgt 75 % der linearen Abmessungen des UFOV.

Für das CFOV werden im Vergleich zum UFOV meist geringfügig *bessere Werte* für eine Kenngröße erreicht. *Klinisch* sind jedoch die Werte für das UFOV relevant, da eine Läsion grundsätzlich auch am *Rand* des Gesichtsfeld nachweisbar sein soll.

8.4.1 Planare Inhomogenität

Die *Empfindlichkeit*[8] eines Detektorkopfes der Gammakamera sollte für das gesamte UFOV homogen, d.h. für jede Stelle des Bildes gleich groß sein:

> Wenn der Kameradetektor gleichmäßig (homogen) bestrahlt wird, sollte das Bild in jedem Bildelement den gleichen Zahlenwert enthalten.

Dass dies schon aus statistischen Gründen nicht der Fall sein kann, wurde bereits an anderer Stelle erläutert: insb. Kap. 5.2.3 auf Seite 103 (Ungenauigkeiten bei der Umwandlung) und Kap. 5.4.4 auf Seite 131 („je größer die Anzahl der gemessenen Impulse, desto geringer die relative Schwankungsbreite"). Der Bereich für statistische Schwankungen eines Messwerts kann rechnerisch ermittelt werden (siehe Kap. 5.4.3 auf Seite 129 – „Zuverlässigkeit eines Messwerts aus statistischer Sicht"). Sind die Unterschiede der Zahlenwerte größer als die Statistik annehmen lässt, dann muss als Ursache eine *Inhomogenität des Aufnahmesystems* angenommen werden, d.h. das Aufnahmesystem weist in diesem Fall für verschiedene Stellen des Bildes unterschiedliche Empfindlichkeiten auf: siehe Abb. 11.4 auf Seite 287.

Für eine gute Bildqualität ist es notwendig, dass die Inhomogenität möglichst gering ist. Vor allem im SPECT-Betrieb wirken sich schon geringfügige Inhomogenitäten negativ auf die Qualität der rekonstruierten Schichtbilder aus.

---

[8]siehe Kap. 5.3.1 auf Seite 108

8 Szintillationskamera

Die **Inhomogenität ist der wichtigste Parameter der Qualitätskontrolle**: Der Inhomogenitätstest weist eine *hohe Sensitivität* auf, ist aber *wenig spezifisch*.

- „Hohe Sensitivität" bedeutet, dass sich auch *kleine Änderungen* in den abbildenden Eigenschaften des Detektorkopfes in einer wahrnehmbaren Inhomogenitätsänderung niederschlagen.
- „Wenig spezifisch" bedeutet, dass die beobachtete Inhomogenitätsänderung aber häufig keine Aussage über die *Ursache* der Inhomogenität zulässt.

Zur Beurteilung der Inhomogenität eines Detektorkopfes werden für jedes Sichtfeld (UFOV und CFOV) zwei unterschiedliche Parameter ermittelt:
Diese Parameter sind wie folgt definiert:

Integrale Inhomogenität I_{int}

global   Die integrale Inhomogenität beschreibt den größten Empfindlichkeitsunterschied innerhalb des gesamten Sichtfeldes, den *globalen* Empfindlichkeitsunterschied. Sie wird definiert durch die höchste und die niedrigste Impulszahl pro Bildelement im gesamten Sichtfeld (W_{max} und W_{min}), unabhängig davon, wie weit die beiden Bildelemente voneinander entfernt sind (in Abb. 11.4 auf Seite 287 als „Max" bzw. „Min" bezeichnet):

$$I_{int} = 100 \cdot \frac{W_{Max} - W_{Min}}{W_{Max} + W_{Max}} \quad [\%] \tag{8.1}$$

Bei modernen Gammakameras liegt die integrale intrinsische Inhomogenität (also *ohne* Kollimator) im Bereich von weniger als 3 %. Die integrale extrinsische Inhomogenität hängt zusätzlich noch vom verwendeten Kollimator ab.

Differentielle Inhomogenität I_{diff}

lokal   Die differentielle Inhomogenität beschreibt den größten *lokalen* Empfindlichkeitsunterschied: Sie berücksichtigt die Unterschiede nur von relativ nahe gelegenen (lokalen) Bildelementen.

Sie wird definiert durch die größte Differenz der Impulszahlen ΔW_{max}, die sich zwischen den Werten von fünf in einer Zeile oder Spalte benachbarten Bildelementen ergibt. $\sum W$ ist die Summe jener beiden Bildelementwerte, welche für die Berechnung von ΔW_{max} verwendet wurden (in Abb. 11.4 auf Seite 287 als „Diff-X" und „Diff-Y" bezeichnet):

$$I_{diff} = 100 \cdot \frac{\Delta W_{max}}{\sum W} \quad [\%] \tag{8.2}$$

Beide Inhomogenitätsparameter können ohne Kollimator (**intrinsische Inhomogenität**) oder mit Kollimator (**System-Inhomogenität**) gemessen werden.

8.4.2 Planare örtliche Auflösung

Die örtliche Auflösung beschreibt die Fähigkeit des Gerätes, getrennte Objektstrukturen auch im Bild als getrennte Strukturen wiederzugeben. Je besser die örtliche Auflösung ist, desto kleinere Details kann man im Bild erkennen, desto schärfer kann ein Bild werden.

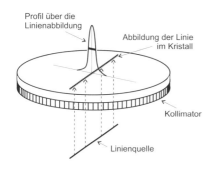

Abbildung 8.11: Halbwertsbreite der Linienbildfunktion

Die örtliche Auflösung wird durch die **Halbwertsbreite der Linienbildfunktion** angegeben. Die Linienbildfunktion ist das Profil über die Abbildung einer sehr dünnen, radioaktiven Linienquelle. Dieses Profil hat aufgrund der begrenzten örtlichen Auflösung des Kamerasystems die Form einer Glockenkurve. Die Breite dieser Glockenkurve auf halber Höhe ist die Halbwertsbreite (engl. „**Full Width (at) Half Maximum (FWHM)**") (Abbildung 8.11): Die FWHM wurde in Kap. 5.2.3 auf Seite 103 am Beispiel der *Energieauflösung* definiert – siehe auch Glg. 5.1 auf Seite 105.

Bei einer Szintillationskamera hängt die örtliche Auflösung *einerseits* vom Detektor selbst ab (intrinsische Ortsauflösung), in noch größerem Ausmaß jedoch vom verwendeten Kollimator. Aus diesem Grund ist neben der intrinsischen örtlichen Auflösung des Detektors vor allem die **örtliche Systemauflösung** von klinischer Bedeutung. Diese setzt sich aus dem Auflösungsvermögen des Detektors und dem Auflösungsvermögen des Kollimators (für Details siehe InfoBox 8.4 auf Seite 183 und Glg. 8.3) zusammen.

Die Systemauflösung ist stark abhängig vom Abstand zwischen abzubildendem Objekt und Kollimator.

Diese Entfernungsabhängigkeit kann anschaulich dargestellt werden, indem man eine Linienquelle in verschiedenen Abständen vom Kollimator aufnimmt und die daraus gewonnenen Linienbildfunktionen für die verschiedenen Abstände aufzeichnet. Abb. 8.12 auf der nächsten Seite zeigt eine solche Darstellung für einen

8 Szintillationskamera

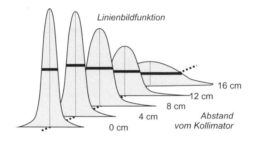

Abbildung 8.12: Änderung der Linienbildfunktion eines Parallelloch-Kollimators mit zunehmendem Abstand vom Kollimator

Parallelloch-Kollimator. Sie zeigt, dass die **örtliche Auflösung bei einem Parallelloch-Kollimator im Abstand** 0 cm **von der Kollimatoroberfläche am besten** ist. Aus diesem Grund soll bei Verwendung von Parallelloch-Kollimatoren der **Abstand zwischen Detektor und Patient bzw. untersuchtem Organ möglichst klein**[9] sein. Die typische Auflösung moderner Gammakameras für Tc-99m in 10 cm Abstand vom Kollimator liegt bei etwa 8 cm FWHM.[10]

8.4.3 Planare örtliche Linearität

Die planare örtliche Linearität beschreibt die Fähigkeit eines Gerätes, die vorliegende Aktivitätsverteilung **ortsgetreu** wiederzugeben. Im einfachsten Fall versteht man darunter die Abweichung des szintigraphischen Bildes einer *Linienquelle* von einer Geraden: siehe Abb. rechts.

Moderne Gammakameras verfügen diesbezüglich über ausgezeichnete Eigenschaften.

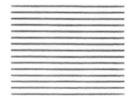

Abbildung 8.13: Linearität

8.4.4 Planare System-Empfindlichkeit

Die *Empfindlichkeit (Zählausbeute)* bezeichnet das Verhältnis der vom Gerät nachgewiesenen Gammaquanten zur Anzahl der insgesamt von einer Quelle ausgesandten Gammaquanten (siehe Glg 5.2 auf Seite 108 in Kap. 5.3.1 auf Seite 108 – „Empfindlichkeit einer Messeinrichtung"). Je größer dieses Verhältnis ist, umso empfindlicher ist das Gerät.

---

[9]Aus diesem Grund wird z.B. eine Nierenfunktionsuntersuchung immer durch posteriore Aufnahmen erfolgen: der Abstand zwischen Nieren und Kollimatoroberfläche wird minimiert!

[10]Die Angabe von „FWHM" legt unmissverständlich fest, wie der angegebene Zahlenwert zu interpretieren bzw. zu verstehen ist!

Die Empfindlichkeit einer Gammakamera hängt u.a. von der *Dicke des Kristalls* ab. Nur ein Teil der den Szintillationskristall erreichenden Gammaquanten wird in diesem auch nachgewiesen. Mit steigender Gammaenergie steigt die Wahrscheinlichkeit, dass ein Gammaquant den Kristall ohne Wechselwirkung durchdringt. Je dicker der Kristall ist, desto höher ist die Wahrscheinlichkeit einer Wechselwirkung (siehe Abb. 5.14 auf Seite 116 in InfoBox 5.9).

Die **Photoeffekt-Empfindlichkeit** ist das Verhältnis der durch Photoeffekt nachgewiesenen Quanten zur Zahl der auf den Kristall auftreffenden Quanten. Mit zunehmender Kristalldicke steigt die Empfindlichkeit, gleichzeitig wird jedoch die inhärente Ortsauflösung schlechter, da sich das entstehende Licht auf einer größeren Fläche verteilt bevor es die Photomultiplier erreicht. Die eingesetzte Kristalldicke beträgt üblicherweise 3/8 Zoll (9,5 mm).

Wesentlich beeinflusst wird die Empfindlichkeit von den Kollimatoreigenschaften und dessen Ausbeute:

> Die Kollimatorausbeute ist das Verhältnis der Anzahl der den Kollimator passierenden primären Gammaquanten zur Anzahl der auf den Kollimator auftreffenden primären Gammaquanten.

Je besser die örtliche Auflösung des Kollimators, desto schlechter wird im Allgemeinen seine Empfindlichkeit. Siehe Tab. 8.1 auf Seite 183. ◀

Weiters hängt die Empfindlichkeit von der Messgeometrie und damit von der Form der Quelle ab. Die Bedingungen für die Messung der planaren System-Empfindlichkeit sind daher sehr genau spezifiziert. Daher müssen bei der Angabe der Empfindlichkeit die Messmethode und das Volumen, in dem sich die Aktivität befindet, spezifiziert werden.

Die System-Empfindlichkeit wird entsprechend Glg. 5.2 auf Seite 108 als Impulsrate pro Aktivität, z.B. in „Impulse je Sekunde pro MBq" (ips/MBq) bei gleichzeitiger Nennung der Kollimatortype angegeben.

8.4.5 Energieauflösung

Als Maß für die Energieauflösung wird die Halbwertsbreite des Photopeaks verwendet: siehe Kap. 5.2.3 auf Seite 103 und Abb. 5.7. Die Energieauflösung von Gammakameras mit NaI(Tl)-Detektoren liegt bei acht bis zehn Prozent.

Gammakameras mit Halbleiterdetektoren (Kadmium-Zink-Tellurid-Detektoren (CZT)) erreichen deutlich bessere Energieauflösungen ($\leq 6\,\%$) und können daher gestreute (Comptoneffekt) von ungestreuten (Photoeffekt) Photonen besser unterscheiden.

8.4.6 Inhärente Energieabhängigkeit der Ortung

Mit der Inhärenten Energieabhängigkeit der Ortung wird folgende Eigenschaft des bildgebenden Systems geprüft:

> Eine *Punktquelle*, welche an einem beliebigen Ort im Sichtfeldes positioniert wird, muss sich – unabhängig von der Energie der Strahlung – im Szintigramm exakt an der gleichen Position abbilden. In unterschiedlichen Energiefenstern aufgenommene Szintigramme müssen somit Deckungsgleich sein.

Dies ist insbesondere für die Messung von Radionukliden, bei denen mehrere Energiefenster verwendet werden, von besonderer Bedeutung: In-111 (245 keV, 171 keV), Ga-67 (93 keV, 185 keV, 300 keV) etc.

Moderne (digitale) Gammakameras verfügen diesbezüglich über ausgezeichnete Eigenschaften: die Abweichungen liegen im Bereich von maximal 0,5 mm bis 0,6 mm.

InfoBox 8.3: Zeitliche Auflösung

Die **maximale Zählrate**, die ein Detektorsystem verarbeiten kann, hängt vom **zeitlichen Auflösungsvermögen** des gesamten Systems ab (siehe Kap. 5.3.4 auf Seite 121 – „Zeitliche Auflösung einer Messeinrichtung").

Die **Totzeit** eines Systems ist bei komplexen Systemen wie Gammakameras keine konstante Größe mehr. Die **Zählverluste** hängen u.a. von der Anzahl der Ereignisse ab, welche die Kamera insgesamt zu verarbeiten hat. Normalerweise wird nur die Zählrate im eingestellten Energiefenster angezeigt, die Gesamtzahl aller verarbeiteten Ereignisse (also im gesamten Energiebereich) bleibt daher unbekannt. Gibt das Kamerasystem zusätzlich zur Anzeige der Zählrate ein Maß für die Totzeit oder die Zählverluste aus, dann lässt sich daran mit etwas Erfahrung eine eventuell erhöhte Verarbeitungsbelastung erkennen.

Bei hohen Zählraten kommt es zu Summationen von zwei oder mehreren „gleichzeitigen" Szintillationen im Kristall ("pileup", siehe Kap. 5.3.4). Die Elektronik kann diese Einzelereignisse nicht mehr getrennt registrieren. Das führt dazu, dass einerseits manche „korrekte" Impulse nicht registriert werden, andererseits gestreute Quanten – welche „verworfen" werden sollten – fälschlicherweise für die Bildgebung verwendet werden.

Die zeitliche Auflösung kann graphisch durch die **Impulsratencharakteristik** (oder **Zählratencharakteristik**) beschrieben werden (siehe Abb. 5.16 auf Seite 122).

8.5 Kollimatoren

▶ Kollimatoren haben die Aufgabe, jene Gammastrahlungsanteile auszuwählen, die aus der zur Bildgebung *gewählten Richtung* kommen, und die *restliche* Gammastrahlung so weit *zu schwächen*, dass von dieser kein relevanter Beitrag zur Bildgebung möglich ist. Der Kollimator ist somit die wesentliche **bildgebende Komponente** der Szintillationskamera.

8.5.1 Kollimatortypen

Als Material zum Bau von Kollimatoren wird praktisch ausschließlich **Blei** verwendet, ausnahmsweise kommt auch *Wolfram* zur Anwendung (Kosten- und Verarbeitungsfrage). Der Kollimator enthält eine *Vielzahl*[11] von Löchern („**Bohrungen**"), deren Querschnitt meist *hexagonal* oder *rund* ist. Die Wände zwischen den Löchern werden als **Septen** bezeichnet. Das *Sichtfeld* des Kollimators ist im Allgemeinen etwas *kleiner als* die Abmessungen des *Detektorkristalls*, der Kollimator inklusive Halterung und Randbereich überragt den Kristall um einige Zentimeter.

Septen

Für die verschiedenen Anwendungsgebiete werden jeweils passende Kollimatoren eingesetzt, wobei *Aufbau und Funktion* der unterschiedlichen Kollimatortypen von mehreren Faktoren abhängen:

- **Energie(n)** des benutzten Nuklids
- **örtliche Auflösung** | **Nachweisempfindlichkeit** (geforderte Bildgüte)
- **Abbildungsmaßstab** ... Organ 1 : 1 (unverändert) oder verkleinert bzw. vergrößert abgebildet

Je nach gewünschtem Abbildungsmaßstab werden eingesetzt:

- **Parallelloch-Kollimator**:   Seite 184
- **Pinhole-Kollimator**:   Seite 186
- **Sonderformen**:   Seite 187
- **Fanbeam-Kollimatoren**:   Seite 186

8.5.2 Abbildungseigenschaften des Kollimators

Eine radioaktive Quelle bzw. das in einem Organ verteilte Radiopharmakon emittiert die Strahlung in alle Raumrichtungen (isotrop). Um den Ursprungsort der Strahlung erkennen zu können, darf nur Strahlung aus einer bevorzugten Richtung nachgewiesen werden. Diese **Richtungsselektion** erfolgt durch den Kollimator.

Eine vor dem Detektorkopf der Gammakamera befindliche Aktivitätsverteilung projiziert sich daher in *eindeutiger Weise* auf den Detektorkristall. Dort entsteht ein zweidimensionales Projektionsbild dieser Aktivitätsverteilung in Form einer Lichtblitzverteilung. Der Kollimator ist somit in seiner Funktion etwa dem Wechsel-Objektiv eines Fotoapparats vergleichbar.

- Während jedoch elektromagnetische Strahlung im sichtbaren Bereich (Lichtstrahlung) wegen der Brechung der Lichtstrahlen im Glas des Objektivs optisch abbildbar ist, ...

---

[11]Die Ausnahme davon: Pinhole-Kollimatoren mit nur Öffnung!

- existiert kein Material mit einem Brechungsindex für Gammastrahlen. Diese können nicht gebrochen, sondern nur geschwächt werden.

Die bildgebende Wirkung des Kollimators beruht daher auf seiner richtungsselektiven Durchlässigkeit für Gammastrahlung.

Eine *Verbesserung* der *örtlichen Auflösung* ist nur *auf Kosten der Ausbeute* möglich, umgekehrt gilt diese Aussage für die Ausbeute in analoger Weise. Beim Einsatz von Kollimatoren, aber auch bei deren Entwurf und Konstruktion, muss daher ein **Kompromiss** zwischen örtlicher *Auflösung* und *Ausbeute* getroffen werden.

Anmerkung: Der Vergleich eines Kollimators mit einem Streustrahlenraster in der Radiodiagnostik ist insofern unpassend, als die *Streustrahlung* bei der Szintillationskamera durch den PHA unterdrückt wird (Energiefenster!) und nicht durch den Kollimator.

Örtliche Auflösung des Kollimators

Je geringer der *Durchmesser* und je länger die *Bohrungen* sind, desto besser ist die örtliche *Auflösung*, desto schlechter ist jedoch die *Ausbeute* (siehe oben). Die örtliche *Auflösung* ist **direkt an der Kollimatoroberfläche am besten** und nimmt mit zunehmender Entfernung vom Kollimator ab: siehe InfoBox 8.4 auf der nächsten Seite und Abb. 8.14.

Die **planare örtliche Systemauflösung** hängt von allen an der Bildgebung beteiligten Komponenten – dem Kollimator, dem Kristall, den Photomultipliern und auch von der Elektronik – ab. Die Beiträge von Kristall, Photomultipliern und Elektronik werden im Begriff „**planare intrinsische Ortsauflösung**" zusammengefasst: dieser beschreibt die planare Ortsauflösung des Detektorkopfes *ohne* Kollimator. Der Beitrag des Kollimators zur planaren örtlichen Systemauflösung im Szintigramm ist jedoch der wesentliche, die planare örtliche Systemauflösung dominierende Beitrag.

Pinhole-Kollimatoren haben eine andere Abbildungscharakteristik: *Je kleiner die Blendenöffnung, desto besser ist die Ortsauflösung!* Aber auch bei Pinhole-Kollimatoren sinkt die Empfindlichkeit mit zunehmender Güte der Ortsauflösung.

Ausbeute (Empfindlichkeit) des Kollimators

Die Ausbeute (Verhältnis der Anzahl der durchgelassenen Photonen zur Anzahl der auftreffenden Photonen) hängt primär vom *Verhältnis der Summe der Lochflächen zur Gesamtfläche des Kollimators* ab. Dickere Septen vermindern die Ausbeute.

8.5 Kollimatoren

InfoBox 8.4: Parallelloch-Kollimators: Ortsauflösung versus Empfindlichkeit

Abb. 8.14 zeigt schematisch die geometrischen Verhältnisse für das Zustandekommen des Öffnungskegels: also der mit zunehmenden Abstand zum Patienten b schlechter werdenden Ortsauflösung R_g. Damit kann man den Kompromiss zwischen **Planarer System-Empfindlichkeit** und **Planarer örtlicher Auflösung** genauer betrachten. In Abbildung 8.14 sowie den Gleichungen 8.3 und 8.4 sowie in Tabelle 8.1 bedeuten:

R_g – Ortsauflösung
E – Empfindlichkeit
d – Lochdurchmesser
a – Wandstärke der Septen
t – Länge der Septen
c – Abstand Kollimator/Detektor
b – Abstand des Objektes von der Kollimator-Oberfläche

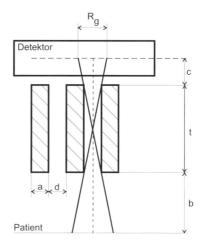

Abbildung 8.14: Geometrische Verhältnisse an einem Parallellochkollimator

$$R_g \approx \frac{d \cdot (t + b + c)}{t} \quad (8.3)$$

$$E \approx \frac{d^4}{t^2 \cdot (d + a)^2} \quad (8.4)$$

Die Ortsauflösung von Parallelloch-Kollimatoren ist in sehr grober Näherung (siehe Gleichung 8.3) linear vom Durchmesser der Löcher des Kollimators d abhängig, die Empfindlichkeit jedoch näherungsweise quadratisch (d^4/d^2 siehe Gleichung 8.4).

Eine Verkleinerung des Lochdurchmessers auf die Hälfte würde die Ortsauflösung um den Faktor 2 verbessern, die Empfindlichkeit jedoch um den Faktor 4 verschlechtern. Dieser nichtlineare Zusammenhang ist bei Auswahl oder Verwendung ultrahoch auflösender Parallelloch-Kollimatoren zu berücksichtigen.

Tabelle 8.1: Typische Konstruktions- und Leistungsparameter für Parallelloch-Kollimatoren

Kollimator	Energie [keV]	FWHM [%]	[mm]	Empfindlichkeit [%]	[kcps/MBq]	t [mm]	d [mm]	a [mm]
LEHS	140	80	10,8	145	665	17	1,6	0,3
LEGP	140	100	9,1	100	454	24	1,6	0,3
LEUHR	140	120	7,1	40	178	30	1,6	0,3
HEGP	360	70	11,9	55	259	75	5,1	2,1

Je größer und kürzer die Bohrungen sind, desto besser ist die Ausbeute, desto schlechter ist jedoch die örtliche Auflösung.

Für den **Pinhole**-Kollimator gilt: Die Ausbeute hängt vom *Blendendurchmesser* ab, je größer diese ist, umso größer ist die Ausbeute: siehe Abb. 8.15 auf Seite 186.

Inhomogenität des Kollimators

Die Eigenschaften (örtliche Auflösung, Ausbeute, Form und Ausrichtung der Bohrungen) eines Kollimators für Photonenstrahlung passender Energie sollte an allen Stellen gleich sein. Beschädigungen oder Unzulänglichkeiten in der Herstellung können örtlich verminderte oder vermehrte Durchlässigkeit ergeben, was Auswirkungen auf die Kollimator- und damit auf die System-Inhomogenität zur Folge hat.

Bei **Pinhole**-Kollimatoren gibt es keine kollimatorbedingte Inhomogenität, da lediglich eine einzige Blendenöffnung vorhanden ist.

Abbildungsmaßstab

1:1

Der Abbildungsmaßstab hängt vom *Kollimatortyp* ab. Bei **Parallelloch**-Kollimatoren ist der Abbildungsmaßstab 1:1, die anderen Kollimatortypen vergrößern oder verkleinern. Bei **Pinhole**-Kollimatoren ist der Abbildungsmaßstab abhängig von der Entfernung des Objektes. Nähere Angaben zum Abbildungsmaßstab sind in den Abschnitten über die verschiedenen Kollimator-Typen zu finden.

8.5.3 Parallelloch-Kollimator

Konstruktion und Fertigung

Der Parallelloch-Kollimator ist der am häufigsten verwendete Kollimatortyp. Die Bohrungen können rund, quadratisch, dreieckig oder sechseckig sein. Die Anfertigung eines Kollimators ist eine technologisch anspruchsvolle Aufgabe. Die Abmessungen der Bohrungen und die Dicke der Septen müssen mit Toleranzen von <0,1 mm gefertigt werden. Weiters müssen die Bohrungen exakt parallel ausgerichtet sein.

Zur Herstellung sind zwei Verfahren üblich: **Gefaltete Kollimatoren** werden aus dünnen, gefalteten Bleifolien zusammengesetzt, **gegossene Kollimatoren** werden in einem speziellen Herstellungsverfahren gegossen.

Abbildungsmaßstab

Da die Abbildung beim Parallelloch-Kollimator durch parallele Strahlenbündel erfolgt, ist das *Bild gleich groß wie das Objekt*, d.h. der Abbildungsmaßstab ist 1:1.

Arten von Parallelloch-Kollimatoren

Erstes Auswahlkriterum für Parallelloch-Kollimatoren ist der **Energiebereich**, für den die Kollimatoren eingesetzt werden sollen. Insbesondere die **Dicke der Sep-**

ten wird der Energie der abzubildenden Gammastrahlung angepasst: Kollimatoren für höhere Energien haben dickeren Septen.

Da Kollimatoren auch im normalen Sprachgebrauch meist in englischer Sprache benannt werden, sind die englischen Abkürzungen vorangestellt:

- **LE – Low Energy:** Niederenergiekollimatoren, bis zu einer Energie von etwa 140 keV, geeignet für die Nuklide: Tc-99m, Tl-201; Septendicke ca. 0,2 mm
- **ME – Medium Energy:** Mittelenergiekollimatoren, ab einer Energie von ca. 160 keV bis etwa 260 keV, geeignet für die Nuklide: I-123, In-111, Ga-67; Septendicke ca. 1 mm
- **HE – High Energy:** Hochenergiekollimatoren, für den Energiebereich um 360 keV, geeignet für das Nuklid: I-131; Septendicke ca. 1,8 mm bis 2 mm

Innerhalb der Niederenergiekollimatoren (LE-Kollimatoren) werden weitere Kollimatorarten differenziert, um für verschiedene Anwendung den bestmöglichen Kompromiss zwischen Auflösung und Empfindlichkeit auswählen zu können. Die Bezeichnungen bringen zum Ausdruck, ob eher einer höheren räumlichen Auflösung oder einer höheren Empfindlichkeit der Vorzug gegeben wird:

- **HR – High Resolution:** bzw. **UHR – Ultra High Resolution**; Hochauflösende Kollimatoren, kleine Lochdurchmesser, bei ultrahochauflösenden Kollimatoren häufig auch längere Bohrungen und somit dickere Kollimatoren
- **GP – General Purpose:** bzw. **AP – All Purpose**; Universalkollimatoren (weder besonders gut auflösend, noch besonders empfindlich)
- **HS – High Sensitivity:** Hochempfindliche Kollimatoren, größere Lochdurchmesser, vielfach auch dünnere Kollimatoren und somit kürzere Bohrungen

Bei der Bezeichnung eines Parallelloch-Kollimators werden nun **beide Eigenschaften** (*Energieauswahl* und *Auflösung* bzw. *Empfindlichkeit*) verbunden, auch wenn diese herstellerspezifisch etwas unterschiedlich ausfallen kann. Typische Bezeichnungen sind:

- **LEHR**-Kollimator: "Low Energy High Resolution", hochauflösender Niedrigenergie-Kollimator
- **LEAP**-Kollimator: "Low Energy All Purpose", Niedrigenergie-Allzweck-Kollimator – dieser Kollimator ist weder besonders empfindlich (HS), noch besonders gut auflösend (HR)
- **LEHS**-Kollimator: "Low Energy High Sensitivity", hochempfindlicher Niedrigenergie-Kollimator

- **ME**- oder **MEGP**-Kollimator: "Medium Energy" bzw. "Medium Energy General Purpose"
- **HE**-Kollimator: "High Energy"

Bei Mehrkopf-Gammakameras, also Gammakameras mit mehr als einem Detektorkopf, werden im klinischen Einsatz fast immer auf allen Detektorköpfen Kollimatoren vom selben Typ montiert. Theoretisch könnten aber unterschiedliche Kollimatoren montiert werden, um etwa zwei Nuklide gleichzeitig zu messen oder Emissions- und Transmissionsmessungen in unterschiedlicher Geometrie vorzunehmen.

8.5.4 Pinhole-Kollimator

Der Pinhole-Kollimator arbeitet nach dem Prinzip einer **Lochblende**: Am Ende einer trichterförmigen Bleiabschirmung befindet sich in einem festen Abstand vor dem Kristall eine *kleine Öffnung*, durch welche die Gammastrahlung zum Kristall gelangt und – planar betrachtet – ein um 180 Grad gedrehtes Bild erzeugt. Der **Abbildungsmaßstab** M hängt vom Verhältnis des Kristall-Lochblenden-Abstandes (KLA = Bildabstand) zum Lochblenden-Patienten-Abstand (LOA = Objektabstand) ab:

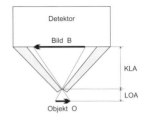

Abbildung 8.15: Pinhole-Kollimator

$$M = \frac{\text{Bildgröße}}{\text{Objektgröße}} = \frac{\text{Bildabstand}}{\text{Objektabstand}} \tag{8.5}$$

Der Pinhole-Kollimator kann für die *hochauflösende Abbildung kleiner Organe* verwendet werden, z.B. Kniegelenk, Sprunggelenk, Fingergelenke. Der relativ guten örtlichen Auflösung steht jedoch eine *sehr geringe Empfindlichkeit* gegenüber. Für spezielle Anwendungen kann das wiederum ein Vorteil sein, z.B. bei der Szintigraphie von Therapiepatienten (hohe Aktivität zum Zeitpunkt der Aufnahme im Patienten).

Bei Mehrkopf-Gammakameras wird nur an *einem* Detektorkopf ein Pinhole-Kollimator montiert.

8.5.5 Fächerstrahl-Kollimatoren

Fächerstrahl-Kollimatoren („**Fanbeam**"-Kollimatoren) werden ausschließlich für SPECT-Aufnahmen verwendet. Bei diesen Kollimatoren konvergieren die Lochachsen in den Ebenen senkrecht zur Rotationsachse, in den Ebenen parallel zur Rotationsachse sind die Lochachsen parallel. Ein planares Projektionsbild ist daher verzerrt (quer zur Rotationsachse vergrößert), parallel zur Rotationsachse im Maßstab 1:1.

Zur Auswertung von SPECT-Akquisitionen wird eine entsprechende Rekonstruktionssoftware benötigt, die der Geometrie des Fanbeam-Kollimators Rechnung trägt (siehe Kap. 8.7 auf Seite 191 – „SPECT").

8.5.6 Sonderformen

Neben den bisher besprochenen Kollimatortypen gibt es weitere Sonderformen. Dies können Kollimatoren für bestimmte Organuntersuchungen (z.B. f. Herz- oder Hirn-Untersuchungen) sein, die firmenspezifisch optimiert und vom Anbieter softwaremäßig speziell unterstützt werden.

Die InfoBox 8.5 enthält Informationen zu eher historischen Kollimatortypen.

SmartZoom Kollimator

Der SmartZoom™-Kollimator, wurde für *Herz*-Untersuchungen (und in der HRX-Version für *Hirn*-Untersuchungen) entwickelt und wird nur von einem Hersteller angeboten.

InfoBox 8.5: Historische Kollimator-Typen

Die Funktionsweise von **konvergierenden und divergierenden** Kollimatoren ist ähnlich wie bei Parallelloch-Kollimatoren, jedoch wird durch eine schwache Konvergenz/Divergenz der Lochachsen in Blickrichtung zum Patienten hin eine Vergrößerung/Verkleinerung der Aktivitätsabbildung erreicht. *Konvergierende* Kollimatoren wurden verwendet, um mit Großfeldkameras kleine Organe *vergrößert* darzustellen, *divergierende* Kollimatoren wurden verwendet, um mit Kleinfeldkameras große Organe – wie z.B. Lungen – in einem einzigen Szintigramm *verkleinert* abbilden zu können.

Als weitere Kollimatorarten, die nur mehr historisch interessant sind, sei beispielsweise der *Schrägloch-Kollimator* ("Slant-Hole"-Kollimator) genannt: ein Parallelloch-Kollimator mit schrägen Löchern, der es erlaubt, Schrägprojektionen des Herzens mit geringem Patient-Detektor-Abstand aufzunehmen oder der *"Fish-Tail"-Kollimator*, der es ermöglichte Ganzkörperaufnahmen an Kleinfeldkameras in einem einzigen Abtastvorgang durchzuführen.

8.6 Inhomogenitätskorrektur

Eine Inhomogenität des Detektorkopfes einer Gammakamera wird durch mehrere Faktoren verursacht:

Inhomogene Verstärkung: Alle PM einschließlich der nachfolgenden *Verstärker* müssen auf *gleiche Empfindlichkeit* abgeglichen sein, bei der großen Zahl von Photomultipliern kein einfaches Unterfangen. Unterschiede in der Verstärkung führen trotz gleichförmiger Bestrahlung zu unterschiedlich großen Spannungsimpulsen.

Zu große oder zu kleine Impulse werden vom PHA fälschlicherweise als zu hohe oder zu niedrige Energien interpretiert und von der Verarbeitung ausgeschlossen. Das Szintigramm zeigt ein fleckiges Aussehen.

Inhomogene Lichtausbeute: Wird nur eine einzige Wechselwirkung im Kristall betrachtet, so nimmt die Lichtausbeute im Kristall mit der Entfernung vom Wechselwirkungsort ab. Der Lichtanteil in Kristallbereichen, die direkt über dem Zentrum eines Photomultipliers liegen, wird *vollständiger* gemessen als der Lichtanteil in einem Kristallbereich, unter dem z.B. die Ränder von zwei oder drei Photomultipliern aufeinander treffen. Selbst bei gleichförmiger Bestrahlung des Kristalls wird ein Szintigramm somit hellere Bereiche (um die Zentren der Photomultiplier) und dunklere Bereiche (an den Rändern der Photomultiplier) aufweisen. Weiters führen örtlich unterschiedliche Lichtdurchlässigkeiten des Kristalls, des Lichtleiters oder der Klebefläche zwischen Lichtleiter und Photomultiplier zu unterschiedlichen Helligkeiten im Szintigramm.

Mangelnde örtliche Linearität: Eine weitere *Folge* einer inhomogenen Lichtausbeute sind *räumlichen Verzerrungen*. In den Bereichen zwischen den PMs registrierte Ereignisse werden fälschlicherweise etwas zu den PM-Mittelpunkten hin verschoben, sodass es in den Bereichen unter den PMs zu einer Verdichtung der Ereignisse kommt. Die Verzerrung eines regelmäßigen Linienrasters äußert sich in wellenförmig verlaufenden Linien.

Die genannten Ursachen der Inhomogenität eines Detektorkopfes werden durch entsprechende Korrekturen behoben. Diese Korrekturen sind:

- Energiekorrektur
- Linearitätskorrektur
- Inhomogenitätskorrektur

8.6.1 Energiekorrektur

Die Energiekorrektur und die Erstellung der Energie-Korrektur-Matrix sind **Aufgabe des Service-Technikers** und werden zumeist nur einmal vorgenommen.

Manche Geräte bieten zusätzlich die Möglichkeit eines automatischen **Feinabgleichs** an, der mit Hilfe externer Lichtquellen arbeitet. Über ein System von Lichtleitern werden von speziellen Leuchtdioden erzeugte Lichtblitze zu den PMs geleitet und deren Reaktion festgestellt. Aufgrund von Referenzwerten, die mit einem Qualitätskontrollprogramm erstellt wurden, werden die Verstärkungen für die einzelnen PMs nachjustiert. Diese „automatische Kalibrierung" kann vom **Benutzer** durchgeführt werden, Voraussetzung ist allerdings, dass während dieses Vorganges keine den Leerwert übersteigende ionisierende Strahlung in das Gesichtsfeld der Kamera eintritt.

8.6 Inhomogenitätskorrektur

InfoBox 8.6: Energiekorrektur

Die Energiekorrektur erfolgt in **zwei Stufen**: In der **ersten Stufe** werden **Unterschiede in den Verstärkungen** der einzelnen PM ausgeglichen. Der Detektor wird mit einem bekannten Nuklid bestrahlt (bei manchen Geräten unter Verwendung einer Lochmaske), die Verstärkungen der einzelnen PM werden automatisch so justiert, dass sich alle Photopeaks decken und optimal im eingestellten Energiefenster liegen.

In der **zweiten Stufe** wird die **örtlich unterschiedliche Lichtausbeute** korrigiert. Dazu wird der Detektor ebenfalls gleichförmig mit einem bekannten Nuklid bestrahlt. Ein Programm ermittelt für jedes „Bildelement" das **Impulshöhenspektrum** und stellt fest, um wie viel der gemessene Energiewert neben dem tatsächlichen Wert liegt. Die so ermittelten Korrekturwerte werden in einer **Energie-Korrektur-Matrix** (engl. "energy-map") gespeichert. Vor einer Aufnahme wird mit der Einstellung des Energiefensters die entsprechende Korrekturmatrix automatisch geladen. Während der Aufnahme wird für jeden Impuls vor Verarbeitung des Z-Signals (das Energie-Signal) der Ort dieses Pulses (X, Y) ermittelt, der zugehörige Korrekturwert aus der Energie-Korrektur-Matrix ausgelesen, und das Energiesignal entsprechend korrigiert (dies entspricht in der digitalen Bildverarbeitung einer inhomogene(n) Punktoperation). Erst das solchermaßen korrigierte Signal wird dem Impulshöhenanalysator (PHA) zugeführt:

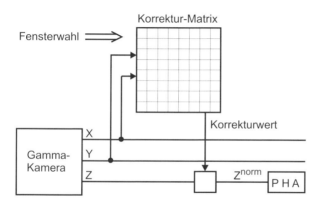

Abbildung 8.16: Energiekorrektur

8.6.2 Linearitätskorrektur

Die Aufnahme der Linearitäts-Korrektur-Matrix erfolgt in der Regel durch den **Service-Techniker**, vielfach lediglich im Herstellerwerk.

8.6.3 Inhomogenitätskorrektur

Um die nach Energie- und Linearitätskorrektur noch *verbleibenden Inhomogenitäten* auszugleichen, wird eine **Inhomogenitäts-Korrektur-Matrix** ("sensitivity-map") aufgenommen. Dazu wird durch gleichförmige Bestrahlung des Detektors eine **„Flood-Aufnahme"** bzw. *Uniformitätsaufnahme* ("flood acquisition") angefertigt.

8 Szintillationskamera

InfoBox 8.7: Linearitätskorrektur

Geometrische Verzerrungen werden minimiert, indem anhand der Aufnahme eines regelmäßigen **Lochrasters** für jeden Punkt des Gesichtsfeldes die **örtlichen Abweichungen** in X- und Y-Richtung ermittelt werden. Die erforderliche **Korrektur** (ebenfalls eine **inhomogene Punktoperation**) wird in der **Linearitäts-Korrektur-Matrix** (engl. "linearity-map") gespeichert.

Während einer Aufnahme wird für jeden gemessenen Ort (X, Y) der erforderliche Korrekturwert ΔX und ΔY ermittelt und damit die Ortssignale entsprechend korrigiert.

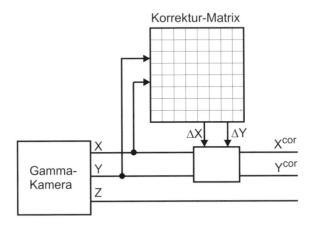

Abbildung 8.17: Linearitätskorrektur

Theoretisch sollte jedes *Bildelement* dieser Aufnahme den gleichen Zahlenwert enthalten, tatsächlich gibt es aber Abweichungen, nicht nur aus Statistikgründen. Das System ermittelt nun jene **Korrekturfaktoren**, mit denen die Inhalte jedes einzelnen Bildelementes multipliziert werden müssen, damit alle Bildelemente den gleichen Zahlenwert enthalten. Diese Inhomogenitäts-Korrektur-Matrix (oder „Uniformitätskorrektur") wird nach jeder Akquisition – sofern ausgewählt – automatisch angewendet.

Die aufgenommene Gesamtimpulszahl muss so groß sein, dass die zu erwartenden statistischen Schwankungen pro Bildelement möglichst $\leq 1\,\%$ sind, das bedeutet eine Mindestimpulszahl pro Bildelement von 10 000 Impulsen (siehe Kap. 5.4 auf Seite 124 – „Grundlagen der Statistik für nuklearmedizinische Zwecke", insb. die letzte Zeile der Tab. 5.5). Eine 64×64-Matrix enthält 4096 Bildelemente, von denen jedoch sowohl in einem kreisförmigen als auch in einem rechteckigen Messfeld nur ca. 3000 Pixel verwendet werden. Man benötigt daher insgesamt $3000 \times 10\,000$ Impulse, das sind ca. 30 Millionen Impulse. Bei modernen Großfeld-Gammakameras werden meist 128×128-Korrektur-Matrizen verwendet und entsprechend mehr Impulse benötigt.

Die Aufnahme der Inhomogenitäts-Korrektur-Matrizen erfolgt durch den **Benutzer** entsprechend der *Bedienungsanleitung* des Herstellers. Bei älteren Gammakameras werden diese Korrektur-Matrizen sowohl für **jedes verwendete Nuklid**, als auch für **jeden verwendeten Kollimator** benötigt. **Intrinsische Korrekturmatrizen** (die Messung erfolgt ohne Kollimator) werden mit einer **Punktquelle** aufgenommen. Der Abstand zwischen der Punktquelle und dem Detektor muss mindestens fünfmal so groß wie der Detektordurchmesser bzw. die Detektordiagonale sein, damit der Einfluss des Abstandsquadratgesetzes vernachlässigbar wird.

Korrekturmatrizen mit Kollimator werden mit Hilfe einer *füllbaren Flächenquelle* oder mit einer Co-57-Flächenquelle aufgenommen. Bei der Verwendung einer füllbaren Flächenquelle ist auf die sorgfältige und gleichförmige Vermischung der Aktivität in der Flächenquelle zu achten. Da diese Korrekturen automatisch auf alle Aufnahmen angewendet werden, würde eine schlecht aufgenommene Korrekturmatrix zur konsequenten Verschlechterung aller mit diesem System aufgenommenen Bilder führen.

Moderne Kamerasysteme erlauben die Aktualisierung der **System**-Korrekturmatrizen (System = Detektor mit Kollimator!) auch durch einfache Neuaufnahme einer *intrinsischen* Korrekturmatrix (ohne Kollimator!). Unter der **Annahme**, dass sich die *Kollimator-Inhomogenitäten nicht ändern* – außer durch mechanische Beschädigung – werden die System-Korrekturmatrizen und die intrinsische Korrekturmatrix separat gespeichert. Nach Neuaufnahme einer intrinsischen Korrekturmatrix werden die System-Korrekturmatrizen unter Beibehaltung der Kollimatoranteile entsprechend korrigiert.

8.7 SPECT (Tomographie)

8.7.1 Einleitung

Die Nuklearmedizin kennt zwei Schichtaufnahmetechniken:

- **SPECT** – "Single-Photon-Emission-Computed-Tomography"
    - Bei SPECT erfolgt die Messung jeweils *einzelner Photonen* ("single photon"), welche vom Patienten *emittiert* ("emission") werden. Aus den gemessenen Daten (Projektionen) werden *tomographische Bilder errechnet* ("computed tomography").
    Für eine Liste der Radionuklide siehe Tab. 3.2 auf Seite 58 und 3.4 auf Seite 60 (teilweise).
        * Das Nuklid Tc-99m emittiert in erster Näherung pro Kernumwandlung nur ein Photon (140 keV).

* Bei anderen Radionukliden wird nur eine Energie zur Messung herangezogen (z.B. bei I-131: 364 keV).
    * Einzelne Radionuklide wie In-111 (171 keV und 245 keV) oder Tl-201 (70 keV, 80 keV und 167 keV) emittieren mehr als ein Photonen je Umwandlung, die Messung erfolgt aber individuell und einzeln ("single") für jedes Photon und somit unabhängig voneinander.
    – Für die *Richtungsselektion* der Photonen wird bei SPECT ein *Kollimator* benötigt.
- **PET** – "**Positron-Emission-Tomography**"
    – Bei PET kommen Positronenstrahler (siehe Tab. 3.3 auf Seite 59) zum Einsatz.
    Die entstehenden Gammaquanten-Paare der *Vernichtungsstrahlung* werden auf einer Geraden in entgegengesetzte Richtungen emittiert und immer gemeinsam gemessen, siehe Abb. 9.1 auf Seite 202.
    – Diese Richtungsinformation erlaubt eine „elektronische Kollimierung" – siehe Kap. 9 auf Seite 201
    Es ist – im Gegensatz zur Gammakamera – *kein Kollimator* erforderlich.

Die **PET-Methodik** wird im Kap. 9 auf Seite 201 – „PET-Scanner") behandelt. Für die SPECT-Technik werden Gammakameras verwendet, die so konstruiert sind, dass die Detektoren um die Patientenlängsachse rotieren können. Rund um den Patienten werden in der Schichtebene Aktivitätsprofile aufgenommen.

Die **Rekonstruktion** der Schichtbilder aus den gewonnenen Projektionsdaten wird in Kap. 10 auf Seite 233 – „Rekonstruktion von Schichtbildern" erörtert.

8.7.2 Aufnahme der Projektionsbilder

Für die Aufnahme der Projektionsbilder muss die Art der Abtastung des Untersuchungsobjektes bzw. -organs definiert werden. Die dafür erforderlichen Parameter werden in den folgenden Abschnitten beschrieben:

- Detektorkopf-Konfiguration – bei Mehrkopf-Systemen
- Abtastwinkel
- Rotationsgrad eines einzelnen Detektorkopf
- Abtastform um den Patienten
- Abtastbewegung und Winkelschritt
- Kollimatoren

8.7 SPECT (Tomographie)

Detektorkopf-Konfigurationen

Moderne Großfeld-Gammakameras sind meist sehr vielseitig einsetzbar und besitzen eine große Flexibilität bezüglich der Positionierung ihrer Detektoren:

- Einkopf-Gammakameras sind die Ausnahme; lediglich bei Spezialsystemen (z.B. Schilddrüsen-Gammakameras) werden noch Einkopf-Systeme angeboten.
- Zweikopf-Gammakameras sind der *Standard*
- Dreikopf- bzw. Mehrkopf-Systeme waren für viele Jahre Standard für auf Hirnuntersuchungen spezialisierte Kliniken; inzwischen sind derartige Systeme echte Exoten.

Daher gehen wir im Folgenden von einer Zweikopf-Gammakamera aus.

Im SPECT-Betrieb können die beiden Detektoren einer Doppelkopf-Gammakamera meist mindestens in folgenden Standard-Konfigurationen betrieben werden:

- 180° **Konfiguration:** Gegenüberliegende Detektoren, „H-Modus"
- 90° **Konfiguration:** Die Detektoren bilden einen rechten Winkel; „L-Modus". Diese Konfiguration wird insbesondere bei der Myokard-Szintigraphie verwendet.

Abtastwinkel

Die Theorie der Schichtbildrekonstruktion (siehe Kap. 10.1 auf Seite 233) verlangt einen Abtastwinkel von 360°, also die Aufnahme von Projektionen aus allen Richtungen rund um das Objekt. Theoretisch unterscheiden sich um einen Winkel von 180° versetzte Projektionen nicht: Beide Projektionen enthalten die senkrecht auf die Kollimator-Oberfläche projizierte Aktivitätsverteilung. In der Praxis führt *inhomogene Schwächung* und eine mit zunehmenden Abstand von der Kollimator-Oberfläche sich verschlechternde *räumliche Auflösung* zu deutlichen Unterschieden in den Projektionen.

Folgende Abtastwinkel sind möglich bzw. üblich:

- 360°: **volle Rotation**, erforderlich bei einer Einkopf-Gammakamera: Der Detektor rotiert vollständig um den Patienten.
- 180°: **halbe Rotation**, wird mit einer Einkopf-Gammakamera nur „halb" (180°) um den Patienten rotiert, muss mit geometrischen Verzerrungen in den resultierenden Schnittbildern gerechnet werden.

Bei der *Myokardszintigraphie*, vor allem mit Tl-201 Chlorid, wird trotzdem häufig ein Abtastwinkel von 180 Grad verwendet, weil die niederenergetische Gammastrahlung nach Durchstrahlung des Thorax nur mehr einen kleinen Anteil zur gesamten Zählimpulssumme beisteuert[12] und man deshalb vorzugsweise Projektionen wählt, die höhere Zählraten und eine bessere Zählstatistik erwarten lassen.

Rotationsgrad

In Kombination mit den weiter oben genannten Detektor-Konfigurationen sind folgende Winkel für die Rotation eines Detektorkopfes (bzw. eines jeden Detektorköpfes) möglich bzw. üblich, um die entsprechenden Abtastwinkel bei SPECT zu überstreichen:

- 360°: Ein Rotationsgrad von 360° ist bei Einkopf-Gammakameras erforderlich, um einen Abtastwinkel von 360° zu erreichen. Möchte man die Sicherheit vergrößern, bei einer Störung während der Akquisition die Studie trotzdem noch auswerten zu können – wenn auch mit geringerer statistischer Güte – dann kann man auch bei Doppelkopfkameras mit einem Rotationsgrad von 360° aufnehmen.

- 180°: Bei Doppelkopfkameras mit opponierenden Detektoren („H-Modus") reduziert sich der Rotationsgrad des Systems auf 180° um einen Abtastwinkel von 360° zu erreichen. Für die Myokard-Szintigraphie mit nur einem Detektor ist ebenfalls ein Rotationsgrad von 180° erforderlich, um einen Abtastwinkel von 180° zu erreichen.

- 120°: Bei Dreikopfkameras ist ein Rotationsgrad von 120° erforderlich, um einen Abtastwinkel von 360° zu erreichen.

- 90°: Ein Rotationsgrad von 90° reicht bei Doppelkopf-Gammakameras im „L-Modus", um einen Abtastwinkel von 180° zu erreichen (für die Myokard-Szintigraphie).

Abtastform

Die Abtastform ist ein besonders wichtiger Parameter bei SPECT-Aufnahmen. In Kap. 8.4.2 auf Seite 177 – „Planare örtliche Auflösung" wurde gezeigt, dass die örtliche Auflösung bei einem Parallelloch-Kollimator umso besser ist, je näher das Messobjekt vor dem Kollimator positioniert ist: Daraus folgt, dass der Abstand zwischen Detektor und Patient möglichst klein sein soll.

Da die örtliche Auflösung in den resultierenden Schichtbildern natürlich von der örtlichen Auflösung in den Projektionen abhängt, gilt das Prinzip „möglichst kleiner Abstand zwischen Kollimator und Patient" auch für die SPECT-Aufnahme.

---

[12]Weiters liefern gerade diese Projektionen durch den größeren Abstand zum untersuchten Organ eine verminderte räumliche Auflösung!

Bei modernen Gammakameras kann dieser Abstand (nicht nur) bei SPECT-Aufnahmen mittels Sensoren minimiert werden. Derartige Systeme tragen z.B. „selbsterklärende" Bezeichnungen wie "body contouring" oder „körpernahe" Abtastung: Bei der Rotation um den Patienten wird der Abstand um den Patienten klein gehalten oder – technisch gesprochen – der Rotationsradius der Detektoren passt sich den Patientenabmessungen während der Rotation an.

Abhängig vom Gerätetyp stehen folgende weitere Abtastformen zur Auswahl:

- **kreisförmig** – möglicherweise die ideale Wahl bei Kopf-SPECT
- **elliptisch**
- **vordefiniert** ("pre-defined"): der Rotationsradius muss vor der SPECT-Aufnahme in einigen Winkelstellungen definiert („gelernt") werden – ein zeitraubendes Verfahren.

Abtastbewegung und Winkelschritt

Die Abtastbewegung der Detektoren kann

- **schrittweise** – "step and shoot" oder
- **kontinuierlich** – "continuous rotation" erfolgen.

In beiden Fällen muss ein **Winkelschritt** für zwei aufeinanderfolgende Projektionen gewählt werden. Bei schrittweiser Abtastung sind Winkelschritte von 3° oder 6° üblich, mit einer **Aufnahmezeit pro Winkelschritt**, die von der Art der Untersuchung, der applizierten Aktivität und der gewünschten statistischen Güte abhängt. Bei kontinuierlicher Abtastbewegung wird die **Abtastgeschwindigkeit** vorgegeben. Die Projektionsdaten innerhalb der Winkelschritte werden in einen fixen Winkel aufsummiert.

Kollimatoren

Im Allgemeinen werden **Parallelloch**-Kollimatoren eingesetzt.

Für Hirn-Untersuchungen werden fallweise auch noch **Fan-Beam**-Kollimatoren verwendet. Damit lässt sich bei verbesserter Ortsauflösung auch eine Erhöhung der Empfindlichkeit erzielen.

8.7.3 Rotationszentrum

Bei SPECT wird rund um den Patienten eine Serie von Projektionsbildern aufgenommen. Dazu bewegt sich der Detektor rund um den Patienten, die Drehung erfolgt um eine mechanische (nicht sichtbare) Drehachse, das **Center Of Rotation (Rotationszentrum) (COR)**. Im Idealfall würde sich diese Drehachse genau auf die Mitte des Detektors und damit der Bildmatrix abbilden (Abb. 8.18).

8 Szintillationskamera

In der Praxis kommt es aus mechanischen oder elektronischen Gründen meist zu einer geringfügigen Verschiebung, d.h. die Projektion der Rotationsachse ist etwas seitlich verschoben (Abb. 8.19, sogenannter **„center of rotation offset"**, COR-Offset).

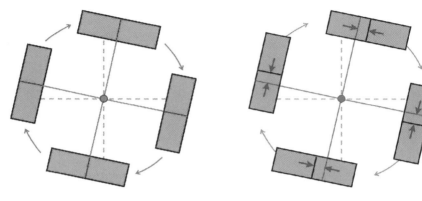

Abbildung 8.18: Theorie   Abbildung 8.19: Praxis

Damit die Rekonstruktion der Schichtbilder aus den Projektionen korrekt erfolgen kann, muss dieser COR-Offset korrigiert werden. Dies erfolgt durch eine COR-Offset-Kalibrierung, bei der aus der Aufnahme einiger Punktquellen entsprechende Korrekturwerte ermittelt werden. Alle gemessenen Projektionen einer SPECT-Aufnahme werden vor der Rekonstruktion entsprechend korrigiert.

Im Rahmen der Qualitätskontrolle (siehe Kap. 11.5 – Konstanzprüfung Gammakamera, SPECT-Kamera) muss der aktuelle Wert des COR-Offsets (Seite 289) regelmäßig bestimmt bzw. geprüft werden.

8.7.4 Kenngrößen bei SPECT

Zur Beurteilung der Leistungsfähigkeit einer Szintillationskamera bei SPECT werden folgende Kenngrößen definiert:

- **Ausrichtung der Detektoren**: dabei steht das COR im Fokus des Interesses
- **Örtliche Auflösung** in rekonstruierter SPECT-Schicht: Ähnlich wie bei der „planaren örtlichen Auflösung" wird auch hier die *Halbwertsbreite* einer Punkt- oder Linienquelle bestimmt – allerdings nicht in den gemessenen (planaren) Projektionen (dies wäre wieder die „planare örtliche Auflösung"), sondern in den rekonstruierten Schichtbildern.

8.7.5 SPECT/CT

Bei kombinierten (hybriden) SPECT/CT-Geräten sind eine Gammakamera und ein Computer-Tomographie (CT) in einem einzigen System vereint.

Grundsätzlich lässt sich ein SPECT/CT-Gerät – ohne Einschränkung – wie eine „normale" Gammakamera betreiben: alle Aufnahmetechniken (planare Bilder und Schichtbilder) können verwendet werden. Wenn der CT-Teil des SPECT/CT-Gerätes nicht benötigt wird, lässt sich dieser auch ausschalten, ohne dass dadurch die Funktionen der Gammakamera eingeschränkt werden.

Wenn die Gammakamera des SPECT/CT-Geräts für die Aufnahme von Schichtbildern (SPECT) eingesetzt wird, sind in Kombination mit dem CT folgende wesentliche Vorteile gegeben:

- *Quasi-simultane*[13] Bildgebung der *anatomischen Information* (CT) und der *funktionellen Information* (SPECT). Dadurch bestmögliche anatomische Zuordnung durch co-registrierte Darstellung der SPECT- mit den CT-Schichtbildern.
- Möglichkeit der gemessenen Schwächungskorrektur der SPECT-Schichtbilder auf Basis der mittels CT gewonnenen Schwächungsinformation.

Siehe vor allem die Kap. 10.3.1 auf Seite 251 – „Allgemeines zur Schwächungskorrektur" und 10.3.4 auf Seite 258 – „Transmissionsmessung mit Hilfe einer Röntgenröhre (Computertomographie)".

8.7.6 Informationsdichte und Detailerkennbarkeit

Wegen des statistischen Charakters der Kernumwandlung ist jeder gemessene Wert einer Impulszahl mit einer **statistischen Unsicherheit** behaftet. Wenn daher in zwei benachbarten Bildpunkten verschiedene Impulszahlen gemessen werden, so kann das grundsätzlich zwei Ursachen haben:

- entweder es besteht tatsächlich ein **Aktivitätsunterschied** im gemessenen Objekt
- oder es handelt sich um einen **statistisch bedingten** Unterschied im planaren Szintigramm oder den rekonstruierten Schichtbildern.

Ein *Aktivitätsunterschied* kann nur dann *sicher* als solcher *erkannt* werden, wenn der Unterschied in den Impulszahlen größer ist als die statistische Unsicherheit. Die statistische Unsicherheit ist umso kleiner, je *größer* die *gemessene Impulszahl* ist. Die **Impulszahl pro Bildelement** wird als **Informationsdichte** bezeichnet.

---

[13] Es liegt zwar eine kurze Zeitspanne zwischen den beiden Aufnahmetechniken, aber der Patient befindet sich bei beiden Aufnahmen im Idealfall in gleicher Lagerung!

Daraus folgt:

> Je geringere *Aktivitätsunterschiede* im Bild erkennbar sein sollen, desto *größer* muss die *Informationsdichte* sein.

Für die **Detailerkennbarkeit** maßgebend ist neben der **Informationsdichte** die **örtliche Auflösung** im rekonstruierten Bild. Da *aus Strahlenschutzgründen kleine Aktivitäten* verwendet werden, ist in der klinischen Praxis der limitierende Faktor fast ausschließlich die Informationsdichte bzw. der *notwendige Kompromiss zwischen Informationsdichte und örtlicher Auflösung*.

Maßnahmen zur Erhöhung der Informationsdichte und deren begrenzende Argumente:

- höhere applizierte Aktivität: Strahlenschutz
- längere Untersuchungszeit: Zumutbarkeit f. Pat.
- Kollimator mit höherer Empfindlichkeit: geringere örtliche Auflösung
- gröbere Bildmatrix: geringere örtliche Auflösung
- längere Aufnahmezeit pro Projektion, aber größere Winkelschritte: geringere örtliche Auflösung im Randbereich
- dickere SPECT-Schichten: größerer Teilvolumen-Effekt, "Partial-Volume-Effect" (PVE)

Maßnahmen zur Verbesserung der örtlichen Auflösung:

- Kollimator mit höherer Auflösung
- feinere Bildmatrix
- kleinere Winkelschritte
- dünnere Schichten

Alle diese Maßnahmen zur Verbesserung der örtlichen Auflösung verringern die Informationsdichte im rekonstruierten Bild. Sie sind daher nur dann sinnvoll, wenn die Informationsdichte noch genügend groß bleibt, um die gesuchten Aktivitätsunterschiede erkennen zu können.

8.8 Sachgemäße Behandlung einer Gammakamera

Eine Gammakamera ist ein empfindliches Messgerät. Folgende Punkte sollten besonders beachtet werden:

Gleichbleibende Raumtemperatur: Größere Temperaturschwankungen und hohe Temperaturen führen zu Veränderungen in den bildgebenden Eigenschaften und damit zur Verschlechterung der Bildqualität.

Bruchempfindlichkeit des Kristalls: Beim Kollimatorwechsel ist darauf zu achten, dass keine Gegenstände oder grober Schmutz zwischen Kristall und Kollimator gelangen, und dass nicht mit harten Gegenständen an den Kristall gestoßen wird. Abb. 8.20 zeigt einen Kristallbruch, welcher bei einem Kollimatorwechsel aufgetreten ist. Von außen war dem Kristall kaum etwas anzusehen, die Auswirkung auf die Bildgebung ist nicht zu übersehen. Abb. 8.21 zeigt einen Kristall, dessen Hülle undicht geworden ist. An mehreren Stellen sind Veränderungen bei einer Homogenitätsaufnahme zu sehen. Dieser Prozess hat über einen längeren Zeitraum stattgefunden, dadurch hat sich die Reparatur (Kristalltausch) planen lassen.

Temperaturempfindlichkeit des Kristalls: Rasche Temperaturänderungen – insbesondere wenn kein Kollimator montiert ist – können zum Bruch des Kristalls führen. Daher soll der Kristall nie länger als unbedingt notwendig ohne Kollimator gelassen werden. Vorsicht beim Lüften des Raumes bei niedrigen Außentemperaturen!

Stabilität der Hochspannung: Voraussetzung für eine stabile Hochspannung ist eine gleichbleibende Betriebstemperatur der Hochspannungsversorgung. Der Hochspannungsteil der Kameraköpfe muss daher immer eingeschaltet bleiben.

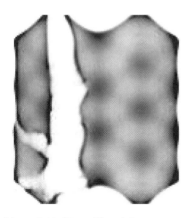

Abbildung 8.20: Kristallbruch bei einer Gammakamera

Beim „Bruch" handelt es sich tatsächlich lediglich um Risse im Kristall – die Auswirkungen auf das Szintigramm sind jedoch erheblich!

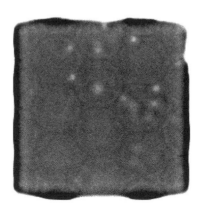

Abbildung 8.21: NaI-Kristall zieht Wasser

9 PET-Scanner

Inhalt

9.1	Physikalische Grundlagen der PET	201
9.2	Technische Grundlagen der PET	204
9.3	Schichtbilderzeugung	208
9.4	Untersuchungsgeräte	222
9.5	Morphologische und funktionelle Bildgebung	225

9.1 Physikalische Grundlagen der PET

Die nuklearmedizinische Diagnostik kennt neben der im Abschnitt 8.7 „SPECT (Tomographie)" behandelten Methode noch eine weitere Schichtaufnahmetechnik. Diese ist die Positronen-Emissions-Tomographie (PET).

In der PET-Technik werden **Positronenstrahler** verwendet, die eine Aufnahmetechnik ermöglichen, welche **ohne Kollimatoren** und deren empfindlichkeitsbegrenzende Eigenschaften auskommt. Gemessen werden die **Gammaquanten-Paare** der **Vernichtungsstrahlung** (**Annihilationsstrahlung**), welche als Folge von β^+-Umwandlungen entsteht.

9.1.1 β^+-Umwandlung und Annihilation

Atomkerne mit **Protonen-Überschuss** im Vergleich zum stabilen Protonen-Neutronen-Verhältnis haben die Tendenz, dieses Verhältnis zugunsten der Neutronen zu ändern. Bei dieser β^+**-Umwandlung** wandelt sich ein Proton p^+ in ein Neutron n^0 um, wobei ein Positron e^+ und ein Neutrino ν_e abgegeben werden (siehe Kap. 2.2.1 – „Kernumwandlungen", Gleichung 2.9):

$$p^+ \to n^0 + e^+ + \nu_e \tag{9.1}$$

Das Positron besitzt wie das Elektron einer β^--Umwandlung je nach Nuklid eine bestimmte **maximale kinetische Energie**, mit der es am Entstehungsort emittiert wird. Dabei ist das Energiespektrum ähnlich zum Spektrum von Elektronen β+-Spektrum bei der β⁻-Umwandlung (Abb. 2.1 auf Seite 17). Der wesentliche Unterschied ist, dass die relative Häufigkeit von Positronen mit niedriger Energie nicht endlich bleibt, sondern gegen Null geht. Deshalb sind die mittleren Energien von Positronen (und damit auch deren mittlere Reichweiten) höher als bei Elektronen der gleichen Maximalenergie (siehe Tab. 9.1 auf der nächsten Seite).

Das Positron wird (so wie ein Elektron) durch **Ionisations-** und **Anregungsprozesse** bei Zusammenstößen mit umgebenden **Elektronenhüllen** abgebremst (d.h. es verliert Energie), sodass es in dichter Materie wie Gewebe lediglich eine kurze Wegstrecke **d** von wenigen Millimetern zurücklegt (siehe Reichweiten in Tab. 9.1). Hat das Positron e^+ seine Energie abgegeben, bildet es entweder mit einem Elektron einen Zwischenzustand mit sehr kurzer Lebensdauer, oder es annihiliert direkt mit diesem. Anschließend wird die Masse von Positron und Elektron in Energie umgewandelt. Bei diesem **Annihilationsprozess** entstehen **zwei Gammaquanten** von je 511 keV, die aus Gründen der Impulserhaltung in **entgegengesetzte Richtungen** abgestrahlt werden („Vernichtungsstrahlung"):

$$e^+ + e^- \to 2 \cdot \gamma \tag{9.2}$$

Eine schematische Darstellung dieses Vorganges ist in Abbildung 9.1 zu sehen: Das Positron (e^+) wird durch viele Stöße auf „thermische"[1] Energie abgebremst und legt dabei einen effektiven Weg von **d** zurück. Am Ende des Prozesses **annihiliert** das Positron mit einem Elektron (e^-), und die **Annihilationsquanten** (zwei 511 keV Photonen) werden im Ruhesystem von Positron und Elektron unter einem Winkel von 180° emittiert.

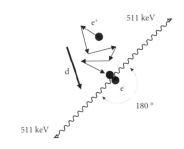

Abbildung 9.1: Annihilation eines Positrons unter Emission zweier Gammaquanten

Für den **Nachweis der Positronenstrahlung** wird das **gleichzeitige Auftreten der Vernichtungsquanten** sowie deren Abstrahlung in einem **Winkel von nahezu exakt 180°** genutzt. Da nicht der **Ort der Kernumwandlung** nachgewiesen werden kann, sondern nur der **Ort der Vernichtung**, ist die **Reichweite** des Positrons in Gewebe von großem Interesse: Die **energieabhängige mittlere Reichweite** im Gewebe stellt eine **Grenze für die physikalische Ortsauflösung** der Untersuchungsgeräte dar. Die Ortsauflösung ist somit **nuklidspezifisch**.

---

[1]Thermische Energie: sehr niedrige Energie

9.1.2 Positronenstrahler für PET

Der wichtigste Positronenstrahler für die nuklearmedizinische PET-Diagnostik ist F-18.

Daneben finden eine Reihe weiterer Nuklide Anwendung in der PET-Diagnostik. Tabelle 9.1 gibt einen Überblick über die **physikalischen Daten** der wichtigsten PET-Radionuklide. Neben der physikalischen Halbwertszeit (siehe dazu die Grundlagen in Kap. 2.2.5 auf Seite 28) sind die **Ausbeute** (Photonen je Zerfall) sowie **mittlere** und **maximale Energie** der Positronen sowie deren **mittlere** und **maximale Reichweite** angeführt.

Tabelle 9.1: Die wichtigsten PET-Radionuklide: Halbwertszeiten, Energien und Reichweiten in Gewebe

Nuklid	$T_{1/2}$ [min]	Ausbeute γ (511 keV) [%]	E_{mean} [keV]	R_{mean} [mm]	E_{max} [keV]	R_{max} [mm]
F-18	109,8	194	250	0,57	633	2,2
C-11	20,4	200	386	1,08	960	3,7
N-13	10,0	200	492	1,52	1198	4,9
O-15	2,0	200	735	2,63	1732	7,6
Ga-68	67,6	178	836	2,98	1899	8,2
Cu-64	762,0	35	190	0,41	579	2,1
Rb-82	1,3	23	1168	5,90	2602	15,5
		167	1535		3379	
		21,4	975		2138	
I-124	6013,4	23,4	687	–	1535	–
		0,58	367		812	
Y-90	3842,5	0,006	–	–	–	–

Anmerkungen:
$T_{1/2}$ gibt die physikalischen Halbwertszeiten in Minuten,
Ausbeute die statistische Anzahl der γ-Quanten pro Zerfall in Prozent,
E_{mean} und E_{max} die mittlere und maximale Energie der Positronen und
R_{mean} und R_{max} deren mittlere und maximale Reichweite im Gewebe an.
Physikalische Halbwertszeiten $T_{1/2}$ in anderen Einheiten: Cu-64: 12,7 h,
Y-90: 64,0 h und I-124: 4,1760 d

Für F-18 mit seiner vergleichsweise langen Halbwertszeit von ungefähr 110 min ist ein Transport zu Krankenhäusern mit PET-Scannern ohne Zyklotron (siehe Kap. 3.3 auf Seite 64) möglich. Trotzdem ist in der praktischen Anwendung zu beachten, dass die Aktivität einer Probe mit F-18 innerhalb von 16 min bereits um 10 % abnimmt. Eine Erfassung der Messzeit und die Anwendung einer **Zerfallskorrektur** sind daher unbedingt notwendig (siehe Kap. 10.4.3 auf Seite 269).

C-11, N-13, O-15

Die **Halbwertszeiten** von C-11, N-13 und O-15 sind 20 min und weniger. Die Verwendung dieser Nuklide ist daher an den Produktionsort gebunden bzw. erfordert ein Zyklotron in unmittelbarer Nähe. Auch Tracer mit den Isotopen Ga-68 und Rb-82, die – analog zu Tc-99m – einem Generator entnommen werden, müssen aufgrund der kurzen Halbwertszeiten dieser Radionuklide „vor Ort" produziert werden.

Ga-68, Rb-82

I-124

Am längerlebigen Ende des Radionuklidspektrums sind I-124 und Y-90 zu nennen. Das Jodisotop I-124 besitzt mit seiner Halbwertszeit von über vier Tagen eine günstige Eigenschaft für dosimetrische Fragen im Kontext der Therapie mit I-131-markierten Therapeutika (bzw. I-131 selbst). Problematisch sind hier sowohl die hohen Energien der β^+-Teilchen (die zu hohen effektiven Reichweiten führen), als auch die zusätzlich emittierten γ-Quanten.

Nur ca. 34 % der Kernumwandlungen enden im Grundzustand des Tochterkerns Te-124. Aus dem Zerfall des angeregten Tochterkerns folgen über 80 mögliche Gammaenergien. Davon liegt die am häufigsten auftretende Gammalinie mit 602,7 keV bei einer Häufigkeit von 62,9 %. Diese Gammalinie überschneidet sich im Rahmen der Messgenauigkeit von PET Scannern mit der 511 keV Linie der Annihilationsquanten. Dies führt zu Effekten, die von PET Scannern, die auf das einfache Zerfallsschema von F-18 hin konzipert sind, nicht kompensiert werden können.

Y-90

Das andere „interessante" PET-Radionuklid ist Y-90. Bei diesem β^--aktiven Nuklid findet in $3,2 \cdot 10^{-5}$ Fällen kein β^--Zerfall in den Grundzustand des Tochternuklides Zr-90, sondern in einen angeregten Zustand mit 1,76 MeV statt. Dieser Zustand zerfällt ohne Gammaemission durch sogenannte **Innere Konversion** direkt unter Abgabe eines Elektron-Positron-Paares (siehe Abb. 9.2). Die Regeln der Quantenmechanik erfordern dabei, dass der 0^+ *zu* 0^+-Übergang des Zr-90 nicht mit einer Gammaemission, sondern eben unter Bildung eines β^+-β^--Paares im Kern erfolgt. Durch das dabei gebildete β^+ kann auch Y-90 zur PET-Bildgebung herangezogen werden[2].

9.2 Technische Grundlagen der PET

Der **Nachweis der Positronenemitter** erfolgt durch die Registrierung des bei der Positronen-Annihilation entstehenden Vernichtungsquanten-Paares mit Hilfe von Detektoren in Koinzidenz-Schaltung, auch als **Koinzidenz-Detektoren** bezeichnet. Ein derartiger Detektor besteht im einfachsten Fall aus einem Paar von Detektoren, die auf gegenüberliegenden Seiten des zu messenden Objekts angeordnet sind (Abbildung 9.3 auf Seite 206).

---

[2] Aufgrund der geringen Ausbeute an 511 keV Quanten ist die Bildgebung beschränkt auf Bereiche hoher Tracerkonzentration. Diese wird bei lokoregionalen Therapien (z.B. SIRT – engl. *selective internal radiation therapy*) der Leber erreicht.

9.2 Technische Grundlagen der PET

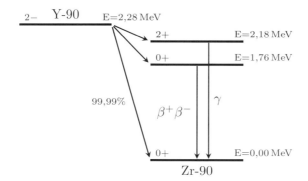

Abbildung 9.2: Umwandlungsschema von Y-90. Der Hauptanteil der β⁻-Übergänge endet im Grundniveau des Tochterkerns Zr-90. Das angeregte Niveau mit 1,76 MeV kann seine Energie wegen des „verbotenen" 0+ zu 0+-Übergangs nicht einfach als γ-Quant abstrahlen. Die hohe Energie reicht aber für die β⁺β⁻-Paarbildung.

Wird **in beiden Detektoren gleichzeitig ("koinzident")** je ein Gammaquant im Energiefenster, das 511 keV entspricht, registriert, so wird angenommen, dass diese beiden Quanten von einem **Annihilationsprozess** herrühren, der auf der **Verbindungslinie** – der **Koinzidenzlinie** – der beiden Detektoren stattgefunden hat. Im Kontext der Schichtbilderzeugung (Kap. 9.3 auf Seite 208) wird hiebei auch von **Lines of Response – LOR** gesprochen. Da dadurch quasi die Richtung der verarbeiteten Ereignisse eingeschränkt bzw. definiert wird, wird dieser Vorgang auch als „**elektronische Kollimation**" bezeichnet. Das PET kommt also ohne physikalische Kollimatoren, wie sie in der „klassischen" Nuklearmedizin notwendig sind, aus. Als „gleichzeitig" gelten zwei Ereignisse, die innerhalb des sogenannten **Koinzidenzfensters** oder auch **Koinzidenzintervalls** auftreten.

LOR

koinzident

Das Koinzidenzfenster beträgt für „klassische" PET-Systeme je nach Detektortyp 6 ns bis 12 ns. Bei Time of Flight (Flugzeitmessung) (TOF) PET-Systemen (siehe Kapitel 9.2.2 – „TOF") reduziert sich das Koinzidenzintervall auf ca. 3 ns.

9.2.1 Koinzidenzmessung

Wenn zwei Detektoren **koinzident** jeweils ein Photon – die „Annihilationsquanten" – messen, und diese Photonen zuvor eine gewisse Wegstrecke im menschlichen Körper zurückgelegt haben, kann es zu den in Abbildung 9.3 auf der nächsten Seite dargestellten Varianten kommen.

9 PET-Scanner

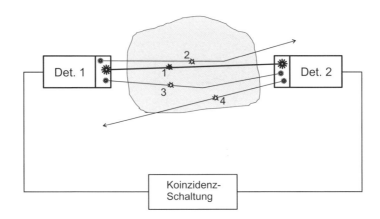

Abbildung 9.3: Mögliche Koinzidenzen

Die Ziffern stellen folgende Möglichkeiten dar:

1. Eine **wahre Koinzidenz** (engl. „**trues**"):
   Beide, bei einer Annihilation entstehenden, Gammaquanten werden ohne Wechselwirkung im Körper in gegenüberliegenden Detektoren registriert;
2. ein **einzelnes Ereignis** (engl. „**singles**"):
   Eines der beiden Gammaquanten wird im Detektor 1 nachgewiesen und erhöht dort die Totzeit, das Zweite wird im Körper **gestreut**, und kann den gegenüberliegenden Detektor 2 nicht erreichen; es wird keine Koinzidenz registriert;
3. eine **gestreute Koinzidenz** (engl. „**scatter**"):
   Beide, bei einer Annihilation entstehenden, Gammaquanten werden in zwei Detektoren registriert; allerdings wird eines der Beiden auf dem Weg zum Detektor im Körpergewege (oder in einem Detektor) gestreut und daher örtlich falsch zugeordnet – der Ursprungsort der Annihilationsquanten liegt nicht auf der Verbindungslinie der Detektoren;
4. ein weiteres **einzelnes Ereignis** (engl. „**singles**"):
   Eines der beiden Gammaquanten kann den Detektor 1 nicht erreichen, das Zweite wird im Detektor 2 nachgewiesen und erhöht dort die Totzeit; es wird keine Koinzidenz registriert;

2,4 **zufällige Koinzidenzen** (engl. „**randoms**"):
Wenn zwei (unabhängige) Ereignisse gleichzeitig auftreten, und je ein Gammaquant in gegenüberliegenden Detektoren nachgewiesen wird, wird dies **fälschlicherweise** als ein Ereignis auf der Verbindungslinie registriert.

Die Auswirkungen der Ereignisse, die durch von der wahren Koinzidenz abweichende Effekte registriert wurden, sind in Kapitel 9.3 im Detail erläutert.

9.2.2 Flugzeitmessung (TOF)

PET-Scanner, welche Flugzeit-Informationen (TOF; engl. **„Time Of Flight"**, Flugzeitmessung) nutzen, verbessern die Bildqualität durch eine Verbesserung des Signal-zu-Rausch-Verhältnisses (Signal-to-Noise Ratio, S/N ratio) aufgrund einer verbesserten örtlichen Zuordnung der Annihilationsereignisse.

SNR

Man verwendet in der TOF den Umstand, dass die Lichtgeschwindlichkeit endlich ist (ca. 300 000 km/s)[3]. Treffen die Anhilationsquanten auf Detektorkristalle, dann haben sie im Allgemeinen vom Ort der Entstehung bis zu den Detektoren **unterschiedlich lange Wege** zurückgelegt. Sie treffen daher **nicht gleichzeitig** auf die beiden Detektoren auf, sondern es ergibt sich aus den unterschiedlichen Wegstrecken ein **messbarer Zeitunterschied** (in einer Nanosekunde legt ein Lichtquant eine Strecke von 30 cm zurück). Die Bestimmung dieses Zeitunterschiedes ergibt eine Information, **wo auf der Verbindungslinie** (engl. **„Line of Response (LOR)"**) der beiden getroffenen Detektorkristalle das Ereignis stattgefunden hat.

Um nun den Ort des Zerfalls (für ein wahres Koinzidenzereignis) auf wenige Zentimeter einzuschränken, müssen Laufzeitunterschiede im Bereich von einigen hundert Pikosekunden zuverlässig gemessen werden können.

Die erste notwendige Voraussetzungen ist die Verwendung von Szintillationsdetektormaterialien mit einer **kurzen Szintillationsdauer** (siehe Zeitkonstante in Tabelle 9.2 auf Seite 209). Dieses Zeitverhalten, zusammen mit der dabei erzeugten Lichtmenge, begrenzt die erreichbare Zeitauflösung. Mit dem „klassischen" Detektormaterial Wismut-Germanat (BGO) konnten, wie aus Tabelle 9.2 auf Seite 209 ersichtlich, keine hinreichend geringen Zeiten erreicht werden. Erst das (patentierte) Lutetium-Oxyorthosilikat (LSO) und die Derivate wie Lutetium-Yttrium-Oxyorthosilikat (LYSO) bieten Szintillationsschauer, die hinreichend schnell für eine entsprechende Messung des Zeitpunktes des Eintreffens der Annihilationsquanten im Kristall sind.

BGO

LSO
LYSO

Im TOF PET ist also nicht mehr nur die Dauer des Koinzidenzfensters, innerhalb dessen Koinzidenzen als solche betrachtet werden bestimmt. Diese beträgt nach wie vor ca. 3 ns, da das Gesichtsfeld der PET-Scanner sich in der Größenordnung von einem Meter bewegt. Zusätzlich wird aber nun der Ort des Zerfalls auf der LOR von der Zeitauflösung der Detektion auf wenige Zentimeter reduziert. Dabei werden neue Rekonstruktionsalgorithmen eingesetzt, die TOF Information gezielt einmodellieren. Das verbessert nicht zuletzt auch das Signal-zu-Rausch-Verhalten, da nunmehr Strukturen, die weiter als jene wenigen Zentimeter entfernt sind, nicht mehr dazu beitragen.

3 ns

---

[3]Genauer: 299 792 km/s

Zusammenfassend: Schnelle Detektoren mit einer hohen Lichtausbeute, welche die Flugzeit-Information zu nutzen erlauben, tragen zusammen mit geeigneten Rekonstruktionsalgorithmen zu einer Verbesserung der Bildqualität durch Verbesserung des Signal-Rausch-Verhältnisses bei. Bei den derzeit auf dem Markt befindlichen Geräten ergibt das einen relevanten Vorteil besonders bei großen Durchmessern (adipösen Patienten). Es wird dadurch ein bedeutender Nachteil der 3D Messung (siehe Kapitel 9.3.4, „2D- und 3D-Messung") bei solchen Patienten durch den signifikant erhöhten Anteil von Streuereignissen gegenüber der 2D Messung wieder aufgehoben.

9.3 Schichtbilderzeugung

Die Erzeugung der Schichtbilder aus den wahren Koinzidenzen bei der Positronenemissionstomographie ist ein rechenintensives und nach wie vor zeitaufwendiges Verfahren, welches in mehreren Schritten erfolgt:

- Strahlungsnachweis im Detektor
- Ortsbestimmung des Szintillationsereignisses
- Bestimmung der Koinzidenzlinien, Korrektur der zufälligen Koinzidenzen
- Totzeitkorrektur
- Schichtbildrekonstruktion
- Schwächungs- und Streustrahlungskorrektur

Diese Schritte werden nachfolgend im Einzelnen erörtert.

9.3.1 Strahlungsnachweis im Detektor

Als Detektoren für den Strahlungsnachweis werden in Positronen-Emissions-Tomographen **Szintillationsdetektoren** eingesetzt. Während sich bei Gammakameras der Thallium-dotierte Natriumiodid-Kristall durchgesetzt hat, sind im Bereich PET andere Detektormaterialien mit jeweils spezifischen Vor- und Nachteilen im Einsatz.

BGO

Für klassische PET-Scanner (ohne TOF) verwendet man (auch bei neuen Geräten) **Wismutgermanat ("Bismuth Germanium Oxide") (BGO)** als Detektormaterial. BGO zeichnet sich durch die hohe effektive Ordnungszahl und damit durch eine hohe Nachweiswahrscheinlichkeit für die hochenergetische 511 keV-Strahlung aus. Nachteilig bei diesem Szintillator ist die relativ langsame Lichtentstehung: Eine Zeitkonstante von 300 ns bedeutet, dass nahezu 1 µs vergeht, bis die Lichtemission eines Szintillationsvorganges beendet ist. Bedeutsamer noch ist, dass der Anstieg des (Szintillations-)Photonenschauers mit einer Zeitkonstanten

9.3 Schichtbilderzeugung

im Bereich von 46 ns erfolgt. BGO ist daher fundamental ungeeignet für TOF PET.

Andere Hersteller setzen Detektoren aus **Lutetium-Oxy-Orthosilikat (LSO)** ein, wieder andere Hersteller das mit Cer dotierte **Gadolinium-Orthosilikat (GSO)**. Diese Materialien sind mit Zeitkonstanten für den Anstieg des (Szintillations)-Photonenschauers von 20 ps bis 540 ps und Zeitkonstanten von 40 ns bzw. 60 ns im Abfall der Photonenschauers sehr rasche Szintillatoren, wodurch nicht nur Messungen mit höheren Aktivitäten und Zählraten möglich werden, sondern sich diese Materialien auch für TOF eignen. Allerdings ist die Nachweisempfindlichkeit – im Wesentlichen aufgrund der niedrigeren effektiven Ordnungszahl – geringer als bei BGO. Daher fallen solche Geräte ohne TOF PET in der Leistung, speziell bei Messungen mit niedrigen Zählraten gegenüber BGO Systemen ab.

LSO

Auch mit entsprechend dicken Natriumiodid-Kristall mit Thallium-Dotierung (NaI(Tl)) ist die Messung von 511 keV-Gammaquanten möglich. Somit ist es im Prinzip auch möglich, PET Untersuchungen mit Gammakameras mit zwei oder mehr Köpfen durchzuführen, wenn eine entsprechende Koinzidenzelektronik im System eingebaut ist. NaI zeichnet sich durch geringe Produktionskosten, hohe Lichtausbeute und gute Energieauflösung aus. Allerdings werden deutlich weniger Quanten durch den Photoeffekt absorbiert, woraus eine schlechtere Empfindlichkeit resultiert. Ein NaI-basierten PET-System benötigt daher wesentlich dickere Kristalle, als sie in Gammakamers üblicherweise anzutreffen sind, um auf entsprechende Zählraten zu kommen (historische Gammakameras, die mit Koinzidenzoption verkauft wurden, verfügten daher über Kristalldicken von ⅝ Zoll bzw. sogar 1 Zoll gegenüber der „normalen" Kristalldicke von ⅜ Zoll (ca. 1 cm).

NaI(Tl)

⅝ Zoll
1 Zoll

In Tabelle 9.2 sind einige der in PET-Scannern eingesetzten Szintillator-Materialien mit ihren Eigenschaften angeführt.

Tabelle 9.2: Eigenschaften von Detektormaterialien für PET

Eigenschaft[1]	NaI	BGO	LSO	LYSO	GSO
Effektive Ordnungszahl Z	50	73	71	66	59
Relative Lichtausbeute [%]	100	15	75	80	25
Lichtabfallskonstante [ns]	230	300	40	40	60
Dichte [g/cm^3]	3,67	7,13	7,4	7,4	6,71
Energieauflösung[2] [%]	7,8	10,1	10,0	–	9,5

[1] Quelle: www.medical.siemens.com > USA > Products & Systems > LSO Crystal Technology (Juli 2006)

[2] Andere Quellen geben tw. stark differierende Werte an, z.B. BGO 17 %, LSO 25 %, GSO 16 %!

Die Umwandlung des entstehenden Lichtes in elektrische Signale erfolgt, wie bei Szintillatoren üblich, durch an der Rückseite der Detektorkristalle angebrachte Photomultiplier-Röhren (siehe Kapitel 4.5.5 auf Seite 85 – „Photomultiplier").

9.3.2 Ortsbestimmung des Szintillationsereignisses

Blockdetektor
PMT

Beim „klassischen" PET-Scanner mit BGO Detektoren wird zur Ortung der absorbierten Gammaquanten eine **Vielzahl von kleinen Einzeldetektoren verwendet** (mehr als 10 000). Bei der „Blockdetektorbauweise" werden jeweils mehrere (typisch $8 \times 8 = 64$ oder $6 \times 6 = 36$) Einzelkristalle zu einem **„Detektorblock"** zusammengefasst. An der Rückseite dieses Detektorblockes sind 4 Photomultiplier angeordnet. Aus den Signalen der Photomultiplier wird der Ort der Szintillation wie bei einer Gammakamera lokalisiert. Die Signalverarbeitung folgt dabei im wesentlichen den Abläufen, die in Kapitel 5.1.1 – „Komponenten der Messelektronik" ab Seite 89 beschrieben sind. Der wesentliche Unterschied zur klassischen Gammakamera ist dabei, dass keine „Linearisierung" der Ortskoordinaten vorgenommen wird, sondern die gemessenen Ereignisse dem jeweiligen Kristall zugeordnet werden[4].

Bei einem Detektorblock ist es relativ wichtig, dass die Einzelkristalle über gleiche Ausbeute an Szintillationsphotonen verfügen. Bei manchen Blockdetektoren werden daher nicht viele Einzelkristalle gebündelt (nachdem ihre Übereinstimmung gemessen wurde), sondern ein größerer Kristall durch Einschnitte in Kristallsegmente, die dann den Einzelkristallen im Bündel entsprechen, unterteilt.

bucket

Aus technischen Gründen werden mehrere Blöcke in Gruppen zusammengefasst, welche von der Elektronik gemeinsam angesprochen werden können. Diese (manchmal engl. **„buckets"** genannten) Gruppen sind im Inneren der Gantry ringförmig angeordnet und bilden auf diese Weise die Detektorringe.

Lichtleiter

Eine alternative Bauweise verfügt über einen großen geschlossenen ringförmigen Lichtleiter, an dessen Innenseite die Einzelkristalle eingesetzt sind, und an dessen Außenseite mehrere Ringe von Photomultiplier (PM) angebracht sind. Diese Bauweise reduziert über die geringere Anzahl an PM die Kosten des Systems, erkauft diesen Vorteil aber über eine schlechtere Totzeitcharakteristik.

Totzeit

9.3.3 Bestimmung der Koinzidenzlinien

LOR

Jeder der Einzeldetektoren eines Detektorringes ist mit einer Vielzahl von gegenüberliegenden Detektoren durch eine **Koinzidenzschaltung** verbunden (Abbildung 9.4 auf der nächsten Seite), die entstehenden Koinzidenzlinien durchziehen

---

[4]Für jeden Detektorblock existiert eine „Crystal Map", also eine Matrix, in der jedes Pixel der gemessenen Koordinate auf dem Detektorblock einem spezifischen Einzelkristall (oder Kristallsegment) zugeordnet wird.

9.3 Schichtbilderzeugung

das gesamte Messfeld. Während der Akquisition wartet die Elektronik permanent auf das gleichzeitige Auftreten von Impulsen in zwei verschiedenen Einzeldetektoren. Gleichzeitig heißt in diesem Fall innerhalb des Koinzidenzzeitfensters.

Von der Ablauflogik her wird bei Erkennen eines Einzelereignisses an einem Detektorelement (Block) ein Zeitfenster geöffnet. Wird in diesem Zeitfenster von einem der „gegenüber" liegenden Detektorelement ein Ereignis erfasst, so werden diese beiden Ereignisse als Koinzidenzereignis zusammengefasst. Erkennt die Elektronik eine Koinzidenz und liegen die gemessenen Photonenenergien im gewählten Energiefenster, wird die Lage der Verbindungslinie der betreffenden Kristalle gespeichert.

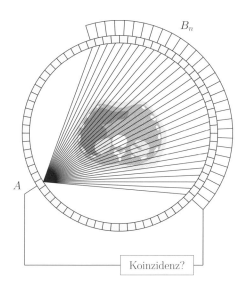

Abbildung 9.4: Koinzidenzschaltungen der Detektoren in einem Ringscanner. Wird in Detektor A ein Ereignis registriert, so wird geprüft, ob im Koinzidenzzeitfenster ein Ereignis in einem der Detektoren B_n registriert wird.

Bei Systemen mit durchgehendem Lichtleiter, bei denen es ja keine Blöcke gibt, werden genau wie bei „digitalen" Gammakameras (solche, bei denen die Angerlogik nicht mehr durch eine elektronische Schaltung über alle PM bestimmt wird, sondern das Signal jedes PM einzeln digitalisiert wird, und dann die Energie und Position digital berechnet werden) nach dem Ansprechen eines PM eine entsprechende Anzahl an umliegenden PM dynamisch zusammengeschaltet. Die dabei mit der Verarbeitung eines Gammaquants beschäftigte Fläche des Detektorringes ist entsprechend groß. Daraus ergibt sich dann die bei gleichem Detektormaterial und Ringdurchmesser höhere Totzeit von solchen Systemen.

Lichtleiter

Totzeit

9 PET-Scanner

LOR Die Strecke zwischen den beiden gemessenen Kristallpositionen ist dann die LOR. Bei PET Scannern mit TOF wird dann zusätzlich die Position (bzw. der Abschnitt) auf der LOR, die aus dem Laufzeitunterschied der Photonen berechnet wurde, festgehalten. Aus diesen Daten werden anschließend die Schichtbilder berechnet.

Fehler durch zufällige Koinzidenzen

Durch die in Abbildung 9.3 beschriebenen zufälligen Koinzidenzen („**randoms**", Ereignis 2,4) kommt es zur Registrierung von falschen Verbindungslinien. Grundsätzlich ist eine (meist elektronische) Korrektur für die Häufigkeit und in gewissem Umfang auch für die Lage zufälliger Koinzidenzen möglich. Details über die Funktionsweise dieser Korrektur sind der InfoBox 9.1 zu entnehmen.

InfoBox 9.1: Messung zufälliger Koinzidenzen

Für ein rekonstruierbares Field of View (FOV) mit 70 cm Durchmesser beträgt die **Flugzeit eines Photons** durch das Gesichtsfeld zirka 2,3 ns. Diese Zeitspanne muss – unabhängig von der Bauart des PET-Systems – mindestens gewartet werden, damit auch ein Photon vom Rand des FOV noch den gegenüberliegenden Detektor erreichen kann. Zeitliche Unsicherheiten bei der Signaldetektion erfordern eine zusätzliche Vergrößerung des **Koinzidenz-Zeitfensters**. Nachdem das erste Photon von einem Detektor registriert wurde, wird das Koinzidenz-Zeitfenster geöffnet. Während auf das zweite Photon gewartet wird, kann ein anderes Photon, das nicht vom gleichen Entstehungsort (und nicht vom selben Zerfallsereignis) wie das erste Photon stammt, **zufällig** auf einem der **in Koinzidenz geschalteten Detektoren** auftreffen. Dieses zufällig „gleichzeitig" (also innerhalb des Koinzidenz-Zeitfensters) auftreffende Photon kann nicht von einer „wahren Koinzidenz" unterschieden werden.
Dies kann auf unterschiedliche Art kompensiert werden.
Einerseits über die Methode des **"late window"**. Dabei wird nach dem Ablauf des Koinzidenzintervalls nochmals ein weiteres Fenster gleicher Dauer geöffnet. In diesem Fenster werden nur mehr zufällig auftreffende Photonen registriert, und zwar statistisch genauso viele, wie im echten Koinzidenzintervall. Die so gemessenen Zufallskoinzidenzen können zur Rauschunterdrückung über mehrere Detektoren gemittelt werden.
Andererseits können die Zufallskoinzidenzen aus den **Einzelzählraten** ("singles") der Detektoren berechnet werden. Bei dieser Methode verringert sich die sonst durch das Abwarten des zweiten Zeitfensters vergrößerte Totzeit des Systems.

Fehler bei der Ortsbestimmung

Streuung Die in Abbildung 9.3 auf Seite 206 (Ereignis 3) beschriebene Streuung eines oder beider Annihilations-Photonen im Körper des Patienten führt zu Fehlern bei der Ortsbestimmung.

Abbildung 9.5 auf der nächsten Seite zeigt die Messung einer Paarvernichtung, bei dem eines der beiden entstehenden Gammaquanten im Körper des Patienten gestreut wurde.

9.3 Schichtbilderzeugung

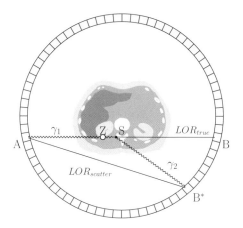

Abbildung 9.5: Fehler bei der Ortsbestimmung durch ein Streuereignis. Vom Ort der Positronenannihilation „Z" werden zwei Gammaquanten emittiert (γ_1 und γ_2). Eines der Quanten (γ_1) erreicht ungestört den Detektor in Position „A". Das Quant γ_2 wird im Punkt „S" gestreut und verlässt die „wahre" LOR (LOR_{true}). Es trifft daher nicht auf Detektor „B", sondern auf Detektor „B*". Dies führt zu einer Registrierung des Ereignisses auf der (falschen) $LOR_{scatter}$.

Durch die **beschränkte Energieauflösung** des Detektors, insbesondere von BGO-Detektoren, muss die untere Grenze des Energiefensters relativ niedrig gesetzt werden, damit alle durch Photoeffekt registrierten Gammaquanten registriert werden. Dies führt jedoch dazu, dass auch eine relativ große Anzahl von gestreuten Quanten ins Energiefenster fällt und gemessen wird. Wird die untere Grenze des Energiefensters auf 350 keV gesetzt (typisch für BGO), so werden noch Gammaquanten mit einem Energieverlust von 31 % innerhalb des Energiefensters akzeptiert. Dieser Energieverlust (siehe Kapitel 2.3.4 – „Wechselwirkung von Photonenstrahlung mit Materie") entspricht einem Streuwinkel von 57°. Dadurch sind **Fehler in der Bestimmung des Annihilationsortes** von bis zu 24 cm möglich. Selbst bei einer unteren Grenze des Energiefensters von 400 keV (das entspricht einem maximalen Streuwinkel von 44°) werden folglich Fehler in der Ortsbestimmung von 19 cm akzeptiert.

Aus Abbildung 9.5 kann man auch erkennen, dass gestreute Ereignisse Zählereignisse auf Koinzidenzlinien vortäuschen können, die **außerhalb** des Patientenkörpers liegen. PET Bilder ohne Streukorrektur sind dann auch ganz einfach aus diesen Koinzidenzlinien falsch rekonstruierter Aktivität außerhalb des Körpers erkennbar. Dies ist besonders gut im Rücken der untersuchten Personen erkennbar.

Diese Eigenschaft von PET Bildern unterscheidet die Streuung in der Koinzidenzbildgebung von der Streuung in der Szintigraphie und in der SPECT. Dort kommen gestreute Ereignisse immer (im Rahmen der Systemauflösung) „aus dem Körper des Patienten".[5]

Zur Korrektur der gestreuten Koinzidenzen müssen entsprechende Algorithmen angewandt werden. Diesem Vorgang ist im nächsten Kapitel (10.4.1 – „Streustrahlungskorrektur" ab Seite 261) ein längerer Abschnitt gewidmet.

9.3.4 2D- und 3D-Messung

Die Ermittlung der Koinzidenzlinien wurde bisher nur in einer Ebene senkrecht zur Längsachse des Scanners diskutiert. Tatsächlich ist die Situation jedoch dreidimensional zu sehen: Die Vernichtungsquanten werden in alle Raumrichtungen emittiert.

Septen Bei 2D-Messungen (die „klassische" Konfiguration von PET Scannern) wird die dreidimensionale Aufgabe durch **„Septen"** wieder auf einen zweidimensionalen Fall reduziert (siehe Abbildung 9.6 auf der nächsten Seite). Die Septen sind klassisch ca. 1 mm dünne, 10 cm breite, ringförmige Lamellenscheiben aus Wolfram, welche axial zwischen die Detektorringe und radial zwischen die Detektorringe und den Patienten eingefahren werden können. Durch diese Scheiben werden schräg einfallende Quanten absorbiert und nur senkrecht zur Längsachse emittierte Quanten zu den Detektoren durchgelassen. Man spricht von einem Messbetrieb im **„2D-**
2D **Modus"**.

Werden die Septen aus dem Gesichtsfeld der Detektoren ausgefahren (oder besitzt der Scanner überhaupt keine Septen), können die Gammaquanten auch schräg zur Längsachse des Scanners auf die Detektoren treffen. Man spricht vom **„3D-**
3D **Modus"**. Dies ist die normale Messmethode bei den meisten modernen PET-Scannern.

Im **3D-Modus** gelangen aufgrund der fehlenden Richtungseinschränkung wesentlich mehr Quanten zu den Detektoren, die **Empfindlichkeit** des Scanners steigt deutlich. Dadurch wird allerdings bereits bei geringeren Aktivitäten die maximale Zählrate erreicht, insbesondere bei BGO wegen der langen Zeitdauer der Lichtblitze.

PET-Scanner mit „schnellen" Detektoren (LSO bzw. GSO) sind dazu prädestiniert, auch im 3D-Modus hohe Aktivitätskonzentrationen zu messen. Dadurch sind kürzere Messzeiten ohne Verlust an Bildqualität möglich. Um diesen Vorteil nützen zu können, müssen dem Patienten allerdings entsprechend hohe Aktivitäten verabreicht werden.

In der Praxis gibt man sich mit der erhöhten Empfindlichkeit an sich zufrieden. In den meisten Fällen wurde die applizierte Aktivität sogar etwas gesenkt. Während früher bei einem „normalen" Mann mit 70 kg 380 MBq des **Standardtracers**

---

[5]Ausnahme: Streuereignisse im Patiententisch

9.3 Schichtbilderzeugung

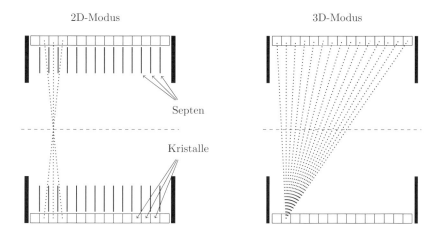

Abbildung 9.6: Messung im 2D-Modus (links, mit Septen) und im 3D-Modus (rechts, ohne Septen). Die waagrechte strichlierte Linie repräsentiert die Scannerachse.

Fluordeoxyglukose (Fluor-2-deoxy-D-glukose) applizierte (also ca. 5,14 kBq/g, verabreicht man heute mehr als 20 % weniger (ca. 4 kBq/g oder 280 MBq).

FDG

Als Nachteil des 3D-Modus muss einerseits der deutlich erhöhte Rechenaufwand bei der Rekonstruktion erwähnt werden, da die gemessenen schrägen Koinzidenzen erst den korrespondierenden orthogonalen Schichten zugeordnet werden müssen, andererseits der deutliche Anstieg von zufälligen und vor allem gestreuten Koinzidenzen, der sich negativ auf die Bildqualität auswirkt.

Während der Anteil der gestreuten Koinzidenzen an den „gemessenen" Koinzidenzen (das heißt Koinzidenzen nach Abzug der zufälligen Koinzidenzen) in 2D Systemen typischerweise relativ konstant auf einem Wert zwischen 10 % und 20 % (je nach Hersteller und Modell) liegt, reicht dieser Wert bei 3D Systemen wesentlich höher. Von Werten um die 30 % für Schädel/Hirn Aufnahmen über 60 % bei Aufnahmen im Abdomen/Thoraxbereich bei normalgewichtigen Personen zu über 90 % im Abdomen bei schwer adipösen Personen. In letzterem Fall geht der gesamte Vorteil der höheren Empfindlichkeit von 3D Systeme verloren.

Fast alle reinen PET-Scanner[6] ermöglichen einen Betrieb sowohl im 2D- wie auch im 3D-Modus. Bei anderen PET-Scannern und den meisten PET/CT-Scannern ist nur der 3D-Modus möglich.

PET/CT

---

[6]im Gegensatz zu PET/CT Scannern, siehe Kapitel 9.5.2

Empfindlichkeitsverlauf im 2D- und 3D-Modus

Empfindlichkeit

Insbesondere den in der **Mitte des Gesichtsfeldes** (in cranio-caudaler oder „z"-Richtung) entstehenden Quanten steht für ihren Nachweis ein größerer Raumwinkel zur Verfügung als den am Rande emittierte Annihilationsquanten. Daher steigt die Empfindlichkeit im 3D-Modus zur Mitte hin an – sie bleibt über die Längsachse nicht konstant wie im 2D-Modus. Abbildung 9.7 zeigt den Verlauf der relativen Empfindlichkeit über die Schichtebenen entlang der Längsachse eines PET-Scanners.

Overlap

Dieser Effekt muss im 3D-Modus bei der Messung über einen Bereich von mehreren Bettpositionen durch Überlappungen der Gesichtsfelder kompensiert werden. Dadurch geht ein Teil der gewonnenen Empfindlichkeit und der damit möglichen kürzeren Messzeit wieder verloren.

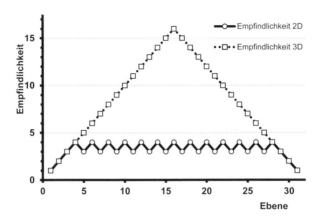

Abbildung 9.7: Verlauf der Empfindlichkeit entlang der Längsachse des Scanners im 2D- und 3D-Modus.

Zwischenschichten bzw. Kreuzschichten

Koinzidenzlinien die von einem Detektor des Detektorringes zum exakt gegenüberliegenden Detektor verlaufen bilden die Direktschichten: die Koinzidenzlinien verlaufen „direkt" in der Schicht. Durch zusätzliche Berücksichtigung von **Koinzidenzen** zwischen gegenüber **benachbarten Detektoren** kann die Anzahl der gleichzeitig messbaren Koinzidenzen erhöht werden: die so gewonnenen Schichten liegen „zwischen" den Direktschichten.

Anhand von Abbildung 9.8 auf der nächsten Seite soll der Sachverhalt verdeutlicht werden: auf der linken Seite sind Koinzidenzlinien welche zum „direkt" gegenüberliegenden Detektor führen. Für jede Schicht ist nur eine Koinzidenzlinie möglich. Diese Koinzidenzen bilden die **Direktschichten**.

9.3 Schichtbilderzeugung

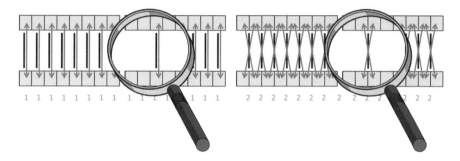

Abbildung 9.8: Zuordnung von Koinzidenzlinien zu Direktschichten (links, Zuordnung mit direkt gegenüberliegenden Kristallen) und Zwischenschichten (rechts, Zuordnung mit Kristallringabstand ±1).

Auf der rechten Seite von Abbildung 9.8 sind die Koinzidenzlinien eingezeichnet, welche zu den gegenüberliegenden Nachbarn führen. Die Koinzidenzlinie zum gegenüberliegenden rechten Nachbarn wird in der selben (Zwischen-)Schicht abgebildet, wie die Koinzidenz des angrenzenden rechten Nachbarn zum exakt gegenüberliegenden Detektor. Für jede Schicht sind hier zwei Koinzidenzlinien möglich. Diese Koinzidenzen bilden die **Zwischenschichten**.

Sind beispielsweise 16 Detektorringe in der Längsachse des Scanners angeordnet (das entspricht 16 Direktschichten), so können durch Berücksichtigung der LOR zum gegenüberliegenden Nachbardetektor 15 zusätzliche, sogenannte „Zwischenschichten" (Kreuzschichten, engl. „cross slices") aufgenommen werden. Insgesamt werden in diesem Beispiel dann 31 Schichten für jede Bettposition rekonstruiert.

n direkt

$n-1$ zwischen

$2n-1$ gesamt

Durch die Berücksichtigung zusätzlicher Koinzidenzlinien von weiter entfernten Nachbarn kann die Schicht-Empfindlichkeit sowohl der Direktschichten als auch der Zwischenschichten weiter erhöht werden. Diesbezügliche Details sind in der Info-Box 9.2 zu finden.

In Abbildung 9.7 auf der vorherigen Seite werden Direktschichten durch Detektorringabstand 0 und ±2 definiert, woraus eine Empfindlichkeit von 3 LOR's für diese resultiert. Die Zwischenschichten sind durch Detektorringabstand ±1 und ±3 definiert und weisen entsprechend abseits des Randbereiches eine relative Empfindlichkeiten von 4 LOR auf.

Zum Vergleich mit Abbildung 9.8 sind in Abbildung 9.6 auf Seite 215 im rechten Bildteil die Schar der möglichen Koinzidenzlinien für einen Kristallring im 3D-Modus eingetragen. Im 3D-Modus ergeben sich für 16 Ringe insgesamt 256 möglichen Koinzidenzlinien für 31 Direkt- und Zwischenschichten. Im 2D-Modus entsprechen den 31 Schichten im einfachsten Fall 46 mögliche Koinzidenzlinien.

9 PET-Scanner

InfoBox 9.2: Weitere Koinzidenzlinien im 2D-Modus

Eine Möglichkeit zur weiteren Erhöhung der **Empfindlichkeit im 2D-Modus** ist in Abbildung 9.9 dargestellt: Koinzidenzlinien mit einem Kristallabstand von zwei Schichten in axialer Richtung werden wieder den **Direktschichten** zugeordnet (links), solche mit einem Kristallabstand von drei Schichten in axialer Richtung werden in **Zwischenschichten** eingefügt (rechts). Dies erhöht die Empfindlichkeit auf Kosten der **axialen Auflösung**.

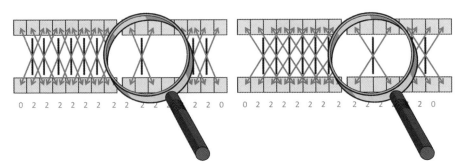

Abbildung 9.9: Zuordnung weiterer Koinzidenzlinien zu Direktschichten (links) und Zwischenschichten (rechts)

Die **Anzahl möglicher Koinzidenzlinien** (und damit die Schichtempfindlichkeit) schwankt in diesem Fall zwischen 3 Koinzidenz-Möglichkeiten für die Direktschichten und 4 Koinzidenz-Möglichkeiten für die Zwischenschichten. Die 3 Möglichkeiten der Direktschichten entsprechen der Summe der einen Linie vom gegenüberliegenden Kristall (links in Abbildung 9.8 und zwei zusätzlichen Linien vom jeweils angrenzenden Nachbar-Kristall (rechts in Abbildung 9.9. Analog ergeben sich die 4 Koinzidenz-Möglichkeiten für die Zwischenschichten aus zwei Linien vom schräg gegenüberliegendem Kristall (rechts in Abbildung 9.8) und weiteren 2 Linien vom jeweils dritten Nachbarn (rechts in Abbildung 9.9).

An den Rändern des Detektors stehen entsprechend weniger Nachbarkristalle zur Verfügung, was die ansteigende Empfindlichkeit in diesem Bereich erklärt. Die möglichen Koinzidenzlinien sind in Abbildung 9.7 als Empfindlichkeit aufgetragen.

Listmode

In modernen PET-Scannern werden die Rohdaten intern im sogenannten „Listmode" akquiriert: Dabei wird eine Liste angelegt, in welcher für jeden Koinzidenznachweis die beiden Kristalle, die Energien, allenfalls die Information, ob das Ereignis im „delayed Window" (als Zufallskoinzidenz) gemessen wurde und im Falle von TOF auch die Laufzeitunterschiede eingetragen werden.

Durch diese Art der Aufzeichnung können Auflösungsverluste vermieden werden, die bei der direkten Speicherung in Sinogrammen nach der früher üblichen (und in abgewandelter Form auch für 3D Aufnahmen gebräuchlichen), in Infobox 9.2 erklärten Methode, unumgänglich waren. Die Listmode-Daten selbst sind für den „normalen" Benutzer im Regelfall nicht zugänglich, können aber bei Bedarf abgespeichert werden. Aus diesen Daten können dann retrospektiv z.B. dynamische Untersuchungen mit unterschiedlicher Zeitbasis erzeugt werden.

9.3 Schichtbilderzeugung

Kollinearität

Ein oftmals übersehener Faktor in der erreichbaren Auflösung sowohl bei 2D Systemen, als auch bei 3D Systemen ist der Umstand, dass die beiden Annihilationsquanten nur im Ruhesystem aus Elektron und Positron unter einem Winkel von 180° emittiert werden. Durch die verbliebene Restgeschwindigkeit des „thermalisierten" (d.h. durch vielfache inelastische Stöße auf eine gegenüber der Anfangsgeschwindigkeit – und der damit gekoppelten kinetischen Energie – auf **thermische** Energien, also ca. 20 eV bis 100 eV abgebremsten) Positrons verringert sich dieser Winkel im Ruhsystem des PET-Scanners. Der effektive Winkel beträgt hier 180° ±0,5°. Bei einem klinischen PET-Scanner mit einem Durchmesser des Kristallrings von 80 cm ergibt das für Emissionen aus dem Zentrum eine zusätzliche Ortsunschärfe von ca. 1,8 mm.

±0,5°

Auflösungsgrenzen

Die derzeitigen PET-Scanner für die Anwendung in der Humanmedizin verfügen über Auflösungsgrenzen zwischen 4,5 mm und 5 mm. Dem gegenüber stehen physikalisch mögliche Auflösungsgrenzen in der Größenordnung von ca. 2 mm unter Berücksichtigung aller Effekte für einen Detektor mit einem Durchmesser von 80 cm.

4,5 mm

Es stellt sich also die Frage: „warum diese Auflösungsunterschiede?" Die Antwort liegt in letzter Konsequenz bei der Zählstatistik. Durch entsprechende Kristallgeometrien könnte die Auflösung sehr wohl noch verbessert werden. Die ungefähre Verdopplung von ca. 4 mm auf ca. 2 mm jedoch würde bei gleichem Signal zu Rauschverhältnis die Notwendigkeit der achtfachen Zählstatistik bedingen. Diese Verachtfachung würde dann aber zu Messzeiten von mehr als einer Viertelstunde pro Bettposition führen. Bei bestehenden z-Abmessungen der PET-Scanner von 15 cm bis 30 cm wären dann aber für eine „Ganzkörper-Untersuchung" (im Regelfall von der Mitte der Oberschenkel bis unter die Orbita) mit einer Scanlänge von ca. 80 cm mehr als zwei Stunden Messzeit vonnöten.

SNR

Eine Erhöhung der applizierten Aktivitäten auf das achtfache wäre auch nicht machbar, da so hohe Aktivitäten beim PET Scanner durch die hohen Zählraten nicht kompensierbare Totzeitproblemeschaffen. Darüber hinaus würde die Applikation einer so großen Aktivität an Radiotracer für die zu untersuchende Person eine nicht zu rechtfertigende Dosis bewirken.

Totzeit

Dosis

9.3.5 Quantitative Aktivitätsbestimmung und SUV

Mit der Einführung der PET-Technologie stand der Nuklearmedizin erstmals eine Methode zur Verfügung, mit deren Hilfe die **Aktivitätskonzentration** im Patienten **quantitativ**, d.h. in Bq/ml, ermittelt werden konnte.

Basis für die quantitative Aktivitätsbestimmung sind entsprechende Korrekturen für:

- die relative Empfindlichkeit jedes einzelnen Detektors,
- die Zählverluste (Totzeitkorrektur),
- die Absorptions- (Schwächungs-) Effekte im Körper des Patienten,
- die im Emergiefenster registrierte Streustrahlung
- und eine entsprechende Kalibrierung der Nachweisempfindlichkeit.

relativ zu Aktivimeter

Die „Kalibrierung der Nachweisempfindlichkeit" (siehe dazu das Kapitel 5.3.1 auf Seite 108) wird de facto als **Relativkalibrierung** zum verwendeten Aktivimeter implementiert. Die ist insoferne sinnvoll, als die Messung der Aktivität mit einem Aktivimeter mit einem **systematischen Fehler** belegt ist. Selbst „geeichte" Aktivimeter können mit ihren Messwerten um bis zu 10% von der „genauen" Aktivität abweichen. Wird aber die Patientenaktivität mit demselben Aktivimeter gemessen, und geht diese anschließend umgekehrt proportional in die Gewichtung einer Patientenuptakegröße einbezogen, so hebt sich der systematische Fehler auf.

Die Ermittlung des Kalibrierfaktors für die Nachweisempfindlichkeit des PET-Scanners wird von den einzelnen Herstellern unterschiedlich bezeichnet: „Ermittlung des PET-Kalibrierungsfaktors", „SUV Kalibrierung" oder "Well Counter Calibration" – WCC.[7]

SUV

In der Praxis wird also aus der Aktivitätskonzentration meist ein „**Standardized Uptake Value**" (SUV) berechnet. Dabei wird die Aktivitätskonzentration in einem Pixel in Bezug auf die applizierte Aktivität und die Körpermaße des Patienten normiert.

Da die Strahlung auf dem Weg vom Entstehungsort zur Körperoberfläche abgeschwächt wird, ist eine entsprechende **Korrektur** dieses **Schwächungseffektes** unabdingbare Voraussetzung für die Quantifizierung (siehe Kap. 10.3 auf Seite 251 – „Schwächungskorrektur").

Weiters muss für die durch **Streueffekte** falsch registrierten Quanten korrigiert werden um korrekte Aussagen über die absolute Aktivitätskonzentration tätigen zu können (siehe Kap. 10.4.1 auf Seite 261 – „Streustrahlungskorrektur").

PVE

Schließlich ist es wichtig (insbesondere bei sehr kleinen Läsionen) für den Teilvolumen-Effekt (**Partial Volume Effect**) zu korrigieren (siehe Kap. 10.4.2 auf Seite 267 – „Teilvolumen-Effekt"), oder zumindest die Größe der gemessenen Läsion zu dokumentieren.

Letzteres ist zur Zeit die Methode der Wahl, da es nach wie vor keine etablierte Methode der Korrektur für die Auswirkungen des Teilvolumen-Effektes gibt,

---

[7]In deutschsprachigen Normen wird der Begriff „Kreuzkalibrierung" für die zusätzliche Einbindung eines Bohrloch-Detektors (*Well Counter*) in dieses System zur quantitativen Aktivitätsbestimmung verwendet.

bzw. unter einer gewissen Größe eine genaue Bestimmung aufgrund des **Shannon-Nyquist Abtasttheorems** gar nicht mehr möglich ist (siehe Seite 239 – „Abtast-Theorem").

Standard(ized) Uptake Value (SUV)

Der am häufigsten verwendete Standard(ized) Uptake Value ist der SUV_{BW} (engl. "body weight"), die auf das Körpergewicht und die applizierte Aktivitätsmenge bezogene Aktivitätskonzentration:

$$SUV_{BW} = \frac{\frac{\text{gemessene Aktivität}}{\text{Volumen}} \left[\frac{Bq}{ml}\right]}{\frac{\text{applizierte Aktivität}}{\text{Körpermasse}} \left[\frac{Bq}{g}\right]} \qquad (9.3)$$

Wäre die verabreichte Aktivität gleichmäßig im gesamten Patientenkörper verteilt, so wäre der Wert des SUV_{BW} an jeder Stelle gleich 1 g/ml.

SUV_{BW}
g/ml

Hier gleich ein wichtiger Hinweis: In der Literatur wird der SUV_{BW} oft als dimensionslose Größe ausgewiesen. Dies ist nur für solche Gewebe richtig, die über eine Dichte von genau 1 g/ml verfügen. In Geweben mit stark davon abweichender Dichte, wie z.B. dem Felsenbein oder der Lunge führt diese Vereinfachung zu einer falschen Interpretation der Ergebnisse.

Die Größe des SUV macht von ihrer Einführung in der Bewertung des zellulären Uptakes von Fluordeoxyglukose (Fluor-2-deoxy-D-glukose) (FDG) her Sinn, da der Uptake ca. 1 h p.i. ein Plateau erreicht. In einem gewissen Zeitintervall um eine Stunde verfügt der Wert über hohe Aussagekraft bei FDG-PET.

FDG-Uptake

Andere Tracer verfügen allerdings unter Umständen über andere Verteilungsmechanismen (z.B. Rezeptorsättigung gegenüber zellulärem Uptake) mit anderen Sättigungsmechanismen und anderer Abhängigkeit von Körpermaßen. Die Pharmakokinetik von Somatostatinanaloga als Tracer (z.B. DOTATOC) ergibt einen rein Pharmakologischen Anstieg von z.T. über 24 h. In diesem Fall ist die beobachtete Tracerkinetik sehr stark vom im Chelator (DOTA) gebundenen Radionuklid abhängig, und das beobachtete Plateau der Aktivitätsverteilung kein Maximum der Tracerkinetik. Hier muss die Bewertung des SUV als Absolutwert also höchst kritisch hinterfragt werden. Außerdem können sich manche Tracer evtl. weniger nach dem reinen Körpergewicht, sondern vielmehr proportional zur „schlanken" Körpermasse oder nach der Körperoberfläche verteilen.

In der Folge gibt es andere „SUV" Größen, die anders berechnet werden, und z.T. auch andere Dimensionen haben. Der SUV_{LBM} (engl. **„lean body mass (LBM)"**) exkludiert überschüssiges Fett aus dem Verteilungsvolumen (Dimension

SUV_{LBM}
g/ml

9 PET-Scanner

wie beim SUV_{BW} g/ml). Der SUV_{BSA} (engl. **„body surface area (BSA)"**) wiederum skaliert auf die (geschlechtsabhängig zu berechnende) Körperoberfläche. Die Dimension dieses Wertes ist danach cm²/ml oder 1/cm. Es ist somit evident, wie wichtig eine genaue Angabe darüber ist, was gemessen wurde.

SUV_{BSA}
1/cm

Zur Dokumentation von Läsionen bzw. Uptakes einzelner Organe ist weiters nicht nur von Bedeutung, dass die gemessene Größe (Aktivitätskonzentration, SUV_{BW} oder SUV_{BSA}) genau angegeben wird, sondern auch, wie der Wert ermittelt wurde. Bei einem ausgedehnten Organ mit homogenem Speicherverhalten wird der Mittelwert einer ausgedehnten Region-of-Interest (ROI) (oder Volume of Interest (VOI)) der sinnvoll zu dokumentierende Wert sein.

ROI
VOI

Bei kleineren Läsionen (Lymphknoten oder kleine Metastasen, ...) wird ein Maß, dass den Bereich höchster Aktivitätskonzentration wiedergibt, zu wählen sein.

Klassisch wurde dabei einfach der maximale SUV Wert (SUV_{max}) herangezogen. Dieser Wert ist jedoch besonders bei kleinen Läsionen sehr anfällig auf den Teilvolumeneffekt. Es haben sich daher verfeinerte Methoden etabliert, von denen hier nur die Methode der **„1 ml-Kugel"** erwähnt werden soll. Dabei werden jene Pixel herangezogen, die das Pixel maximaler Speicherung umgeben, und gemeinsam mit diesem ein Volumen von 1 ml ergeben. Angegeben wird der Mittelwert all dieser Pixel.

Zuletzt sei hier noch die Problematik der Bewegungsartefakte angesprochen. Bewegt sich eine kleine Läsion während der Messung stark im Vergleich zu ihrer Abmessung, so kommt es zu einer Verwischung der Aktivität. Diese Verwischung stellt gleichsam einen **temporalen (zeitlichen) Partial Volume Effekt** dar. Dies stellt speziell für kleine Läsionen in der Lunge ein starkes Problem dar. Es gibt mehrere Methoden zur Unterdrückung bzw. Kompensation dieses Effektes. Obwohl entsprechende Hardware zur Atemtriggerung in unterschiedlichen Ausführungen auf dem Markt auch für Routinegeräte angeboten wird, hat sich die Methodik außerhalb der akademischen Anwendung bisher nicht etablieren können.

9.4 Untersuchungsgeräte

9.4.1 Gerätetypen – Übersicht

Speziell für die PET-Technologie werden Geräte mit unterschiedlichen Detektormaterialien produziert, die jeweils spezifische Vor- und Nachteile aufweisen:

- Die ersten PET-Scanner waren mit **BGO-Detektoren** ausgestattet. Diese Systeme (auch „BGO-Vollringscanner" genannt) zeichnen sich durch hohe Empfindlichkeit aus. Scanner mit BGO-Detektoren haben große Verbreitung gefunden, und waren lange Jahre „der" Standard für PET-Scanner.

9.4 Untersuchungsgeräte

Auch heute noch stellt dieser Detektorkristall die Systeme mit den höchsten Empfindlichkeiten (speziell bei Verwendung von 3 cm dicken Kristallen). Die wesentliche Einschränkung ist, dass BGO in der derzeitigen Anwendung „zu langsam" für TOF ist[8].

- PET-Scanner mit **anderen Detektoren**. Diese Detektoren zeichnen sich durch kleinere Koinzidenzfensterbreiten und/oder gute Energieauflösung aus und eignen sich für hohe Zählraten. „Schnelle" Detektoren sind Voraussetzung für die Verwendung von Time-Of-Flight PET.

InfoBox 9.3: Hybrid-Kameras

Hybrid-Kameras werden auch als **Koinzidenzkameras** bezeichnet, **methodisch** spricht man (z.B. ähnlich wie bei Single-Photon-Emission-Computed-Tomography (SPECT) oder PET) von **Gammakamera-PET**. Es handelt es sich dabei um Szintillationskameras mit zwei (2-Kopf-Gammakamera bzw. Doppelkopf-Gammakamera) oder drei Detektoren, die sowohl für die **konventionelle Szintigraphie** mit Gammastrahlern einschließlich SPECT, als auch für **PET-Untersuchungen** mit Positronenstrahlern eingesetzt werden können. Aus der Verwendung sowohl im herkömmlichen Gammakamera-, als auch im Koinzidenz-Betrieb leitet sich der Name **Hybrid-Kamera** ab.
Hauptnachteil der Hybrid-Kameras ist deren **geringe Empfindlichkeit**. Diese beträgt nur 2 % bis 10 % der Empfindlichkeit dedizierter PET-Systeme. Dies ist einerseits auf die **niedrigere Kristalleffizienz** zurückzuführen (ein 3/8-Zoll NaI(Tl)-Kristall hat für die 511 keV-Photonen nur 7 % der Effizienz eines 2 cm dicken BGO-Kristalls), andererseits auf die **ungünstige Messgeometrie** mit nur zwei gegenüberliegenden Detektoren (im Vergleich zur ringförmigen Detektoranordnung bei PET).

9.4.2 PET-Scanner mit BGO-Detektoren

Moderne **Vollring-Scanner** verwenden einen geschlossenen, feststehenden Detektorring aus BGO-Kristallen (siehe Abbildung 9.4). Historisch wurden auch „Teilringscanner" verwendet, bei denen z.B. nur zwei 90° Ringe, die einander gegenüberstanden, um die untersuchte Person gedreht wurden. Diese Systeme waren aber sowohl unempfindlicher (wegen der Geometrie), als auch störungsanfällig. Auch bei Vollring-Scannern kann Detektormaterial aus Kostengründen eingespart werden, indem Detektoren mit einer Dicke von 2 cm oder 2,5 cm anstelle der früher üblichen 3 cm verwendet werden, was sich allerdings in der Empfindlichkeit des Systems niederschlägt.

Manche Geräte verfügen über eine Wasserkühlung, wodurch die Temperatur im Inneren der Geräte zuverlässig konstant gehalten werden kann: BGO zeigt eine ausgeprägte Abhängigkeit der Empfindlichkeit von der Raumtemperatur. Bei diesen Systemen ist es daher auch wichtig, dass alle Kalibrierungen erst vorgenommen   *Kühlung*

---
[8] Dies könnte sich ändern, falls Hersteller sogenannte „Cherenkov"-Kameras zur Marktreife bringen würden.

werden, wenn das System bereits Betriebstemperatur erreicht hat. Das ist speziell nach Abschaltungen von mehreren Stunden oder gar Tagen zu beachten.

SiPM   Systeme mit Silicon Photomultiplier (SiPM) **müssen** mit einer Flüssigkeitskühlung auf ca. 0,1 °C genau konstant gehalten werden, um keine relevanten Empfindlichkeitsschwankungen zu erzeugen.

InfoBox 9.4: Ausführung der PET-Block-Detektoren

Die Abmessungen der **Einzelkristalle** betragen – abhängig vom Gerätetyp – z.B. $6.4 \times 6.4 \times 20\,\text{mm}^3$, $4 \times 5.3 \times 25\,\text{mm}^3$ oder $3.2 \times 3.2 \times 20\,\text{mm}^3$. Insgesamt werden etwa 20 000 Detektoren mit etwa 1200 Photomultipliern verwendet. Bei einem neuen Gerätetyp kommen sogar über 60 000 Einzeldetektoren zur Anwendung. Dahinter stehen dann 38 000 Silicon Photomultiplier (SiPM).

9.4.3 PET-Scanner mit anderen Detektoren

Angeboten werden PET-Scanner mit **LSO- oder GSO-Detektoren**, bzw. Detektormaterialien, deren Aufbau sehr verwandt zu LSO sind (**Lutetium-Yttrium-Oxy-Orthosilikat (LYSO), Lutetium-Based Scintillator (LBS)** u.Ä.).

Wie aus Tabelle 9.2 auf Seite 209 zu entnehmen ist, ist beim LSO- und GSO-Kristall die Abklingzeit der Szintillation verglichen mit BGO sehr kurz. Dadurch werden **kurze Koinzidenzzeitfenster** möglich, was die Anzahl der zufälligen Koinzidenzen deutlich reduziert.

Diese Detektortypen erlauben **hohe Aktivitäten** und damit **kurze Messzeiten**. Sinnvoll ist in diesem Zusammenhang der Einsatz eines kombinierten PET/Computer-Tomographie (CT)-Scanners, der auch kurze Transmissionsmesszeiten ermöglicht. Diese Geräte können nur im 3D-Modus betrieben werden.

9.4.4 PET-Scanner mit langen Röhren

In Kapitel „Auflösungsgrenzen" (Seite 219) wurde auf die begrenzte Empfindlichkeit der üblichen PET-Scanner, sowie die Auswirkungen auf die Systemauflösung hingewiesen. Eine weitere Limitierung ist der Umstand, dass durch die begrenzte Ausdehnung von 15 cm bis 30 cm in z-Richtung auch nur in einem so kleinen Ausschnitt dynamische Untersuchungen vorgenommen werden können.

Schon seit Anfang der 1990er Jahre gab es daher Ideen, PET Scanner zu bauen, die „den ganzen Körper" auf einmal abbilden können. Die ersten Versuche, solche Systeme (zunächst nur mit ca. 70 cm z-Ausdehnung) zu bauen, scheiterten in der klinischen Anwendung aber an Totzeitproblemen.

100 cm bis 200 cm   Seit kurzem gibt es aber Systeme mit 100 cm bis ca. 200 cm Längsachse, die es zur Marktreife gebracht haben. Diese bieten eine Gesamtsystemempfindlichkeit vom hypothetisch (beim 200 cm-Scanner) über 44-fachen gegenüber PET Scannern

mit 20 cm z-Ausdehnung. Dieser Wert ist kritisch zu hinterfragen, da er nicht direkt in den Empfndlichkeitsgewinn für ein spezifisches Organ bzw. Gewebe übersetzt werden kann. Für Organstrukturen (z.B. Gehirn oder Herz) ist mit einem Empfindlichkeitsgewinn zwischen einem Faktor von vier oder fünf gegenüber aktuell im klinischen Einsatz stehenden 3D-Systemen zu rechnen.

Was ein solches System auf jeden Fall kann, ist die Erstellung von dynamischen Ganzkörperuntersuchungen. Diese dynamischen Untersuchungen eröffnen dann neue Möglichkeiten in der Bestimmung kinetischer Parameter (*eng. Kinetic Modeling*). Dies könnte selbst bei „etablierten" Tracern wie FDG noch zu verbesserter Diagnostik führen, wenn der SUV durch die zugrundeliegenden kinetischen Parameter ersetzt werden kann. Darüber hinaus könnte bei gleichbleibender Auflösung mit der erhöhten Empfindlichkeit auch noch um mehrere Halbwertszeiten der eingesetzten PET-Radionuklide länger, gemessen werden, was neue Möglichkeiten in der Dosimetrie, der Diagnostik und der Grundlagenforschung eröffnet.

<small>dynamische Ganzkörpermessung</small>

Am anderen Ende des Spektrums der Einsatzmöglichkeiten eines solchen Systems wäre dann die Möglichkeit einer signifikanten Dosisreduktion. Je nach spezifischer Anwendung könnte z.B. die Effektive Dosis sogar unter ein mSv gedrückt werden. Dies wäre speziell bei strahlenempfindlichen Personen (beim PET Scan von Kindern) oder Personen mit einer hohen zu erwartenden Anzahl an Untersuchungen relevant.

<small>Dosisreduktion</small>

Insgesamt ist dabei zu bedenken, dass nicht alle möglichen Vorteile eines solchen Systems gleichzeitig genutzt werden können. Es ist also nicht möglich, bei gleichem Bildrauschen mit kleineren Pixeln bei einem Bruchteil der Dosis zu messen. Vielmehr müssen die Messprotokolle je nach Zielsetzung der spezifischen Untersuchung jeweils auf einen optimierten Parameter hin gestaltet werden.

9.5 Morphologische und funktionelle Bildgebung

9.5.1 Unterschiede und Gemeinsamkeiten der Verfahren zur Bildgebung

Nuklearmedizinische bildgebende Verfahren stellen über die Tracer-Methode vorwiegend bestimmte biochemische Vorgänge dar. Man spricht also von physiologischer oder auch von funktioneller Bildgebung. Damit ist im Extremfall ein völliger Wegfall anatomischer Information verbunden. Würde der gesamte Tracer z.B. ausschließlich in Tumoren getrappt, wüsste man bei einer rein nuklearmedizinischen Bildgebung überhaupt nicht mehr, wo im Körper sich diese befinden.

Die reale Situation ist zwar nicht so extrem, so gut wie jeder Tracer verfügt über eine gewisse unspezifische Verteilung im Körper, zumindest, bis er vollständig aus dem Blutkreislauf entfernt ist. Diese anatomische Restinformation hilft zwar oft bei einer groben Zuordnung des physiologischen Geschehens, ist aber für eine genaue Zuordnung, speziell bei kleinen Strukturen oder an Organgrenzen meist nicht hinreichend. Die Situation ist zwar aufgrund der höheren Auflösung in der PET Bildgebung nicht ganz so dramatisch, wie in der klassischen SPECT, dennoch stellt eine klare anatomische Zuordnung eine wesentliche Befundverbesserung dar.

Eine Zusammenführung von nuklearmedizinischen Daten mit anatomischen Bilddaten z.B. aus CT-Datensätzen ist mit Mitteln der digitalen Bildverarbeitung, der sogenannten **Bildregistrierung** möglich. Abgesehen von Anwendungen für reine Hirnbildgebung sind diese Verfahren allerdings durch die Lagerungsunterschiede zwischen den zu fusionierenden bildgebenden Systemen (Bettkrümmung, Kopfhalterungen etc.) z.T. stark beschränkt, bzw. eine idente Lagerung nur mit höchstem Aufwand erreichbar. Es wäre also viel sinnvoller, beide Aufnahmen auf einmal zu machen, ohne dass der Patient sich zwischen den Modalitäten bewegen muss.

Hybridgeräte
Zu diesem Zwecke wurden in den späten 1990er Jahren Hybridgeräte (aus dem Griechischen, subst. hybrid „etwas Gekreuztes") entwickelt: Die Gantries zweier bildgebender Geräte wurden anfangs hintereinander später meist gemeinsam verbaut und teilen sich einen Patiententisch. Die am weitesten verbreitete Bauform ist heute die des PET/CT. In der klassischen Nuklearmedizin findet sich auch das SPECT/CT, siehe Kapitel 8.7.5 – „SPECT/CT"). In der nuklearmedizinischen Anwendung wurden weiters PET/Magnet-Resonanz-Tomographie (MR) Geräte entwickelt, deren klinische Tauglichkeit allerdings durch fundamentale physikalisch/technische Probleme eingeschränkt ist.

Bilder, die an Hybridgeräten aufgenommen wurden, müssen nicht individuell registriert werden, da die räumliche Zuordnung durch die fixe räumliche Anordnung des Gerätes bestimmt ist. Die Registrierparameter werden also einmal (vom Hersteller) für das Gerät festgestellt und für den klinischen Gebrauch gespeichert. Die rekonstruierten Bilder können dann ohne weitere Verarbeitung überlagert (fusioniert) dargestellt werden.

9.5.2 PET/CT

Allgemeines

Bei kombinierten (hybriden) PET/CT-Geräten sind CT und PET in einer einzigen Gantry untergebracht, oder es sind eine CT-Gantry und eine PET-Gantry unmittelbar hintereinander angeordnet. Wesentliche Vorteile dieser Geräte sind:

- **Quasi-simultane Akquisition** der anatomischen Information (CT) und der funktionellen Information (PET). Dadurch bestmögliche anatomische Zuordnung durch Überlagerung der PET- mit der CT-Aufnahme.
- **Verkürzte Untersuchungszeit**, da die für die Schwächungskorrektur notwendige Transmissionsmessung mit der Röntgenröhre wesentlich schnel-

9.5 Morphologische und funktionelle Bildgebung

ler erfolgt als mit der Transmissionsquelle und in weniger als 1 min pro Ganzkörper abgeschlossen ist (sofern nicht komplexere Kontrastmittel-Protokolle zur Anwendung kommen).

- Im Allgemeinen eine **verbesserte Schwächungskorrektur**, da die CT-Transmissionsmessung aufgrund der besseren Statistik über einen geringeren Rauschanteil verfügt als die Transmissionsmessung mit Hilfe radioaktiver Quellen. Dadurch verbessert sich auch die Bildqualität des PET-Bildes. Gleichzeitig kann es zu Artefakten spezifisch im Übergangsbereich zwischen Lunge und Abdomen kommen, wenn die Aufnahme des CT nicht der mittleren Atemlage während der PET-Aufnahme entspricht.
- Als Planungs-PET/CT für die Strahlentherapie: verbesserte Therapieplanung durch exakte anatomische Zuordnung des über den Tracer definierten Planungsvolumens.

Folgende Probleme treten bei diesen Geräten auf:

- Umrechnung der Schwächungskoeffizienten der relativ niederenergetischen Röntgenstrahlung auf die Schwächung der 511 keV-Vernichtungsstrahlung.
- Problematisch sind Kontrastmittel und Metallimplantate.
- Höhere Strahlenexposition des Patienten.

Die unterschiedlichen Möglichkeiten der Transmissionsmessung, deren jeweilige Vor- und Nachteile sowie ihre Verwendung im Rahmen der Schwächungskorrektur werden in Kapitel 10.3 – „Schwächungskorrektur" erörtert.

Patientendosis bei PET/CT

Sehr viele PET/CT-Untersuchungen werden im sogenannten Ganzkörpermodus durchgeführt, wobei ein Bereich von der Mitte der Oberschenkel bis zum Unterrand der Orbita abgedeckt wird. Bei manchen Fragestellungen wie Melanom-Suche oder Knochenscan mit Fluorid wird die Ganzkörperuntersuchung vom Schädeldach bis zur Zehenspitze durchgeführt. Trotz der unbestreitbaren Vorteile einer kombinierten PET/CT-Untersuchung darf die Strahlenexposition des Patienten dabei nicht außer Acht gelassen werden. Als Maß für die Strahlenexposition dient die effektive Dosis. Diese setzt sich bei einer PET/CT-Untersuchung zusammen aus der effektiven Dosis durch interne Exposition (abhängig vom Tracer und von der verabreichten Aktivität) und der effektiven Dosis durch externe Exposition (abhängig von den CT-Scan-Parametern). Etwa 75 % der gesamten effektiven Dosis entfallen auf die CT-Messungen. Die verschiedenen Anteile an der effektiven Dosis bei einem gängigen Untersuchungsprotokoll zeigt Tabelle 9.3.

CT: 75 %

Tabelle 9.3: Mittlere Strahlenexposition bei einem typischen PET/CT-Protokoll

Untersuchung	Effektive Dosis
CT-Übersichtsaufnahme zur Ermittlung des Untersuchungsbereiches	0,5 mSv
Low-Dose-CT für die Schwächungskorrektur	3,0 mSv
F-18-FDG PET mit ca. 300 MBq Applikationsaktivität	6,0 mSv
Diagnostisches CT mit Kontrastmittel	16,5 mSv
Strahlenexposition in Summe	**26 mSv**

Quelle: Brix G, Beyer T: PET/CT Dose-escalated image fusion? Nuklearmedizin 2005; 44: Seiten 51–57

Maßnahmen zur Dosisreduktion

Aufgrund der europäischen Richtlinien und der nationalen Gesetzgebung sind für jede individuelle Untersuchung mit PET/CT Rechtfertigung und Optimierung verpflichtend. Auch wenn die generelle Rechtfertigung für die PET/CT-Untersuchungen gegeben ist – z.B. für spezifische onkologische Fragestellungen, wie dem Tumorstaging von primären nichtkleinzelligen Lungenkarzinomen – sind jedoch durchaus individuelle Überlegungen bezüglich Rechtfertigung und Optimierung angebracht:

Low-Dose-CT **Diagnostisches CT** Es stellt sich die Frage, ob ein diagnostischer CT für die weitere diagnostische und therapeutische Betreuung des Patienten tatsächlich notwendig ist. Wenn kurz zuvor schon ein separater diagnostischer CT durchgeführt wurde, kann ein „Low-Dose"-CT für die Schwächungskorrektur und die anatomische Lokalisation durchaus ausreichend sein.

Die Strahlenexposition reduziert sich damit um etwa zwei Drittel (siehe Tabelle 9.3).

Retrospektive Bildfusion Existieren rezente Bildbefunde aus MR- oder CT-Untersuchungen, so könnten dies dabei generierten Bilder prinzipiell für die retrospektive Bildfusion verwendet werden. In der Praxis ist dies in den meisten Fällen aber nicht sinnvoll möglich. Die Lagerung in den anderen Modalitäten weichen oft deutlich von der im PET/CT ab. Dadurch weichen Körperkontur und die genaue Geometrie der inneren Organe der beiden Messungen oft um mehrere Zentimeter voneinander ab, was mit einfachen geometrischen Transformationen nicht kompensiert werden kann.

Nur bei im Voraus geplanter Anwendung spezieller Lagerungshilfen zur identen Positionierung oder bei spezifischen Fragen der Hirnbildgebung führt dieser Ansatz zu Registrierungen von diagnostisch hinreichender Qualität. Aufgrund des hohen

9.5 Morphologische und funktionelle Bildgebung

Aufwandes ist diese Möglichkeit nur bei wenigen Untersuchungen und in genau geplanten Settings praktikabel.

Senkung von CTDI und Dosis-Längen-Produkt (DLP) Die Frage, wie weit der CTDI und damit das DLP im „Low-Dose"-CT reduziert werden können, ist immer von der aktuellen und verfügbaren Technologie abhängig. Es kann auch sein, dass das CT aus Gründen der diagnostischen Sicherheit im CT-Normalbetrieb gar nicht so weit in der Leistung reduziert werden kann, wie es die Funktion als reine Aufnahme zur groben Lokalisierung und Basis für die Schwächungskorrektur zuließe. Dabei ist zu bedenken, dass ja eine Auflösung in der Größenordnung der PET-Auflösung für diese Korrekturbilder völlig hinreichend wäre. Tatsächlich ist die Bildqualität der „low Dose" Aufnahmen aber immer wesentlich besser. Zum Teil würden die CT Detektoren bei einem entsprechend niedrigen Energiefluss gar nicht mehr proportional ansprechen. Dies ist ein Problem, dass in Zukunft behoben werden könnte, wenn die nunmehr für CT zur Verfügung stehende Technologie der CT-Einzelphotonenmessung auf das PET/CT übertragen wird.

CTDI
DLP

Exposition durch die PET-Untersuchung Die interne Exposition hängt vom Tracer (und seiner Kinetik) und der verabreichten Aktivität ab. Die heute empfohlenen Aktivitäten von 250 MBq bis 320 MBq für FDG sind ein allgemein akzeptierter Kompromiss zwischen Strahlenexposition, Bildqualität und Untersuchungsdauer. Sie liegen bereits um ca. 20 % unter den Aktivitäten, die vor 20 bis 25 Jahren appliziert wurden. Dies ist sowohl dem Wechsel auf die empfindlicheren 3D Methodik, als auch den verbesserten (iterativen) Rekonstruktionsalgorithmen (siehe Kapitel 10.1.4 auf Seite 244) gedankt. Eine weitere Verringerung der Strahlenexposition ist speziell für Radiotracer mit renaler Ausscheidung möglich, wenn man den Patienten möglichst oft vor und nach der Untersuchung die Blase entleeren lässt, da die Aktivität in der Blase die hauptsächliche Strahlenquelle für die interne Exposition im Abdomen ist.

Exposition durch den CT-Scan Zur Reduktion der Dosis durch den CT Scan gelten die üblichen Regeln, wie sie für die Optimierung von CT Aufnahmen im Allgemeinen gelten. Insbesondere muss die Scan-Länge den diagnostischen Erfordernissen individuell angepasst werden. Wenn immer möglich, sollten dosissparende Protokolle für strahlenempfindliche Gewebe (z.B. Augenlinse nur strahlenaustrittsseitig im Primärstrahl) verwendet werden, soweit diese zur Verfügung stehen. Moderne PET/CT-Geräte sollten die Möglichkeit bieten, diagnostischen CT nur in einem Teil des PET-Abtastbereiches zu fahren, und den Rest mit einem „Low-Dose"-CT abzudecken.

Low-Dose-CT

Eine wesentliche Möglichkeit zur Dosisreduktion ohne Verlust an Bildqualität ist die automatische Stromstärken-Modulation, bei der der Röhrenstrom abhängig von der lokalen Anatomie des Patienten angepasst wird. Dies sollte mit einer Positionierung der untersuchten Person einhergehen, bei der diese sowohl lateral, als auch anterior/posterior genau zentriert ist. Dabei führen Protokolle, die mit zwei Übersichtsaufnahmen arbeiten, zu wesentlich besseren Ergebnissen.

In letzter Zeit kommt auch vermehrt die iterative Rekonstruktion von CT Bildern zur Anwendung, die dank immer größerer Rechnerleistung keine wesentliche Verzögerung der Verfügbarkeit der CT-Bilder mehr bedingt. Bei optimalem Einsatz kann dadurch aus heutiger Sicht die CT Dosis um 80 % gegenüber dem Stand mit reiner gefilterter Rückprojektion gesenkt werden.

CT mit Kontrastmittel

Schon seit Anbeginn der Anwendung von PET/CT-Hybridgeräten stand die Frage im Raum, ob man eine (indizierte) Kontrastmittel-CT wie eine native CT oder „Low-Dose"-CT zur Schwächungskorrektur heranziehen kann. Bei dieser Vorgangsweise muss man berücksichtigen, dass das Kontrastmittel ja aufgrund seiner stark abweichenden Ordnungszahl am jeweiligen Ort ein zu dichtes Gewebe vortäuscht. Dies ist insoferne relevant, als das Kontrastmittel sich ja mehr oder weniger nur während der CT Aufnahme im jeweiligen Gewebe befindet.

SUV verfälscht

Diese Entscheidung hängt nun davon ab, ob das Kontrastmittel die quantitative Auswertung (SUV) verfälscht und/oder zu klinisch relevanten Artefakten im schwächungskorrigierten PET-Bild führt oder nicht. Dies ist besonders zu berücksichtigen, wenn z.B. der SUV der Leber als Referenzwert für die Schwellwertbestimmung der Aktivitätsanreicherung in Tumoren nach den **PERCIST**-Kriterien dient.

In Zukunft könnte diese Frage entschärft werden, wenn der CT Teil des PET/CT als **Multi-Energy** Methode implementiert ist. Bei Multi-Energy Verfahren kann dann das Kontrastmittel über seine Ordnungszahl aus dem Bild „herausgerechnet" und mit entsprechenden Werten für Blut (das ja vom KM verdrängt wird) ersetzt werden (**Virtual Non Contrast Imaging**). Auch die schon oben erwähnte Methode der Einzelphotonenerfassung wäre eine Multi-Energy Methode mit dieser Möglichkeit.

9.5.3 PET/MR

Das PET/MR ist neben dem PET/CT eine weitere Hybrid-Modalität, die versucht, die komplementären von den beiden Modalitäten gelieferten Informationen in einer entsprechenden intrinsischen Koregistrierung zu einem diagnostisch wertvollen Fusionsbild zusammenzuführen. Die hohe Attraktivität ergibt sich hier aus

9.5 Morphologische und funktionelle Bildgebung

dem Umstand, dass MR eine bildgebende Methode ohne ionisierende Strahlung darstellt.

Die Kopplung von **PET**-Systemen mit **MR**-Systemen ist gerätetechnisch noch **schwieriger** zu realisieren als das PET/CT. Eine unabdingbare Voraussetzung für Hybridgeräte ist, dass die beiden Modalitäten einander nicht relevant beeinflussen. Dies bedeutet aufgrund der hohen Feldstärken des MR, dass für den PET Teil des Hybridgerätes keine „klassischen" PM zur Anwendung kommen können, da diese sehr empfindlich auf **Magnetfeldeinflüsse** (siehe Kapitel 4.5.5 – „Photomultiplier") reagieren.

Dies bedingt eine völlig neue Detektortechnik des PET. In der ersten Generation der PET/MR kamen Avalanche Photo Diodes (Lawinen-Photodiode) (APD) zur Anwendung. Neuere Systeme verwenden SiPM, die von der PET/MR Anwendung ausgehend nun auch die PET/CT Anwendung zu durchdringen beginnen.

APD
SiPM

Offene Fragen in der PET/MR betreffen vor allem die Auswirkungen der MR Bilder auf die für das PET notwendigen Korrekturen:

MR Bilder sind speziell in Randzonen hochgradig verzerrt, weiters reicht das Gesichtsfeld des MR radial nicht an die für PET notwendigen Abmessungen heran.

verzerrt

Die MR Spulen tragen zur Schwächung der Annihilationsquanten bei, werden aber im MR selbst nicht erfasst. Das kann für fixe Spulen durch ein konstantes Mapping behoben werden, bewegliche Spulen stellen aber ein Problem dar.

Fundamental ist aber das Problem der dargestellten physikalischen Größe. MR Bilder stellen im Wesentlichen die Dichte bzw. die sich aus dieser und der magnetischen Suszeptibilität ergebende Zeitkonstanten einzelner Protonen des Wasserstoffs dar (oder der MR-Kontrastmittel). Für die PET Schwächungskorrektur werden aber die Elektronendichten benötigt. Dieses Problem versucht man zwar durch Segmentierung der MR Bilder und entsprechendes Mapping zu beheben, allerdings ist das speziell für den Knochen schwer erreichbar (selbst bei den propagierten Dixon-Sequenzen, die nur zwischen Luft, Lunge Fett und Weichteilgewebe unterscheiden können). Weiters stellen Suszeptibilitätsartefakte ein scheinbar unüberwindbares Problem dar. So können z.B. Zahnimplantate oder selbst MR-kompatible OP-Clips Bildauslöschungen mit mehreren Zentimetern Durchmesser bedingen. Dort brechen dann entsprechend auch die Streu- und Schwächungskorrektur der PET Bilder zusammen.

10 Rekonstruktion von Schichtbildern

Inhalt		
10.1	Bildberechnung	233
10.2	Schichtdarstellung	249
10.3	Schwächungskorrektur	251
10.4	Weitere Korrekturen	261

10.1 Bildberechnung

Aus den *Projektionsdaten*, das heißt den, im Rahmen nuklearmedizinischer Untersuchungen, von außen gemessenen *Aktivitätsprofilen einer Schicht*, kann die Aktivitätsverteilung innerhalb dieser Schicht mit Hilfe einer besonderen Rechenmethode („**Algorithmus**") rekonstruiert werden. Im nachfolgenden Kapitel sollen die Methoden der Bildberechnung für die in der Nuklearmedizin üblichen Schichtaufnahmeverfahren (SPECT, PET) gemeinsam besprochen werden.

Diese Rekonstruktionsverfahren unterscheiden sich nicht wesentlich von den bei der Computer-Tomographie (CT) eingesetzten Verfahren und werden auch zur *Rekonstruktion der mit radioaktiven Strahlenquellen ermittelten Transmissionsmessungen* (siehe Kap. 10.3.3 auf Seite 255) eingesetzt. Die verwendeten **Rekonstruktionsalgorithmen** lassen sich in zwei Gruppen einteilen:

- **Analytische Verfahren:** Analytische Verfahren versuchen das Problem **mathematisch** zu lösen. Von **Vorteil** ist der (relativ) geringe Rechenaufwand, die Ergebnisse stehen also rasch zur Verfügung. **Nachteilig** ist die hohe Empfindlichkeit gegenüber verrauschten und unvollständigen Datensätzen (für die mathematisch exakte Lösung müssten Projektionsdaten mit unendlich feinen Matrizen aus unendlich vielen Projektionen vorliegen).
 Die **gefilterte Rückprojektion** – siehe Kap. 10.1.3 auf Seite 242 – ("Filtered Back Projection (FBP)") ist ein analytisches Verfahren, welches ins-   FBP

besondere für CT- und SPECT-Daten seit Jahrzehnten routinemäßig eingesetzt wird, jedoch zunehmend von algebraischen Verfahren abgelöst wird.

iterativ

- **Algebraische Verfahren:** Algebraische Verfahren arbeiten nach dem Prinzip von Versuch und Irrtum: **Schrittweise** wird der Lösungsversuch durch Ermittlung des jeweiligen Irrtums verbessert (siehe Kap. 10.1.4 auf Seite 244 und Abb. 10.9 auf Seite 245). Von **Vorteil** ist die deutlich reduzierte Empfindlichkeit gegenüber verrauschten Messdaten. Ein wesentlicher Vorteil ist die Möglichkeit, in dieses Verfahren physikalische Rahmenbedingungen (z.B.: Ortsauflösung des verwendeten Kollimators bei SPECT oder Time of Flight (Flugzeitmessung) (TOF)-Informationen (siehe Kap. 9.2.2 auf Seite 207) bei PET) einbinden zu können. **Nachteilig** ist die gegenüber analytischen Verfahren (relativ) längere Rechenzeit und die Schwierigkeit, ein geeignetes Abbruchkriterium (siehe Punkt 5 in Kap. 10.1.4 auf Seite 244) zu finden.

OS-EM

Die **iterative Rekonstruktion** (z.B.: „Ordered Subsets Expectation Maximization (OS-EM)") ist ein algebraisches Verfahren, welches insbesondere für **PET**- und seit einigen Jahren auch für CT-Daten routinemäßig eingesetzt wird.

Als Ausgangsbasis für die Berechnung dienen beiden Verfahren die gemessenen Projektionen („Rohdaten"), welche vom Messgerät in Form von *Sinogrammen* zur Verfügung gestellt werden: siehe Abb. 10.1, Kap. 10.1.1 auf der nächsten Seite und InfoBox 10.1 auf der nächsten Seite.

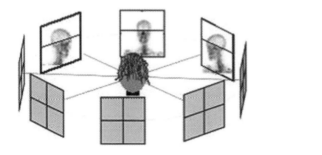 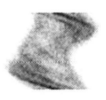

Abbildung 10.1: Aufnahme der Projektionsbilder (links) und zugehöriges Sinogramm (rechts)

> Zur Vereinfachung wird das Rekonstruktions-Problem im Folgenden von einer Aufgabe in 3 Dimensionen auf eine 2-dimensionale Aufgabe reduziert: in erster Näherung sind die aus einer Schicht ermittelten Projektionen von der Aktivitätsverteilung in den benachbarten Schichten unabhängig.

10.1.1 Projektionsbilder und Sinogramme

Im Falle der **Gammakamera (SPECT)** bestehen die **Rohdaten** bzw. **Akquisitionsdaten** aus einer Serie von planaren Projektionsbildern (siehe Abb. 10.1, links), die rund um den Patienten aufgenommen werden. Jedes Projektionsbild besteht aus einer Bildmatrix mit meist 64 × 64 oder 128 × 128 Bildpunkten. Jede Zeile dieser Projektionsbildmatrix enthält das Aktivitätsprofil der entsprechenden Schicht in der jeweiligen Winkelstellung[1]. Greift man aus allen Projektionsbildern jeweils die *gleiche Zeile* heraus, so kann aus diesen Aktivitätsprofilen die *Aktivitätsverteilung der entsprechenden Schicht* berechnet werden.

Es bestehen somit zwei Möglichkeiten der Darstellung von SPECT-Akquisitionsdaten („Rohdaten"):

- die **Projektionsdarstellung** (siehe Abb. 10.1, links) besteht aus den rund um den Patienten aufgenommenen Projektionsbildern;
- die **Sinogrammdarstellung** (siehe Abb. 10.1, rechts) entsteht, wenn man aus den Projektionsbildern jeweils die gleiche Zeile herausgreift und diese Zeilen untereinander anordnet.

InfoBox 10.1: Das Sinogramm

Woher hat das Sinogramm seinen Namen? Die Anordnung der Messdaten einer etwas außerhalb des Rotationszentrums gelegenen Punktquelle (vgl. Abb. 10.8 auf Seite 242) liefert in der Sinogrammdarstellung die Form einer **Sinus-Kurve**. Diese Sinusform ist z.B. auch in den SPECT-Bilddaten von Patientenaufnahmen erkennbar. Lokale Aktivitätsmaxima sorgen meist dafür, dass sich das Sinogramm wie die Überlagerung mehrerer phasenversetzter Sinus-Funktionen darstellt (vgl. rechte Seite von Abb. 10.1).

Zusammenhang zwischen Projektionen und Sinogramm: Da jede Zeile des Sinogramms aus je einer Zeile des Projektionsbildes stammt, ist die **Spaltenzahl** des Sinogramms durch die Anzahl der Spalten im Projektionsbild definiert (also 64 Spalten im Falle einer 64 × 64-Matrix). Da für jede Projektion jeweils eine Zeile im Sinogramm angelegt wird, ist die **Zeilenzahl** des Sinogramms durch die Anzahl der Projektionen definiert: also 60 Zeilen, falls bei einer SPECT-Akquisition alle 6° **Winkelschritte** eine Projektion aufgenommen wird. Die Matrixgröße des Sinogramms beträgt in diesem Fall 60 × 64. Für die 64 Schichten (im Falle einer 64 × 64-Matrix) werden in Summe 64 Sinogramme mit je 60 Zeilen zu wiederum jeweils 64 Bildpunkten je Zeile erzeugt.

Die Datenakquisition bei der Positronen-Emissions-Tomographie (PET) erfolgt nicht anhand von Projektionsdaten. Hier entspricht der Winkel einer „Line of Response (LOR)" (siehe Seite 207) einem Projektionswinkel bei der SPECT. Benachbarte LORs mit dem gleichen Winkel liefern die Daten für die benachbarten Spalten im Sinogramm. Die Anzahl der Detektorelemente in einer Schicht entlang des Detektorringes definiert die Zeilenzahl des Sinogramms.

---

[1] Rotationswinkel des Detektors um den Patienten

InfoBox 10.2: Fourier-Reihenentwicklung

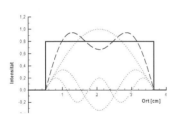

Abbildung 10.2: Rechtecksfunktion im Ortsraum

Um einen Eindruck von der Funktionsweise der **Fourier-Transformation** zu erhalten, betrachten wir die – möglicherweise bekannte – **Fourier-Reihenentwicklung**. Zur Vereinfachung beschränken wir uns auf eine Dimension, also auf die Bildpunkte nur einer Zeile z.B. einer nuklearmedizinischen Bildmatrix. Als „Bildelement" im **Ortsraum** wählen wir ein Rechteck, entsprechend einer homogenen Aktivitätsverteilung (siehe durchgezogene Linie in Abb. 10.2).

Diese **Rechteckfunktion im Ortsraum** können wir nun in den **Frequenzraum** transformieren, indem wir Sinus-Schwingungen mit steigender Frequenz anpassen und addieren. Die ersten drei Frequenzen ($\sin(x)$, $\sin(3x)$ und $\sin(5x)$) dieser Anpassung sind mit den erforderlichen Amplituden in Abb. 10.2 punktiert eingetragen.

Die Anpassung an das Rechteck erfolgt durch Addition der Schwingungen, dabei wird das Überschwingen von $\sin(x)$ im mittleren Bereich des Rechtecks durch die gegenläufige Amplitude von $\sin(3x)$ kompensiert. Um eine möglichst gute Anpassung an das Rechteck zu erreichen müssen wir für die Frequenz $3x$ einen Multiplikationsfaktor, also eine Amplitude, von 0,33 wählen. Addieren wir die Sinus-Kurven der ersten drei Frequenzen erhalten wir die strichlierte Kurve von Abb. 10.2, welche unser Rechteck bereits deutlich erahnen lässt.

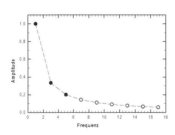

Abbildung 10.3: Darstellung der Rechtecksfunktion von Abb. 10.2 im Frequenzraum

Die Sinus-Kurven (und damit die Anpassung an das Rechteck) können wir rekonstruieren, wenn wir uns auf die Angabe der jeweiligen Amplituden für die einzelnen Frequenzen beschränken. Die entsprechende Darstellung findet sich in Abb. 10.3: Für die ersten Frequenzen (x, $3x$ und $5x$) welche auch in Abb. 10.2 dargestellt wurden, sind in dieser Darstellung die verwendeten Amplituden durch ausgefüllte Punkte eingetragen. Für eine bessere Anpassung benötigen wir noch eine Reihe weiterer, höherer Frequenzen. In Abb. 10.3 sind auch die Amplituden für einige der höheren Frequenzen (bis $\sin(17x)$) als Punkte ohne Füllung eingetragen.

Die Angabe der **Amplituden im Frequenzraum** von Abb. 10.3 ist der Angabe der gestrichelten Kurve im Ortsraum von Abb. 10.2 äquivalent. Die Ermittlung der „richtigen" Amplituden geschieht mathematisch durch die Anwendung der **Fourier-Transformation**.

Mit der Fourier-Transformation des Bildes im Ortsraum wird die Darstellung des Bildes im Frequenzraum berechnet. Mit der **inversen Fourier-Transformation** kann aus der Angabe der Amplituden für die jeweiligen Frequenzen **das Bild im Ortsraum** errechnet werden!
Aus dem Beispiel von Abb. 10.2 lässt sich auch erkennen, dass die niedrigen Frequenzen (x, $3x$) den geringfügigen Änderungen im Ortsraum, also Objekten mit größerer räumlicher Ausdehnung entsprechen. Umgekehrt erfordert die Kante des Rechtecks (im Ortsraum ein sehr kleiner Bereich) sehr hohe Frequenzen um sie korrekt beschreiben zu können.
Dass die strichlierte Kurve von Abb. 10.2 das ursprüngliche Rechteck insbesondere an den Kanten nicht befriedigend wiedergibt, ist der in diesem Beispiel mit $\sin(5x)$ zu geringen verwendeten Frequenz geschuldet.

10.1 Bildberechnung

Die Messwerte der PET werden – bei manchen Verfahren – direkt in das *Sinogramm* einsortiert. Die dabei erforderliche Umsortierung der Daten wird "rebinning" genannt. Insbesondere bei der Akquisition von 3D-Datensätzen ist auch eine *Umsortierung* der Daten in 2D-Sinogramme erforderlich, um weiterhin den 2-dimensionalen Lösungsansatz verwenden zu können. Dies geschieht mit Hilfe des "Fourier-Rebinning" Verfahrens.

10.1.2 Filterung

Darstellung von Bildern im Frequenzraum

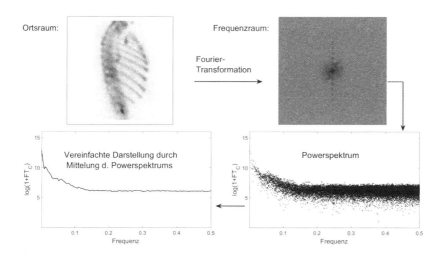

Abbildung 10.4: Oben: Äquivalente Darstellung eines Bildes im Orts- und Frequenzraum
Unten rechts: das Powerspektrum, welches Frequenzen und zugehörige Amplituden zeigt
Unten links: vereinfachte Darstellung des Powerspektrums durch Mittelung über kleine Frequenzbereiche

Für die Darstellung von Bilddaten kommen in der Medizinischen Bildverarbeitung zwei Koordinatensysteme zum Einsatz:

- **Ortsraum:** Die Darstellung von Bildern im Ortsraum ist die übliche, uns geläufige Darstellung anhand der Helligkeitswerte als Funktion der Ortskoordinaten (x- und y).
- **Frequenzraum:** Bilder können auch durch die Darstellung ihres Frequenzspektrums beschrieben werden. Im Frequenzraum wird das Bild durch die Angabe der jeweiligen Amplitude (auf der Ordinate) seiner Frequenzen (auf der Abszisse) beschrieben.

10 Rekonstruktion von Schichtbildern

> Jedes Bild im Ortsraum kann mathematisch auch im Frequenzraum dargestellt werden – die beiden Darstellungen sind (jedenfalls mathematisch) gleichwertig: siehe auch Abb. 10.4 auf der vorherigen Seite.

Die Umwandlung vom Orts- in den Frequenzraum geschieht mathematisch durch die „Fourier-Transformation": siehe InfoBox 10.2 auf Seite 236. Diese *Transformation* ist *eindeutig* und *umkehrbar*: Durch die „inverse Fourier-Transformation" kann das Bild vom *Frequenzraum* wieder in den *Ortsraum* zurück transformiert werden.

Die unterschiedlichen (Glättungs)-Eigenschaften der diversen, bei der Rekonstruktion eingesetzten Filtertypen lassen sich besser im „Frequenzraum" verstehen, weshalb nachfolgend diese Darstellung zur Erklärung der Filter gewählt wird.

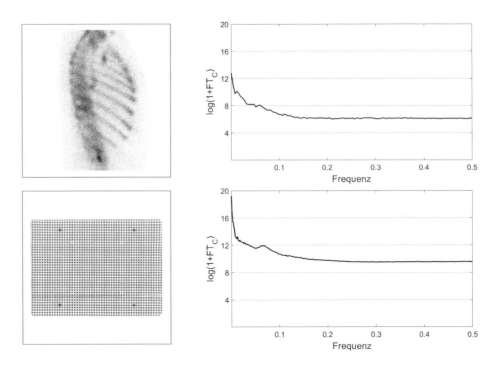

Abbildung 10.5: Darstellung der Bilder zweier statischer Aufnahmen im Orts- und Frequenzraum
Oben: ein Skelettszintigramm
Unten: eine Auflösungsmessung mit einem Lochphantom, welches feinste Details im gesamten Szintigramm abbildet – daher höhere Amplituden (y-Achse) über dem gesamten Frequenzbereich im Vergleich zum Skelettszintigramm

Interpretation der Frequenz

Große räumliche Strukturen stellen sich im Frequenzspektrum als **niedrige Frequenzen** dar, kleine räumliche Strukturen als hohe Frequenzen. In Abb. 10.5 auf der vorherigen Seite zeigen die Kurven (rechts) das vereinfachte Frequenzspektrum für die jeweils benachbarten Szintigramme (links).

Die abgebildeten feinen Details in der gesamten Bildmatrix in Abb. 10.5 „unten links" führen dazu, dass über das gesamte Frequenzspektrum vergleichsweise hohe Amplituden (y-Achse) benötigt werden. Dieser Unterschied zum klinischen Skelettszintigramm „oben links" ist selbst in der vereinfachten Darstellung im Frequenzraum gut zu erkennen.

Abtast-Theorem

Im Frequenz-Raum lässt sich auch das Abtast-Theorem bzw. die Nyquist-Frequenz[2] verstehen: Da die in der Nuklearmedizin generierten Bilder digitaler Natur sind, ist die Größe der darstellbaren Objekte im Ortsraum durch die Größe der Pixel (entsprechend der gewählten Matrixgröße) limitiert: Bildelemente die kleiner als ein Pixel sind, können nicht mehr dargestellt werden. Bildelemente so groß wie ein Pixel, können nur dargestellt werden, wenn sich zwischen ihnen ein Pixel ohne Bildinhalt befindet oder anders formuliert:

> Für ein Objekt von der Ausdehnung eines Pixels benötigen wir 2 Pixel zur Darstellung.

Dieser minimalen Objektgröße im Ortsraum entspricht eine maximale Frequenz im Frequenzraum: die **Nyquist-Frequenz**. Auch im Frequenzraum benötigen wir mindestens 2 Pixel zur Abtastung dieser Frequenz: eines für den Wellenberg und eines für das Wellental.

Das Abtast-Theorem besagt, dass die maximal darstellbare Frequenz dem Kehrwert der doppelten Pixelgröße entspricht (siehe Glg. 10.1).

$$f_N = \frac{1}{2 \cdot a} \qquad (10.1)$$

In der Praxis bedeutet dies, dass alle *Frequenzen* in einem digitalen Bild, welche *größer als die Nyquist-Frequenz* sind, keinen Strukturen im Ortsraum entsprechen können, und daher als *Rauschen* zu interpretieren sind.

---

[2] benannt nach dem schwedisch-amerikanischer Elektrotechnik-Ingenieur Harry NYQUIST (1889–1976)

10 Rekonstruktion von Schichtbildern

InfoBox 10.3: Normierte Frequenz-Darstellung

Häufig wird in der **Frequenz-Darstellung** die Frequenz-Achse **auf die Pixelgröße normiert**, also die Frequenz als Schwingungen je Pixel angegeben. Wie in den Abb. 10.4, 10.5 bzw. 10.7 zu sehen ist, entspricht in dieser Darstellung eine Frequenz von 0,5 der **Nyquist-Frequenz**.

Anwendung unterschiedlicher Filter

Wird ein Filter verwendet, der die hohen Frequenzen unterdrückt und die niedrigen unverändert lässt, erhält man ein Bild, in dem die kleinen Strukturen verwischt werden, die großen dagegen erhalten bleiben. Eine solche Filterung bewirkt eine *Glättung* der Bilder. Bei jedem Filter ist auf einen ausgewogenen Kompromiss zwischen örtlicher Auflösung einerseits und Sicherheit in der Erkennung von Aktivitätsunterschieden aus statistischer Sicht andererseits zu achten.

In Abbildung 10.6 sind die Frequenz-Charakteristika für einige in der nuklearmedizinischen Bildrekonstruktion gebräuchliche Filter (Shepp-Logan, Hanning, Butterworth) eingetragen. Die Filterkurve beschreibt den Multiplikationsfaktor für die jeweilige Frequenz (1 = keine Änderung bis 0 = völlige Auslöschung dieser Frequenz).

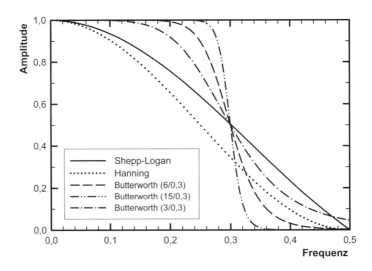

Abbildung 10.6: Darstellung unterschiedlicher Filter im Frequenzraum

Als Parameter bei allen Filtern kann die Grenz- oder Cut-Off-Frequenz (meist in Vielfachen der Nyquist-Frequenz) eingestellt werden. Die Cut-Off-Frequenz bestimmt die hochfrequente (rechte) Seite des Filters, also jenen Bereich, ab der die Frequenzen gelöscht werden. In den Beispielen von Abbildung 10.6 wurde für die

Butterworth-Filter als Cut-Off jeweils 0,3 gewählt. Ein anderer Wert hätte eine Verschiebung der Kurve zu höheren bzw. niedrigeren Frequenzen zu Folge.

Für den Butterworth- und etliche andere Filter kann als zusätzlicher Parameter die Ordnung („Power") angeführt werden: dieser Parameter bestimmt, wie steil die Filterkurve von 1 auf 0 absinkt. Abbildung 10.6 wurden Butterworth Filter mit einer Ordnung von 3 (strichpunktierte Kurve in der Abbildung, sehr flacher Abfall), Ordnung 6 (strichliert) und Ordnung 15 (strich-punkt-punkt, sehr steiler Abfall) eingetragen.

In Abb. 10.7 ist die Wirkung verschiedener Filter dargestellt:

1. das Original-Szintigramm
2. die Anwendung eines Median-Filters (Glättungsfilter) im Ortsbereich
3. ein Butterworth-Filter (Cut-off 0,3, 3. Ordnung)
4. ein statistischer Wiener-Filter

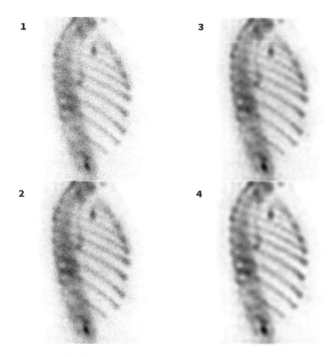

Abbildung 10.7: Wirkung verschiedener Filter

Filter, welche bestimmte Frequenzen verstärken, wie Metz- und Wiener-Filter, sind für Spezialanwendungen vorgesehen und müssen – falls wirklich gewünscht – sehr umsichtig verwendet werden, da ihr unbedachter Einsatz schnell zu Artefakten führen kann.

10.1.3 Gefilterte Rückprojektion

Die gefilterte Rückprojektion ("**filtered back projection**", FBP) ist das schnellste und einfachste Verfahren der Rekonstruktion von Schichtbildern. Die mathematischen Grundlagen wurden 1917 vom österreichischen Mathematiker Johann RADON entwickelt. Für eine mathematisch exakte Darstellung wird auf die einschlägige Literatur verwiesen. Nachfolgend soll die Vorgangsweise lediglich anschaulich erläutert werden.

Dazu betrachten wir vorerst die (ungefilterte) direkte Rückprojektion: Bei der Projektion (Messung) von Daten werden alle Impulse entlang eines Projektionsstrahls senkrecht auf die Oberfläche des Detektors addiert und im entsprechenden Pixel der Projektionsmatrix abgelegt (siehe Abbildung 10.8, links). Bei der direkten Rückprojektion (gezeigt in Abbildung 10.8, rechts) werden die in diesem Pixel der Projektionsmatrix gespeicherten Impulse *gleichförmig* entlang jenes Projektionsstrahles über welchen sie summiert wurden *verteilt*. Die direkte Rückprojektion ist somit als *inverse Funktion zu Messung* der Daten aufzufassen.

Das Ergebnis der direkten Rückprojektion lässt die gemessene Aktivitätsverteilung bereits in guter Näherung erkennen. Störend sind die auftretenden Artefakte in Form von Rückprojektionsstreifen: also „errechnete Aktivität" an Orten, an denen im gemessenen Objekt keine Aktivität vorhanden war.

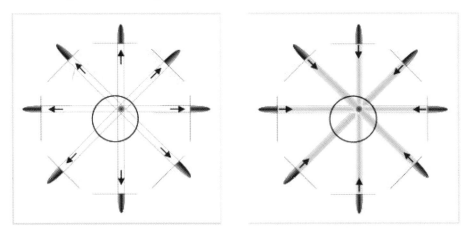

Abbildung 10.8: Projektion der Aktivitätsprofile (links) und direkte Rückprojektion der Aktivitätsprofile (rechts) einer Punktquelle

Um die bei der direkten Rückprojektion auftretenden „**Artefakte**" in Form von Rückprojektionsstreifen gering zu halten, ist eine **Filterung** der Messdaten mit dem "**Ramp**"-Filter notwendig. Ein Ramp-Filter ist Bestandteil des Rückprojektionsalgorithmus und muss daher in einer Rekonstruktions-Software nicht extra ausgewählt zu werden.

10.1 Bildberechnung

InfoBox 10.4: Der geeignete Filter

Phänomenologische Betrachtung zur Auswahl eines geeigneten Filters Die im rechten Teil von Abb. 10.8 dargestellte direkte Rückprojektion liefert bereits näherungsweise Information über die Lage der ursprünglichen Quelle, der Stern-Artefakt „verwischt" diese Information aber deutlich. Die niederen Frequenzen (ungefähre Lage der Punktquelle) werden sehr gut, die hohen Frequenzen (genaue Grenze der Punktquelle) sehr schlecht wiedergegeben. Wir können diesen „Stern"-Artefakt so interpretieren, als gingen bei der direkten Rückprojektion Informationen über feine Strukturen verloren.

Gesucht wird also ein Filter, welches grobe Strukturen unverändert lässt und feinere Strukturen (höhere Frequenzen) zunehmend verstärkt, ein Filter, dessen verstärkende Filterwirkung linear mit der Frequenz ansteigt. Ein solches Filter nennen wir Rampen-Filter bzw. nach der englischen Bezeichnung „Ramp"-Filter. Nach den Ausführungen in Kapitel 10.1.2 zum Thema „Abtast-Theorem" kann dieses „Ramp"-Filter nach großen Frequenzen aber mit der Nyquist-Frequenz begrenzt bleiben.

Mathematische Ermittlung eines geeigneten Filters Auch die mathematisch exakte Ableitung RADONS führt zu diesem Filter, dem „Ramp"-Filter: Es kann gezeigt werden, dass die Projektion der Daten zu einer Faltung mit der $1/r$-Funktion im Objektraum führt. Vor der Rückprojektion der Daten ist also eine Faltung mit der Inversen dieser $1/r$-Funktion erforderlich um die exakten Daten des Objektraumes zu erhalten.

Anstelle der aufwändigen Faltung im Ortsraum wird in der Praxis die einfachere Multiplikation im Frequenzraum gewählt: Wir transformieren die gemessenen Projektionen in den Frequenzraum (durch eine Fourier-Transformation), multiplizieren sie im Frequenzraum mit der „Ramp"-Funktion und bringen die Daten durch anschließende inverse Fourier-Transformation in den Ortsraum zurück. Anschließend erfolgt die (direkte) Rückprojektion der (gefilterten) Projektionen.

Das Problem des Ramp-Filters ist seine verstärkende Wirkung im Bereich der hohen Frequenzen (diese repräsentieren kleine Details im Ortsraum). Nuklearmedizinische Bilder weisen in der Regel sehr hohe Rauschanteile auf, welche im Bereich hoher Frequenzen die Anteile der Bilddetails „überragen". Durch die Multiplikation mit dem Ramp-Filter im Zuge der Rekonstruktion werden die **Rauschanteile** ebenfalls verstärkt – das Rauschen würde das Bild dominieren.

Um diesen Effekt zu kompensieren ist eine **zusätzliche Filterung** – zusätzlich zur Anwendung des Ramp-Filters – erforderlich, welche die Anteile hoher Frequenzen reduziert. Gleichzeitig werden durch diese Filterung aber hochfrequente Bildinformationen (feine Objektdetails) gedämpft. Es ist daher erforderlich einen *Kompromiss* zwischen *Rauschreduktion* und *Erhaltung von Objektdetails* zu finden. Die Frage nach dem „besten Filter" kann nicht generell beantwortet werden, da die optimale Filterung von mehreren Randbedingungen abhängt.

In der Szintigraphie werden die **verwendeten Filter** mit Namen identifiziert (siehe Abb. 10.6 auf Seite 240): Ramp-Filter, **Low-Pass**-Filter, **Butterworth**-Filter, **Hanning**-Filter, **Shepp-Logan**-Filter, **Wiener**-Filter, **Metz**-Filter. Für alle Filter ist die Eingabe der "Cut-Off"-Frequenz, also jener Frequenz, ab der die

Filterfunktion auf 0 absinkt, erforderlich. Manche Filter erfordern zusätzlich die Angabe einer Filter-Ordnung: dieser Parameter definiert wie rasch die Filterfunktion auf 0 reduziert wird.

Die Rekonstruktion mittels gefilterter Rückprojektion war lange Zeit das einzig übliche Rekonstruktionsverfahren für die **Computertomographie**. Zwar stellt sich bei der Rekonstruktion in der CT nicht das Problem stark verrauschter Messdatensätze mit schlechter Statistik wie bei der Emissions-Computertomographie (Single-Photon-Emission-Computed-Tomography (SPECT) und PET). Bei dünnen Schichten und geringer Dosis ergibt sich aber auch in der CT die Notwendigkeit, die Daten im Bereich hoher Frequenzen durch eine Filterung zu glätten. Die dabei verwendeten Filter werden aber nicht durch Angabe ihrer mathematischen Funktion, der Filter-Ordnung und der Cut-Off-Frequenz gekennzeichnet sondern durch mehr oder weniger sprechende Zahlen- und Buchstaben-Codes, z.B.: „B20s weich", „H60s scharf" oder „I70f sehr scharf".

- Filterkerne, welche das Rauschen durch entsprechende Dämpfung hochfrequenter Strukturen im Ortsraum reduzieren, bewirken immer auch eine **Glättung** feiner Objektstrukturen und Kanten („**Smooth**"-Filter, „**SOFT**"-Algorithmus).
- Filterkerne, welche die Kanten der Objekte betonen und damit die Bildschärfe erhöhen („**HIGH**"-Algorithmus, „**Enhance**"-Filter), bewirken immer auch eine unerwünschte Verstärkung des Rauschanteils im Bild.

10.1.4 Iterative Verfahren

Bei den iterativen Verfahren ist die **Ausgangslage** grundsätzlich die gleiche wie bei der gefilterten Rückprojektion (FBP): die gemessenen Projektionen (siehe Abb. 10.8 auf Seite 242) sind vorhanden, die Aktivitätsverteilung in einer Schicht ist unbekannt.

„**Iterativ**" bedeutet, sich schrittweise in wiederholten Rechenvorgängen der (exakten) Lösung (in unserem Fall: der Aktivitätsverteilung in einem Schichtbild) annähern.

Iterative Rekonstruktion – das Konzept

Im Folgenden wird anhand von Abb. 10.9 auf der nächsten Seite das Konzept einer iterativen Rekonstruktion Schritt-für-Schritt erklärt:

1. Die Abbildung ist in zwei Bereiche eingeteilt:
    - Oberhalb der strichlierten Linie: der Bereich der **Messung**
    - Unterhalb der strichlierten Linie: der Bereich der Rekonstruktion mittels **Software**

10.1 Bildberechnung

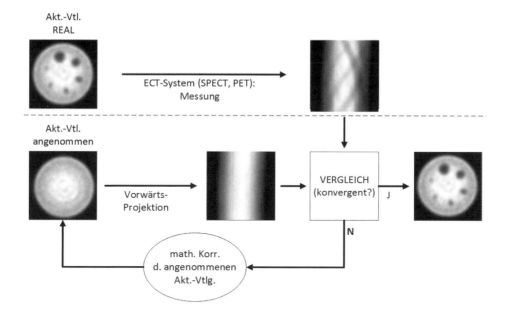

Abbildung 10.9: Konzept der iterativen Rekonstruktion

2. Im Bereich der Messung ist links die „Reale Aktivitätsverteilung" dargestellt. Diese Aktivitätsverteilung kennen wir nicht, da sie sich im Inneren des Patienten befindet.

   Durch die Messung der *emittierten Strahlung* mit einem SPECT- oder PET-System erhalten wir die Projektionsdaten. Aus den Projektionsbildern lässt sich für jede Zeile ein Sinogramm (siehe InfoBox 10.1 auf Seite 235) erstellen.

   In Abb. 10.9 ist das dargestellt: diese *eine* Schicht der realen Aktivitätsverteilung liefert durch **Messung** das *Sinogramm* oben rechts!

3. Für die Rekonstruktion wird – damit ein erster Rechenvorgang stattfinden kann – eine „Start-Aktivitätsverteilung" benötigt: meist wird der Einfachheit halber eine Gleichverteilung der Aktivität im Schichtbild angenommen.

   In unserem Beispiel haben wir im Bild unten links aus didaktischen Gründen eine kreisförmige Aktivitätsverteilung angenommen, damit die Unterschiede in den Sinogrammen nicht zu groß ausfallen.

4. Diese *angenommene* Aktivitätsverteilung wird in einem Rechenschritt, der sogenannten **Vorwärtsprojektion**[3], in Sinogramme (für jede einzelne Ak-

---

[3]Da der Hersteller eines bildgebenden Systems (SPECT, PET) weiß, wie sein System

tivitätsschicht ein Sinogramm!) umgerechnet. Die Vorwärtsprojektion kann – und das ist ein wesentlicher Vorteil der iterativen Verfahren – alle Informationen zur Bildgebung mit z.B. einem SPECT-System beinhalten, die technisch oder physikalisch bekannt sind:

- technische Eigenschaften: welche Detektoren und z.B. Kollimatoren werden vom Hersteller verwendet, welcher Rotationsradius liegt der aktuellen Projektion zugrunde etc.
- physikalische Eigenschaften: welche nuklidspezifischen Effekte werden bei der Messung „erwartet" (Schwächung – Kap. 10.3 auf Seite 251, Streustrahlung – Kap. 10.4.1 auf Seite 261 etc.)

5. Damit liegen für jede einzelne Schicht nun zwei Sinogramme vor: das gemessene Sinogramm (Bild oben rechts) und das aus der angenommenen Aktivitätsverteilung errechnete Sinogramm (Bild unten, das zweite Bild von links).
Diese beiden Sinogramme werden verglichen!

Ungleich: oder – im mathematischen Sinn – nicht „ähnlich" genug.

Wenn die *Vorwärtsprojektion* nicht (ausreichend) mit den gemessenen Projektionen übereinstimmt, kann das nur bedeuten, dass die *angenommene Aktivitätsverteilung* „falsch" ist und so korrigiert werden muss, dass die errechneten Sinogramme *ähnlicher* zu den gemessenen Sinogrammen werden.

Diese mathematische Korrektur der bisher angenommenen Aktivitätsverteilung führt somit zu einer neuen angenommenen Aktivitätsverteilung und das iterative Verfahren wird mit Schritt 4 fortgesetzt.

Die Schleife „**Annahme – Vergleich – Korrektur**" wird so lange durchlaufen, bis die berechnete Aktivitätsverteilung (innerhalb einer vorgegebenen Differenz) der tatsächlichen entspricht.

In diese mathematischen Korrekturen fließen immer wieder zahlreiche Verbesserung und Optimierungen ein. Daher hat sich die Anzahl der erforderlichen Iterationen in den letzten Jahren stark reduziert.

Gleich: Die beiden Sinogramme sind gleich oder zumindest so ähnlich, dass der Vergleichs-Algorithmus „zufrieden" mit dem Ergebnis

---

„funktioniert", kann – unter Kenntnis der bildgebenden Eigenschaften des Systems – berechnet werden, wie die Projektionen (diese sind das Ergebnis einer Messung) mit der Aktivitätsverteilung im Schichtbild aussehen würden.

ist: damit sollte das Bild unten rechts – die errechnete Aktivitätsverteilung! – weitgehend identisch mit der realen Aktivitätsverteilung sein.

Nicht alle iterativen Verfahren sind „konvergent" und erreichen automatisch ein zufriedenstellendes, stabiles Ergebnis. In diesen Fällen müssen *Abbruchkriterien* (z.B. eine bestimmte Anzahl Iterationen) in der Software eingestellt werden.

Verfahren zur Iterativen Rekonstruktion

Zahlreiche unterschiedliche Verfahren zur Iterativen Rekonstruktion wurden in der Vergangenheit entwickelt und eingesetzt. Diese Verfahren unterscheiden sich im Wesentlichen hinsichtlich der Art, wie die erforderliche Korrektur an der angenommenen Aktivitätsverteilung ermittelt wird und hinsichtlich der Daten, welche jeweils für einen Vergleich herangezogen werden:

- Bei den Verfahren der **Algebraic Reconstruction Technique (ART)** wird die Annahme für die Aktivitätsverteilung nach der Projektion jedes einzelnen Winkelschrittes korrigiert. Da sich benachbarte Winkelschritte in ihren Messdaten in der Regel nur gering unterscheiden, werden für den nächsten Korrekturschritt möglichst entfernte oder zufällig ermittelte Projektionswinkel eingesetzt. Bei diesem Verfahren sind naturgemäß viele Iterationsschritte erforderlich, die Konvergenz ist nur langsam.
- Die **Simultaneous Iterative Reconstruction Technique (SIRT)** verwendet für die Korrektur zwar die Projektionen in allen Winkeln, korrigiert allerdings immer nur ein Pixel der Annahme. Das korrigierte Pixel wird dann für einen neuerlichen Satz Projektion verwendet, der zur Korrektur des nächsten Pixels eingesetzt wird. Das Verfahren ist sehr rechenintensiv, konvergiert aber stetig.
- Die **Iterative Least Square Technique (ILST)** verwendet alle Verfügbaren Projektionen für die Korrektur der gesamten Annahme. Die Korrektur wird so gewählt, dass die quadratische Abweichung zwischen den gemessenen und gerechneten Projektionen minimiert wird.
- Auch bei der Methode **Expectation Maximization Maximum Likelihood (EM-ML)** werden alle verfügbaren Projektionen für die Korrektur der gesamten Annahme eingesetzt. Zur Ermittlung der Korrektur wird ein statistisches Modell für das Rauschen (Poisson Verteilung) in den Daten herangezogen: Es wird jene Annahme gesucht, die die höchste Wahrscheinlichkeit aufweist unter obiger Voraussetzung zu den Messdaten zu führen.
- Die **OS-EM** schließlich verwendet das EM-ML-Verfahren und stellt ein Verfahren dar, um den Rechenaufwand bei gleichbleibender Qualität deut-

lich zu reduzieren. Da sich benachbarte Projektionen meist nur geringfügig voneinander unterscheiden, werden bei diesem Verfahren wieder nicht alle Projektionen, sondern nur eine Untergruppe (Subset) an Projektionen für einen Korrekturschritt eingesetzt. Bei beispielsweise 8 Subsets wird im ersten Schritt jede 8. Projektion in den ersten Korrekturschritt einbezogen. Im nächsten Korrekturschritt erfolgt dann die Verwendung des nächsten Subsets (der benachbarten Projektionswinkel). Nach 8 Korrekturschritten ist eine Iteration beendet, und der Vorgang beginnt von Neuem. Bei gleichbleibender Konvergenz sinkt der Rechenaufwand deutlich. Die Anzahl der insgesamt durchgeführten Vergleiche ergibt sich aus der Multiplikation der Anzahl der Subsets mit der Anzahl der Iterationen.

Das OS-EM Verfahren hat sich nahezu als de facto-Standard durchgesetzt. Neben der Anzahl der Iterationen muss bei diesem Verfahren die Anzahl der "Subsets" gewählt werden:

- **Anzahl der Subsets:** Dabei sind nur *jene Zahlen* zulässig, deren *Vielfaches* die *Anzahl der Projektionen* ergibt. Bei beispielsweise 60 Projektionswinkel sind prinzipiell 2, 3, 4, 5, 6, 10, 12, 15, 20 oder 30 Subsets möglich.

- **Anzahl der Iterationen:** Die Anzahl der *Iterationen multipliziert* mit der Anzahl der *Subsets* gibt an, wie häufig der Vergleich und damit die Korrektur durchgeführt wird.

Die (auch visuell wahrnehmbare) **Bildqualität** steigt zunächst mit jeder Iteration an, wird aber nach einem gewissen Maximum bei zu vielen Iterationen wieder abnehmen. Die für eine jeweilige Situation optimale Kombination von Subsets und Iterationen hängt von der statistischen Qualität der Daten ab und muss durch Erfahrung oder Versuche gewonnen werden.

Wenn die Bilddaten für quantitative Vergleiche herangezogen werden, wie dies etwa bei PET mit der Standard(ized) Uptake Value (SUV)-Bestimmung der Fall ist, muss die Anzahl der Subsets und Iterationen konstant gehalten werden.

Generell sind iterative Verfahren wesentlich besser geeignet für den Umgang mit Daten mit hohen Rausch-Anteilen, wie sie in der nuklearmedizinischen Messtechnik praktisch immer auftreten, als Verfahren basierend auf der gefilterten Rückprojektion.

Die iterativen Verfahren haben gegenüber der gefilterten Rückprojektion noch weitere Vorteile: In die Berechnung der Projektionen (Vorwärtsprojektor) können Kenntnisse der Physik und die Abbildungseigenschaften des Gerätes eingebaut werden. So kann z.B. die Abbildungsfunktion der Gammakamera-Kollimatoren, also die mit zunehmender Entfernung von der Oberfläche abnehmende Ortsauflösung in den Algorithmus eingebaut und dadurch eine Auflösungsverbesserung erzielt werden.

Die iterativen Verfahren erfordern einen hohen Rechenaufwand, der aber heute wegen der Verfügbarkeit schneller Rechner und optimierter Algorithmen keine größere Bedeutung mehr hat.

10.1.5 Zeitlicher Ablauf des Filtereinsatzes

Unabhängig von der zwingenden Notwendigkeit einer Filterung bei der gefilterten Rückprojektion, können nuklearmedizinische Bilddaten natürlich immer durch Filter bearbeitet werden, um den Bildeindruck zu verbessern und (hoffentlich) die Befundung zu unterstützen.

Für die Auswahl der Filter und die Auswirkungen bei der Wahl der Parameter dieser Filter gilt das im Kapitel 10.1.2 – „Filterung" Gesagte. Eine Filterung der Bilddaten einer SPECT-Akquisition kann selbstverständlich auch im Rahmen einer iterativen Rekonstruktion erfolgen.

Hinsichtlich des „Zeitpunktes" der Anwendung von Filtern sind bei den beiden Rekonstruktionsverfahren jeweils folgende Vorgangsweisen möglich:

- **Vorfilterung**: Filterung der *Projektionsbilder* vor der Rekonstruktion

    Dies kann sowohl für Projektionen, welche anschließend mit gefilterter Rückprojektion rekonstruiert werden sollen, als auch für solche, welche iterativ rekonstruiert werden sollen, eingesetzt werden. Die Vorfilterung wird aber nur in seltenen Fällen durchgeführt.

- Filterung während der **Rekonstruktion** (zusätzlich zum Ramp-Filter):

    In fast allen Fällen wird die gefilterte Rückprojektion durch die Wahl eines zusätzlichen Filters ergänzt. Die Filterung während der Rekonstruktion ist für die iterativen Verfahren nicht erforderlich.

- Dreidimensionale **Nachfilterung** der rekonstruierten Daten:

    Dieses Verfahren wird primär für mittels iterativer Rekonstruktion erhaltene Daten eingesetzt (für die gefilterte Rückprojektion erfolgte ja bereits eine Filterung im Rahmen des Rekonstruktionsprozesses). In der Regel werden die Daten mit einem Gauß-Filter geglättet.

10.2 Schichtdarstellung

Sobald das untersuchte Volumen in Form eines Satzes von **Transversalschichten** im Computer gespeichert ist, können daraus Schichtbilder in jeder beliebigen

10 Rekonstruktion von Schichtbildern

Richtung durch Umsortieren erzeugt werden. Üblich sind **sagittale und coronale Schichten** (Abb. 10.10), in manchen Fällen auch **schräge (oblique) Schichten** (z.B. bei der Myokardszintigraphie).

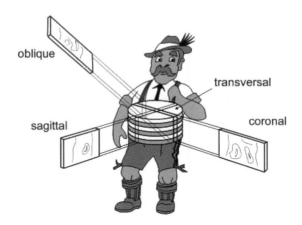

Abbildung 10.10: Orientierung rekonstruierter Schichtdatensätze

Eine übersichtliche und häufig verwendete Darstellungsmethode – die Multiplanare Reformatierung (MPR) – ist die gleichzeitige Anzeige von drei senkrecht aufeinander stehenden (orthogonalen) Schichten (z.B. transversal, coronal, sagittal), wobei in allen Schichten ein Fadenkreuz in einen interessierenden Punkt gelegt werden kann. Wird das Fadenkreuz in einer Schicht von einem Punkt zu einem anderen bewegt, bewegt es sich automatisch in den anderen Schichten mit, gleichzeitig werden automatisch die entsprechenden Schichten aus den anderen Orientierung angezeigt.

Für die Darstellung des Herzens in drei Schnittebenen hat sich ein zur Längsachse des Herzens paralleles Koordinatensystem eingebürgert: anstelle Transversaler Schichten werden Schnitte quer durch das Myokard senkrecht auf die Herz-Längsachse angezeigt (Horizontale-Kurzachse: von der Herzspitze bis zu Basis). Orthogonal dazu werden die Schnitte der Horizontalen Längsachse (von unten nach oben) und der Vertikalen Längsachse (vom Septum nach außen) dargestellt.

Eine weitere anschauliche Darstellungsmethode sind (quasi-)3D-Darstellungen, die einen Blick in das transparent dargestellte, aus Schichtbildern zusammengesetzte Untersuchungsvolumen erlauben, entweder als sich drehende Abfolge von Ansichten auf das Volumen (sogenannter „**movie**"- bzw. „**cine**"-Modus) oder mit einer interaktiven Bewegungsmöglichkeit. Dazu zählen auch bewegte „Maximum Intensity Projektion (MIP)"-Darstellungen („MIP-cine"), die entlang gewählter Sichtrichtungen im rekonstruierten Volumen jeweils die Bildelemente mit der höchsten Impulsdichte je Sichtstrahl darstellen.

10.3 Schwächungskorrektur

10.3.1 Allgemeines zur Schwächungskorrektur

Auf dem Weg vom Ort der Strahlungsentstehung im Körper des Patienten bis zu den Detektoren wird die Strahlung durch das Gewebe des Patienten geschwächt: siehe Kap. 2.3.4 auf Seite 41 und 2.3.5 auf Seite 44. Strahlung aus der Körpermitte muss dabei einen längeren Weg zurücklegen, als Strahlung, die nahe der Körperoberfläche entsteht. Aus diesem Grund werden die **Aktivitäten in der Körpermitte** des Patienten bei der Rekonstruktion unterbewertet: eine Korrektur der Schwächung der Strahlung im Patienten ist notwendig.

Einsatz der Schwächungskorrektur bei SPECT

Für SPECT-Bilder ist eine Schwächungskorrektur insbesondere dann notwendig, wenn ein numerischer **Vergleich** der in unterschiedlichen Tiefen gespeicherten **Aktivitäten** vorgenommen werden soll. Dies ist zum Beispiel bei der Myokard-Szintigraphie der Fall.

Auch ohne Schwächungskorrektur können Funktionsdefekte bzw. -anomalien mit SPECT-Untersuchungen besser als in der planaren Szintigraphie lokalisiert werden, aber eine Schwächungskorrektur ergibt eine „richtigere" Darstellung der Aktivitätsverteilung innerhalb des rekonstruierten Volumens.

Für einfache Schwächungsverhältnisse (z.B.: bei Hirn-SPECT kann eine Gleichverteilung der Schwächung angenommen werden) ist bei SPECT die Methode nach Chang gebräuchlich (insbesondere dann wenn keine individuelle Transmissionsmessung zur Verfügung steht). Im Thorax-Bereich führt diese Methode jedoch zu keinen brauchbaren Ergebnissen. Hier müssen über eine **Transmissionsmessung** die Daten für eine gemessene Schwächungskorrektur ermittelt werden.

Notwendigkeit der Schwächungskorrektur bei PET

Im Gegensatz zur Gammakamera, wo *Einzelphotonen* aus der Körperoberfläche austreten und nachgewiesen werden (Abb. 10.11 auf der nächsten Seite links), müssen bei PET wegen der Koinzidenzmessung immer *beide* bei der Annihilation entstehenden *Photonen* aus der Körperoberfläche austreten und auf Detektoren auftreffen (Abb. 10.11 rechts).

Schwächungseffekte bei PET haben daher trotz der vergleichsweise hohen Energie der beteiligten Gammastrahlung von 511 keV einen **viel größeren Einfluss auf die Bildqualität** als bei der SPECT: aus Tab. 2.2 auf Seite 50 in Kap. 2.3.5 – „Schwächungsgesetz und Halbwertsdicke" können die Halbwertsschichtdicken für Photonenstrahlung in Wasser (stellvertretend für Weichteilgewebe) entnommen werden: Es sind dies 46 mm für die 140 keV des Tc-99m respektive 71 mm

10 Rekonstruktion von Schichtbildern

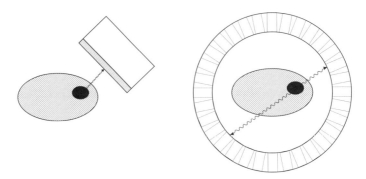

Abbildung 10.11: Prinzipielle Unterschiede in der Schwächung der Strahlung bei SPECT (links) und PET (rechts)

für die 511 keV bei der PET. Aus ca. 14 cm Körpertiefe (etwa drei Halbwertsschichtdicken) erreichen nur noch ca. 12 % der Photonen des Tc-99m ungeschwächt den Detektor der Gammakamera. Für die PET-Messung müssen zwischen 30 cm und 50 cm Körpergewebe von den Photonen durchquert werden. Ein Querschnitt von angenommenen ca. 35 cm entspricht 5 Halbwertsschichtdicken und einer Schwächung um den Faktor 32. Lediglich 3 % der Strahlung erreichen ungeschwächt die Detektoren. Für eine **Quantifizierung** (oder SUV-Bestimmung), ist bei der PET die Korrektur der Schwächungseffekte **unabdingbare** Voraussetzung.

Mathematischer Umgang mit der Schwächungskorrektur

Für die Schwächung der Photonen gilt nach dem **Schwächungsgesetz** (siehe Glg. 2.35 auf Seite 45 in Kap. 2.3.5 – „Schwächungsgesetz und Halbwertsdicke"):

$$I(d) = I_0 \cdot e^{-\mu(x) \cdot d} \tag{10.2}$$

mit
$\begin{cases} I(d) & \text{Intensität der Primärstrahlung nach dem Durchgang als Funktion der Dicke } d \\ I_0 & \text{Intensität der ungeschwächten Strahlung vor dem Durchgang} \\ d & \text{Wegstrecke des Photons (bei SPECT) bzw. der Photonen (bei PET) innerhalb des Körpers} \\ \mu & \text{linearer, lokaler Schwächungskoeffizient} \end{cases}$

Es gilt also zwei Parameter zu ermitteln:

1. die Wegstrecke d des Photons im Körper (bei SPECT) sowie
2. die lokalen Schwächungskoeffizienten $\mu(x)$ entlang dieses Weges.

10.3 Schwächungskorrektur

Ein Problem in der Lösung von Gleichung 10.2 resultiert aus der Tatsache, dass der lineare Schwächungskoeffizient $\mu(x)$, a priori nicht bekannt und in den meisten Fällen auch äußerst inhomogen innerhalb der durchstrahlten Körperschichten ist: Je nach Gewebe (Luft, Weichteilgewebe, Knochen) unterliegt μ großen Variationen (siehe Abb. 2.15 auf Seite 47 für Wasser, Detektormaterial und Blei).

Arten der Schwächungskorrektur

Folgende Konzepte bei der Ermittlung des zur Schwächungskorrektur erforderliche Schwächungskoeffizient $\mu(x)$ werden unterschieden:

- **Schwächungskorrektur nach Chang:** eine rechnerische Methode mit nuklidabhängig abgeschätztem, konstantem Schwächungskoeffizienten und der aus den Emissionsdaten ermittelten Körperkontur – siehe Kap. 10.3.2
- **Transmissionsmessung mit Hilfe radioaktiver Strahlenquellen:** zur Ermittlung der tatsächlichen Schwächungskoeffizienten werden radioaktive Quellen eingesetzt – siehe Kap. 10.3.3
- **Transmissionsmessung mit Hilfe eines CT-Systems:** die erforderlichen Schwächungskoeffizienten werden aus den Hounsfield-Units eines CT-Datensatzes gerechnet – siehe Kap. 10.3.4
- **Abschätzung der Schwächungskoeffizienten aus einer MR[4]-Messung:** Die Transmissionsmessung mit MR-Systemen ist eine (nach wie vor) aktuelle Herausforderung, da wenige Sequenzen zur Ermittlung von Knochengewebe zur Verfügung stehen.

Im Falle der Durchführung einer Transmissionsmessung (die drei letzten Methoden) spricht man auch von einer **gemessenen** bzw. individuellen **Schwächungskorrektur**.

Bei modernen CT-Systemen werden – bei entsprechender Wahl der CT-Aufnahmeprotokolle – einerseits die benötigten Daten für die Schwächungskorrektur und andererseits CT-Schnitte in diagnostischer Qualität gemessen. Daher hat sich in den letzten Jahren die Verwendung **kombinierter SPECT/CT-** bzw. **PET/CT-**Systeme durchgesetzt (siehe Kap. 8.7.5 auf Seite 197 und 9.5.2 auf Seite 226).

10.3.2 Schwächungskorrektur nach Chang

Diese Methode ist eine Näherung, da im gesamten Körperquerschnitt eine **homogene Schwächung der Strahlung** angenommen wird. Im rekonstruierten Bild wird zunächst die Körperkontur eingezeichnet, meist mit einer Ellipse als Näherung. Anschließend werden alle Bildpunkte innerhalb der Ellipse mit einem Korrekturfaktor multipliziert, der vom Schwächungskoeffizienten abgeleitet ist. Der

---
[4]Magnet-Resonanz-Tomographie (MR)

10 Rekonstruktion von Schichtbildern

InfoBox 10.5: Geometrisches Mittel anstelle Schwächungskorrektur

---

Keine Schwächungskorrektur im eigentlichen Sinn ist die Bildung des geometrischen Mittelwertes wie in der Info-Box 5.8 „Berücksichtigung von Schwächungseffekten" auf Seite 112 vorgestellt: Zur Bildung des geometrischen Mittelwertes der Messungen von zwei gegenüberliegenden Seiten, werden die Messergebnisse in einem ersten Schritt miteinander multipliziert. Für das Produkt der Intensitäten sind nicht mehr die separaten Wegstrecken der Gamma-Quanten zur jeweiligen Seite maßgebend, sondern **die Summe dieser beiden Wegstrecken**, d.h. die Gesamtlänge der beiden Wegstrecken durch den Körper bzw. die **Gesamtschwächung** entlang dieses Weges.

Bei der Messung von gegenüberliegenden Seiten misst ein Detektorkopf der Gammakamera die Intensität $I(d_1)$ von der einen Seite, nach dem das Photon die Wegstrecke d_1 im Körper zurückgelegt hat (Gleichung 10.3).

$$I(d_1) = I_0 \cdot e^{-\mu \cdot d_1} \qquad (10.3)$$

Der andere Detektorkopf misst die Intensität $I(d_2)$ von der anderen Seite nach der Wegstrecke d_2 im Körper (Gleichung 10.4).

$$I(d_2) = I_0 \cdot e^{-\mu \cdot d_2} \qquad (10.4)$$

Die Wegstrecke D, welche die Strahlung insgesamt im Körper des Patienten zurücklegen muss, setzt sich zusammen aus den Weganteilen zur Vorderseite d_1 bzw. zur Rückseite d_2:

$$D = d_1 + d_2$$

Durch Bildung des geometrischen Mittelwertes (dem Produkt der beiden Messungen) werden die Exponenten addiert, das Ergebnis ist nur mehr von der Gesamtschwächung (entlang des Körperdurchmessers D) abhängig (Gleichung 10.5):

$$I(D) = I(d_1) \cdot I(d_2) = I_0 \cdot e^{-\mu \cdot (d_1 + d_2)} = I_0 \cdot e^{-\mu \cdot (D)} \qquad (10.5)$$

Wie bereits in Gleichung 5.6 auf Seite 112) gezeigt wurde, ist das Ergebnis unabhängig von der Tiefe, aus welcher die Strahlung emittiert wurde. Das Ergebnis wird also nicht um Schwächungseffekte korrigiert, die unterschiedlichen Schwächungen im Körper (z.B.: durch unterschiedliche Tiefen der beiden Nieren) werden aber „weggemittelt".

Korrekturfaktor ist für die Bildpunkte in der Mitte am größten und wird für Bildpunkte gegen die Körperkontur hin kleiner (siehe Abb. 10.12 auf der nächsten Seite).

Einige Software-Hersteller bieten auch die Möglichkeit einer halb-automatischen Bestimmung der **Körperkontur**: Alle Pixel, deren Impulszahlen oberhalb eines einstellbaren Schwellwertes liegen, werden dem Bereich innerhalb der Körperkontur zugeordnet. Da die äußeren Körperschichten das verwendete Pharmakon nur in den seltensten Fällen speichern, funktioniert dieses Verfahren nur bedingt und erfordert in der Regel händische Nachjustierungen der Ellipse für die Körperkontur.

10.3 Schwächungskorrektur

Die Methode nach Chang kann daher mit guten Ergebnissen nur in jenen Fällen angewandt werden, bei denen der Schwächungskoeffizient im untersuchten Volumen einigermaßen konstant ist, z.B. bei Hirn-SPECT-Untersuchungen.

Abb. 10.12 zeigt links ein unkorrigiertes Schichtbild eines mit Aktivität gefüllten Zylinderphantoms, in der Mitte die Korrekturmatrix und rechts das schwächungskorrigierte Schichtbild.

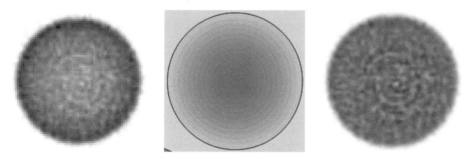

Abbildung 10.12: Schwächungskorrektur nach Chang

In den Schwächungskorrektur-Algorithmus nach Chang kann zusätzlich eine Korrektur für Streustrahl-Effekte implementiert sein (siehe dazu InfoBox 10.6).

InfoBox 10.6: Unterkorrektur zur Berücksichtigung der Streustrahlung

Wenn die **Chang-Methode** zur **Schwächungskorrektur** eingesetzt wird, werden meist auch gleich **Streustrahleffekte** mitkorrigiert: Anstelle des eigentlich erforderlichen Schwächungskoeffizienten ($\mu = 0{,}15\,\text{cm}^{-1}$ für Tc-99m in Wasser) wird ein etwas kleinerer Wert ($\mu = 0{,}12\,\text{cm}^{-1}$) angenommen. Durch den geringeren Wert erfolgt eine **Unterkorrektur des Schwächungseffektes**.
Damit werden die **durch Streustrahlung zusätzlich gemessenen Photonen** bei der Schwächungskorrektur berücksichtigt (für die Streustrahleffekte siehe auch Kapitel 10.4.1 – „Streustrahlungskorrektur").

10.3.3 Transmissionsmessung mit Hilfe radioaktiver Strahlenquellen

Ähnlich wie bei der Computertomographie wird bei dieser Methode mit Hilfe radioaktiver Strahlenquellen die Dichteverteilung (genauer gesagt die lokale **Verteilung der Schwächungskoeffizienten** $\mu(x)$) ermittelt und für die Schwächungskorrektur herangezogen. Für jede Schicht wird aus den Messdaten eine Schwächungsverteilung ("attenuation map", "μ-map") erstellt, welche Basis der Schwächungskorrektur ist.

Bei derartigen Transmissionsmessungen mit radioaktiven Quellen wird im Allgemeinen eine wesentlich geringere Strahlungsintensität angewandt, als bei einer

10 Rekonstruktion von Schichtbildern

CT-Aufnahme, die Transmissionsmessungen dauern dementsprechend länger und die statistischen Schwankungen für die Werte von $\mu(x)$ sind größer.

InfoBox 10.7: Externe Strahlenquellen zur Transmissionsmessung bei SPECT

Wird die Transmissionsmessung an Gammakameras mit externen Strahlenquellen durchgeführt, ist ein Radionuklid erforderlich, dessen Energie eine simultane Messung mit Tc-99m und Tl-201 ermöglicht, und dessen Halbwertszeit ein akzeptables Intervall für den Quelltausch ermöglicht. Als Nuklid wird zumeist Gd-153 verwendet:

- Gadolinium (**Gd-153**)
  Halbwertszeit 240,4 Tage, Gammalinien bei $E_\gamma = 97\,\text{keV}$, $103\,\text{keV}$

Die Quellen sind meist als **Linienquelle** ausgebildet, die entweder von einer fixen Position aus den Patienten fächerförmig durchstrahlt (erfordert einen fokussierten Fan-Beam-Kollimator, siehe Abbildung 10.13 links) oder auf einen schmalen Strahl kollimiert, der langsam über das Messfeld bewegt wird (Abbildung 10.13 rechts). Alternativ kann die Quelle auch seitlich am Detektor angebracht sein.

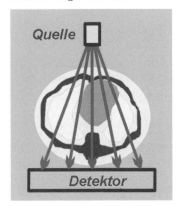 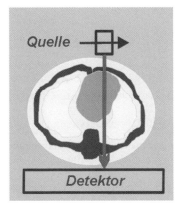

Abbildung 10.13: Transmissionsmessung mit fixer und bewegter Linienquelle

Im Falle der über das Messfeld bewegten Linienquelle, muss für den jeweiligen Bereich des Detektors das Energiefenster auf den Energiebereich der Photonen der Transmissionsquelle eingestellt werden. Das Energiefenster wird dann gemeinsam mit der gegenüberliegenden Quelle über den Detektor verschoben. Im restlichen Bereich des Detektors kann die Messung der Emissions-Photonen (Tc-99m) erfolgen.

Segmentierung

Durch die geringe Aktivität der Strahlenquelle in Verbindung mit einer nur relativ kurz bemessenen Messzeit sind die mit externen Quellen gemessenen Transmissionsdaten aufgrund der statistischen Natur des Kernumwandlungsprozesses meist stark verrauscht. Insbesondere bei PET-Scannern mit vielen Einzeldetektoren können nicht in jeder Koinzidenzlinie (LOR) so viele Quanten registriert werden, wie dies aus statistischen Gründen wünschenswert wäre.

10.3 Schwächungskorrektur

InfoBox 10.8: Externe Strahlenquellen zur Transmissionsmessung bei PET

Vereinzelt finden noch PET-Scanner Verwendung, welche nicht mit einem CT (oder MR) gekoppelt sind. An diesen Geräten muss die Transmissionsmessung mit Hilfe externer Strahlenquellen durchgeführt werden.
Als Strahlungsquelle wird praktisch ausschließlich Ge-68 eingesetzt:

- Germanium (**Ge-68**)-Stabquellen
  Halbwertszeit 271 Tage, Umwandlung durch Elektronen-Einfang zu Ga-68, daher Annihilationsquanten bei $E_\gamma = 511\,\text{keV}$

Da in diesem Fall auch die Transmission mit einer Energie von 511 keV gemessen wird, kann anhand der Energie keine Differenzierung zwischen Emissions- und Transmissions-Photonen vorgenommen werden. Die Unterscheidung erfolgt, indem Koinzidenzen mit einem unmittelbar hinter der Transmissionsquelle gelegenen Detektor als Transmissions-Messung gewertet werden.

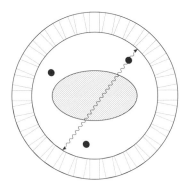

Abbildung 10.14: Ge-68-Quellen zur Transmissionsmessung

In Abb. 10.14 ist der Einsatz einer externen Ga-68-Linienquelle schematisch dargestellt: Die drei kleinen schwarzen Kreise stellen die Ga-68-Linienquellen dar, welche **innerhalb** des PET-Rings um das Rotationszentrum des PET-Systems rotiert werden können.
Für die Quelle rechts oben wurde ein Annihilationsereignis eingetragen: der unmittelbar hinter der Quelle liegende Detektor registriert den Ort der Quelle, der gegenüberliegende Detektor bestimmt die LOR für die die Gesamtschwächung gemessen wird.

Das Rauschen dieser Schwächungsmessung schlägt direkt auf die Qualität der damit korrigierten Bilddaten durch. Um mit einigermaßen kurzen Messzeiten das Auslangen zu finden, wird bei dieser Methode vielfach eine **segmentierte Schwächungskorrektur** verwendet, welche nur **drei bis vier Dichtebereiche** unterscheidet. Die Transmissions-Bilder werden in Regionen unterschiedlicher Gewebsarten eingeteilt (z.B. Weichteilgewebe, Lunge, Knochen). Für jede Gewebsart werden die zugehörigen 511 keV- (bzw. 140 keV) Schwächungskoeffizienten eingesetzt. Dies ist jedoch nur eine Näherung, da manche Gewebsregionen relativ stark variierende Dichtewerte besitzen und somit – insbesondere im Vergleich zur Methode im nächsten Kapitel 10.3.4 – eher unzureichend beschrieben werden.

10.3.4 Transmissionsmessung mit Hilfe einer Röntgenröhre (Computertomographie)

Für die erforderliche Ermittlung der Schwächungskoeffizienten kann entweder eine sogenannte diagnostische Computertomographie herangezogen werden oder es wird eine eigene CT mit geringerer Strahlungsintensität erzeugt (sogenannte Schwächungs-CT oder „**low dose**"-CT oder „AC[5]-CT").

Die Transmissionsmessung mit Hilfe einer Röntgenröhre als Basis für die Schwächungskorrektur hat folgende wesentliche Vorteile:

- wesentlich **kürzere Untersuchungszeiten** als bei der Verwendung radioaktiver Strahlenquellen
- weniger **statistisches Rauschen**, dadurch bessere Qualität der korrigierten PET- oder SPECT-Bilder
- zusätzlicher **Gewinn an diagnostischer Information** (anatomische Strukturen)

Demgegenüber stehen folgende Nachteile:

- Die **Umrechnen der Schwächungskoeffizienten** ist erforderlich: Die Röntgenröhre sendet Photonenstrahlung mit einem kontinuierlichen Energiespektrum über einen größeren Energiebereich aus (durchschnittliche Energie ca. 70 keV, Aufhärtungseffekt). Die mit dieser Röntgenstrahlung gemessenen Schwächungswerte müssen in die Schwächungswerte der monoenergetischen Vernichtungsstrahlung von 511 keV umgerechnet werden. Diese **Umrechnung** ist anfällig für Fehler und Artefakte; Details in der InfoBox 10.9 auf der nächsten Seite.
- Die *Aufnahmezeiten* der nuklearmedizinischen Emissions-Aufnahmen (SPECT, PET) sind verhältnismäßig lang, als Folge werden z.B. durch die Atmung bewegte Organe verwischt dargestellt. Demgegenüber sind die Aufnahmezeiten der Computertomographie sehr kurz, Bewegungen werden in einem bestimmten Zustand sozusagen „eingefroren". Werden diese CT-Aufnahmen für die Schwächungskorrektur benutzt, kann es zu **Artefakten an den Grenzflächen der bewegten Organe** kommen.

Für die Verwendung der CT-Daten für die Schwächungskorrektur nuklearmedizinischer Datensätze müssen die in wesentlich feinerer Auflösung gemessenen CT-Daten vor ihrer Verwendung auf die gröbere SPECT- bzw. PET-Matrix umgerechnet werden.

---

[5]AC: Attenuation-Correction, Schwächungskorrektur

10.3 Schwächungskorrektur

InfoBox 10.9: Umrechnung der Schwächungskoeffizienten

Die Röntgenröhre sendet Photonenstrahlung mit einem **kontinuierlichen Energiespektrum** mit einer durchschnittlichen Energie von ca. 70 keV aus. Bei der Schwächung dieser Strahlung spielt der **Aufhärtungseffekt** (siehe Kap. 2.3.5 auf Seite 44) eine große Rolle. Weiters überwiegt in dichteren Geweben wie z.B. Knochen bei der Röntgenstrahlung der **Absorptionseffekt**, bei der hochenergetischen Gammastrahlung der **Compton-Eeffekt**.
Aufgrund dieser Unterschiede ist eine direkte (lineare) Umrechnung der Schwächung vom Röntgenbereich auf die Energie von 511 keV nicht möglich. Zurzeit sind für diese Umrechnung folgende Methoden in Verwendung:

- **Skalierung**: Die mit der Röntgenstrahlung ermittelten Dichtewerte werden mit einem **Umrechnungsfaktor** multipliziert. Eine lineare Umrechnung liefert jedoch nur für **nicht-dichte Gewebe** (Luft, Wasser, Weichteile) brauchbare Werte. Für Knochen müssen andere Umrechnungsfaktoren verwendet werden. Dies führt zu „bilinearen" und „hybriden" Umrechnungstabellen, d.h. **für verschiedene Dichtebereiche** werden **unterschiedliche Umrechnungsfunktionen** eingesetzt.
- **Doppelenergie-CT**: Mit Hilfe zweier **mit unterschiedlichen Energien** aufgenommener CT-Scans wird der **Absorptions- und der Compton-Anteil** der Schwächung **separat berechnet** und auf 511 keV umgerechnet.

Probleme mit Kontrastmitteln und ...

Die bilineare Transformation wird bei der Umrechnung der Schwächungskoeffizienten am häufigsten verwendet. Sie funktioniert für normale biologische Gewebe recht gut, Probleme treten jedoch bei komplizierten Materialmischungen, wie z.B. bei **Kontrastmitteln** oder **metallischen Objekten** (siehe nächster Abschnitt), auf: Aufgrund des hohen Massenabsorptionskoeffizienten von Iod bei CT-Energien (bei 511 keV kein Unterschied zu Knochen) ist die Umrechnung grundsätzlich falsch und führt zur „Überkorrektur" der Schwächung. Es wird daher empfohlen, zur Beurteilung auch die nicht schwächungskorrigierten Aufnahmen heranziehen, um Schwächungsartefakte erkennen zu können.

Allerdings wird allgemein die Ansicht vertreten, dass diese Artefakte durch Überkorrektur diagnostisch nicht relevant seien. Weiters kann der negative Einfluss des Kontrastmittels auf die Bildqualität durch entsprechende Anpassung des Kontrastmittel-Protokolls an die Besonderheiten der PET/CT-Untersuchung minimiert werden. Eine wesentliche Rolle spielt hierbei, ob das für die CT-Untersuchung verabreichte Kontrastmittel zum Zeitpunkt der PET-Untersuchung noch in der gleichen Art und Weise im Körper des Patienten verteilt ist oder nicht!

... Metall-Implantaten

Metall-Implantate führen durch die Umrechnung der Schwächung vom kontinuierlichen Röntgenspektrum auf 511 keV zu überhöhten Schwächungswerten und täuschen somit im korrigierten PET-Bild zu hohe Aktivitätskonzentrationswerte vor. Weiters verursachen Metall-Implantate schon im CT-Bild Artefakte, die sich durch die Schwächungskorrektur ins PET-Bild übertragen. Somit sind die korrigierten PET-Bilder sowohl quantitativ als auch visuell in der Umgebung der Metallimplantate fehlerhaft. Auch hier sollten – wie bei den Kontrastmitteln – für die Beurteilung immer auch die nicht schwächungskorrigierten Aufnahmen herangezogen werden.

Abhilfe können iterative Rekonstruktions-Algorithmen für die CT-Bilder liefern, welche helfen, die Metall-Artefakte zu reduzieren.

Weitere Probleme bei der Schwächungskorrektur

- **Abschneiden:** ("truncation")
  Das CT-Messfeld ist meist kleiner (45 cm bis 50 cm) als das PET-Messfeld (55 cm bis 60 cm). Wenn Patienten die Arme, wie im PET üblich, auch im CT neben dem Körper positioniert, werden sie im CT häufig abgeschnitten: Es kommt zu Fehlern bei der Schwächungskorrektur. In der Praxis können diese Fehler durch iterative Rekonstruktionsverfahren minimiert werden.

- **Aufhärtung:**
  Da Röntgenstrahlung nicht monoenergetisch ist, kommt es bei der Abschwächung im Patienten zur Aufhärtung der Strahlung (siehe Seite 45 in Kap. 2.3.5 auf Seite 44). Bei zunehmendem Aufhärtungseffekt erscheint die Schwächung geringer, dies führt ebenfalls zu Fehlern im schwächungskorrigierten PET-Bild. Dieser Effekt ist vor allem bei der Lagerung der Arme neben dem Körper zu beobachten.
  Aufgrund der eben beschriebenen Effekte wird empfohlen, den Patienten – wenn immer möglich – mit den Armen über dem Kopf zu lagern.

- **Atembewegung:**
  Im PET atmet der Patient während der Akquisition ganz normal, die CT-Akquisition wird häufig bei angehaltener Atmung in eingeatmetem Zustand durchgeführt. Diese, im CT übliche Atem-Anhaltetechnik, führt zu fehlerhaft schwächungskorrigierten PET-Bildern im Lungen- und Leberbereich.
  Um eine fehlerarme oder fehlerfreie Schwächungskorrektur zu erreichen, lässt man den Patienten auch bei der CT-Akquisition gleich wie bei der PET-Akquisition entweder flach atmen oder wendet andere Protokolle mit Atemkommandos oder mit Anhalten des Atems in normal ausgeatmetem Zustand an.

10.4 Weitere Korrekturen

10.4.1 Streustrahlungskorrektur

Das Streustrahlproblem

Die Compton-Streuung ist – für die in der nuklearmedizinischen Diagnostik verwendeten Gammaenergien – der **wahrscheinlichste Wechselwirkungseffekt** in menschlichem Gewebe. Vergleiche dazu in Kap. 2.3.5 auf Seite 44 – „Schwächungsgesetz und Halbwertsdicke" die Abb. 2.16 auf Seite 48 und 2.15: Im Falle von Wasser (linkes Drittel der Abbildung) spielt der in Glg. 2.36 auf Seite 46 beschriebene Teil-Schwächungskoeffizient für den Anteil des Photoeffektes (τ) verglichen mit dem Teil-Koeffizienten für den Anteil der (Compton-)Streuung (σ) nahezu keine Rolle.

Die Photonen werden beim Streuprozess (wie in Kap. 2.3.4 auf Seite 41 – „Wechselwirkung von Photonenstrahlung mit Materie" beschrieben) aus ihrer ursprünglichen Richtung abgelenkt und damit für die Detektion ihres Entstehungsortes unbrauchbar. Im Energiespektrum finden wir diese Photonen im **Compton-Streubereich**, wie der Abb. 5.5 auf Seite 100 im Kap. 5.2.1 auf Seite 99 – „Impulshöhenspektrum" zu entnehmen ist.

Im *Idealfall* könnte man davon ausgehen, dass durch das Energiefenster des Impulshöhenanalysators eindeutig zwischen der ungestreuten Primär-Strahlung des Photopeaks und der gestreuten Strahlung des Compton-Streubereiches unterschieden werden kann. Die *limitierte Energieauflösung* der meisten bei SPECT und PET verwendeten Detektoren (Halbwertsbreite in der Größenordnung von 10 % Full Width (at) Half Maximum (FWHM)) **verhindert** aber eine **eindeutige Trennung** zwischen gestreuten und nicht gestreuten Quanten.

Abb. 10.15 auf Seite 263 verdeutlicht den Anteil der Streustrahlung anhand des Impulshöhenspektrums einer Patientenmessung mit I-123: Der Photopeak wird in einem 15 % Energiefenster um 159 keV gemessen. Im abgebildeten Beispiel ist etwa jedes zweite Gammaquant des Photopeak-Energiefensters ein gestreutes.

Die gestreuten Quanten „**verschleiern** das Bild" und erschweren die Erkennbarkeit kalter Läsionen. Die hier am Beispiel von I-123 gezeigte Problematik gilt entsprechend auch für alle anderen Nuklide.

Erfolgt die Befundung *visuell*, so ist eine Streustrahlungskorrektur bei SPECT nicht zwingend erforderlich. Im Falle der *(semi-)quantitativen* Auswertung numerischer Daten bringt die **Streustrahlungskorrektur** einen deutlichen Vorteil in der **Genauigkeit**, wie die Daten aus Abbildung 10.16 auf Seite 263 zeigen sollen: Im verwendeten Herz-Phantom wurden zwei (inaktive) Defekte simuliert. Während die visuelle Befundung der Perfusion (linke Spalte in der Abbildung) nur geringe Unterschiede zwischen dem Bild *mit* Streustrahlungskorrektur (obere Zeile)

10 Rekonstruktion von Schichtbildern

InfoBox 10.10: Streustrahlung

Registrierte Energie gestreuter Photonen:

Wenn wir annehmen, dass der **Photopeak** im gemessenen Impulshöhenspektrum etwa **gaußförmige Verteilung** aufweist – was für die meisten Detektoren in sehr guter Näherung der Fall ist – bedeutet dies für eine moderne Gammakamera mit einer **Halbwertsbreite der Energieauflösung für Tc-99m** von ca. 8 % (11,3 keV) eine Standardabweichung σ der Gaußverteilung von ca. 4,8 keV. Außerhalb der Verteilungsbreite von $\pm 2\sigma$ (Konfidenzintervall 95 %) werden immerhin 2,5 % der ungestreuten Photonen mit Energien <130 keV nachgewiesen (die andere Hälfte der Irrtumswahrscheinlichkeit von 5 % findet sich bei den hohen Energien).

Auf der anderen Seite würde ein gestreutes Photon mit einer Energie von 130 keV (aufgrund der Symmetrie der Gauß-Verteilung) mit einer Wahrscheinlichkeit von 50 % mit einer Energie >130 keV nachgewiesen. In einem typischen Energiefenster mit einer Breite von ± 10 % messen wir also jede Menge Streustrahlung.

Einfluss höherenergetischer Linien:

Verschlechtert wird die Situation, wenn das verwendete Nuklid neben den für die Detektion verwendeten Gammaquanten auch solche mit höherer Energie emittiert. Dies soll am **Beispiel des Iod-123** erläutert werden: Zwar weist das Umwandlungsschema (siehe Tab. 3.2 auf Seite 58) für I-123 die Linie bei 159 keV mit einer Emissionswahrscheinlichkeit von ca. 83 % als die deutlich am häufigsten emittierte Linie aus, jedoch finden wir bei genauer Betrachtung insgesamt 44 weitere Gammaquanten die mit Energien zwischen 174 keV und 1068 keV mit einer Wahrscheinlichkeit von insgesamt mehr als 3 % emittiert werden. Auch diese Gammaquanten wechselwirken im menschlichen Körper und werden nach entsprechenden Streuvorgängen mit einer Energie von ca. 160 keV registriert (vgl. Abbildung 10.15).

---

und dem Bild *ohne* Streustrahlungskorrektur (untere Zeile) erkennen lässt, täuscht die Streustrahlung in der quantitativen Analyse ein vergrößertes Defektareal vor (mittlere und rechte Spalte der Abbildung).

Für die Streustrahlproblematik bei der PET gilt in Analogie zur Schwächungskorrektur: **Beide Photonen** haben entlang ihres Weges die Chance, gestreut zu werden, es gilt wie für die Schwächungskorrektur die gesamte Körperdicke des Patienten als Maß für die Wahrscheinlichkeit der Entstehung von Streustrahlung (vergleiche dazu die Glg. 10.2 auf Seite 252 und 10.5 auf Seite 254 in InfoBox 10.5 sowie die Abb. 10.11 auf Seite 252).

In Kap. 9.3.3 auf Seite 210 – „Bestimmung der Koinzidenzlinien" wurde anhand von Abb. 9.5 auf Seite 213 bereits auf die Größe des Fehlers bei der Ortsbestimmung der PET verwiesen: Die ermittelte Koinzidenzlinie (**"line of response"**, LOR) kann bis zu 24 cm am Annihilationsort vorbeiführen! Der **Anteil gestreuter Koinzidenzen** beträgt im 2D-Modus 10 % bis 20 % und kann noch einigermaßen akzeptiert werden. Bei der Messung im **3D-Modus** steigt der Streustrahlanteil auf 30 % **bis** 90 %. Für diesen Fall wird eine Streustrahlungskorrektur unumgänglich.

10.4 Weitere Korrekturen

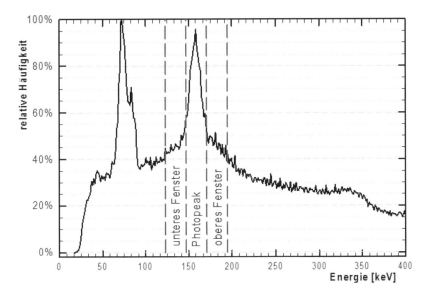

Abbildung 10.15: Impulshöhenspektrum von I-123 mit eingezeichnetem Energiefenster für die Messung der Streustrahlungskorrektur

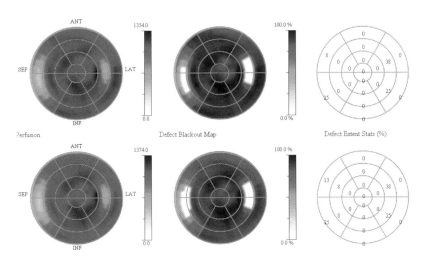

Abbildung 10.16: Semiquantitative Auswertung von Herz-SPECT Aufnahmen eines Phantoms *mit* (obere Zeile) und *ohne* (untere Zeile) *Streustrahlungskorrektur*

Verfahren zur Streustrahlungskorrektur

Folgende Möglichkeiten stehen zur Verfügung:

- Als **Unterkorrektur der Schwächung:** Die Verwendung eines geringeren Wertes für den Schwächungskoeffizient μ im Rahmen der Chang-Schwächungskorrektur ist eine Kompensation für gestreute Quanten (siehe Kap. 10.3.2 auf Seite 253 – „Schwächungskorrektur nach Chang")
- Streustrahlungskorrektur anhand **zusätzlicher Energiefenster:** Seite 264 Der Anteil der Streustrahlung wird aus dem Energiespektrum durch Messung in einem oder mehreren Energiefenstern bestimmt.
- Streustrahlungskorrektur anhand **räumlicher Modelle:** Seite 265 Der Anteil der Streustrahlung wird anhand eines experimentell ermittelten Modells aus den gemessenen Emissions- und Transmissionsdaten abgeschätzt.

Während bei SPECT meist auf Basis **zusätzlicher Energiefenster** gearbeitet wird, haben sich bei der PET die **Modellrechnungen** durchgesetzt. Zudem stehen bei der PET meist die Methoden der Abschätzung über zusätzliche Energiefenster mangels ausreichender Energieauflösung nicht zur Verfügung.

In jedem Fall muss die Korrektur **vor einer** möglichen **Schwächungskorrektur** durchgeführt werden.

Streustrahlungskorrektur anhand zusätzlicher Energiefenster

Durch Messung in (einem oder mehreren) zusätzlichen Energiefenstern wird versucht, Rückschlüsse auf den Anteil der Streustrahlung im Photopeak-Energiefenster ziehen zu können.

Im Gegensatz zum Photopeak verändert sich der Streustrahlanteil mit zunehmender Energie nur kontinuierlich (linear). Auf diesem Compton-Kontinuum ist der Photopeak aufgesetzt: siehe Abb. 10.15 auf der vorherigen Seite und 10.17 auf der nächsten Seite. Wird in erster Näherung eine lineare Änderung des Streustrahlanteiles unterstellt, kann aus den Anteilen rechts und links neben dem Photopeak der Verlauf des Streustrahlanteiles im Photopeak abgeschätzt werden (siehe InfoBox 10.11 auf Seite 266). Abbildung 10.17 zeigt die Energiefenster des Impulshöhenspektrums von Abbildung 10.15: Neben dem Energiefenster rund um den Photopeak („Photopeak Fenster" 159 keV mit 15 % Breite, also von 147 keV bis 171 keV) wird am oberen und unteren Ende je ein weiteres Energiefenster definiert („unteres Streustrahlfenster" von 122 keV bis 146 keV sowie „oberes Streustrahlfenster" von 172 keV bis 196 keV). Die schraffierten Rechtecke zeigen die Anzahl der in den jeweiligen Energiefenstern gemessenen Impulse: mehr als die Hälfte der

10.4 Weitere Korrekturen

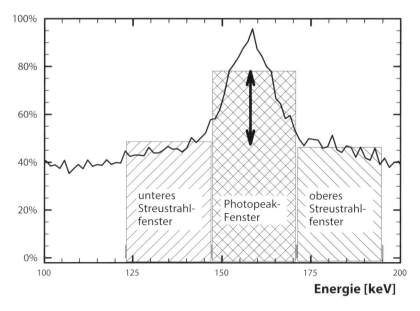

Abbildung 10.17: TEW-Streustrahlungskorrektur: Impulshöhenspektrum einer Patientenmessung mit I-123 mit eingezeichneten Energiefenstern

im Photopeak-Fenster registrierten Impulse werden durch die Streustrahlkorrektur abgezogen.

Streustrahlungskorrektur anhand räumlicher Modelle

Wie in Kap. 9.3.3 auf Seite 210 – „Bestimmung der Koinzidenzlinien" im Abschnitt „Fehler bei der Ortsbestimmung" erwähnt, stellt – bedingt durch die schlechte Energieauflösung und den großen Abstand der PET-Detektoren zum Emissionsort – die Bildverschlechterung durch Streustrahlung für die PET ein besonderes Problem dar. Insbesondere im 3D-Modus kommt einer leistungsfähigen Streustrahlkorrektur große Bedeutung zu.

Auf Modellrechnungen basierende Streustrahlungskorrekturen ("**model based scatter correction**") sind aufgrund des damit verbundenen hohen Rechenaufwandes derzeit ausschließlich für die PET in Verwendung.

10 Rekonstruktion von Schichtbildern

InfoBox 10.11: Berechnung des Streustrahlanteiles

Berechnung des Streustrahlanteils – TEW-Methode:

$$I_n = I_p - \frac{1}{2} \cdot (I_u + I_o) \qquad (10.6)$$

Glg. 10.6 beschreibt die **Berechnung des ungestreuten Anteiles** (I_n) mittels Triple Energy Window (Streustrahlkorrektur) (TEW) aus den Impulszahlen im Photopeak-Fenster (I_P) sowie den Impulszahlen im **unteren** (I_u) und im **oberen** (I_o) **Streustrahlfenster** für den Fall, dass alle Energiefenster die gleiche Breite aufweisen – siehe Abb. 10.17 auf der vorherigen Seite.

Geometrisch betrachtet wird mit Glg. 10.6 ein **Trapez** über den Streustrahlbereich des Photopeak-Fensters aufgespannt und von diesem subtrahiert.

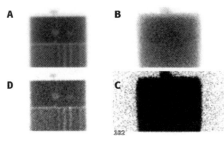

Abbildung 10.18: Streustrahlungskorrektur bei einer QC-Messung:

A: Photopeak-Energiefenster
B: Unteres Streustrahlungs-Energiefenster
C: wie B, aber mit anderer Fensterung
D: Ergebnis nach der Korrektur

Die eigentliche **Berechnung der Korrektur wird Pixel für Pixel durchgeführt**, da die Streustrahlanteile ortsabhängig sind, sich also je nach Ort ändern (können). Abb. 10.18 zeigt das im Photopeak-Energiefenster (A) und das im unteren Streustrahlfenster (B und C) gewonnene Bild einer QC-Messung eines Phantoms. Bemerkenswert ist:
Bild A mit Struktur – Objekte sind erkennbar
Bild B und C ohne Struktur – bei Streustrahlung ist der Ort „falsch"
Bild C zeigt mit anderer Fensterung, wie weit die Streustrahlung außerhalb des Phantoms zu finden ist
Bild D nach der Korrektur – verbesserte Strukturen

Aus dem Bild des unteren- (B) und jenem des oberen-Streustrahlfensters (letzteres ist in Abb. 10.18 nicht angezeigt) wird der Streuanteil gemäß Glg. 10.6 berechnet, und vom Bild des Photopeak-Fensters (A) abgezogen. Übrig bleibt das Bild der Netto-Quanten (D), deren Bereich in Abbildung 10.17 durch einen Doppelpfeil angedeutet wird.

Für den Fall, dass die Energiefenster unterschiedliche Breite aufweisen, müssen die Impulszahlen (I_p, I_u und I_o) auf die jeweilige Breite des Energiefensters in keV bezogen werden.

Dual-Energy-Window (DEW) Methode: Neben der soeben vorgestellten TEW-Methode (es werden drei Energiefenster verwendet), gibt es auch eine einfachere Methode der Korrektur: Insbesondere bei Nukliden ohne höherenergetische Photonen reicht es meist, nur **ein unteres Streustrahlfenster** zu messen. Die Methode heißt entsprechend Dual Energy Window (DEW) Methode, da zwei Energiefenster verwendet werden. Die Berechnung erfolgt gemäß Gleichung 10.6, wobei $I_o = 0$ angenommen wird.

Weitere Methoden mit manchmal sehr vielen Energiefenstern wurden in der Vergangenheit vorgestellt und teilweise von den Herstellern auch implementiert.

Die **Klein-Nishina-Formel**[6] beschreibt die Energie der gestreuten Photonen in Abhängigkeit von der Energie der einfallenden Photonen und vom Streuwinkel. Daraus kann der je Winkelschritt wahrscheinliche Streustrahlanteil in Abhängigkeit vom Anteil an ungestreuter Strahlung berechnet werden. Die mathematische Behandlung der Streukorrektur wird bei der PET dadurch erleichtert, dass bei 511 keV die Winkelverteilung der Klein-Nishina-Formel eine Keulenform in Vorwärtsrichtung aufweist. Kleinwinkelstreuungen sind also (im Vergleich zur SPECT) deutlich bevorzugt, was in Kombination mit der geringen Wahrscheinlichkeit von Mehrfachstreuung die mathematische Behandlung vereinfacht.

Anhand eines experimentell ermittelten räumlichen Modells, wird aus den gemessenen Emissions- und Transmissionsdaten der Anteil der gestreuten Photonen für jeden Winkelschritt (jede LOR) berechnet. Dabei geben die

- **Emissionsdaten** Aufschluss über die je Volumens-Element emittierten Photonen, die
- **Transmissionsdaten** geben Aufschluss über die Wahrscheinlichkeit für die Photonen, auf dem Weg zum Detektor gestreut zu werden.

Die Messung der Transmissionsdaten (genauer die Ermittlung der lokalen Elektronendichte), welche zur Bestimmung der Schwächungskorrektur ohnedies benötigt wird, ist also Voraussetzung für diese Methode der Streustrahlungskorrektur. Erst nachdem der Streustrahlanteil aus den Emissionsdaten herausgerechnet wurde, kann anschließend die Schwächungskorrektur erfolgen.

Weiters finden Methoden Anwendung, welche die Entstehung von Streustrahlung in die Vorwärts-Projektionen der **iterativen Rekonstruktion** einzubeziehen: d.h. wenn aus der angenommenen Aktivitätsverteilung die Projektionen berechnet werden (siehe Seite 245, Schritt 4), werden Streuprozesse in die Berechnung eingeschlossen.

Eine genaue, aber extrem aufwändige Methode stellt die Streustrahlberechnung mittels **Monte Carlo Simulation** dar. Diese wird ebenfalls in die Vorwärts-Projektionen der iterativen Rekonstruktion eingebettet. Der erforderliche Rechenaufwand (Rechenzeit 2008: ca. 24 h je PET-Tischposition) reduziert die Anwendung zurzeit auf Spezialfälle, z.B. im Bereich der Kleintier-PET. Mit weiter wachsender Rechenleistung ist es allerdings nur eine Frage der Zeit, bis auch derart aufwändige Verfahren in der Routine angewendet werden können.

10.4.2 Teilvolumen-Effekt

Der „Teilvolumen-Effekt, 'Partial-Volume-Effect' (PVE)" beschreibt, dass die **Aktivitätskonzentration** insbesondere von kleinen Objekten **nicht korrekt wiedergegeben** wird. Von klinischer Bedeutung ist dieser Effekt dann, wenn (semi-)

---

[6]benannt nach den Physikern Oskar KLEIN (1894–1977) und Yoshio NISHINA (1890–1951).

quantitative Aussagen erfolgen sollen, insbesondere z.B. bei der Bestimmung des mittleren SUV in der PET.

Dieser Effekt tritt bei allen bildgebenden Systemen in der nuklearmedizinischen Diagnostik auf: Er ist dann besonders groß, wenn die abzubildenden Strukturen so klein werden, dass diese die Größe der **räumlichen Auflösung** (in FWHM) erreichen (siehe zu Ortsauflösung auch die jeweiligen Kap. 8.4.2 auf Seite 177 – „Planare örtliche Auflösung" und 9.3.4 auf Seite 219 – „Auflösungsgrenzen"). Da das Ausmaß dieses Effektes vom *Verhältnis* der *Größe der aktivitätsanreichernden Struktur* zur *räumlichen Auflösung des Messsystems* abhängt, muss der Verlauf in Abhängigkeit von der Größe der untersuchten Struktur für jedes Geräte (jede Ortsauflösung) getrennt bestimmt werden (siehe Abb. 10.19).

Die Ursache für den Teilvolumen-Effekt ist der Abb. 8.11 zu entnehmen: Das Bild eines linienförmigen Objektes weist durch die beschränkte räumliche Auflösung des Abbildungssystems eine Ausdehnung quer zu dieser Linie aus (Linienbildfunktion). Die registrierten Impulse welche von einem kleinen Objekt ausgehen, werden quasi rund um diese Punktquelle „**verschmiert**". Das Objekt selbst wird zwar abgebildet, die wiedergegebene Aktivitätskonzentration ist aber nicht korrekt.

Abb. 10.19 zeigt zur Veranschaulichung das Verhältnis von gemessener zu tatsächlicher Aktivitätskonzentration – den Kontrast – für Kugeln unterschiedlichen Durchmessers in der rekonstruierten SPECT-Schicht. Selbst für die Kugel mit 37 mm Durchmesser erreicht der Kontrast im Bild nur 60 %. Für Objekte einer Größe von 10 mm erreicht der Bildkontrast lediglich <20 % des Objektkontrastes.

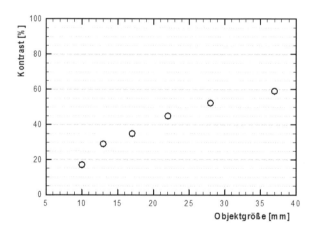

Abbildung 10.19: Verlauf des Kontrastes für Kugeln mit zunehmender Objektgröße

Eine Korrektur für den Teilvolumen-Effekt ist schwierig umzusetzen: Anhand der Messungen unterschiedlich großer Objekte in einem Phantom können **Korrekturfaktoren ("Recovery Coefficient (RC)") in Abhängigkeit von der**

Objektgröße ermittelt werden. Siehe dazu auch Abb. 11.11 auf Seite 297: Im Rahmen der Prüfung „Bildqualität" werden die Ergebnisse für ein modernes PET-System dargestellt.

Mit diesen Korrekturfaktoren muss dann die gemessene Aktivitätskonzentration kleiner Objekte multipliziert werden. Eine Korrektur ist bis zum ca. zweifachen der Halbwertsbreite der Ortsauflösung erforderlich.

Eine automatische Berücksichtigung dieser Korrektur findet derzeit meist nicht statt, das heißt, eine eventuell aus den Bildern ermittelte Aktivitätskonzentration (insbesondere der SUV bei der PET!) muss nachträglich mit den korrekten RC multipliziert werden, um das richtige Ergebnis zu erhalten.

10.4.3 Zerfallskorrektur

Beginnend mit der **Aktivitätsbestimmung** des injektionsfertigen Präparates, über die Uptake-Phase bis zum Start der SPECT- oder PET-Akquisition wandelt sich jeweils ein Teil des Radionuklids durch physikalische Kernumwandlung um: Die Aktivität bei Akquisitions-Ende ist z.T. merklich geringer.

Vor allem in der PET, wo die Halbwertszeiten der verwendeten Radionuklide in der Größenordnung der Untersuchungszeiten liegen, ist eine **Zerfallskorrektur** auf alle Fälle durchzuführen. Bei der Verwendung **quantitativer Parameter** wie z.B. SUV oder bei *dynamischen Untersuchungen* muss dem System deshalb neben dem Radionuklid auch der jeweilige Aktivitätswert mit dem zugehörigen Bezugszeitpunkt bekannt gemacht werden.

Der Nutzer hat in der Regel lediglich die Möglichkeit, die Zerfallskorrektur ein- oder auszuschalten.

Abb. 10.20 auf der nächsten Seite zeigt den relativen Fehler bei Verwendung von Aktivitätsangaben ohne Zerfallskorrektur für die Nuklide C-11, F-18, Tc-99m und I-123. Gekennzeichnet sind jeweils die Zeitpunkte, an denen der Fehler 10 % überschreitet und eine Korrektur empfehlenswert erscheint, um mögliche Gesamtfehler in akzeptablen Grenzen zu halten. Für C-11 wird dieser Zeitpunkt nach 3 min, für F-18 nach 17 min und Tc-99m nach 55 min erreicht.

Die Korrektur selbst erfolgt gemäß Glg. 2.23 auf Seite 31 oder nach (der in manchen Fällen einfacher anzuwenden) Glg. 10.7 (siehe auch Glg. 2.28 auf Seite 35):

$$A(t_2) = \frac{A(t_1)}{2^{(t_2-t_1)/T_{1/2}}} \qquad (10.7)$$

Während (Einzel-)Messwerte der Aktivität, wie sie etwa mit dem Aktivimeter gewonnen werden, mit Hilfe eines Taschenrechners auf einen anderen Bezugszeitpunkt umgerechnet werden können, ist für die **Zerfallskorrektur von Bilddaten** entsprechende Softwareunterstützung unumgänglich.

10 Rekonstruktion von Schichtbildern

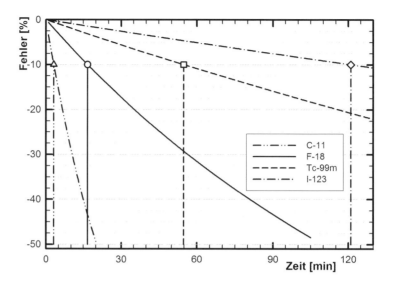

Abbildung 10.20: Aktivitätsverlust durch Kernumwandlungen

Es empfiehlt sich jedenfalls in Einzelfällen (z.B. bei der Ermittlung von Aktivitätsverläufen aus dynamischen Aufnahmesequenzen über einen längeren Zeitraum) zu überprüfen, ob seitens der Software eine automatische Korrektur für den zeitlichen Verlauf der Kernumwandlungen durchgeführt wird.

10.4.4 Totzeitkorrektur

Die Szintillationsdetektoren von SPECT- und PET-Systeme zeigen – wie fast alle Detektorsysteme – Totzeiteffekte bei hohen Zählraten (siehe Kap. 5.3.4 auf Seite 121 – „Zeitliche Auflösung einer Messeinrichtung").

Die Totzeit bei Szintigraphiesystemen ist abhängig von der Zahl **aller** in den Detektoren nachgewiesenen Ereignisse pro Zeiteinheit – nicht nur von jenen im gewählten Energiefenster – und ist bei PET-Systemen nicht nur abhängig von der Zählrate der wahren Koinzidenzen.

Die Totzeit bei komplexen Systemen ist kein fixer „Wert", sondern wird durch die **Zählratencharakteristik** (siehe Abb. 5.16 auf Seite 122) beschrieben, das ist der Zusammenhang zwischen der gemessenen und der wahren Zählrate.

Der Abfall der gemessenen im Vergleich zur wahren Zählrate wird mit zunehmender Zählrate (steigender Aktivität) immer größer und hängt unter anderem ab von:

- den **Eigenschaften** des bildgebenden Systems: Zeitdauer der Szintillationsereignisse in den Detektorkristallen, Geschwindigkeit der Elektronik etc.

- den **Gegebenheiten** bei der Untersuchung: großer Streuungsanteil (Comptoneffekt) bei adipösen Patienten, Anzahl der Gammalinien des Radionuklids, Radioaktivität außerhalb des Gesichtsfeldes, Größe des Field of View (FOV) etc.

Zu beachten sind die Totzeiteigenschaften von bildgebenden Szintigraphiesystemen vor allem bei Bolusapplikationen[7] und quantifizierender Diagnostik. Üblicherweise wird ein Bereich von bis zu 10 % Zählverlusten durch Totzeiteffekte im klinischen Betrieb akzeptiert.

Totzeitkorrekturen werden durch spezielle, systemabhängige Kalibriermessungen vorbereitet und unterstützt. Innerhalb gewisser Grenzen, kann anhand der Kurve der Zählratencharakteristik eine Korrektur erfolgen, das heißt die gemessene Zählrate wird mit einem **zählratenabhängigen Korrekturfaktor** auf die tatsächliche Zählrate hochgerechnet.

Bei PET Systemen werden zur Korrektur der Totzeit spezielle elektronische Komponenten eingesetzt, die die Totzeiten kritischer Komponenten messen, und entsprechende Informationen gemeinsam mit den Koinzidenzereignissen speichern.

---

[7]Eine Bolusapplikation findet während einer bereits gestarteten Akquisition statt. Dabei wird die gesamte Aktivität in einem verhältnismäßig kurzen Zeitraum verabreichen. Damit sind die vom Messsystem zu verarbeitenden Zählraten besonders hoch.

11 Qualitätskontrolle

Inhalt

11.1	Rechtliche Rahmenbedingungen	273
11.2	Verfahren der Qualitätskontrolle	277
11.3	Allgemeine Maßnahmen	279
11.4	Konstanzprüfung Aktivimeter	279
11.5	Konstanzprüfung Gammakamera, SPECT-Kamera	283
11.6	Konstanzprüfung PET	291
11.7	Konstanzprüfung in vivo-/in vitro-Messplätze und Gammasonden	297

11.1 Rechtliche Rahmenbedingungen

(Rechtliche) Rahmenbedingungen hinsichtlich der **Notwendigkeit**, **Häufigkeit** und **Durchführung** der **Qualitätssicherung** werden auf unterschiedlichen Ebenen erlassen:

- EU-Recht
- nationales Recht
- Normen und Standards

11.1.1 EU-Recht

In **Richtlinien** der EU werden **Grundnormen** für den Gesundheitsschutz der Bevölkerung und der Arbeitskräfte gegen die Gefahren ionisierender Strahlungen festgelegt. Die Mitgliedsstaaten sind verpflichtet, den Inhalt dieser Richtlinien im jeweiligen nationalen Recht umzusetzen.

Am 5. Dezember 2013 wurde die Richtlinie 2013/59/Euratom „zur Festlegung grundlegender **Sicherheitsnormen** für den Schutz vor den Gefahren einer Exposition gegenüber ionisierender Strahlung" verabschiedet.[1]

EU-RL

---

[1] Dabei wurden einige ältere Richtlinien aufgehoben: 89/618/Euratom, 90/641/Euratom, 96/29/Euratom, 97/43/Euratom und 2003/122/Euratom

11 Qualitätskontrolle

Diese Richtlinie (siehe InfoBox 11.1) verpflichtet die Mitgliedsstaaten auch zur Etablierung von **Qualitätssicherungsprogrammen** bei der Anwendung ionisierender Strahlung in der Medizin.

InfoBox 11.1: EU-Recht

Artikel 4 Begriffsbestimmungen
Für die Zwecke dieser Richtlinie gelten folgende Begriffsbestimmungen:
70. **Qualitätssicherung**: alle **planmäßigen und systematischen Maßnahmen**, die notwendig sind, um ausreichend sicherzustellen, dass Anlagen, Systeme, Komponenten oder Verfahren im Einklang mit vereinbarten Normen zufriedenstellend funktionieren. Die Qualitätskontrolle ist ein Bestandteil der Qualitätssicherung.
71. **Qualitätskontrolle**: die **Gesamtheit der Maßnahmen** (Planung, Koordination, Ausführung), die der **Aufrechterhaltung** oder **Verbesserung** der Qualität dienen sollen. Dies beinhaltet die Überwachung, Bewertung und anforderungsgerechte Aufrechterhaltung aller Leistungsmerkmale für Ausrüstung, die definiert, gemessen und kontrolliert werden können.

Artikel 56 Optimierung

(4) Die Mitgliedstaaten sorgen dafür, dass die **Optimierung** die **Auswahl der Ausrüstung**, die konsistente Gewinnung geeigneter diagnostischer Informationen oder therapeutischer Ergebnisse, die praktischen Aspekte medizinischradiologischer Verfahren, die **Qualitätssicherung** sowie die **Ermittlung und Bewertung von Patientendosen** oder die **Überprüfung der verabreichten Aktivität** unter Berücksichtigung wirtschaftlicher und gesellschaftlicher Faktoren umfasst.

Artikel 60 Ausrüstung

(1) Die Mitgliedstaaten stellen sicher, dass ...

   c) das Unternehmen geeignete **Qualitätssicherungsprogramme** durchführt und die **Patientendosis** ermittelt oder die **verabreichte Aktivität** überprüft und
   – **Abnahmeprüfungen** vor der ersten Benutzung der Ausrüstung zu medizinischen Zwecken und anschließend Leistungsprüfungen in regelmäßigen Zeitabständen und nach jeder Wartungsmaßnahme, bei der davon auszugehen ist, dass die Leistung verändert werden kann, durchgeführt werden.

11.1.2 Nationales Recht

Die Umsetzung der Euratom-Richtlinien in nationales Recht ist wie folgt strukturiert:

A **Österreich:**

   Strahlenschutzgesetz: StrSchG 2020 – BGBl. I Nr. 50/2020
   Bundesgesetz über Maßnahmen zum Schutz vor Gefahren durch ionisierende Strahlung

Allgemeine Strahlenschutzverordnung: AllgStrSchV 2020 – BGBl. II
Nr. 339/2020; Verordnung [...] über allgemeine Maßnahmen zum
Schutz vor Gefahren durch ionisierende Strahlung
Medizinische Strahlenschutzverordnung: MedStrSchV – BGBl. II
Nr. 375/2017, idgF[2]; Verordnung [...] über Maßnahmen zum Schutz
von Personen vor Schäden durch Anwendung ionisierender Strahlung
im Bereich der Medizin

Deutschland: D

Strahlenschutzgesetz: StrlSchG – BGBl. I 2017, Nr. 42, S. 1966, idgF
Gesetz zum Schutz vor der schädlichen Wirkung ionisierender
Strahlung
Strahlenschutzverordnung: StrlSchV – BGBl. I 2018, Nr. 41, S. 2034,
idgF; Verordnung zum Schutz vor der schädlichen Wirkung
ionisierender Strahlung

Schweiz: CH

Strahlenschutzgesetz: StSG – SR 814.50 (AS **1994** 1933)
Dieses Gesetz bezweckt, Mensch und Umwelt vor Gefährdungen durch ionisierende Strahlen zu schützen.
Strahlenschutzverordnung: StSV – SR 814.501 (AS **2017** 4261)
Diese Verordnung regelt zum Schutz des Menschen und der Umwelt vor ionisierender Strahlung ...
Röntgenverordnung: RöV – SR 814.541.1 (AS **2017** 4715)
Verordnung [...] über den Strahlenschutz bei medizinischen Röntgensystemen
...Umgang mit geschlossenen radioaktiven Quellen in der Medizin: MeQV
– SR 814.501.512 (AS **2017** 4655)
Verordnung [...] über den Umgang mit geschlossenen radioaktiven Quellen in der Medizin
...radioaktive Abfälle: SR 814.557 (AS **2017** 4797)
Verordnung [...] über die ablieferungspflichtigen radioaktiven Abfälle
Strahlenschutz-Ausbildungsverordnung: SR 814.501.261 (AS **2017** 4413)
Verordnung [...] über die Aus- und Fortbildungen und die erlaubten Tätigkeiten im Strahlenschutz
Dosimetrieverordnung: SR 814.501.43 (AS **2017** 4553)
Verordnung [...] über die Personen- und Umgebungsdosimetrie
... (Verordnungen nicht vollständig angeführt!)

---

[2]in der geltenden Fassung

11.1.3 Normen und Standards

> **Normen** und **technische Richtlinien** definieren gesichertes Fachwissen: „**Regeln der Technik**". Sie haben grundsätzlich **nur informativen Charakter**, das heißt ihre Einhaltung ist freiwillig. Jedoch können Normen durch Gesetz oder Verordnung für **verbindlich erklärt** werden.

In Österreich übliche Praxis ist zudem die Vorschreibung der Beachtung von Normen in den **Betriebsauflagen** von Bewilligungsbescheiden.

Auch wenn die Einhaltung einer bestimmten Norm nicht explizit vorgegeben ist, sollte zumindest eine nachvollziehbare Begründung vorliegen, wenn etwa die Qualitätskontrolle nicht in dem Umfang durchgeführt wird, wie sie durch ein Gremium von Fachleuten als anerkannte Regel der Technik definiert wurde.

Auch Normen werden auf unterschiedlichen Ebenen entwickelt. Dabei ist auf allen Ebenen eine Parallelität zwischen allgemeinen und elektrotechnischen Standards zu bemerken. Folgende Organisationen geben Normen mit Bezug zur Qualitätskontrolle nuklearmedizinischer Untersuchungsgeräte heraus:

NEMA
- National Electrical Manufacturers Association (NEMA) für den Bereich Hersteller-Spezifikationen;

ISO
IEC
- International Organization for Standardization (ISO) Standards für allgemeine Richtlinien bzw. International Electrotechnical Commission (IEC) Standards für elektrotechnische Richtlinien auf **internationaler Ebene**;

CEN
CENELEC
- Comité Européen de Normalisation (CEN) für allgemeine Normen bzw. Comité Européen de Normalisation **Elec**trotechnique (CENELEC) für elektrotechnische Normen auf **europäischer Ebene**;

EANM
- European Association of Nuclear Medicine (EANM) für Empfehlungen zur Abnahme- und Routine-Konstanzprüfung auf **europäischer Ebene**;

DIN
VDE
- Deutsches Institut für Normung (DIN) bzw. Verband der Elektrotechnik, Elektronik und Informationstechnologie (VDE) für die **Bundesrepublik Deutschland**;

ON
ÖVE
- Austrian Standards Institute (ASI) (ÖNORMEN) bzw. Österreichischer Verband für Elektrotechnik (ÖVE) auf nationaler Ebene in **Österreich**.

Auf Grund des elektrischen Anschlusses der verwendeten Geräte, werden auf internationaler und europäischer Ebene auch die Standards für die Qualitätskontrolle meist von den elektrotechnischen Vereinen entwickelt. In Österreich und der Schweiz ist es zudem üblich, wenn keine nationalen Normen zur Verfügung stehen, primär auf DIN-Normen zurückzugreifen.

11.2 Verfahren der Qualitätskontrolle

Bei der Durchführung der Qualitätskontrolle wird zwischen zwei Verfahren unterschieden:

- Abnahme- und Teilabnahmeprüfung
- Konstanzprüfungen

11.2.1 Abnahme- und Teilabnahmeprüfung

> Die Abnahmeprüfung ist eine *„Überprüfung, um festzustellen, ob die Leistungsparameter"* eines Gerätes, die in Regeln des Rechts oder in Regeln der Technik festgelegten *Erfordernisse* oder die vom Hersteller zugesicherte Spezifikation *erfüllen* und um **Referenzdaten**[3] als Standard für die Konstanzprüfung festzulegen (DIN 6855-1:2021). Eine Abnahmeprüfung hat bei der Neuinstallation eines Gerätes zu erfolgen.

Zwar existiert seitens der Europäischen Gemeinschaft eine Richtlinie (Radiation Protection 162 [7]) über die „Criteria for Acceptability of Medical Radiological Equipment used in Diagnostic Radiology, Nuclear Medicine and Radiotherapy", welche für einige im Zuge der Abnahmeprüfung ermittelten Parameter **Mindeststandards** festschreibt, die entsprechenden Werte (z.B. bei der Gammakamera: Intrinsic Spatial Resolution ≤ 6 mm) sind allerdings so „tolerant" festgelegt, dass praktisch jedes nuklearmedizinische Gerät diese erfüllen wird können.

RP 162

Im Gegensatz zur Abnahme von Röntgenanlagen, wo die Einhaltung der gesetzlich vorgeschriebenen Dosiswerte überprüft wird (das Gerät ist Strahlenquelle, Überschreitung der Grenzwerte hätte erhöhte Strahlenexposition der Patienten zur Folge), wird bei der Abnahme von **nuklearmedizinischen Geräten** lediglich die **Erfüllung** der vertraglich festgelegten **Spezifikationen** überprüft (das Gerät erzeugt keine Strahlung, damit hat die Nichteinhaltung der Spezifikationen in der Regel kein direktes Strahlenrisiko des Patienten zur Folge).

Die Messungen der Abnahmeprüfung sind daher **genaue, quantitative Messungen**, mit denen **Qualitätsparameter** wie z.B. örtliche Auflösung zahlenmäßig (quantitativ) ermittelt werden. Die Messungen sind meist **sehr aufwändig**, häufig sind **spezielle Hilfsmittel** erforderlich.

Für Abnahmeprüfungen von nuklearmedizinischen Mess- und Untersuchungsgeräten gibt es zurzeit nur wenige speziellen Normen. Zwar ist es üblich, als Grundlage für Abnahmeprüfungen NEMA- und IEC-Standards bzw. die auf den IEC-Standards beruhenden DIN- oder ÖNORMEN heranzuziehen, doch ist dabei zu

---

[3] In Österreich wird anstelle des Begriffes **Referenzdaten** der Ausdruck **Bezugswerte** verwendet.

beachten, dass diese Standards nicht für Abnahmeprüfungen verfasst wurden, sondern für die Messung und Spezifizierung von Geräteparametern. Sie gehen also weit über die Erfordernisse einer Abnahmeprüfung hinaus.

Insbesondere in der Radiologie werden im Zuge von Abnahmeprüfungen die **Bezugswerte** (Bezugsbilder und numerische Bezugswerte) für die Konstanzprüfung festgelegt. Dies gestaltet sich im Bereich der Nuklearmedizin ein wenig schwieriger, da für viele der im Zuge der Abnahmeprüfung gemessenen Parameter keine Konstanzprüfung durchgeführt wird.

> Die **Teilabnahmeprüfung** ist „eine auf die Komponenten eines radiologischen Gerätes eingeschränkte Abnahmeprüfung, die durch **Reparatur, Austausch oder Neueinstellung** verändert wurden" (Österr. Medizinische Strahlenschutz-Verordnung (MedStrSchV)).

▶ Abnahme- und Teilabnahmeprüfungen werden in der Nuklearmedizin von Technikern, Medizinphysikern oder anderen besonders geschulten Personen durchgeführt, sie werden daher in diesem Buch nicht behandelt.

11.2.2 Konstanzprüfung

> Die Konstanzprüfung ist „eine **Qualitätsprüfung in festgelegten Zeitabständen**, um allfällige **Änderungen** bei radiologischen Geräten oder deren Komponenten gegenüber dem ursprünglichen, durch die **Bezugswerte** beschriebenen Zustand festzustellen" (MedStrSchV).

Die Konstanzprüfung sollte mit **einfachen Verfahren** und Hilfsmitteln möglich sein und vom **Anwender** durchgeführt bzw. veranlasst werden.

Vgl. Konstanzprüfungen bestehen aus **einfachen Messungen**, deren absolute Zahlenergebnisse oft nicht so relevant sind, sondern nur der **Vergleich dieser Ergebnisse mit den Bezugswerten**. Es handelt sich somit um **Vergleichsmessungen**. Die Bezugswerte (bzw. Referenzwerte in Deutschland) müssen durch eine unmittelbar nach der Abnahmeprüfung durchgeführte Konstanzprüfung ermittelt werden.

Für die Konstanzprüfungen stehen für die wichtigsten Geräte Normen und Standards zur Verfügung. Durchgeführt wird die Konstanzprüfung im Allgemeinen vom Personal des Bewilligungsinhabers, das sind in der Regel die technischen Assistenten oder Assistentinnen.

11.3 Allgemeine Maßnahmen

Neben Abnahme- und Konstanzprüfung sind im Rahmen der **Qualitätssicherung**[4] eine Reihe weiterer Maßnahmen zu berücksichtigen:

- zweckmäßige **Auswahl** und **Aufstellung** des Gerätes
- **Schulung** des Personal
- Einhaltung der notwendigen **Umgebungsbedingungen** (Temperatur, Luftfeuchte, Sauberkeit)
- pfleglicher **Umgang** mit dem Gerät
- korrekte **Abgleiche** und **Kalibrierungen**
- sorgfältige und zweckmäßige Auswahl aller **Aufnahmeparameter**
- externe **Qualitätskontrolle** (Ringversuche)

11.4 Konstanzprüfung Aktivimeter

11.4.1 Übersicht

Normen und Standards

Folgende Normen beschäftigen sich mit der Konstanzprüfung des Aktivimeters:

- IEC TR 61948-4: „Nuclear medicine instrumentation – Routine tests – Part 4: Radionuclide calibrators"; 2019
- EANM: „Routine quality control recommendations for nuclear medicine instrumentation", Eur J Nucl Med Mol Imaging (2010) 37:662–671
- DIN 6855-11: „Konstanzprüfung nuklearmedizinischer Messsysteme – Teil 11: Aktivimeter (IEC/TR 61948-4:2006, modifiziert)"; 2016
- ÖNORM S 5270-2: „Aktivimeter – Teil 2: Konstanzprüfung"; 2020

Geräteparameter und Zeitplan

Ein Vergleich der in den Normen vorgesehenen Intervalle für die Konstanzprüfung des Aktivimeters ist in Tabelle 11.1 auf der nächsten Seite zu finden.

Benötigte Prüfvorrichtungen

Für die Prüfung des Aktivimeters wird ein **langlebiger Prüfstrahler** eingesetzt.

---

[4] Entsprechend der Definition weiter oben: *Alle* planmäßigen und systematischen Maßnahmen ...

11 Qualitätskontrolle

Tabelle 11.1: Empfehlungen zur Konstanzprüfung Aktivimeter

Prüfung	arbeitstäglich	wöchentlich	monatlich	halbjährlich	jährlich	2 jährlich
vom Hersteller empfohlene Prüfungen	nach Vorgaben des Herstellers					
Sichtprüfung	E					
Nulleffekt	E D Ö					
Genauigkeit der Anzeige in einer Nuklideinstellung	D Ö					
Hochspannung	E					
Uhzeiteinstellung	E					
Nullpunkteinstellung	E					
Genauigkeit der Anzeige in allen Nuklideinstellungen				Ö		
Systemlinearität in einer Nuklideinstellung				D	Ö	
Stabilität (χ^2-Test)					E	
absolute Genauigkeit					E	
Eichüberprüfung						Ö

Legende:

E ... EANM (2010)
D ... DIN 6855-11:2016
Ö ... ÖNORM S 5270-2:2020

Aus Gründen des Strahlenschutzes empfiehlt sich eine **umschlossene Strahlenquelle**. Gefordert wird eine Halbwertszeit des Prüfstrahlers von mehr als fünf Jahren. Weiters sollten eventuelle **Nuklidverunreinigungen** nur geringen Einfluss auf die Halbwertszeit haben. Das Nuklid Cs-137 bietet sich aufgrund seiner langen Halbwertszeit (30 Jahre) an. Die verwendeten Aktivitäten liegen im Bereich von 5 MBq.

11.4.2 Prüfungen

Nulleffekt Unter dem Nulleffekt versteht man die Anzeige am Aktivimeter, ohne dass sich eine zu messende radioaktive Probe im Gerät befindet. Er kann erhöht sein durch Kontamination (z.B. des Probenhalters – siehe Abb. 6.1 auf Seite 138) oder durch Strahlungsquellen in der Umgebung.

11.4 Konstanzprüfung Aktivimeter

Der Nulleffekt sollte daher mit **eingesetztem Probenhalter** (siehe Kap. 6.1.1 auf Seite 137 und Abb. 6.1 auf Seite 138) gemessen werden, um eine etwaige Kontamination des *Messeinsatzes* erkennen zu können. Die meisten Geräte verfügen über eine automatische Korrektur für den Nulleffekt, d.h. der gemessene Nulleffekt wird gespeichert und von allen nachfolgenden Messungen subtrahiert. Die Aktivierung der Nulleffekt-Korrektur erfolgt laut Bedienungsanleitung des Gerätes.

dipper

Genauigkeit der Anzeige Die Genauigkeit der Anzeige (ÖNORM: **Instrumentengenauigkeit**, in der DIN **Ansprechvermögen**) bezieht sich auf die **Abweichung** des angezeigten Wertes **vom wahren Wert**. Diese Abweichung wird im Zuge der Abnahmeprüfung entweder mit kalibrierten Quellen (zertifizierte Aktivität bzw. rückverfolgbares Aktivitäsnormal) oder durch den Vergleich des Messergebnisses mit einem anderen, kalibrierten Gerät ermittelt. In Österreich erfolgt dies durch das Bundesamt für Eich- und Vermessungswesen (BEV). Unmittelbar nach der Ermittlung der Genauigkeit muss die erste Messung der Konstanzprüfung erfolgen, das Ergebnis liefert den **Referenzwert** (bzw. in Österreich **Bezugswert**) für die nachfolgenden Konstanzprüfungen.

Für die Ermittlung und Kontrolle des Referenz- bzw. Bezugswertes wird der **langlebige Prüfstrahler** verwendet. Die Messung muss nicht in der „richtigen" (also der, dem Nuklid des Prüfstrahlers entsprechenden) Nuklideinstellung erfolgen, sondern kann in einer beliebigen Nuklideinstellung geschehen. Der angezeigte Wert ist – absolut gesehen – falsch (es wird ja nicht das eingestellte Nuklid gemessen, sondern jenes des langlebigen Prüfstrahlers). Das ist aber ohne Bedeutung, wichtig ist nur der Vergleich mit dem Bezugs- bzw. Referenzwert, der einen Hinweis auf die Konstanz des Gerätes gibt.

Die Überprüfung der Genauigkeit der Anzeige erfolgt *arbeitstäglich* „in der am häufigsten verwendeten Nuklideinstellung" (das wird in der Mehrzahl der Fälle die Tc-99m-Einstellung sein) und *halbjährlich* in allen verwendeten Nuklideinstellungen. Die Abweichung vom Sollwert darf dabei jeweils maximal ±5 % betragen.

Linearität Die **Systemlinearität** ist ein Maß dafür, ob die Genauigkeit der Anzeige in allen Aktivitätsbereichen (z.B. „hoch", „mittel", „niedrig" – siehe dazu auch Abb. 11.1 auf der nächsten Seite) gleich gut ist. Gemessen wird die Linearität mit einer kurzlebigen Quelle, vorzugsweise Tc-99m ($T = 6{,}01\,\mathrm{h}$). Man beginnt die Messung mit einer Quelle, welche die höchste an Patienten applizierten Aktivität (in der Größenordnung von 1 GBq) enthält und misst diese Quelle wiederholt über den Zeitraum mehrere Tage, bis eine Endwert der Aktivität (z.B. 1 MBq) unterschritten wird. Ausgehend von der Anfangsmessung wird über die Berechnung des radioaktiven Zerfalls (siehe Glg. 2.23 auf Seite 31) der Sollwert der Aktivität

11 Qualitätskontrolle

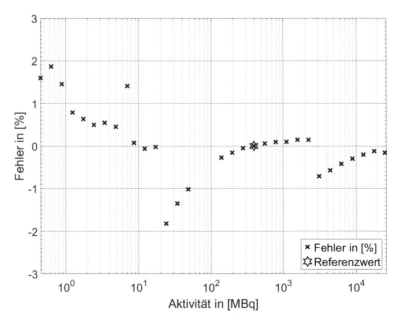

Abbildung 11.1: Aktivimeter: Linearitätsprüfung; die Abweichung vom „wahren Wert" in %

zum jeweiligen Messzeitpunkt ermittelt und die Abweichung berechnet. Nähere Angaben zur Linearitätsprüfung finden sich in den Normen.

Manche Hersteller ermöglichen eine automatische Messung und Datenspeicherung in konstanten Zeitabständen. Damit kann eine Messung z.B. über das Wochenende fortgesetzt werden (Tc-99m) oder es können Ergebnisse bereits nach einer Nacht (Ga-68, $T = 68$ min) oder einem Wochenende (F-18, $T = 109{,}77$ min) gewonnen werden.

Die Abb. 11.1 zeigt das grafische Ergebnis einer Linearitätsprüfung mit vom Hersteller unterstützter automatischer Messung. Beachtenswert ist:

- Der erste Messwert mit der höchsten Aktivität ist *nicht* der *angenommene* **Wahre Wert**. Statt dessen wird ein **Referenzwert** (hier bei ca. 40 MBq) rechnerisch ermittelt und dieser Referenzwert ist der Ausgangspunkt für die errechneten und grafisch dargestellten Abweichungen.
- Das Aktivimeter, welches für die Messung der Abb. 11.1 verwendet worden ist, nutzt intern drei Messbereiche (für niedrige (<20 MBq), mittlere und hohe Aktivitäten (>2 GBq)); das Umschalten zwischen diesen Messbereichen ist in der Grafik gut erkennbar.
- In diesem Beispiel liegen die Abweichungen zwischen ±2 %: der Sollbereich liegt bei ±5 %.

Eichpflicht Aktivimeter unterliegen nach dem österreichischen Maß- und Eichgesetz der Eichpflicht. Diese Eichungen werden vom BEV durchgeführt. Die **Nacheichfrist** beträgt **2 Jahre**. Die Eichung toleriert eine Abweichung der Anzeige bis ±10 %.

11.5 Konstanzprüfung Gammakamera, SPECT-Kamera

11.5.1 Übersicht

Normen und Standards

Folgende Normen beschäftigen sich mit der Konstanzprüfung der Gammakamera:

- IEC TR 61948-2: „Nuclear medicine instrumentation – Routine tests – Part 2: Scintillation cameras and single photon emission computed tomography imaging"; 2019
- EANM: „Routine quality control recommendations for nuclear medicine instrumentation", Eur J Nucl Med Mol Imaging (2010) 37:662–671
- DIN 6855-2: „Konstanzprüfung nuklearmedizinischer Messsysteme – Teil 2: Einkristall-Gamma-Kameras zur planaren Szintigraphie und zur Einzel-Photonen-Emissions-Tomographie mit Hilfe rotierender Messköpfe"; 2013
- DIN 6858-2: „Qualitätsprüfung multimodaler Bildgebung – Teil 2: Konstanzprüfung SPECT/CT"; 2020
- ÖNORM S 5271: „Planare Szintigraphie und Einzelphotonen-Emissions-Computertomographie. Konstanzprüfung apparativer Qualitätsmerkmale"; 2012

Geräteparameter und Zeitplan

Ein Vergleich der in den Normen vorgesehenen Intervalle für die Konstanzprüfung von Gammakameras ist in Tabelle 11.2 auf Seite 286 zu finden.

Benötigte Prüfvorrichtungen

Je nach **Funktionsumfang**[5] der (SPECT-)Gammakamera werden verschiedene Prüfvorrichtungen benötigt:

---

[5]planare Bildgebung, Ganzkörper-Bildgebung, Single-Photon-Emission-Computed-Tomography (SPECT)

11 Qualitätskontrolle

- **Füllbare (oder langlebige) Punktquelle:** Die Abmessungen der Quelle sollen kleiner als die örtliche Auflösung des Messsystems sein (meist ≤ 1 cm). Z.B. für folgende Prüfungen:
  - Planare Inhomogenität ohne Kollimator
  - Planare örtliche Auflösung und Linearität
  - Überprüfung der Korrektur des Rotationszentrums
- **Füllbare oder langlebige Flächenquelle:** Die Gesamtdicke der füllbaren Flächenquelle muss mindestens 8 cm betragen, um einen entsprechenden Streuanteil zu erzeugen. Die Homogenität der Aktivitätsverteilung (für füllbare Quellen die Dicke des Hohlraums) soll $\leq 1\,\%$ sein. Bei den langlebigen Flächenquellen kommen in der Praxis ausschließlich Co-57-Flächenquellen (z.B. mit einer Aktivität von 370 MBq bis 740 MBq bezogen auf den Referenzzeitpunkt der Quelle) zum Einsatz.
  Z.B. für folgende Prüfungen:
  - Planare Inhomogenität mit Kollimator
  - Planare örtliche Auflösung und Linearität
- **Phantom zur Überprüfung der örtlichen Auflösung und Linearität:** Ein Transmissionsphantom, welches in Kombination mit einer Flächen- oder Punktquelle verwendet wird, etwa ein „Vier-Quadranten"-Bleistreifenphantom (siehe Abb. 11.5 auf Seite 288) oder ein Orthogonales-Loch-Phantom (orthogonale Anordnung von größengleichen Bohrungen in einer Bleiplatte).
- **Phantom zur Überprüfung der tomographischen Abbildungseigenschaften:** Ein mit Flüssigkeit füllbarer Plexiglas-Zylinder, in dem sich Strukturen (Kugeln und Stäbe) zur Überprüfung von Kontrast (Kugeln) und Auflösung (Stäbe) befinden: siehe Abb. 11.8 auf Seite 290. Ein Teilbereich des Zylinders ist von Einsätzen frei gehalten, um eine Überprüfung der tomographischen Inhomogenität durchführen zu können (z.B. Jaszczak-Phantom).

11.5.2 Prüfungen

Energiefenster Laut Bedienungsanleitung wird überprüft, ob der Photopeak im eingestellten Energiefenster liegt: siehe Abb. 11.2 auf der nächsten Seite. Viele Systeme verfügen über eine automatische Justierung der Energiefenster, damit diese Energiefenster zentriert um den gemessenen Photopeak liegen.

Untergrundzählrate Mit Hilfe einer kurzen statischen Aufnahme (siehe Abb. 11.3 auf der nächsten Seite) mit Kollimator und mit beliebiger Bildmatrix wird überprüft, ob die Untergrundzählrate im üblichen Bereich (Vergleich mit Referenz-

11.5 Konstanzprüfung Gammakamera, SPECT-Kamera

bzw. Bezugswert!) liegt. Kontaminationen oder unerwünschte Quellen in der Nähe können auf diese Weise gut erkannt werden.

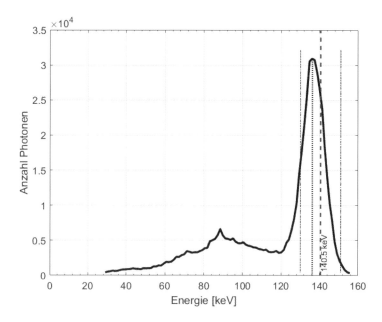

Abbildung 11.2: Gammakamera: Energiekalibrierung und Energiefenster

Der Photopeak des gemessenen Energiespektrums ist um ca. $-3\,\%$ gegenüber den 140,5 keV verschoben. Ohne Korrektur würde der gemessene Photopeak daher etwas aus dem symmetrischen $\pm 7{,}5\,\%$-Energiefenster „herausrutschen".

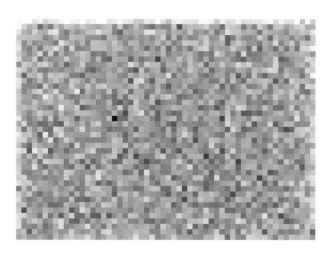

Abbildung 11.3: Gammakamera: Leerwert-Aufnahme eines Detektorkopfes, Matrix 64×64

11 Qualitätskontrolle

Tabelle 11.2: Empfehlungen zur Konstanzprüfung Gammakamera

Kategorie	Prüfung	arbeitstgl.	wöchentlich	monatlich	1/4-jährlich	halbjährlich	jährlich
Basis	von Hersteller empfohlene Prüfungen	(E Ö) nach Vorgaben des Herstellers					
Basis	Sichtprüfung	EÖ					
Basis	Kontrolle der Berührungssensoren	EÖ					
Basis	Energiefenster	EDÖ					
Basis	Hintergrundstrahlung	EDÖ					
planar	planare Inhomogenität	E	EDÖ		E		
planar	Zählausbeute	E			DÖ		
planar	planare Auflösung und Linearität					EDÖ	
planar	inhärente Energieabhängigkeit der Ortung					E	
planar	Abbildungsmaßstab					EDÖ	
planar	Deckungsgleichheit der Bilder bei Mehrkopf-Gamma-Kameras					Ö[1]	
GK	Auflösung und Linearität im Ganzkörper-Modus					DÖ	E
SPECT	Inhomogenität und Zählrate der Transmissionsquellen	E					
SPECT	Neigung des Detektorkopfes	ED					
SPECT	Rotationssystem		EÖ			D	
SPECT	tomogr. Inhomogenität					EDÖ	
SPECT	tomographische Auflösung					EÖ	
SPECT	tomographischer Kontrast					EDÖ	
SPECT	Deckungsgleichheit von Bildern unterschiedlicher Modalitäten				E	Ö	
CT	Prüfung einer vollwertigen CT-Modalität	(E Ö) nach EN 61223-2-6					

Legende: **E** ... EANM (2010), **D** ... DIN 6855-2:2013, **Ö** ... ÖNORM S 5271:2012

[1] wenn planare Bilder kombiniert werden (z.B. Berechnung geometrischer Mittelwertbilder)

11.5 Konstanzprüfung Gammakamera, SPECT-Kamera

Planare Inhomogenität Für die Überprüfung der planaren Inhomogenität (siehe Abb. 11.4) gibt es drei Methoden:

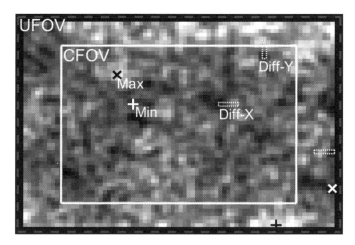

Abbildung 11.4: Gammakamera: planare Uniformität; eingezeichnet sind das Useful Field Of View (Nutzbares Gesichtsfeld) (UFOV), das Central Field Of View (Zentrales Gesichtsfeld) (CFOV), die maximalen bzw. minimalen Pixelwerte im UFOV/CFOV und beispielhaft die 5 × 1-Rahmen der differentiellen Uniformität im CFOV

- **Mit Punktquelle, ohne Kollimator:** Diese Methode ist für alle Energiefenster-Einstellungen – und damit für alle Radionuklide – geeignet! Nachteilig ist, dass für diese Methode der Kollimator entfernt werden muss (Aufwand!) und die Tatsache, dass Inhomogenitäten, welche durch den Kollimator bedingt sind, nicht erfasst werden. Eine weitere Voraussetzung für diese Methode ist, dass die Punktquelle in einem Abstand von mindestens fünf Detektordiagonalen (bzw. -durchmessern) vom Detektor positioniert werden soll – was räumlich nicht immer möglich ist.
  Allerdings bieten manche Hersteller eine Software an, welche auch einen geringeren Abstand erlaubt, indem die Software Fehler, die durch den zu geringen Abstand der Quelle vom Detektor entstehen, rechnerisch korrigiert.
- **Mit langlebiger Flächenquelle (Co-57), mit Kollimator:** Dies ist die einfachste Methode, da der Kollimator nicht abgenommen werden muss. Zudem werden Kollimator-Inhomogenitäten berücksichtigt.
  Allerdings sind die mit Co-57 gewonnenen Ergebnisse nicht ohne weiteres auf andere Nuklide übertragbar, weiters muss die Quelle wegen der Halbwertszeit des Co-57 von 270 Tagen ca. alle drei Jahre ersetzt werden.
- **Mit füllbarer Flächenquelle, mit Kollimator:** Diese Methode ist für alle Nuklide anwendbar und berücksichtigt auch die Kollimator-Inhomogenitäten.

Nach dem Befüllen des Phantoms ist unbedingt auf gute Durchmischung zu achten.
Die Strahlenexposition des Personals kann durch vernünftige Abschirmung oder auch motorische Mischung klein gehalten werden.

Bei allen drei Methoden ist eine statische Aufnahme anzufertigen. Wenn die Bedienungsanleitung bzw. die Auswertungssoftware des Gerätes nichts Anderes vorschreibt, ist eine 64×64-Matrix zu verwenden, pro Bildpunkt müssen nach ÖNORM mindestens 4000 Impulse gesammelt werden (DIN und IEC fordern ca. 15 000 Imp. je Pixel). Die Zählrate sollte nicht wesentlich über 20 000 Imp/s liegen (moderne Kameras „vertragen" ohne weiteres auch 30 000 Imp/s oder mehr).

Aus dieser Aufnahme wird die **Inhomogenität** (siehe Abb. 11.4 auf der vorherigen Seite) berechnet, die Software dafür wird von allen Herstellern mitgeliefert. Die einmal gewählte Methode muss unbedingt beibehalten werden, da die Ergebnisse der drei Methoden nur bedingt miteinander vergleichbar sind. Bedingt durch die geringere Impulsdichte nach den Anforderungen der ÖNORM ist hier auch mit gewissen statistischen Schwankungen zu rechnen.

Zählausbeute Die Zählausbeute kann gleichzeitig mit der **Inhomogenität** gemessen werden. Voraussetzung ist die genaue Kenntnis der verwendeten Aktivität. Nach entsprechender Zerfallskorrektur für die Zeitdifferenz zwischen der Messung der Aktivität und dem Anfertigen der Aufnahme an der Gammakamera kann die Zählausbeute in (Imp/s)/MBq berechnet werden. Die Absolutwerte haben keine Bedeutung, da sie sehr stark von der Messgeometrie abhängen. Wesentlich ist der Vergleich mit dem Referenz- bzw. Bezugswert.

Planare örtliche Auflösung und Linearität

Die Messung der planaren örtlichen Auflösung und Linearität kann entweder

- ohne Kollimator und mit Punktquelle oder
- mit Kollimator und mit Flächenquelle

erfolgen.
Es wird eine statische Aufnahme des Auflösungsphantoms angefertigt und visuell mit dem Bezugsbild verglichen.
Das für die Messung in Abb. 11.5 verwendete Phantom wird auch als 4-Quadranten-Bleistreifen-Phantom bezeichnet.

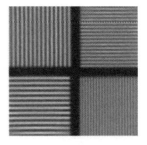

Abbildung 11.5: Gammakamera: planare örtliche Auflösung und Linearität

11.5 Konstanzprüfung Gammakamera, SPECT-Kamera

Abbildungsmaßstab Die Prüfung des Abbildungsmaßstabes geschieht anhand der Ausmessung der Größe eines Objektes mit bekannten Abmessungen im Szintigramm. Als Objekt können entweder zwei Punkt- oder Linienquellen in bekanntem Abstand oder aber zwei definierte Strukturen im Auflösungsphantom (siehe Abb. 11.5 auf der vorherigen Seite) verwendet werden.

Deckungsgleichheit der Bilder von Mehrkopf-Gamma-Kameras Die ÖNORM sieht eine Überprüfung der Deckungsgleichheit von planaren Bildern unterschiedlicher Detektoren vor, wenn diese miteinander (z.B.: geometrische Mittelwert-Bilder) kombiniert werden. Während im Single-Photon-Emission-Computed-Tomography (SPECT) die Korrektur für die Lage des Rotationszentrums die Deckungsgleichheit sicherstellen soll, ist dies bei planaren Aufnahmen nicht der Fall. Die Kontrolle erfolgt durch die Ermittlung der Impuls-Schwerpunkte für mehrere Punktquellen.

Auflösung und Linearität im Ganzkörper-Modus Zur Kontrolle der einwandfreien Funktion von Ganzkörper-Aufnahmen, erfolgt die Messung eines Phantoms zur Kontrolle der örtlichen Auflösung einmal planar und einmal mit dem Ganzkörper-Modus der Gammakamera. Die Kontrolle erfolgt visuell. Die DIN sieht zusätzlich auch die Kontrolle des Abbildungsmaßstabes im Ganzkörpermodus vor.

Überprüfung der Korrektur des Rotationszentrums Zur Definition des Rotationszentrums siehe Kapitel 8.7.3 auf Seite 195. Die Überprüfung der Korrektur für die Lage des Rotationszentrums muss nach Anleitung des Herstellers der Gammakamera erfolgen. Meist wird eine SPECT-Aufnahme von Punktquellen angefertigt und daraus die Gültigkeit der Korrektur des Rotationszentrums überprüft.

- **Messung** einer nicht auf der Rotationsachse positionierten Punktquelle:
Abb. 11.6 zeigt die gemessenen „x-Werte" der Punktquelle in der Bildmatrix für eine 360°-Rotation eines Detektors um diese Punktquelle. Lediglich an einer Stelle wird visuell eine „kleine" Abweichung wahrgenommen.
Die Größe dieser Fehler muss nach der Messung berechnet werden (siehe Seite 290).

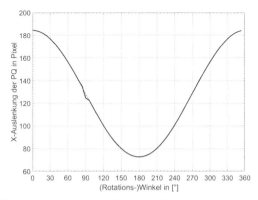

Abbildung 11.6: Gammakamera: Messung einer Punktquelle für die CoR-Korrektur

11 Qualitätskontrolle

- **Ergebnisse** der Messung:
Die Messwerte der Abb. 11.6 werden mathematisch durch eine Cosinus-Funktion interpoliert; dabei werden die Parameter der Cosinus-Funktion derart variiert, dass die Fehler zwischen den Messwerten und der Cosinus-Funktion minimiert werden.
Die Differenz – die Fehler in Pixel – sind in Abb. 11.7 dargestellt.
Ein Fehler von über 3 Pixel ist – nach einem Blick in das Handbuch des Herstellers – wohl dem Service zu melden!

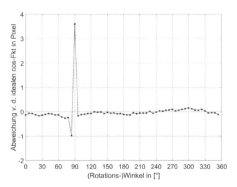

Abbildung 11.7: Gammakamera: Ergebnisse einer CoR-Korrektur-Auswertung

Tomographische Abbildungseigenschaften Zur Beurteilung der tomographischen Abbildungseigenschaften (Inhomogenität, Kontrast und nach ÖNORM auch örtliche Auflösung in einer rekonstruierten Schicht) wird eine SPECT-Aufnahme eines geeigneten Phantoms (z.B. Jaszczak-Phantoms) angefertigt. Die rekonstruierten Schichten werden visuell mit der Bezugsaufnahme verglichen: siehe Abb. 11.8.

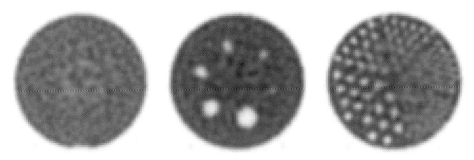

Abbildung 11.8: Gammakamera: SPECT-Konstanzprüfung

    Links: Uniformität

    Mitte: Kontrast (Kugeln); die sechste Kugel ist gerade noch wahrnehmbar

    Rechts: Auflösung (Stäbe); die ersten vier Quadranten werden bis ins Zentrum sehr gut dargestellt, im fünften Quadranten sind die (kalten) Stäbe immerhin noch am äußeren Rand erkennbar

11.6 Konstanzprüfung PET

11.6.1 Übersicht

Normen und Standards

Folgende Normen beschäftigen sich mit der Konstanzprüfung von Positronen-Emissions-Tomographie (PET) und PET/Computer-Tomographie (CT):

- IEC TR 61948-3: „Nuclear medicine instrumentation – Routine tests – Part 3: Positron emission tomographs"; 2018
- EANM: „Routine quality control recommendations for nuclear medicine instrumentation", Eur J Nucl Med Mol Imaging (2010) 37:662–671
- DIN 6855-4: „Konstanzprüfung nuklearmedizinischer Meßsysteme – Teil 4: Positronen-Emissions-Tomographen (PET)"; 2016
- DIN 6858-1: „Qualitätsprüfung multimodaler Bildgebung – Teil 1: Konstanzprüfung PET/CT"; 2014
- ÖNORM S 5272: „Konstanzprüfung nuklearmedizinischer Messsysteme – Positronen-Emissions-Tomographie"; 2015

Geräteparameter und Zeitplan

Ein Vergleich der in den Normen vorgesehenen Intervalle für die Konstanzprüfung von PET und PET/CT ist in Tabelle 11.3 auf der nächsten Seite zu finden.

Benötigte Prüfvorrichtungen

Insbesondere bei PET-Systemen können die – je nach Hersteller – erforderlichen Prüfvorrichtungen deutlich verschieden sein.

- **Füllbares Zylinderphantom:** Zur Messung mit F-18 oder Ga-68 zur Bestimmung und/oder Überprüfung des **Kalibrierfaktors**. Das Volumen des Phantoms muss bekannt sein oder ermittelt werden.
  Alternativ kann – zumindest bei manchen Prüfungen – mit einem Ge-68 Zylinderphantom gearbeitet werden.
- **Ge-68 Zylinderphantom:** Die Höhe der Zylinder-Quelle muss ausreichend sein, um das gesamte axiale Gesichtsfeld des PET-Messsystems abzudecken. Alternativ kann auch ein füllbares Zylinderphantom eingesetzt werden.
- **Ge-68 Linienquellen:** Eine Halterung sorgt für die exakte Positionierung der Linienquelle.
- **Na-22 Punktquelle:** Eine Halterung sorgt für die exakte Positionierung der Punktquelle.

11 Qualitätskontrolle

- **Phantom zur Ermittlung der Bildqualität:** Während die DIN explizit ein zylindrisches Phantom mit drei definierten Einsätzen fordert, lässt die ÖNORM diesbezüglich deutlich größeren Spielraum. Gefordert ist ein füllbares Phantom, in welches Läsionen unterschiedlicher Größe eingebracht werden können.

Tabelle 11.3: Übersicht über die Empfehlungen zur Konstanzprüfung PET

Kategorie	Prüfung	arbeitstäglich	wöchentlich	monatlich	vierteljährlich	halbjährlich	jährlich
PET	vom Hersteller empfohlene Prüfungen	(Ö) nach Vorgaben des Herstellers					
	Sichtprüfung	E Ö					
	tägliche Prüfung	E D					
	Empfindlichkeit			E			
	Tomographische Inhomogenität					Ö	E^1
	Uhrzeitvergleich					Ö	
	Kalibrierfaktor					E D Ö	
	Normalisierung (relative Messstrahlempfindlichkeit)	D				E Ö	
	Deckungsgleichheit von Bildern unterschiedlicher Modalitäten					D Ö	
	Bildqualität					D	E Ö
	Zählraten Verhalten					E^1	
	transversale Auflösung					D^2	E
	Abbildungsmaßstab					D^2	
	mechanische Teile						D
CT	Prüfung einer vollwertigen CT-Modalität	(E Ö) nach EN 61223-2-6					

Legende:
  E ... EANM (2010)
  D ... DIN 6855-4:2016 bzw. DIN 6858-1:2014
  Ö ... ÖNORM S 5272:2015
  [1] nach Durchführung einer Normalisierung   [2] falls zutreffend

11.6.2 Prüfungen

Vom Hersteller vorgesehene Prüfungen Umfang und Intervalle der vom Hersteller vorgeschriebenen Konstanzprüfung decken einen weiten Bereich der auch von den Normen empfohlenen Messungen mit allerdings teilweise beachtlich unterschiedlichen Zeitintervallen hinsichtlich Häufigkeit der Prüfung ab. Die Bedienungsanleitung des Herstellers ist zu beachten!

In der Regel empfehlen die Hersteller, anhand einer täglichen Messung einer Linien- oder Zylinderquelle das relative Ansprechen der einzelnen Detektorelemente zu überprüfen. Über die erwartete, statistische Streuung hinausgehende Ausreißer einzelner Detektor-Kristalle werden als solche gekennzeichnet.

Tomographische Inhomogenität Nach Messung des homogenen Zylinderphantoms erfolgt die Bildrekonstruktion der Daten. Beurteilt wird die Inhomogenität der Darstellung innerhalb einer Schicht (ÖNORM) bzw. die axiale Inhomogenität der Schichten untereinander (EANM).

Uhrzeitvergleich Die einwandfreie Berechnung der Zerfallskorrektur am PET-Scanner (siehe Kapitel 10.4.3 auf Seite 269) erfordert die Synchronisation der Uhrzeit des PET-Messsystems mit jener des Aktivimeters. Wenn eine automatische Synchronisation der Uhrzeit der (Computer-)Systeme nicht zur Verfügung steht, ist die Abweichung der eingestellten Uhrzeit regelmäßig zu prüfen. Die EANM empfiehlt die Uhrzeitkontrolle als Maßnahme am Aktivimeter.

Kalibrierfaktor und Kreuzkalibrierung Der **Kalibrierfaktor** beschreibt den Zusammenhang zwischen den pro Volumselement gemessenen Impulsen und der im betreffenden Volumselement vorhandenen Aktivität:

$$\text{Kalibrierfaktor} = \frac{\text{Bq/mL}}{\text{cps/Voxel}} \tag{11.1}$$

Dieser Kalibrierfaktor ist Voraussetzung für jede quantitative Auswertungen, und damit auch für den klinisch verwendeten Standard(ized) Uptake Value (SUV), und zwar unabhängig davon, welches SUV-Modell[6] verwendet wird: SUV_{BW}, SUV_{LBM}, SUV_{BSA}.

> Ermittelt wird der Kalibrierfaktor durch Messung eines Zylinderphantoms mit bekannter Aktivitätskonzentration. Dies kann eine zylindrische Ge-68-Quelle sein oder ein mit F-18 gefülltes Zylinderphantom (siehe Abb. 11.9 auf der nächsten Seite). Bei Verwendung eines füllbaren Zylinderphantoms ist darauf

---
[6] body mass (BM), lean body mass (LBM) oder body surface area (BSA)

11 Qualitätskontrolle

zu achten, dass das Füllvolumen und die in das Phantom eingebrachte Aktivität möglichst exakt gemessen werden. Die Genauigkeit des Kalibrierfaktors hängt somit wesentlich von der Genauigkeit des verwendeten Aktivimeters ab.

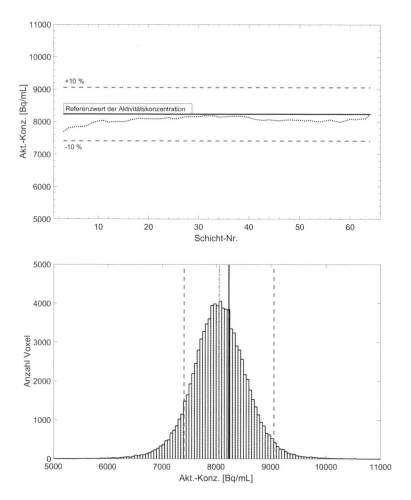

Abbildung 11.9: PET: Prüfung der Aktivitätskalibrierung;

Oben: schichtweise Betrachtung! Die je Schicht gemessene mittlere Aktivitätskonzentration wird für alle Schichten grafisch dargestellt. Die erwartete errechnete Aktivitätskonzentration ist als Referenzlinie dargestellt. Im Bild liegt die je Schicht gemessene mittlere Aktivitätskonzentration innerhalb der ±10%-Grenze

Unten: Histogramm aller gemessenen und in die Auswertung einbezogenen Voxel-Aktivitätswerte; die Referenzlinie der Aktivitätskonzentration ist gemeinsam mit den ±10%-Grenzen eingezeichnet.

Bei Verwendung der Ge-68-Zylinder-Quelle ist zu berücksichtigen, dass aufgrund der unterschiedlichen **Umwandlungswahrscheinlichkeiten** λ (siehe Kapitel 2.2.5 auf Seite 28) theoretisch ein geringfügiger Unterschied zwischen dem mit F-18 und Ge-68 gemessenen Kalibrierfaktor besteht. Dieser Unterschied geht aber in der statistischen Fehlerbreite der quantitativen Messungen unter.

Unter **Kreuzkalibrierung** versteht man die „Rückführbarkeit der Messwerte vom Aktivimeter und, falls erforderlich, vom Bohrlochzähler zum Tomographen" (ÖNORM S 5272, DIN 6855-4).

Relative Messstrahlempfindlichkeit und Gültigkeit der Normalisierung Ziel der Messung ist die Erfassung der Empfindlichkeit in (Imp/s)/MBq Aktivität für jede rekonstruierte Schicht ohne Berücksichtigung der Korrekturen für die Schichtempfindlichkeit (Normalisierung).[7]

Zu diesem Zweck wird z.B.[8] ein mit einer bekannten Aktivität von F-18 gefülltes und im PET-System zentriertes Zylinderphantom aufgenommen und die gemessenen Impulse werden entlang der Längsachse des Tomographen aufgetragen.

Die Durchführung erfolgt laut Bedienungsanleitung, bei manchen Geräten automatisiert über Nacht, bei manchen Geräten am Morgen vor den Patientenmessungen („daily check"). Je nach Gerät (und damit Hersteller) kann die Messung ggf. auch mit im Gerät eingebauten Transmissionsquellen oder mit einem Emissionsphantom (Zylinderphantom) einer **umschlossenen** Quelle erfolgen.

Deckungsgleichheit von Bildern unterschiedlicher Modalitäten Für die Prüfung der Deckungsgleichheit von 3D-Bild-Datensätzen unterschiedlicher Modalitäten kann auch Software zur Bild-Registrierung eingesetzt werden: Bei erfolgreicher Kalibration der Deckungsgleichheit beider Modalitäten, sollten ihre Bilder in einem gemeinsamen Koordinatensystem gelegen sein. Nach Anwendung einer Co-Registrierung auf diese beiden Bilder kann aus den Parametern für die Translation die Abweichung von der Deckungsgleichheit ausgelesen werden. Voraussetzung für die Anwendung ist allerdings die Anwendung eines Phantoms, welches auf beiden unterschiedlichen Modalitäten genügend Strukturen für eine erfolgreiche Bildfusion aufweist.

Bildqualität Die Prüfung der Bildqualität nach DIN orientiert sich ganz wesentlich an der Überprüfung der Homogenität des Überlappungsbereiches, wenn das Phantom in mehreren Bettpositionen gemessen wird. Hier dürfen keine Artefakte nachweisbar sein.

---

[7]Damit entspricht diese Messung der Überprüfung von Inhomogenität und Gültigkeit der Homogenitäts-Korrekturmatrizen bei der Gammakamera.

[8]Je nach Hersteller!

11 Qualitätskontrolle

Die ÖNORM erwartet die Überprüfung der Konstanz des Kontrastverhältnisses in Abhängigkeit von der Objektgröße wie sie von der NEMA NU 2-2012 (Section 7: „Image quality, accuracy of attenuation, and scatter corrections") vorgeschlagen oder vom EANM Research Ltd. (EARL) FDG-PET/CT Akkreditierungs-Programm[9] praktiziert wird:

> Im Bereich eines, mit bekannter homogener Aktivität gefüllten Hintergrundes werden Kugeln unterschiedlichen Durchmessers eingebracht. In diese Kugeln wird Aktivität mit einem bestimmten und bekannten Kontrastverhältnis zum Hintergrund gefüllt. Anhand des rekonstruierten Bildes wird der Bild-Kontrast mit dem (theoretischen) Objekt-Kontrast verglichen.

Die Messung der Bildqualität erfolgt mit standardisierten Phantomen mit exakt definiertem Aufbau. In Abb. 11.10 wird jene Schicht gezeigt, die durch das Zentrum der sechs füllbaren Kugeln gelegt ist. Die Kugeln haben Durchmesser von 10, 13, 17, 22, 28 und 37 mm. Die Kugeln enthalten aufgrund ihrer unterschiedlichen Größe unterschiedlich viel Aktivität, aber sie sind bezüglich der Aktivitätskonzentration in den Kugeln identisch gefüllt. Das Verhältnis der Aktivitätskonzentration zwischen der Aktivität in den Kugeln und im Hintergrund liegt bei 10:1.

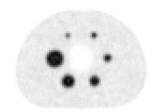

Abbildung 11.10: PET: Image Qualität – die transversale Schicht durch das Zentrum der Kugeln

In der Abb. 11.11 auf der nächsten Seite ist die Auswertung der Messung – siehe Abb. 11.10 – zu sehen. In allen sechs Kugeln sollte die gleiche Aktivitätskonzentration gemessen werden. Dies ist jedoch aufgrund verschiedener Effekte nicht der Fall. Bei modernen Systemen stößt man diesbezüglich nur bei den beiden kleinsten Kugeln an die messtechnischen Grenzen. In Europa kann ein PET-System innerhalb von EANM-EARL-Richtlinien akkreditiert werden. Diese Abbildung zeigt die Messwerte und die oberen bzw. unteren Grenzwerte der Akzeptanz entsprechend dieser EANM-EARL-Richtlinien für einen der spezifizierten Parameter (SUV_{max}).

Transversale Auflösung Die transversale Auflösung sollte laut den zitierten Normen zweimal pro Jahr durch Messung von parallelen Linienquellen überprüft werden. Möglich wäre auch die Aufnahme eines geeigneten Phantoms, ähnlich dem Jaszczak-Phantom bei der SPECT-Konstanzprüfung (siehe Kapitel 11.5 auf Seite 283).

---

[9] https://earl.eanm.org/

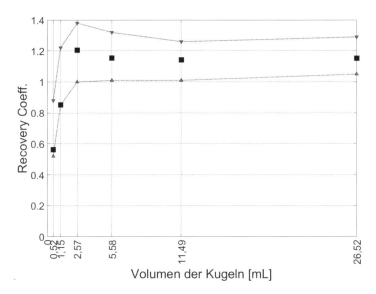

Abbildung 11.11: PET: gemessene Recovery-Koeffizienten innerhalb des „zugelassenen Wertebereichs"

11.7 Konstanzprüfung in vivo-/in vitro-Messplätze und Gammasonden

11.7.1 Übersicht

Normen und Standards

Folgende Normen beschäftigen sich mit der Konstanzprüfung von Messplätzen und intraoperativ verwendeten Gamma-Sonden:

- IEC TR 61948-1: „Nuclear medicine instrumentation – Routine tests – Part 1: Gamma radiation counting systems"; 2016
- EANM: „Routine quality control recommendations for nuclear medicine instrumentation", Eur J Nucl Med Mol Imaging (2010) 37:662–671
- DIN 6855-1: „Konstanzprüfung nuklearmedizinischer Messsysteme: In vivo- und in vitro-Messsysteme"; 2021
- ÖNORM S 5273: „Konstanzprüfung nuklearmedizinischer Messsysteme, Nicht-bildgebende intraoperative Gammasonden"; 2007
- ÖNORM S 5274: „Konstanzprüfung nuklearmedizinischer Messsysteme, Nicht-bildgebende, diagnostische Uptake-Messplätze"; 2007

11 Qualitätskontrolle

Geräteparameter und Zeitplan

Ein Vergleich der in den Normen vorgesehenen Intervalle für die Konstanzprüfung von Gammasonden ist in Tabelle 11.4 zu finden.

Tabelle 11.4: Empfehlungen zur Konstanzprüfung von Gammasonden

Prüfung	arbeitstäglich	wöchentlich	monatlich	vierteljährlich	halbjährlich
Sichtprüfung	E Ö				
Stromversorgung	E^1 $Ö^1$				
Nulleffekt	E D Ö				
Zählausbeute	E D $Ö^1$	Ö			
Kontrolle des Energiefensters	E Ö				D
Kontrolle der Hochspannung	E				
Energiekalibrierung					E D
Energieauflösung					D
Zählstatistik					E D Ö

Legende:
E ... EANM (2010)
D ... DIN 6855-1:2021
Ö ... ÖNORM S 5273:2007 bzw. ÖNORM S 5274:2007
[1] für intraoperative Gammasonden

Benötigte Phantome und Hilfsmittel

- **Umschlossene Prüfstrahler:** Je nach Anwendung des Gerätes können Cs-137-, Co-57- oder I-129-Quellen zum Einsatz kommen:

    - I-129: z.B. bei in vitro Messsystemen im Labor, insbesondere wegen der energetischen Nähe zu I-125 (siehe Tabelle 3.1 auf Seite 57)
    - Co-57: z.B. bei Gammasonden (siehe Kapitel 7.2.3 auf Seite 157), insbesondere wegen der energetischen Nähe zu Tc-99m
    - Cs-137: bei einer Vielzahl anderer Messsysteme, insbesondere dann, wenn auch höhere Energien messtechnisch von Interesse sein können

- **Radionuklide:** Tc-99m, I-131 etc. je nach klinischer Anwendung des Gerätes

- **Halterung:** Wenn eine exakte Positionierung der Sonde erforderlich ist, empfiehlt sich eine Halterung für den Prüfstrahler (und ggf. auch für die Sonde).

11.7.2 Prüfungen

Stromversorgung Wenn die Stromversorgung über Akkus oder Batterien bewerkstelligt wird, empfiehlt sich arbeitstäglich die Prüfung der Batterieladung durchzuführen – auch für eventuell vorhandene Reserve-Batterien.

Nulleffekt Unter dem Nulleffekt versteht man die Impulsratenanzeige des Gerätes, ohne dass sich eine zu messende radioaktive Probe vor dem Detektor befindet. Der Nulleffekt kann erhöht sein durch Kontamination oder durch Strahlenquellen in der Umgebung.

Zählausbeute Die regelmäßige Überprüfung der Zählausbeute ist besonders dann wichtig, wenn das Gerät zur quantitativen Bestimmung von physiologischen Funktionsgrößen verwendet werden soll. Die Zählausbeute wird vorzugsweise mit **langlebigen Referenzstrahlern** (z.B. I-129, Co-57, Cs-137) in den zugehörigen Energiefenstern gemessen. Wichtig ist der Vergleich mit den Bezugs- bzw. Referenzwerten, die unmittelbar nach der Abnahmeprüfung ermittelt wurden. Auf gleichbleibende Messgeometrie ist unbedingt zu achten.

Die Zählausbeute kann alternativ auch mit **kurzlebigen Nukliden** (z.B. Tc-99m) überprüft werden. Dabei muss die Aktivität der Quelle jedenfalls im Aktivimeter gemessen werden. Somit ist das Ergebnis der Zählausbeute-Prüfung unter Verwendung kurzlebiger Radionuklide auch von der (aktuellen!) Genauigkeit des Aktivimeters abhängig!

Energiekalibrierung Der Vorgang der Energiekalibrierung wird in Kapitel 5.2.2 auf Seite 102 erörtert.

Energiefenster Die Kontrolle der Lage des Energiefensters ist für Uptake-Sonden mit Vielkanal-Analysatoren wesentlich einfacher durchzuführen, als für Geräte, welche lediglich mit einem Einkanal-Analysator ausgestattet sind. Insbesondere nach Durchführung einer **Energiekalibrierung** muss aber auch bei Einkanal-Geräten eine Kontrolle des richtig eingestellten Energiefensters erfolgen.

Zählstatistik Mit dieser Messung wird festgestellt, ob die Zählimpulsschwankungen bei wiederholten Messungen ein und derselben Quelle innerhalb der durch die

11 Qualitätskontrolle

Statistik voraussagbaren Grenzen liegen. Die Überprüfung der Zählstatistik wird in der Praxis mit dem **Chi-Quadrat-Test** (bzw. χ^2-Test) erfolgen.

Für den Chi-Quadrat-Test wird eine Probe mehrmals (z.B. 10×) hintereinander gemessen (siehe das Beispiel in Tab. 11.5 unter Verwendung von Glg. 11.2). Die Messzeit muss so gewählt werden, dass pro Messung mindestens 10 000 Impulse gezählt werden. Der Chi-Quadrat-Wert wird nach folgender Formel berechnet und muss – bei 10 Messungen[10] – zwischen 4,2 und 14,7 liegen:

$$\chi^2 = \frac{\sum_{i=1}^{n}(N_i - \bar{N})^2}{\bar{N}} \qquad (11.2)$$

mit
$\begin{cases} \chi^2 & \text{Chi-Quadrat-Wert} \\ i & \text{Zähler für die Messungen} \\ n & \text{Anzahl der Messungen} \\ N_i & \text{die einzelnen Messwerte} \\ \bar{N} & \text{Mittelwert der Messung} \end{cases}$

Tabelle 11.5: Beispiel-Tabelle zur Formel 11.2

gemessen: N_i	errechnet: $(N_i - \bar{N})^2$	i
10662	7448	1
10837	7868	2
10656	8519	3
10727	454	4
10658	8154	5
10719	858	6
10775	713	7
10798	2470	8
10895	21521	9
10756	59	10
Mittelwert $\bar{N}$	**Summe** $\sum_{i=1}^{10}(N_i - \bar{N})^2$	
10748	58064	
Min	berechnet χ^2	Max
4,2 <	5,4	< 14,7

---

[10] Der „erlaubte" Bereich für den χ^2-Wert kann für eine andere Anzahl n an Messungen in Statistik-Tabellen nachgeschlagen werden.

Anhang

Verzeichnis der InfoBoxen

2	**Physikalische Grundlagen der Nuklearmedizin**	**13**
2.1	Innere Konversion	22
2.2	Auger-Elektronen	23
2.3	Terminologie zum Umwandlungsschema	28
2.4	Unterschied zwischen Tracer und Kontrastmittel	32
2.5	Historische Einheit	33
2.6	Gemessenes Energiespektrum	40
2.7	Eigenschaften des Compton-Effekts	44
2.8	Wichtungsfaktoren	54
3	**Herstellung von Radionukliden**	**55**
3.1	Andere Radionuklid-Generatoren	65
3.2	Im Zyklotron produzierte Radionuklide	67
3.3	Kernreaktor	68
4	**Detektoren**	**69**
4.1	Halbleiter-Detektoren	77
4.2	Eigenschaften von Germanium-Detektoren	78
4.3	Thermolumineszenz-Detektoren	80
4.4	Zusammensetzung von Flüssigszintillatoren	85
5	**Grundlagen der Messtechnik**	**89**
5.1	Vorverstärker	92
5.2	Detektoren mit mehreren Photomultipliern	92
5.3	Einstellmöglichkeiten am Verstärker	94
5.4	Vielkanalanalysatoren	95
5.5	Zeitkonstante des Ratemeters	97
5.6	Arbeitsweise eines Analog-Digital-Konverter (ADC)	98
5.7	Zusätzliche Energie-Peaks	102
5.8	Berücksichtigung von Schwächungseffekten	112
5.9	Kristall-Effizienz für NaI(Tl)-Kristall	116
5.10	Empfindlichkeits-Kalibrierung bei der Gammaspektroskopie	118
5.11	Zustandekommen der Zählverluste	123
5.12	Beispiel zur Statistik von Radioaktivitätsmessungen	127
5.13	Poisson- und Gaußverteilung	128
5.14	Beispiel zur Statistik von Radioaktivitätsmessungen (Fortsetzung 1)	129
5.15	Beispiel zur Statistik von Radioaktivitätsmessungen (Fortsetzung 2)	130

Verzeichnis der InfoBoxen

5.16	Beispiel zur Statistik von Radioaktivitätsmessungen (Fortsetzung 3) . . .	131
5.17	Relative Häufigkeitsverteilung unterschiedlicher Impulszahlen	133
5.18	Beispiel zur Statistik von Radioaktivitätsmessungen (Fortsetzung 4) . . .	134
5.19	Erkennungsgrenze, Nachweisgrenze und Minimal Detectable Activity (MDA) in der Praxis	135
5.20	Beispiel: Erkennungs- und Nachweisgrenze	136

6	**Strahlenüberwachungsgeräte**	**137**
6.1	Aktivimeter und Krankenhaus-Informationssystem	140
6.2	Positionsabhängigkeit des Messergebnisses	141
6.3	Abschirmung von Ganzkörperzählern	146
6.4	Betrieb eines Ganzkörperzählers	147

7	**Sonden-Messgeräte**	**153**
7.1	Sonderformen von Organmessplätzen	157
7.2	Bestimmung der Muskelmasse	157
7.3	Weitere Sonden	158
7.4	Technische Anforderungen an Intraoperative Sonden	160

8	**Szintillationskamera**	**161**
8.1	Speichertiefe	171
8.2	Beschreibung einer getriggerten Aufnahme	173
8.3	Zeitliche Auflösung	180
8.4	Parallelloch-Kollimators: Ortsauflösung versus Empfindlichkeit	183
8.5	Historische Kollimator-Typen	187
8.6	Energiekorrektur	189
8.7	Linearitätskorrektur	190

9	**PET-Scanner**	**201**
9.1	Messung zufälliger Koinzidenzen	212
9.2	Weitere Koinzidenzlinien im 2D-Modus	218
9.3	Hybrid-Kameras	223
9.4	Ausführung der PET-Block-Detektoren	224

10	**Rekonstruktion von Schichtbildern**	**233**
10.1	Das Sinogramm	235
10.2	Fourier-Reihenentwicklung	236
10.3	Normierte Frequenz-Darstellung	240
10.4	Der geeignete Filter	243
10.5	Geometrisches Mittel anstelle Schwächungskorrektur	254
10.6	Unterkorrektur zur Berücksichtigung der Streustrahlung	255
10.7	Externe Strahlenquellen zur Transmissionsmessung bei SPECT	256
10.8	Externe Strahlenquellen zur Transmissionsmessung bei PET	257
10.9	Umrechnung der Schwächungskoeffizienten	259
10.10	Streustrahlung	262

10.11 Berechnung des Streustrahlanteiles 266

11   Qualitätskontrolle **273**
11.1 EU-Recht 274

Abbildungsverzeichnis

2	**Physikalische Grundlagen der Nuklearmedizin**	**13**
2.1	Energiespektrum einer β^--Umwandlung	17
2.2	Konversionselektronen, Auger-Elektronen und Charakt. Röntgenstrahlung	21
2.3	Auger-Elektronen Emission	23
2.4	Röntgenfluoreszenz-Ausbeute	23
2.5	Beginn der Nuklidkarte	24
2.6	Nuklidkarte: Isotope, Isobare, Isotone	26
2.7	Umwandlungsschema Mo-99, Tc-99m und Tc-99	27
2.8	Zeitlicher Verlauf der Aktivität für Tc-99m	31
2.9	Arten von Energiespektren	39
2.10	Energiespektrum von I-131	40
2.11	Wechselwirkungen von Photonenstrahlung mit Materie	42
2.12	Absorption eines Photons beim Photoeffekt	42
2.13	Streuung eines Photons beim Compton-Effekt	43
2.14	Wechselwirkungen von Photonenstrahlung mit Materie	46
2.15	Massenschwächungskoeffizienten für Wasser, NaI(Tl) und Blei	47
2.16	Photonen-Wechselwirkungswahrscheinlichkeit in Abhängigkeit von E und Z	48
2.17	Halbwertsschichtdicken von Blei für nuklearmedizinische Nuklide	49
3	**Herstellung von Radionukliden**	**55**
3.1	Schnitt durch einen modernen ^{99}Mo/^{99m}Tc-Generator	62
3.2	Zeitlicher Aktivitätsverlauf von Mo-99 und Tc-99m	63
3.3	Schematischer Aufbau eines Zyklotrons	66
4	**Detektoren**	**69**
4.1	Strom-/Spannungskennlinie von gasgefüllten Detektoren	72
4.2	Halbleiter: pn-Übergang	77
4.3	Halbleiter: Diode in Sperrichtung	77
4.4	Aufbau eines Szintillationsdetektors	82
4.5	Funktionsprinzip eines Photomultipliers	86
5	**Grundlagen der Messtechnik**	**89**
5.1	Blockschema der Messelektronik eines Szintillationsdetektors	90
5.2	Energiespektrum eines Einkanal-Pulshöhenanalysator (PHA)	93
5.3	Impulsverlauf am Ausgang von Vorverstärker bzw. Linearverstärkers	94
5.4	Funktionsweise eines Analog-Digital-Konverters	98
5.5	Energiespektrum und Impulshöhenspektren von Tc-99m	100

Abbildungsverzeichnis

5.6 Energiekalibrierung 103
5.7 Kenngrößen der Energieauflösung 105
5.8 Energiefenster bei 140 keV 106
5.9 Nachweisempfindlichkeit nuklearmedizinischer Messeinrichtungen 109
5.10 4π-Geometrie bei Bohrlochdetektoren 110
5.11 Marinelli-Becher 111
5.12 Messfeld eines Sondenkollimators 113
5.13 Photonen-Wechselwirkungswahrscheinlichkeit in Abhängigkeit von E und Z 115
5.14 Verlauf der Ausbeute für mehrere Kristalldicken gegen die Energie 116
5.15 Empfindlichkeitskalibrierung eines Ganzkörperzählers 118
5.16 Impulsratencharakteristik: Abhängigkeit der Zählrate von der Aktivität . . 122
5.17 Totzeitverhalten für paralysierbare und nichtparalysierbare Systeme . . . 122
5.18 Häufigkeitsverteilung 125
5.19 Häufigkeitsverteilung: 10 Messwerte eingeteilt in Klassen 127
5.20 Häufigkeitsverteilung: 100 Messwerte 127
5.21 Gaußverteilung mit unterschiedlich breiten Konfidenzintervallen 130
5.22 Relative Häufigkeitsverteilung für unterschiedliche Impulszahlen 133
5.23 Häufigkeitsverteilung und Gaußverteilung 134
5.24 Ermittlung der Erkennungsgrenze 136

6 Strahlenüberwachungsgeräte   **137**
6.1 Messeinsatz eines Aktivimeters 138
6.2 Abhängigkeit der Messergebnisses beim Aktivimeter 141
6.3 Prinzipeller Aufbau eines teilabgeschirmten Ganzkörperzählers 146

7 Sonden-Messgeräte   **153**
7.1 Linien gleicher Empfindlichkeit eines Flachfeldkollimators 154
7.2 Messkopf einer intraoperativen Sonde mit Kollimator 159
7.3 Ortsauflösung bei intraoperativen Sonden 160
7.4 Empfindlichkeitsverteilung intraoperative Sonde 160
7.5 Abschirmung einer intraoperativen Sonde 160

8 Szintillationskamera   **161**
8.1 Bsp-Szint: Ganzkörper 162
8.2 Bsp.-Szintigramm: Thorax seitlich 162
8.3 SPECT: Projektionen und ax. Schicht 163
8.4 GK: Dynamische Aufnahme 163
8.5 Gammakamera: Prinzip der Kollimation 164
8.6 Detektorkopf einer Szintillationskamera 165
8.7 Sichtfeld einer Gammakamera 167
8.8 PM-Ausfall bei einer Gammakamera 168
8.9 Gammakamera: Signalverarbeitung und Bildaufbau 170
8.10 Getriggerten Aufnahme mittels EGK-Signal 173
8.11 Halbwertsbreite der Linienbildfunktion 177

8.12	Linienbildfunktion eines Parallelloch-Kollimators	178
8.13	Linearität	178
8.14	Geometrische Verhältnisse an einem Parallellochkollimator	183
8.15	Pinhole-Kollimator	186
8.16	Energiekorrektur	189
8.17	Linearitätskorrektur	190
8.18	Rotationszentrum: Theorie	196
8.19	Rotationszentrum: in der Praxis	196
8.20	Kristallbruch	199
8.21	NaI-Kristall zieht Wasser	199

9 PET-Scanner 201

9.1	Annihilation eines Positrons unter Emission zweier Gammaquanten	202
9.2	Umwandlungsschema von Y-90	205
9.3	Schema einer Koinzidenzanordnung	206
9.4	Koinzidenzschaltungen der Detektoren in einem Ringscanner	211
9.5	Fehler bei der Ortsbestimmung durch ein Streuereignis	213
9.6	Messung im 2D- und im 3D-Modus	215
9.7	Empfindlichkeit eines PET-Systems im 2D- und 3D-Modus	216
9.8	Koinzidenzlinien: Direktschichten	217
9.9	Zuordnung Koinzidenzlinien: Direktschichten und Zwischenschichten	218

10 Rekonstruktion von Schichtbildern 233

10.1	Projektionsbilder und zugehöriges Sinogramm	234
10.2	Rechtecksfunktion im Ortsraum	236
10.3	Darstellung einer Rechtecksfunktion im Frequenzraum	236
10.4	Darstellung eines Bildes im Orts- und Frequenzraum	237
10.5	Darstellung der Bilder im Orts- und Frequenzraum	238
10.6	Darstellung unterschiedlicher Filter im Frequenzraum	240
10.7	Wirkung verschiedener Filter	241
10.8	Projektion der Aktivitätsprofile und direkte Rückprojektion	242
10.9	Konzept der iterativen Rekonstruktion	245
10.10	Orientierung rekonstruierter Schichtdatensätze	250
10.11	Unterschiede in der Schwächung der Strahlung bei SPECT und PET	252
10.12	Schwächungskorrektur nach Chang	255
10.13	Transmissionsmessung mit fixer und bewegter Linienquelle	256
10.14	Ge-68-Quellen zur Transmissionsmessung	257
10.15	Impulshöhenspektrum von I-123	263
10.16	Semiquantitative Auswertung bei Herz-SPECT	263
10.17	Streustrahlungskorrektur mit Hilfe dreier Energiefenster	265
10.18	Streustrahlungskorrektur: ein Bildbeispiel	266
10.19	Verlauf des Kontrastes für Kugeln mit zunehmender Objektgröße	268
10.20	Aktivitätsverlust durch Kernumwandlungen	270

11 Qualitätskontrolle 273

11.1 Aktivimeter: Linearitätsprüfung 282
11.2 Gammakamera: Energiekalibrierung und Energiefenster 285
11.3 Gammakamera Leerwert-Aufnahme 285
11.4 GK: planare Uniformität 287
11.5 GK: örtliche Auflösung und Linearität 288
11.6 GK: CoR-Messung 289
11.7 GK: Ergebnisse CoR-Auswertung 290
11.8 GK: SPECT-QC-Bilder 290
11.9 PET: Prüfung der Aktivitätskalibrierung 294
11.10 PET: Image-Quality 296
11.11 PET: Recovery-Koeffizienten 297

Tabellenverzeichnis

2	**Physikalische Grundlagen der Nuklearmedizin**	**13**
2.1	Kernumwandlungen und ihre Eigenschaften	34
2.2	Halbwerts- und Zehntelwerts-Schichtdicke	50
2.3	Strahlenwichtungsfaktoren	54
2.4	Gewebewichtungsfaktoren	54
3	**Herstellung von Radionukliden**	**55**
3.1	Radionuklide im Labor (in-vitro)	57
3.2	Radionuklide in der Gammakamera-Szintigraphie	58
3.3	Radionuklide für die PET	59
3.4	Radionuklide für die Therapie	60
4	**Detektoren**	**69**
4.1	Eigenschaften von Szintillationsdetektoren	81
5	**Grundlagen der Messtechnik**	**89**
5.1	Durchführung der Energiekalibrierung	104
5.2	Zehn Messungen: die Messwerte	127
5.3	Zehn Messungen: Klassenbildung	127
5.4	Die Gaußverteilung: Konfidenzintervall und Irrtumswahrscheinlichkeit	131
5.5	Relativer Fehler in Abhängigkeit vom Messwert	132
8	**Szintillationskamera**	**161**
8.1	Parallelloch-Kollimatoren: Konstruktions- u. Leistungsparameter	183
9	**PET-Scanner**	**201**
9.1	PET-Radionuklide: wichtige Eigenschaften	203
9.2	PET-Detektormaterialien: Eigenschaften	209
9.3	Strahlenexposition bei PET/CT	228
11	**Qualitätskontrolle**	**273**
11.1	QC Aktivimeter	280
11.2	QC Gammakamera	286
11.3	QC PET	292
11.4	QC Gamma-Sonden	298
11.5	Beispiel-Tabelle zum Chi-Quadrat-Test	300

Literaturverzeichnis

[1] Romain Eychenne, M. Chérel, F. Haddad und F. Guérard. Overview of the Most Promising Radionuclides for Targeted Alpha Therapy: The „Hopeful Eight". *Pharmaceutics*, 13, 2021. DOI: `10.3390/pharmaceutics13060906` (siehe Seite 60).

[2] Strahlenschutz beim Umgang mit Betastrahlern in der Nuklearmedizin einschließlich der Positronen-Emissions-Tomografie (PET). Merkblatt, Bundesamt für Strahlenschutz, 2013 (siehe Seite 149).

[3] M. Dietlein, W. Eschner, M. Lassmann, H. Hänscheid, F.A. Verburg und M. Luster. Radioiodtest (Version 4). *Deutsche Gesellschaft für Nuklearmedizin e.V.*:1–11, 2014. URL: `http://nuklearmedizin.de/leistungen/leitlinien/docs/031-012l_S1_Radioiodtest_2014-10.pdf` (siehe Seite 155).

[4] B. Meller, K. Sommer, J. Gerl, K. von Hof, A. Surowiec, E. Richter, B. Wollenberg und M. Baehre. High energy probe for detecting lymph node metastases with F-18-FDG in patients with head and neck cancer. *Nuklearmedizin*, 45(4):153–159, 2006 (siehe Seite 158).

[5] H. Wengenmair, J. Kopp, H. Vogt und P. Heidenreich. Qualitätskriterien für Meßsonden zur intraoperativen Lokalisation Tc99m-markierter Lymphknoten. *Zeitschrift für Medizinische Physik*, 9(2):122–128, 1999 (siehe Seiten 160, 318).

[6] Tatiana Tiourina, Bertjan Arends, Dyde Huysmans, Harm Rutten, Bea Lemaire und Sara Muller. Evaluation of surgical gamma probes for radioguided sentinel node localisation. *European Journal of Nuclear Medicine*, 25(9):1224–1231, 1998. ISSN: 1619-7089. DOI: `10.1007/s002590050288`. URL: `https://doi.org/10.1007/s002590050288` (siehe Seite 160).

[7] Radiation Protection No. 162: Criteria for Acceptability of Medical Radiological Equipment used in Diagnostic Radiology, Nuclear Medicine and Radiotherapy. Report 162, European Commission, 2012 (siehe Seite 277).

Literaturverzeichnis

[8] ÖNORM A 6601:2012; Strahlenschutz – Benennungen mit Definitionen für ionisierende Strahlung. Norm A 6601, ON, 2012. Diese ÖNORM enthält Benennungen und Definitionen, die für den Strahlenschutz bei ionisierenden Strahlen von grundsätzlicher Bedeutung sind. Die Begriffsbestimmungen berücksichtigen diverse österreichische Gesetze sowie einschlägige ISO- und DIN-Normen (siehe Seiten 323, 325).

Quellennachweis Abbildungen

[00-01] Details einer Gammakamera: NM/CT 870 CZT – freundlicherweise zur Verfügung gestellt durch *GE Healthcare GmbH*, 2022. Umschlagbild.

[02-01] Johannes Holzmannhofer. Energiespektrum einer β^--Umwandlung. Abb. 2.1 auf Seite 17.

[02-02] K. Mayrhofer. Kernumwandlung unter Aussendung von Konversionselektronen (innere Konversion) sowie Entstehung charakteristischer Röntgenstrahlung. Abb. 2.2 auf Seite 21.

[02-03] Karl Mayrhofer. Auger-Elektronen Emission. Abb. 2.3 auf Seite 23.

[02-04] Karl Mayrhofer. Wahrscheinlichkeit W für die Emission von charakteristischer Röntgenstrahlung aus K-, L- und M-Schale in Abhängigkeit von der Ordnungszahl. Abb. 2.4 auf Seite 23.

[02-05] Franz König. Beginn der Nuklidkarte. Abb. 2.5 auf Seite 24.

[02-06] Karl Mayrhofer. Lage von Isotopen, Isobaren und Isotonen in der Nuklidkarte. Abb. 2.6 auf Seite 26.

[02-07] Johannes Holzmannhofer. Umwandlungsschema von Molybdän-99, Technetium-99m und Technetium-99 in vereinfachter Form. Abb. 2.7 auf Seite 27.

[02-08] Franz König. Zeitlicher Verlauf der Aktivität für Tc-99m. Abb. 2.8 auf Seite 31.

[02-09] Rudolf Nicoletti. Arten von Energiespektren. Abb. 2.9 auf Seite 39.

[02-10] Franz König. Energiespektrum einer I-131 Quelle, gemessen mit dem Germaniumdetektor eines Ganzkörperzählers. Abb. 2.10 auf Seite 40.

[02-11] Rudolf Nicoletti. Wechselwirkungen von Photonenstrahlung mit Materie. Abb. 2.11 auf Seite 42.

[02-12] Karl Mayrhofer. Absorption eines Photons beim Photoeffekt. Abb. 2.12 auf Seite 42.

[02-13] Karl Mayrhofer. Streuung eines Photons beim Compton-Effekt. Abb. 2.13 auf Seite 43.

[02-14] Rudolf Nicoletti. Schwächung der Intensität von Photonenstrahlung bei einer Halbwertsdicke von 0,3 mm. Abb. 2.14 auf Seite 46.

Quellennachweis Abbildungen

[02-15] Georg Dobrozemsky. Massenschwächungskoeffizienten für Wasser, NaI(Tl) und Blei. Abb. 2.15 auf Seite 47.

[02-16] Johannes Holzmannhofer. Photonen-Wechselwirkungswahrscheinlichkeit in Abhängigkeit von der Photonenenergie und der Ordnungszahl des Absorbers. Abb. 2.16 auf Seite 48.

[02-17] Georg Dobrozemsky. Halbwertsschichtdicken von Blei für nuklearmedizinische Nuklide. Abb. 2.17 auf Seite 49.

[03-01] Abbildung eines UltratechneKow™ FM Generators, freundlicherweise zur Verfügung gestellt durch Mallinckrodt Pharmaceuticals. Abb. 3.1 auf Seite 62.

[03-02] Johannes Holzmannhofer. Zeitlicher Aktivitätsverlauf von Mo-99 und Tc-99m. Abb. 3.2 auf Seite 63.

[03-03] Karl Mayrhofer. Schematischer Aufbau eines Zyklotrons. Abb. 3.3 auf Seite 66.

[04-01] Rudolf Nicoletti. Strom-/Spannungskennlinie von gasgefüllten Detektoren mit den verschiedenen Arbeitsbereichen. Abb. 4.1 auf Seite 72.

[04-02] Franz König. Halbleiter: pn-Übergang. Abb. 4.2 auf Seite 77.

[04-03] Franz König. Halbleiter: Diode in Sperrichtung. Abb. 4.3 auf Seite 77.

[04-04] Karl Mayrhofer. Aufbau eines Szintillationsdetektors. Abb. 4.4 auf Seite 82.

[04-05] Rudolf Nicoletti. Funktionsprinzip eines Photomultipliers. Abb. 4.5 auf Seite 86.

[05-01] Rudolf Nicoletti. Blockschema der Messelektronik eines Szintillationsdetektors. Abb. 5.1 auf Seite 90.

[05-02] Franz König. Energiespektrum eines Einkanal-PHA. Abb. 5.2 auf Seite 93.

[05-03] Karl Mayrhofer. Impulsverlauf am Ausgang des Vorverstärkers und am Ausgang des Linearverstärkers. Abb. 5.3 auf Seite 94.

[05-04] Karl Mayrhofer. Funktionsweise eines Analog-Digital-Konverters. Abb. 5.4 auf Seite 98.

[05-05] Rudolf Nicoletti. Energiespektrum und Impulshöhenspektren von Tc-99m. Abb. 5.5 auf Seite 100.

[05-06] Rudolf Nicoletti. Energiekalibrierung. Abb. 5.6 auf Seite 103.

[05-07] Johannes Holzmannhofer. Kenngrößen der Energieauflösung. Abb. 5.7 auf Seite 105.

[05-08] Rudolf Nicoletti. Energiefenster bei 140 keV, symmetrisch ±7,5%. Abb. 5.8 auf Seite 106.

[05-09] Rudolf Nicoletti. Die Nachweisempfindlichkeit nuklearmedizinischer Messeinrichtungen. Abb. 5.9 auf Seite 109.

[05-10] Karl Mayrhofer. Näherungsweise 4π-Geometrie bei Bohrlochdetektoren. Abb. 5.10 auf Seite 110.

[05-11] Karl Mayrhofer. Marinelli-Becher. Abb. 5.11 auf Seite 111.

[05-12] Rudolf Nicoletti. Messfeld eines Sondenkollimators. Abb. 5.12 auf Seite 113.

[05-13] Johannes Holzmannhofer. Photonen-Wechselwirkungswahrscheinlichkeit in Abhängigkeit von der Photonenenergie und der Ordnungszahl des Absorbers. Abb. 5.13 auf Seite 115.

[05-14] Georg Dobrozemsky. Verlauf der Ausbeute für mehrere Kristalldicken gegen die Energie. Abb. 5.14 auf Seite 116.

[05-15] Franz König. Empfindlichkeitskalibrierung eines Ganzkörperzählers. Abb. 5.15 auf Seite 118.

[05-16] Rudolf Nicoletti. Impulsratencharakteristik: Abhängigkeit der Zählrate von der Aktivität. Abb. 5.16 auf Seite 122.

[05-17] Karl Mayrhofer. Totzeitverhalten für paralysierbare und nicht-paralysierbare Systeme. Abb. 5.17 auf Seite 122.

[05-18] Johannes Holzmannhofer. Häufigkeitsverteilung. Abb. 5.18 auf Seite 125.

[05-19] Johannes Holzmannhofer. Häufigkeitsverteilung der 10 Messwerte eingeteilt in Klassen mit einer Breite von 10 Impulsen. Abb. 5.19 auf Seite 127.

[05-20] Johannes Holzmannhofer. Häufigkeitsverteilung von 100 Messergebnissen. Abb. 5.20 auf Seite 127.

[05-21] Johannes Holzmannhofer. Gaußverteilung mit unterschiedlich breiten Konfidenzintervallen. Abb. 5.21 auf Seite 130.

[05-22] Johannes Holzmannhofer. Relative Häufigkeitsverteilung für unterschiedliche gesammelte Impulszahlen normiert auf das jeweilige Maximum. Abb. 5.22 auf Seite 133.

[05-23] Johannes Holzmannhofer. Häufigkeitsverteilung und Gaußverteilung für 20 Messungen mit je 100 s Sekunden Messdauer. Abb. 5.23 auf Seite 134.

[05-24] Ermittlung der Erkennungsgrenze; ÖNORM S 5250-1: Zählstatistische Aspekte bei Radioaktivitätsmessungen, Teil 1: Messunsicherheiten, Erkennungs- und Nachweisgrenzen; Ausgabe: 2002-12-01. Abb. 5.24 auf Seite 136.

[06-01] Messeinsatz eines Aktivimeters; Fa. VEENSTRA, Bedienungsanleitung für das VDC 404. Abb. 6.1 auf Seite 138.

[06-02] Abhängigkeit des Messergebnisses vom Abstand der Probe zum Boden des Aktivimeterschachtes; Fa. VEENSTRA, Bedienungsanleitung für das VDC 404. Abb. 6.2 auf Seite 141.

[06-03] Karl Mayrhofer. Prinzipeller Aufbau eines teilabgeschirmten Ganzkörperzählers. Abb. 6.3 auf Seite 146.

[07-01] Rudolf Nicoletti. Linien gleicher Empfindlichkeit (Isolinien) eines Flachfeldkollimators. Abb. 7.1 auf Seite 154.

[07-02] Messkopf einer intraoperativen Sonde mit abgenommenem Kollimator; Foto aus: Brandstätter, S. (2004): Qualitätssicherung an der Gammasonde, Diplomarbeit Akademie für den radiologisch-technischen Dienst am Krankenhaus der Stadt Wien – Lainz. Abb. 7.2 auf Seite 159.

[07-03] Bedeutung der Ortsauflösung bei intraoperativen Sonden, (nach [5]). Abb. 7.3 auf Seite 160.

[07-04] Bedeutung der radialen Empfindlichkeitsverteilung bei intraoperativen Sonden, (nach [5]). Abb. 7.4 auf Seite 160.

[07-05] Bedeutung der Abschirmung für intraoperative Sonden, (nach [5]). Abb. 7.5 auf Seite 160.

[08-01] Johannes Holzmannhofer. Beispiel-Szintigramm: Ganzkörper. Abb. 8.1 auf Seite 162.

[08-02] Johannes Holzmannhofer. Bsp.-Szintigramm: Skelettszintigraphie Thorax seitlich. Abb. 8.2 auf Seite 162.

[08-03] Johannes Holzmannhofer. SPECT: links 3 einzelne von insgesamt 64 Projektionen und rechts eine von 64 axialen Schichten. Abb. 8.3 auf Seite 163.

[08-04] Johannes Holzmannhofer. Dynamische Nierenaufnahme: 4 verschiedene Zeitpunkte zu je 15 s. Abb. 8.4 auf Seite 163.

[08-05] Johannes Holzmannhofer. Gammakamera: Prinzip des Kollimators – Absorption von Photonen aus unerwünschten Richtungen. Abb. 8.5 auf Seite 164.

[08-06] Rudolf Nicoletti. Detektorkopf einer Szintillationskamera. Abb. 8.6 auf Seite 165.

[08-07] Johannes Holzmannhofer. Sichtfeld (UFOV, CFOV) einer Gammakamera inkl. Anordnung hexagonaler Photomultiplier. Abb. 8.7 auf Seite 167.

[08-08] Franz König. Ausfall eines PMT bei einer Gammakamera. Abb. 8.8 auf Seite 168.

[08-09] Rudolf Nicoletti. Prinzipielle Signalverarbeitung und Bildaufbau bei der Gammakamera. Abb. 8.9 auf Seite 170.

[08-10] Rudolf Nicoletti. Getriggerten Aufnahme mittels EKG-Signal. Abb. 8.10 auf Seite 173.

[08-11] Rudolf Nicoletti. Halbwertsbreite der Linienbildfunktion. Abb. 8.11 auf Seite 177.

[08-12] Rudolf Nicoletti. Änderung der Linienbildfunktion eines Parallelloch-Kollimators mit zunehmendem Abstand vom Kollimator. Abb. 8.12 auf Seite 178.

[08-13] Johannes Holzmannhofer. Gammakamera: planare örtliche Linearität. Abb. 8.13 auf Seite 178.

[08-14] Karl Mayrhofer. Geometrische Verhältnisse an einem Parallellochkollimator. Abb. 8.14 auf Seite 183.

[08-15] Rudolf Nicoletti. Pinhole-Kollimator. Abb. 8.15 auf Seite 186.

[08-16] Rudolf Nicoletti. Energiekorrektur. Abb. 8.16 auf Seite 189.

[08-17] Rudolf Nicoletti. Linearitätskorrektur. Abb. 8.17 auf Seite 190.

[08-18] Rudolf Nicoletti. Rotationszentrum: Theorie. Abb. 8.18 auf Seite 196.

[08-19] Rudolf Nicoletti. Rotationszentrum: in der Praxis. Abb. 8.19 auf Seite 196.

[08-20] Johannes Holzmannhofer. Kristallbruch einer Gammakamera. Abb. 8.20 auf Seite 199.

[08-21] Johannes Holzmannhofer. NaI-Kristall zieht Wasser. Abb. 8.21 auf Seite 199.

[09-01] Michael Oberladstätter. Annihilation eines Positrons unter Emission zweier Gammaquanten. Abb. 9.1 auf Seite 202.

[09-02] Georg Dobrozemsky. Umwandlungsschema von Y-90. Abb. 9.2 auf Seite 205.

[09-03] Rudolf Nicoletti. Mögliche Koinzidenzen. Abb. 9.3 auf Seite 206.

[09-04] Rudolf Nicoletti. Koinzidenzschaltungen der Detektoren in einem Ringscanner. Abb. 9.4 auf Seite 211.

Quellennachweis Abbildungen

[09-05] Georg Dobrozemsky. Fehler bei der Ortsbestimmung durch ein Streuereignis. Abb. 9.5 auf Seite 213.

[09-06] Georg Dobrozemsky. Messung im 2D-Modus (mit Septen) und im 3D-Modus (ohne Septen). Abb. 9.6 auf Seite 215.

[09-07] Franz König. Verlauf der Empfindlichkeit entlang der Längsachse des Scanners im 2D- und 3D-Modus. Abb. 9.7 auf Seite 216.

[09-08] Franz König. Zuordnung von Koinzidenzlinien zu Direktschichten (links, Zuordnung mit direkt gegenüberliegenden Kristallen) und Zwischenschichten (rechts, Zuordnung mit Kristallringabstand ±1). Abb. 9.8 auf Seite 217.

[09-09] Franz König. Zuordnung weiterer Koinzidenzlinien zu Direktschichten (links) und Zwischenschichten (rechts). Abb. 9.9 auf Seite 218.

[10-01] Rudolf Nicoletti. Aufnahme der Projektionsbilder und zugehöriges Sinogramm. Abb. 10.1 auf Seite 234.

[10-02] Franz König. Rechtecksfunktion im Ortsraum. Abb. 10.2 auf Seite 236.

[10-03] Franz König. Darstellung einer Rechtecksfunktion im Frequenzraum. Abb. 10.3 auf Seite 236.

[10-04] Johannes Holzmannhofer. Äquivalten Darstellung eines Bildes im Orts- und Frequenzraum sowie vereinfachte Darstellung: Frequenz und Amplitude. Abb. 10.4 auf Seite 237.

[10-05] Johannes Holzmannhofer. Darstellung der Bilder zweier unterschiedlicher Untersuchungen im Orts- und Frequenzraum. Abb. 10.5 auf Seite 238.

[10-06] Franz König. Darstellung unterschiedlicher Filter im Frequenzraum. Abb. 10.6 auf Seite 240.

[10-07] Johannes Holzmannhofer. Wirkung verschiedener Filter. Abb. 10.7 auf Seite 241.

[10-08] Rudolf Nicoletti. Projektion der Aktivitätsprofile und direkte Rückprojektion der Aktivitätsprofile einer Punktquelle. Abb. 10.8 auf Seite 242.

[10-09] Johannes Holzmannhofer. Konzept der iterativen Rekonstruktion. Abb. 10.9 auf Seite 245.

[10-10] Rudolf Nicoletti. Orientierung rekonstruierter Schichtdatensätze; modifiziert nach Corel Draw Clipart-Image „car036". Abb. 10.10 auf Seite 250.

[10-11]   Karl Mayrhofer. Prinzipielle Unterschiede in der Schwächung der Strahlung bei SPECT und PET. Abb. 10.11 auf Seite 252.

[10-12]   Rudolf Nicoletti. Schwächungskorrektur nach Chang. Abb. 10.12 auf Seite 255.

[10-13]   Rudolf Nicoletti. Transmissionsmessung mit fixer und bewegter Linienquelle. Abb. 10.13 auf Seite 256.

[10-14]   Karl Mayrhofer. Ge-68-Quellen zur Transmissionsmessung. Abb. 10.14 auf Seite 257.

[10-15]   Franz König. Impulshöhenspektrum von I-123 mit eingezeichnetem Energiefenster für die Messung der Streustrahlungskorrektur. Abb. 10.15 auf Seite 263.

[10-16]   Franz König. Semiquantitative Auswertung von Herz-SPECT Aufnahmen eines Phantoms mit und ohne Streustrahlungskorrektur; modifiziert nach: Ruthner, Chr. (2008): Einfluss der Streustrahlenkorrektur bei Single Photonen Emissions Tomographie (SPECT) Studien, Diplomarbeit Akademie für den radiologisch-technischen Dienst am Krankenhaus der Stadt Wien – Lainz. Abb. 10.16 auf Seite 263.

[10-17]   Franz König. TEW-Streustrahlungskorrektur – Impulshöhenspektrum einer Patientenmessung mit I-123 mit eingezeichneten Energiefenstern. Abb. 10.17 auf Seite 265.

[10-18]   Johannes Holzmannhofer. Streustrahlungskorrektur bei einer QC-Messung. Abb. 10.18 auf Seite 266.

[10-19]   Verlauf des Kontrastes für Kugeln mit zunehmender Objektgröße; modifiziert nach: Köchle, G. (2008): Wirkungsweise und Einfluss des OSEM-3D Algorithmus auf die Bildqualität bei der SPECT; Diplomarbeit Akademie für den radiologisch-technischen Dienst am Krankenhaus der Stadt Wien – Lainz. Abb. 10.19 auf Seite 268.

[10-20]   Franz König. Aktivitätsverlust durch Kernumwandlungen. Abb. 10.20 auf Seite 270.

[11-01]   Johannes Holzmannhofer. Aktivimeter: Linearitätsprüfung; die Abweichung vom „wahren Wert" in %. Abb. 11.1 auf Seite 282.

[11-02]   Johannes Holzmannhofer. Gammakamera: Energiekalibrierung und Energiefenster. Abb. 11.2 auf Seite 285.

[11-03]   Johannes Holzmannhofer. Gammakamera: Leerwert-Aufnahme eines Detektorkopfes, Matrix 64×64. Abb. 11.3 auf Seite 285.

[11-04] Johannes Holzmannhofer. Gammakamera: planare Uniformität. Abb. 11.4 auf Seite 287.

[11-05] Johannes Holzmannhofer. Gammakamera: planare örtliche Auflösung und Linearität. Abb. 11.5 auf Seite 288.

[11-06] Johannes Holzmannhofer. Gammakamera: Messung einer Punktquelle für die CoR-Korrektur. Abb. 11.6 auf Seite 289.

[11-07] Johannes Holzmannhofer. Gammakamera: Ergebnisse einer CoR-Korrektur-Auswertung. Abb. 11.7 auf Seite 290.

[11-08] Johannes Holzmannhofer. Gammakamera: SPECT-Konstanzprüfung. Abb. 11.8 auf Seite 290.

[11-09] Johannes Holzmannhofer. PET: Prüfung der Aktivitätskalibrierung. Abb. 11.9 auf Seite 294.

[11-10] Johannes Holzmannhofer. PET: Image Qualität – die transversale Schicht durch das Zentrum der Kugeln. Abb. 11.10 auf Seite 296.

[11-11] Johannes Holzmannhofer. PET: gemessene Recovery-Koeffizienten innerhalb des „zugelassenen Wertebereichs". Abb. 11.11 auf Seite 297.

Glossar

Abklinganlage Anlage mit ortsfesten und einem eigenen Rohrleitungssystem ausgestatteten Behältern (Tanks), in denen flüssige radioaktive Abfälle so lange gelagert werden, bis deren Aktivität bzw. Aktivitätskonzentration auf einen bestimmten Wert abgeklungen ist. (Quelle: [8]) 145

Akquisition aus dem Englischen: "data acquisition" – Datenerfassung 162

CTDI "Computed Tomography Dose Index"; Der CTDI ist eine Messgröße in der Dosimetrie und Grundlage für die Berechnung der Strahlenexposition während einer Röntgenaufnahme mit Hilfe eines Computertomographen. Der CTDI entspricht der Energiedosis, die in einem spezifischen Phantom in einer einzelnen transaxialen Schicht eines CT-Scans absorbiert worden wäre. Dabei werden Streuanteile aus anderen Schichten mit aufsummiert. 229

dediziert speziell für eine bestimmte Aufgabenstellung geschaffen (entwickelt, eingerichtet, ihr zugeordnet) 79

Deuterium Deuterium (d) oder „schwerer Wasserstoff" ist ein natürliches Isotop des Wasserstoffs. Sein Atomkern besteht aus einem Proton und einem Neutron. 66

EKG-Triggersignal Um den Herzschlag zu detektieren, wird häufig der QRS-Komplex aus dem EKG als Trigger verwendet. Dieser besteht aus der negativen Q-Zacke, der positiven hohen R-Zacke und einer kleinen negativen S-Zacke. 172

energieselektiv Aus dem Signal eines energieselektiven Detektors kann auf die absorbierte Strahlungsenergie geschlossen werden. Grundlage für die Einstellung eines Energiefensters bzw. für die Identifikation von Radionukliden mit z.B. einem Gammaspektrometer. 76, 79, 84, 89, 168

extrinsisch der Gammakamera-Kopf *mit* Kollimator. Eine extrinsische (oder *System*-) Kenngröße einer Gammakamera bezieht sich somit auf eine Messung bzw. Eigenschaft, bei der ein Kollimator verwendet wird. (siehe auch *intrinsisch*) 174

Gantry "gantry": "a mechanical support for mounting a device to be moved in a circular path" 166

hygroskopisch die Eigenschaft eines Stoffes, Wasser zu binden bzw. anzuziehen 80, 81, 83, 84

in vitro „im Glas" 1, 55, 109–111, 298
in vivo „im Lebendigen" 1, 2, 55, 57, 111, 119, 137, 161, 164
inhärent siehe *intrinsisch* 174

inhomogene(n) Punktoperation eine inhomogene – oder „ortsvariante" – Punktoperation wird z.B. dort angewendet, wo ortsabhängige Empfindlichkeiten ausgeglichen bzw. korrigiert werden müssen. Die anzuwendende Korrektur ist bedingt durch die Ortsabhängigkeit nicht in jedem Bildpunkt der Bildmatrix die gleiche. 189

intrinsisch der Gammakamera-Kopf *ohne* Kollimator. Eine intrinsische (oder *inhärente*) Kenngröße einer Gammakamera bezieht sich somit auf eine Messung bzw. Eigenschaft, bei der kein Kollimator verwendet wird. (siehe auch *extrinsisch*) 174

Isotop gleiche Ordnungszahl Z 26

isotrop Isotropie ist die Unabhängigkeit einer Eigenschaft von der Richtung. Es können verschiedene Eigenschaften, z.B. physikalische oder chemische, sein. 110, 164, 166, 181

Korpuskularstrahlung *Teilchenstrahlen:* auch *Korpuskularstrahlung* genannt; alle aus bewegten massiven Teilchen bestehenden Strahlen, also *Atomstrahlen, Molekularstrahlen, Ionenstrahlen* etc. 16, 17, 37

Lagemaß Ein Lagemaß ist eine *Kennziffer*, die die *Position* der Daten eines Datensatzes auf einer Skala – man spricht auch vom *Niveau* eines Datensatzes – wiedergibt. 126

Lumineszenz Bezeichnung für alle Leuchterscheinungen, bei der – im Gegensatz zur Temperaturstrahlung – absorbierte erregende Strahlung nicht bzw. nicht nur dem Wärmevorrat des Körper zugeführt, sondern in mehr oder weniger kurzer Zeit ganz oder teilweise wieder ausgestrahlt wird. 79

Morphologie Die Morphologie als Teilbereich der Biologie ist die Lehre von der *Struktur* und *Form* der Organismen. 161

offen *offener radioaktiver Stoff:* Eine radioaktive Strahlenquelle, deren Aufbau nicht einem *umschlossenen radioaktiven Stoff* entspricht. 1

PERCIST "PET Response Criteria In Solid Tumors" (PERCIST) ist eine Sammlung von Regeln für die Auswertung von PET-Studien, die Informationen liefern, ob sich der Tumorstatus in Krebspatienten unter Therapie verbessert ("respond"), gleich bleibt ("stabilize"), oder verschlechtert ("progress"). 230

physiologische Kochsalzlösung mit dem Blutserum isotonische Kochsalzlösung mit einem Gehalt von 0,9 % Natriumchlorid 61

Pixel ist ein „Kofferwort" aus den Abkürzungen der englischen Wörter "picture" (umgangssprachlich verkürzt "pix") und "element". 163

Quench Unter *Quenching* fällt jeder Prozess, der dazu beiträgt, dass nicht das gesamte Szintillationslicht, welches durch den Szintillator erzeugt wird, vom Photomultiplier (PM) nachgewiesen werden kann. 85

Radiopharmakon Ein Radiopharmakon – oder Radiopharmazeutikum – ist ein in der Nuklearmedizin genutztes Arzneimittel. Es kann alleine aus einer radioaktiven Substanz bestehen oder aus einem Carrier, an den die radioaktive Substanz gekoppelt ist. 161

Resorption bezeichnet die Aufnahme von Stoffen in biologischen Systemen; der wichtigste Transportmechanismus für Wirkstoffe durch Biomembranen ist die passive Diffusion; der aktive Transport hat Bedeutung bei Wirkstoffen, die einer natürlichen Substanz strukturell ähneln, und für die es Transporter gibt 156

Retention Zurückhalten von Substanzen oder Organen im Körper, z. B. bei Harnverhalt (Retentio urinae) 156

Signal-to-Noise Ratio Das *Signal-zu-Rausch-Verhältnis*, auch *Störabstand*, abgekürzt SRV oder S/R beziehungsweise SNR oder S/N von englisch *„signal-to-noise ratio"*, ist ein Maß für die Qualität eines Nutzsignals, das von einem Rauschsignal überlagert ist. 207

SI-System Das *Internationale Einheitensystem* (SI). Die sieben *Basiseinheiten* sind: Ampere (elektrische Stromstärke), Candela (Lichtstärke), Kelvin (thermodynamische Temperatur), Kilogramm (Masse), Meter (Länge), Mol (Stoffmenge) und Sekunde (Zeit). 33

spezifische Aktivität Aktivitätskonzentration: *Quotient* aus der *Aktivität* eines in einem Material enthaltenen radioaktiven Stoffes und der *Masse* oder dem *Volumen* des Materials. (Quelle: [8]) 58

Streuungsmaß Streuungsmaße geben die Streuung der Daten in einem Datensatz an. Die Ermittlung dieser Maßzahlen setzt meßbare Abstände der Daten voraus. 126

umschlossen *umschlossener radioaktiver Stoff:* Eine radioaktive Strahlenquelle, deren Aufbau bei bestimmungsgemäßer Beanspruchung eine Verbreitung des enthaltenen radioaktiven Stoffes in die Umwelt verhindert. 1

Valenzband komplett mit Elektronen besetztes Band der elektronischen Struktur eines Festkörper; im engeren Sinn das energetisch höchste dieser Bänder. Die Elektronen des Valenzbandes können nicht zum Ladungstransport beitragen. 15, 79

Zoll (englische Masseinheit: 1 Zoll $= 1'' = 2{,}54$ cm) 153

Zyklotron *Kreisbeschleuniger*, die u.A. zur Produktion von Radionukliden eingesetzt werden. 203

Akronyme

ADC	Analog-Digital-Konverter 95, 97, 98, 303
APD	Avalanche Photo Diodes (Lawinen-Photodiode) 231
ART	Algebraic Reconstruction Technique 247
ASI	Austrian Standards Institute 276
BEV	Bundesamt für Eich- und Vermessungswesen 148, 281, 283
BGO	Wismutgermanat ("Bismuth Germanium Oxide") 83, 105, 208–210, 213, 214, 222, 223
BM	body mass 293
BMA	Biomedizinische Analytiker 140
BSA	body surface area 222, 293
CdTe	Kadmiumtellurid-Detektoren 78
CEN	Comité Européen de Normalisation 276
CENELEC	Comité Européen de Normalisation Electrotechnique 276
CFOV	Central Field Of View (Zentrales Gesichtsfeld) 167, 175, 287
COR	Center Of Rotation (Rotationszentrum) 195, 196
CPM	Counts Per Minute 96, 134
CPS	Counts Per Second 96
CsI(Tl)	Thallium dotierte Cäsiumiodid-Detektoren 83, 158
CT	Computer-Tomographie 8, 9, 11, 197, 224, 226–231, 233, 244, 253, 256–260, 291
CZT	Kadmium-Zink-Tellurid-Detektoren 78, 79, 158, 179
DEW	Dual Energy Window 266
DIN	Deutsches Institut für Normung 276
DLP	Dosis-Längen-Produkt 229
EANM	European Association of Nuclear Medicine 276, 293, 296
EARL	EANM Research Ltd. 296
EC	Electron Capture 15
EG	Erkennungsgrenze 135, 136, 304
EKG	Elektrokardiogramm 172, 173
EM-ML	Expectation Maximization Maximum Likelihood 247
FBP	Filtered Back Projection 7, 233, 242, 244

327

Akronyme

FDG	Fluordeoxyglukose (Fluor-2-deoxy-D-glukose) 6, 10, 34, 59, 215, 221, 225, 229
FOV	Field of View 212, 271
FWHM	Full Width (at) Half Maximum 105, 106, 177, 178, 261, 268
FWTM	Full Width (at) Tenth Maximum 105
GSO	Gadolinium-Orthosilikat 83, 209, 214, 224
HFK	Hand-Fuß-Kleider 143
HPGe	High Purity Germanium 76
HVPS	High Voltage Power Supply 91
IEC	International Electrotechnical Commission 276
ILST	Iterative Least Square Technique 247
ips	Impulse pro Sekunde 134
IRMA	Immunradiometrischer Assay 1
ISO	International Organization for Standardization 276
KIS	Krankenhaus-Informations-System 140
KLA	Kristall-Lochblenden-Abstandes 186
LBM	lean body mass 221, 293
LBS	Lutetium-Based Scintillator 224
LET	Linearer Energietransfer 39
LL	Lower Level (untere Grenze des Energiefensters) 93
LOA	Lochblenden-Patienten-Abstand 186
LOR	Line of Response 207, 212, 217, 235, 256, 262, 267
LSO	Lutetium-Oxy-Orthosilikat 83, 115, 209, 214, 224
LYSO	Lutetium-Yttrium-Oxy-Orthosilikat 224
MCA	Multi-Channel-Analyzer 95, 108
MDA	Minimal Detectable Activity 135, 147, 304
MedStrSchV	Medizinische Strahlenschutz-Verordnung 278
MEG	Maß- und Eichgesetz 148
MIP	Maximum Intensity Projektion 250
MPR	Multiplanare Reformatierung 250
MR	Magnet-Resonanz-Tomographie 9, 226, 230, 231, 253, 257
NaI(Tl)	Natriumiodid-Kristall mit Thallium-Dotierung 8, 47, 48, 81, 82, 84, 92, 95, 105, 106, 108, 115, 116, 123, 135, 167, 179, 209, 223
NEMA	National Electrical Manufacturers Association 276
NWG	Nachweisgrenze 135, 136, 304
ÖVE	Österreichischer Verband für Elektrotechnik 276
OS-EM	Ordered Subsets Expectation Maximization 234, 247, 248

PET	Positronen-Emissions-Tomographie 2, 9, 10, 19, 25, 29, 33, 47, 56, 59, 64, 65, 81, 83, 114, 141, 172, 192, 201, 203, 205, 209, 214–216, 219, 221–224, 226–231, 233–235, 244, 245, 248, 257–262, 264, 265, 267–270, 291, 293, 295, 296
PHA	Pulshöhenanalysator 90, 91, 95, 169, 182, 188, 189, 307, 316
PM	Photomultiplier 8, 9, 81, 83–85, 90, 92, 105, 123, 154, 158, 159, 164, 167, 168, 187–189, 210, 211, 231, 324
PVE	Teilvolumen-Effekt, "Partial-Volume-Effect" 198, 267
RC	Recovery Coefficient 268, 269
RIA	Radio-Immuno-Assay 1, 6
RIS	Radiologie-Informations-System 140
RIT	Radioiodtherapie 1, 151
RNV	Radionuklid-Ventrikulographie 157
ROI	Region-of-Interest 121, 222
RPL	Radiophoto-Lumineszenz 79
RT	Radiologie-Technologe 140
SCA	Single-Channel-Analyser 95
SEV	Sekundärelektronen-Vervielfacher 81, 85, 154
SiPM	Silicon Photomultiplier 224, 231
SIRT	Simultaneous Iterative Reconstruction Technique 247
SLN	Sentinel Lymph Node (Wächterlymphknoten) 157, 158, 160
SPECT	Single-Photon-Emission-Computed-Tomography 8, 12, 67, 121, 132, 162, 171, 172, 174, 175, 186, 187, 191, 193, 196, 223, 226, 233–235, 244, 245, 249, 251, 252, 258, 261, 264, 267–270, 283, 289, 290, 296
SUV	Standard(ized) Uptake Value 221, 222, 225, 230, 248, 268, 269, 293
TEW	Triple Energy Window (Streustrahlkorrektur) 265, 266
TL	Thermolumineszenz 79
TLD	Thermolumineszenzdetektor 79, 148–150
TOF	Time of Flight (Flugzeitmessung) 205, 207–209, 212, 223, 234
UFOV	Useful Field Of View (Nutzbares Gesichtsfeld) 167, 175, 287
UL	Upper Level, obere Grenze des Energiefensters 93
V	Verstärker (auch: LV – Linearverstärker 90, 91
VDE	Verband der Elektrotechnik, Elektronik und Informationstechnologie 276
VOI	Volume of Interest 222
VV	Vorverstärker 90–92, 154
ZLR	Zähler 95

Personenverzeichnis

Zusammenstellung der im Text erwähnten Personen

A
ADAM, Willi E., 9
ANDERSON, Carl, 4
ANGER, Hal O., 8, 164
AUGER, Pierre V., 20

B
BECQUEREL, Henri A., 3, 33
BERSON, Solomon A., 6
BEYER, Thomas, 9
BLUMGART, Hermann, 10
BOHR, Niels, 4, 15
BOTHE, Walter, 8
BROWNELL, Gordon L., 9

C
CASEY, Mike, 9
CASSEN, Benedict, 8
COMPTON, Arthur H., 43
CORMACK, Allan M., 8
CURIE, Frederic J., 4
CURIE, Irene, 4
CURIE, Marie, 4, 33
CURIE, Pierre, 4
CURTIS, Lawrence, 8

D
DIRAC, Paul, 4

E
EDWARDS, Roy Q., 8
EVANS, Robley D., 7, 10

F
FERMI, Enrico, 5

G
GEIGER, Hans, 7
GRAY, Louis H., 52
GREENE, Margaret, 6

H
HAHN, Otto, 5
HAMACHER, Kurt, 6
HAMILTON, Joseph, 10
HEISENBERG, Werner, 4
HERTZ, Saul, 7, 10
HEVESY, Georg C. von, 6
HOFSTADTER, Robert, 8
HOH, Carl K., 10
HOUNSFIELD, Godfrey N., 9

I
IDO, Tatsuo, 6

K
KALENDER, Willi A., 9
KALLMANN, Hartmut, 8
KLEIN, Oskar, 267
KÖHLER, Georg, 7
KUHL, David E., 8

L
LAURENCE, Ernest O., 4, 5
LAWRENCE, John H., 10
LIBBY, Raymond, 8
LIVINGOOD, Jack, 5, 10
LIVINGSTON, Stanley M., 4
LOTTES, Gerhard, 3

M
MARINELLI, Leonidas D., 10, 110

McAfee, John G., 10
Meitner, Lise, 5, 20
Milstein, Cesar, 7
Müller, Walther, 7

N
Nishina, Yoshio, 267
Nutt, Ronald, 9
Nyquist, Harry, 239

O
Oberhausen, Erich, 10
Oshry, Eleanor, 10

P
Perrier, Carlo, 5
Phelps, Michael E., 9
Planck, Max, 4, 37

R
Radon, Johann, 7, 242, 243
Raylman, Raymond R., 9
Reed, Clifton, 8
Reivich, Martin, 10
Richards, Powell, 6
Roberts, Arthur, 7, 10
Röntgen, Wilhelm C., 3
Rutherford, Ernest, 4, 7

S
Schober, Otmar, 3
Schrödinger, Erwin, 4
Seaborg, Glenn T., 5, 10
Segré, Emilio, 5
Seidlin, Samuel M., 10
Sievert, Rolf, 52
Soley, Mayo, 10
Strassmann, Fritz, 5
Strauss, William H., 10
Subramanian, Gopal, 10

T
Taplin, George, 10
Ter-Pogossian, Michel, 9
Townsend, David W., 9
Tucker, Walter, 6

V
Vock, Peter, 9
von Hevesy, Georg C., 7

W
Wilkinson, Denys H., 98
Winter, Chester, 10

Y
Yalow, Rosalyn S., 6
Yens, Otto C., 10

Nuklidverzeichnis

Zusammenstellung der im Text verwendeten Nuklide, Radionuklide und Radionuklidgeneratoren

H-2, 64
H-3, 18, 24, 57, 84
He-3, 64
He-4, 16, 24, 66
C-11, 24, 59, 65, 66, 203, 204, 269, 270
C-12, 24, 25
C-13, 24, 25
N-13, 24, 59, 65, 66, 203, 204
N-14, 66
O-15, 24, 29, 59, 65, 66, 203, 204
O-16, 66
F-18, 6, 10, 19, 24, 25, 29, 48, 49, 56, 59, 65, 66, 116, 138, 203, 204, 228, 269, 270, 282, 291, 295
O-18, 66
F-19, 6, 24
Na-22, 291
P-30, 4
P-32, 7, 10, 57, 68
S-32, 68
K-40, 102, 147, 157
Cr-51, 57, 68
Co-57, 57, 147, 191, 284, 288, 298, 299
Co-58, 57
Co-59, 68

Fe-59, 68, 147
Co-60, 50, 68, 146
Cu-64, 59, 203
Ga-67, 20, 29, 58, 67, 95, 107, 180, 185
Ga-68, 49, 50, 59, 64, 203, 204, 257, 282, 291
Ge-68, 59, 63, 64, 257, 291, 295
Zn-68, 64, 67
Br-81, 65
Kr-81, 65
Kr-81m, 21, 65
Rb-81, 65
Kr-82, 65
Rb-82, 59, 65, 203, 204
Sr-82, 59, 65
Kr-89, 5
Sr-89, 60
Sr-90, 68, 143
Y-90, 40, 60, 68, 203–205
Zr-90, 204, 205
Mo-99, 5, 6, 27, 28, 49, 50, 58, 61–63, 68
Ru-99, 27, 28, 61
Tc-99, 22, 27, 28, 61, 104
Tc-99m, 5, 6, 10, 21, 22, 27–29, 31, 33, 34, 44, 48–50, 58, 61–63, 82, 93, 99, 100, 105–107,
112, 116, 154, 158, 164, 178, 185, 192, 252, 255, 256, 262, 269, 270, 281, 282, 285, 298, 299
Cd-111, 67
In-111, 20, 21, 49, 50, 58, 67, 180, 185, 192
In-113, 65
In-113m, 21, 65
Sn-113, 65
Te-122, 67
Cs-123, 67
I-123, 2, 20, 32, 49, 50, 58, 67, 185, 261–263, 265, 266, 269, 270
Xe-123, 67
I-124, 49, 50, 67, 203, 204
Te-124, 67, 204
Xe-124, 67
I-125, 20, 21, 29, 50, 56, 57, 67, 102, 143, 151, 298
I-127, 2
I-128, 5, 7, 10
I-129, 298, 299
Te-130, 68
I-131, 5, 10, 14, 18, 20, 26, 29, 40, 41, 49,

Nuklidverzeichnis

50, 60, 68, 135, 143, 154, 185, 192, 204, 298
Te-131, 68
Ba-133, 85
Xe-133, 20, 58
Sn-135, 68
Cs-137, 68, 106, 152, 280, 298
Ba-144, 5
Gd-153, 256
Sm-153, 60, 68
Ho-166, 68
Er-169, 60, 68
Lu-177, 49, 60, 68
Re-186, 60, 68
Pb-201, 67
Tl-201, 10, 20, 33, 58, 67, 95, 107, 112, 185, 192, 194, 256
Tl-203, 67, 299
Pb-208, 7
Bi-210, 17
Pb-212, 7
Ra-223, 16, 60
Ra-226, 33
U-235, 67, 68
U-236, 68
Pu-239, 67, 68

B
Ba-133, 85
Ba-144, 5
Bi-210, 17
Br-81, 65

C
C-11, 24, 59, 65, 66, 203, 204, 269, 270
C-12, 24, 25
C-13, 24, 25
Cd-111, 67
Co-57, 57, 147, 191, 284, 288, 298, 299

Co-58, 57
Co-59, 68
Co-60, 50, 68, 146
Cr-51, 57, 68
Cs-123, 67
Cs-137, 68, 106, 152, 280, 298
Cu-64, 59, 203

E
Er-169, 60, 68

F
F-18, 6, 10, 19, 24, 25, 29, 48, 49, 56, 59, 65, 66, 116, 138, 203, 204, 228, 269, 270, 282, 291, 295
F-19, 6, 24
Fe-59, 68, 147

G
Ga-67, 20, 29, 58, 67, 95, 107, 180, 185
Ga-68, 49, 50, 59, 64, 203, 204, 257, 282, 291
Gd-153, 256
Ge-68/Ga-68-Generator, 59, 63, 64, 257, 291, 295

H
H-2, 64
H-3, 18, 24, 57, 84
He-3, 64
He-4, 16, 24, 66
Ho-166, 68

I
I-123, 2, 20, 32, 49, 50, 58, 67, 185, 261–263, 265, 266, 269, 270

I-124, 49, 50, 67, 203, 204
I-125, 20, 21, 29, 50, 56, 57, 67, 102, 143, 151, 298
I-127, 2
I-128, 5, 7, 10
I-129, 298, 299
I-131, 5, 10, 14, 18, 20, 26, 29, 40, 41, 49, 50, 60, 68, 135, 143, 154, 185, 192, 204, 298
In-111, 20, 21, 49, 50, 58, 67, 180, 185, 192
In-113, 65
In-113m, 21, 65

K
K-40, 102, 147, 157
Kr-81, 65
Kr-81m, 21, 65
Kr-82, 65
Kr-89, 5

L
Lu-177, 49, 60, 68

M
Mo-99, 5, 6, 27, 28, 49, 50, 58, 61–64, 68, 138, 140

N
N-13, 24, 59, 65, 66, 203, 204
N-14, 66
Na-22, 291

O
O-15, 24, 29, 59, 65, 66, 203, 204
O-16, 66
O-18, 66

P
P-30, 4

P-32, 7, 10, 57, 68
Pb-201, 67
Pb-208, 7
Pb-212, 7
Pu-239, 67, 68

R
Ra-223, 16, 60
Ra-226, 33
Rb-81/Kr-81m-Generator, 65
Rb-82, 59, 65, 203, 204
Re-186, 60, 68
Ru-99, 27, 28, 61

S
S-32, 68
Sm-153, 60, 68
Sn-113/In-113m-Generator, 65
Sn-135, 68

Sr-82, 59, 65
Sr-89, 60
Sr-90, 68, 143

T
Tc-99, 22, 27, 28, 61, 104
Tc-99m, 5, 6, 10, 21, 22, 27–29, 31, 33, 34, 44, 48–50, 58, 61–63, 82, 93, 99, 100, 105–107, 112, 116, 154, 158, 164, 178, 185, 192, 252, 255, 256, 262, 269, 270, 281, 282, 285, 298, 299
Te-122, 67
Te-124, 67, 204
Te-130, 68

Te-131, 68
Tl-201, 10, 20, 33, 58, 67, 95, 107, 112, 185, 192, 194, 256
Tl-203, 67, 299

U
U-235, 67, 68
U-236, 68

X
Xe-123, 67
Xe-124, 67
Xe-133, 20, 58

Y
Y-90, 40, 60, 68, 203–205

Z
Zn-68, 64, 67
Zr-90, 204, 205

Stichwortverzeichnis

Zusammenstellung der im Text verwendeten Sachbegriffe. Für die Suche nach Persönlichkeiten und Radionukliden sowie Radionuklidgeneratoren wird auf das Personenverzeichnis und das Nuklidverzeichnis verwiesen.

2D-Modus, 208, 214–219
2π-Geometrie, 110
3 Dimensionen, 234, 237, 249
3D-Darstellung, 250, 295
3D-Modus, 208, 214–219, 224, 229, 265
4π-Geometrie, 110, 139
α-Umwandlung, *siehe* Kern,
      -Umwandlung(s), Alpha-
β^--Umwandlung, *siehe* Kern,
      -Umwandlung(s), Beta-Minus-
β^+-Umwandlung, *siehe* Kern,
      -Umwandlung(s), Beta-Plus-
γ-Quant, *siehe* Gamma, -Quant
γ-Umwandlung, *siehe* Kern,
      -Umwandlung(s), isomere-
χ^2, *siehe* Chi-Quadrat-Test
90°-Konfiguration, 193
180°-Konfiguration, 193

A

Abbildung(s)
    -Eigenschaften, 94, 106, 166, 176,
        181, 249
        extrinsische-, 174
        intrinsische-, 174, 176, 182, 277
        tomographische-, 284, 290, *siehe*
          auch Inhomogenität(s),
          tomographische-; Orts,
          -Auflösung, tomographische-;
          Kontrast, tomographischer-
    -Maßstab, 181, 184, 187, 286, 289,
        292

    planare-, 162, 163
Abfall, 36, 57, 119, 275
Abnahmeprüfung, 274, 277–279, 281, 299
Abschirmung, 55, 56, 86, 119, 139, 141,
        145, 146, 151, 154, 157, 165,
        166, 169, *siehe auch* Detektor,
        -Abschirmung
Abschneiden, 260
Absorption, 42, 82–84, *siehe auch*
        Eigenabsorption; Schwächung(s)
Abstand(s), 178, 182–184, 194, 195, 287,
        289
    -Quadratgesetz, 51, 110, 113, 135,
        151, 191
Abtast
    -Bewegung, 195
    -Form, 194, 195
    -Theorem, 221, 239
    -Winkel, 193, 194, 235
Abweichung, *siehe auch* Streuung,
        statistische-
accuracy, *siehe* Richtigkeit
Aceton, 142
ADC, 95, 97, 98, 170
Akquisition, *siehe* Aufnahme
Aktivator, 82
Aktivimeter, 73, 110, 137–142, 156, 220,
        269, 279, 280, 282, 283, 293,
        295, 299
    -Kompensationsstrom, 142
    -Kontaminationsschutz, 139

-Messeinsatz, 138, 139, 281
Aktivität(s), 28, 30–33, 35, 36, 56, 63, 81, 84, 87, 108, 111, 112, 117, 120–123, 135–139, 143, 151, 156, 160, 175, 179, 203, 220, 222, 251, 255, 269, 271, 280, 282, 283, 288, 295, 296
  applizierte-, 33, 119, 140, 156, 195, 198, 214, 215, 219–221, 224, 227–229, 274
  -Aufnahme, 153, 230
  -Einheit, *siehe* Becquerel *(Einheit)*
  gemessene-, 35, 139–141, 219, 221, 269, 295
  inkorporierte-, 108, 119, 145, 147, 148, 157
  -Konzentration, 58, 63, 214, 219–222, 260, 268, 269, 293–296
  -Linearität, *siehe* Linearität(s), -Prüfung
  -Messgerät, *siehe* Aktivimeter
  minimal detektierbare-, *siehe* MDA
  -Normal, 281
  -Profil, 177, 192, 233, 235, 242
  -Speicherung, 153, 155, 156, 160, 221, 222, 241, 269
  -Unterschied, 197, 198, 235
  -Verlauf, 63, 156, 270
  -Verteilung, 3, 7–9, 11, 106, 121, 156, 161, 163–166, 171, 175, 178, 179, 182, 187, 193, 221, 226, 229, 233, 234, 242, 244, 245, 247, 251, 267, 284
algebraic reconstruction technique, *siehe* ART
algebraische Verfahren, *siehe* Rekonstruktion(s), iterative-
Algorithmus, 233, 242, 249
Alpha
  -Strahler, 16, 56, 60, 69
  -Strahlung, 1, 4, 34, 38, 39, 50, 53, 60, 70, 75
  -Teilchen, 4, 16, 25, 34, 37, 64

  -Zerfall, *siehe* Kern,
    -Umwandlung(s), Alpha-
Aluminium, 4, 61, 83, 143, 145, 167
  -Oxid, 62
  -Phosphat, 80
Amplitude, 236–238, 240, 241
Analog-Digital-Konverter, *siehe* ADC
Analysator, *siehe auch* Einkanal,
  -Analysator; Mehrkanal,
  -Analysator;
  Vielkanalanalysator
analytische Verfahren, *siehe auch* FBP
Anatomie, 225, 228
anatomische-Bildgebung, *siehe* Bild,
  -Gebung, morphologische-
Anger
  -kamera, *siehe* Gammakamera
  -Schaltung, 8, 211
angeregt, *siehe* Zustand, angeregter-
Annihilation(s), 202, 213
  -Strahlung, 18, 19, 25, 33, 37, 44, 59, 64, 65, 116, 192, 201, 202, 204, 205, 207, 209, 212–214, 219, 227, 231, 257
Anode, 71, 86, 87
Anregung(s), 52, 70, 81, 202
  -Energie, 15, 23, 39
Ansprechvermögen, 81, 91, 281, 293
Anti
  -Körper, 2, 7
  -Neutrino, 17
  -Teilchen, 18
AP- (All-Purpose-Kollimator), *siehe* Universal-Kollimator
APD, 231
Applikation
  intravenöse-, 3, 61, 140, 160, 271
  orale-, 3, 156
applizierte-Aktivität, *siehe* Aktivität(s), applizierte-
Äquivalent
  -Dosis, 52
  -Dosisleistung, 53
Argon, 139

ART, 247
Artefakt, 222, 230, 241–243, 258–260, 295
ASI, *siehe* ÖNORM
Assay
    immunradiometrischer-, *siehe* IRMA
    Radio-Immuno-, *siehe* RIA
Atom, 13
    -Aufbau, 13
    -Hülle, 13–15, 18–20, 22, 23, 37, 39, 42, 202, *siehe auch* Valenzelektron
        Energieniveau, 15, 21, 23, 42, 43, 52
    -Kern, 4, 13–17, 22, 24, 37, 65, 124, 201, *siehe auch* Neutron(en); Nukleon(en); Proton(en)
    -Durchmesser, 13
    -Kennzahlen, 13
    -Modell
        Bohrsches-, 15
        wellenmechanisches-, 15
    neutrales-, 14
    -Nummer, *siehe* Ordnungszahl
Aufbaueffekt, *siehe* Dosis, -Aufbaueffekt
Aufhärtung, 45, 46, 258–260
Auflösung, *siehe auch* Energie, -Auflösung; Orts, -Auflösung; System, -Auflösung
    zeitliche-, 83, 121, 174, 180, 207
Aufnahme, 173, 190, 191, 211, 215, 226
    dynamische-, 163, 171, 172, 174, 224, 225, 269, 270
    getriggerte-, 9, 163, 171–173
    -Messung, *siehe* Resorptionsmessung
    -Parameter, 132, 171, 279
    -Protokoll, 171
    SPECT-, *siehe* SPECT, -Aufnahme
    statische-, 163, 170, 171, 285, 288
    -Zeit, 8, 11, 173, 195, 198, 219, 224, 227, 229, 256–258, 269
Auger-Elektron, 20–23, 28
Ausbeute, *siehe* Empfindlichkeit(s)
Auslösebereich, 72–75

Auslösezählrohr, *siehe* Geiger-Müller-Zählrohr
Ausscheidungsmessung, *siehe* Retentionsmessung
Austrian Standards Institute, *siehe* ÖNORM
Auswertung
    quantitative-, 112, 252, 262, 263, 268, 269, 293

B

background, *siehe* Hintergrund
Bändermodell, 79
Becquerel, 108
Becquerel *(Einheit)*, 31, 33, 135, 139
Bedienungsanleitung, *siehe* Betriebsanleitung
Beispiel, 35, 41, 127–131, 134, 136
Benzol, 142
beschreibende Statistik, *siehe* Statistik, beschreibende-
Beta
    -Energie, 59, 60, 84
    -Minus-Teilchen, *siehe* Elektron(en)
    -Plus-Teilchen, *siehe* Positron(en)
    -Strahler, 18, 40, 55–57, 60, 68, 69, 141
    -Strahlung, 1, 4, 17, 18, 34, 38, 39, 41, 50, 53, 57, 58, 70, 75, 84, 111, 143, 158
    -Zerfall, *siehe* Kern, -Umwandlung(s), Beta-
Betriebsanleitung, 139, 281, 293, 295
Bettposition, 216, 217, 219, 267, 295
Bezugswert, *siehe* Referenzwert
BGO, 81, 83, 105, 207, 209, 210, 213, 214, 223
bias-Abgleich, *siehe* Aktivimeter, -Kompensationsstrom
Bild
    -Detail, 226, 239, 240, 243, 244
    -Element, *siehe* Pixel
    -Fusion, 226, 228, 231

-Gebung
   funktionelle-, 225, 226, 231
   morphologische-, 225, 226, 228
-Matrix, 170–174, 196, 233, 235,
   237–240, 248, 249, 285
   -Größe, 163, 170, 171, 190, 198,
   239, 258, 285, 288
-Qualität, 208, 215, 225, 227, 229,
   230, 248, 259, 292, 295–297
-Registrierung, 226, 295
-Struktur, *siehe* Bild, -Detail
-Verarbeitung, 171, 189, 190, 237
Bindungsenergie, 15, 22, 23, 37
Binomialverteilung, 128
biologische Halbwertszeit, *siehe*
   Halbwert(s), -Zeit, biologische-
Bismutgermanat, *siehe* BGO
Bit, 98, 171
Blei, 43, 45, 47, 49, 50, 62, 102, 119, 120,
   139, 146, 150, 154, 164, 181,
   184, 253
   -Streifen-Phantom, 284, 288
Block-Detektor, 210, 211, 220, 224
Bluetooth, 154
body contouring, 195
Bohrloch-Detektor, 21, 102, 110, 144, 295
Bor, 68
Brechungsindex, 182
Bremsstrahlung, *siehe* Röntgen,
   -Strahlung
bucket, 210
Butterworth-Filter, 240, 241, 244
Byte, 171

C

Cäsiumiodid-Detektor, 81, 83, 158
CdTe, *siehe* Kadmium, -Tellurid-Detektor
CdZnTe, *siehe* Kadmium,
   -Zink-Tellurid-Detektor
Center-Of-Rotation, *siehe* COR
CFOV, 167, 175, 287
Chang-Methode, 251, 253, 255, 264

charakteristische Röntgenstrahlung, *siehe*
   Röntgen, -Strahlung,
   charakteristische-
Chi-Quadrat-Test, 280, 300
Chromatographie, 62
Cine-Modus, *siehe* Aufnahme,
   dynamische-
coarse-gain, *siehe* Verstärkung
Compton
   -Effekt, 42–44, 48, 101, 115, 259
   -Wahrscheinlichkeit, 44
   -Kontinuum, 101, 106, 261, 264
   -Streuung, 41, 43, 46, 101, 120, 261,
   267
Computertomographie, *siehe* CT
COR, 187, 195, 196, 235, 284, 286, 289,
   290
   -Offset, 196
coronal, *siehe* Schicht, coronale-
Cosinus-Funktion, 290
Coulomb
   (Einheit), 13, 71
   -Wechselwirkung, 22, 65
count rate, *siehe* Zähl, -Rate
counter, *siehe* Zähler
counts, *siehe* Impuls, -Zahl
cross slice, *siehe* Zwischenschicht
cross-over, 118
CsI, *siehe* Cäsiumiodid-Detektor
CT, 7–9, 11, 197, 226–230, 233, 234, 244,
   253, 255, 256, 258, 260, 286, 292
   Low-Dose-, 228–230, 258
CTDI, 229
Curie *(Einheit)*, 33
Cut-Off Frequenz, 241, 244
CZT, *siehe* Kadmium,
   -Zink-Tellurid-Detektor

D

Datenbank, 147
Deckungsgleichheit, 286, 289, 292, 295
deskriptive Statistik, *siehe* Statistik,
   beschreibende-

Detailerkennbarkeit, 177, 197, 198, 240, 261
Detektor, 69–71, 80, 82, 83, 89, 92, 101, 104, 105, 107, 109–115, 120, 121, 123, 135, 143–147, 150, 153, 159, 168, 176, 177, 183, 186, 187, 189, 191, 205, 206, 210, 212–214, 216, 231, 242, 251, 257, 261, 262, 293, *siehe auch* Bohrloch-Detektor; Cäsiumiodid-Detektor; Germanium-Detektor; Gammakamera, -Detektorkopf; Halbleiter, -Detektor; Flüssigszintillator; Kadmium, -Tellurid-Detektor; Lumineszenz, Detektor; Szintillation(s), -Detektor
   -Abschirmung, 120, 146, 154, 158, 160, 166, 174
   -Ausrichtung, 196
   -Block, *siehe* Block-Detektor
   gasgefüllter-, 70–72, 81, 138, 151
   -Kristall, 76, 102, 109, 114, 115, 145, 154, 164–166, 175, 181, 182, 199, 207, 217, 218, 223, 224
   -Material, 43, 45, 47, 50, 70, 81, 84, 101, 114, 137, 207–209, 222–224, 253
   -Ring, 211, 214, 216–218, 223, 235, 252, 257
   Thermolumineszenz-, *siehe* TLD
Deuteron, 64, 65
Deutsches Institut für Normung, *siehe* DIN
DEW, *siehe* Streustrahlung(s), -Korrektur, Energiefenster-
Diagnostik-Radionuklid, 55–58
Dichte, 45, 46, 76, 78, 81, 82, 84, 114, 209, 221, 255, 259
differentielle Inhomogenität, *siehe* Inhomogenität(s), differentielle-
DIN, 142, 276–281, 283, 288, 289, 291, 292, 295, 297, 298

Dioxan, 85
dipper, *siehe* Aktivimeter, -Messeinsatz
DLP, 229
Doppelkopfkamera, *siehe* Mehrkopf-Gammakamera
Dosimeter, 75, 78–80, 148, *siehe auch* Filmdosimeter; Füllhalterdosimeter; Personendosimeter; Stab, -Dosimeter; Thermolumineszenz, -Dosimeter
   elektronisches-, 148, 150
Dosis, 22, 33, 52, 54, 148–151, 219, 277
   Äquivalent-, *siehe* Äquivalent, -Dosis
   -Aufbaueffekt, 46
   -Berechnung, 147
   effektive-, *siehe* Effektivdosis
   Energie-, *siehe* Energie, -Dosis
   -Kalibrator-, *siehe* Aktivimeter
   -Leistung(s), 53, 54, 73, 148, 150, 151
      -Messgerät, 73–75, 78, 148, 150, 151
   -Messgerät, *siehe* Dosimeter
   Organ-, *siehe* Organ, -Dosis
   Patienten-, *siehe* Patient(en), -Dosis
   -Reduktion, 225, 228–230
Dotation, 76, 77, 82, *siehe auch* n-Dotation; p-Dotation
drahtlose-Verbindung, *siehe* Bluetooth
Dreikopfkamera, *siehe* Mehrkopf-Gammakamera
dual energy window, *siehe* Streustrahlung(s), -Korrektur, Energiefenster-
Durchbruch, 61
Durchführung, 273
dynamische-Aufnahme, *siehe* Aufnahme, dynamische-
Dynode, 86, 87, 91, 92, 103

E
EANM, 276, 279, 280, 283, 291, 293, 297, 298
   -Research Ltd., *siehe* EARL

341

EARL, 296
EC, *siehe* Elektron(en), -Einfang
Edelgas, 65, 71, 139, 142
Effektivdosis, 53, 147, 225, 227, 228
effektive Halbwertszeit, *siehe* Halbwert(s), -Zeit, effektive-
efficiency, *siehe* Nachweis, -Empfindlichkeit
Effizienz, *siehe* Empfindlichkeit(s)
Eichpflicht, 143, 148, 283
Eigenabsorption, 82, 109, 111, 117
Einfangquerschnitt, 68
Einheit, 11, 32, 33, 52, 53, 221, 222, *siehe auch* Becquerel *(Einheit)*; Coulomb, *(Einheit)*; Elektron(en), -Volt; Gray *(Einheit)*; HU *(Einheit)*; Sievert *(Einheit)*
Einkanal, 107, 108
-Analysator, 95, 104, 299
Eintrittsfenster, 75, 78, 143, 158
Einzel-Bild, *siehe* Aufnahme, statische-
Einzel-Photonen-Emissions-Computer-Tomographie, *siehe* SPECT
EKG, 163, 172, 173
Elektrode, 64, 71–73, 77
Elektrokardiogramm, *siehe* EKG
Elektron(en), 4, 14, 15, 17–19, 22, 23, 34, 37, 39, 40, 42–44, 71–73, 76, 77, 79, 86, 87, 202, 219, 231
-Aufenthaltswahrscheinlichkeit, 15
Auger-, *siehe* Auger-Elektron
-*Capture*, *siehe* Elektron(en), -Einfang
-Einfang, 16, 19, 20, 22, 34, 57, 58, 65
-Hülle, *siehe* Atom, -Hülle
Konversions-, *siehe* Konversion(s), -Elektron
-Reichweite, 1, 17, 18, 22, 23
-Volt, 4, 22, 25, 28, 38–41, 43–45, 48, 50, 57–60, 78
Elektronik, 71, 73, 79, 81, 87, 89, 91, 92, 98, 99, 109, 123, 144, 151, 153,
155, 159, 182, 210, 211, 220, *siehe auch* Orts, -Bestimmung
elektronisches Dosimeter, *siehe* Dosimeter, elektronisches-
Elementar
-Ladung, 14, 18
-Teilchen, 13
Eluat, 58, 61–64, 138, 188
Emission(s)
-Messung, 264, 267
-Wahrscheinlichkeit, 112, 203, 262
EM-ML, 247, 248
Empfindlichkeit(s), 23, 64, 107, 108, 114, 116–118, 120, 137, 143, 147, 152, 154, 160, 166, 174, 176, 188, 216, 218, 225, 292, *siehe auch* Kollimator, -Empfindlichkeit; Nachweis, -Empfindlichkeit; Strahlen, -Empfindlichkeit; System, -Empfindlichkeit
elektronische-, 109, 115
-Kalibrierung, 117, 118, 144
mechanische-, 142, 143, 149, 191, 199
Endfensterzählrohre, 75
Energie, 39, 40, 47, 49, 52, 64, 73, 75, 81–83, 85, 87, 89, 93, 94, 101, 105, 116, 118, 181, 184, 202, *siehe auch* Photon(en), -Energie
-Abhängigkeit, 73, 142
-der Ortung, *siehe* Orts, -Energieabhängigkeit
Anregungs-, *siehe* Anregung(s), -Energie
-Auflösung, 76, 78, 79, 95, 103, 105–108, 144, 147, 160, 174, 179, 209, 213, 223, 261, 262, 264, 265, 298
-Dosis, 52
-Dosisleistung, 53
-Fenster, 84, 93, 101–103, 106, 108, 112, 120, 159, 160, 170, 180, 189, 211, 213, 256, 261, 263, 264, 266, 270, 284, 286, 298, 299
asymmetrisches-, 107

342

-Breite, 104, 107
-Einstellung, 93, 95, 106, 107, 109, 116, 117, 285, 287
symmetrisches-, 106, 107
-Fenster-Streustrahlungskorrektur, *siehe* Streustrahlung(s), -Korrektur, Energiefenster-
-Information, 92, 94, 99, 169, 170
-Kalibrierung, 94, 101–104, 107, 108, 118, 144, 285, 298, 299
-Kanal, 93, 103, 104, 108
kinetische-, 17, 22, 23, 39, 41–44, 65, 202
-Korrektur, 170, 188–190
-Linearität, *siehe* Orts, -Energieabhängigkeit
-Linie, *siehe* Gamma, -Linie
maximale-, 17, 203
mittlere-, 17, 45, 202, 203
-Niveau, 27, 28, 79, 92, 205
-Niveau, Atomhülle, *siehe* Atom, -Hülle, Energieniveau
-proportional, 91, 93, 99, 102
-Spektrum, 17, 18, 22, 34, 38–40, 99, 100, 102, 104, 202, 285
gemischtes-, 38, 39
kontinuierliches-, 17, 34, 38–40, 258–260
monoenergetisches-, 16, 22, 23, 258
-Summenlinie, 21
-Transfer, linearer-, *siehe* LET
-Übertragung, 69, 70, 79, 81, 137
-Verteilung, 38, 45, 70
energy-map, *siehe* Energie, -Korrektur
Entlassungsaktivität, 151
Erkennungsgrenze, 135, 136, 147
Ethanol, 142
EU-Recht, 228, 273, 274
EU-Richtlinie, 54, 140, 273, 274, 277
European-Association-of-Nuclear-Medicine, *siehe* EANM
eV, *siehe* Elektron(en), -Volt

Expectation Maximization Maximum Likelihood, *siehe* EM-ML
Extraktion, 67
extrinsische-Abbildungs-Eigenschaften, *siehe* Abbildung(s), -Eigenschaften, extrinsische-

F

Fächerstrahl-Kollimator, *siehe* Fan-Beam-Kollimator
Fan-Beam-Kollimator, 181, 186, 187, 195, 256
Faustregel, 36, 41, 91, 97, 136
FBP, 7, 230, 233, 234, 242, 244, 248, 249
FDG, 6, 10, 59, 215, 221, 225, 228, 229
Fehler, 135, 212, 213, 269, 270, 282, 289, 290, 294
relativer-, 126, 127, 131, 132
systematischer-, 125, 220
zufallsbedingter-, 125, 295
feine Strukturen, *siehe* Bild, -Detail
Feld
elektrisches-, 64, 71, 74, 77
Filmdosimeter, 149, 150
Filter, 150, 238, 240, 241, 243, 244, 249, *siehe auch* Butterworth-Filter; Hanning-Filter; Low-Pass-Filter; Metz-Filter; Ramp-Filter; Shepp-Logan-Filter; Wiener-Filter
-Ordnung, 240, 241, 244
Filtered-Back-Projection, *siehe* FBP
Filterung, 237, 242, 243
fine-gain, *siehe* Verstärkung
Finger-Dosimeter, *siehe* Ring, -Dosimeter
Fish-Tail-Kollimator, 187
Flächenquelle, 191, 284, 288
Flachfeld-Kollimator, 154, 159
Flood, 190
Flugzeitmessung, *siehe* TOF
Fluordeoxyglukose, *siehe* FDG
Flüssigszintillator, 70, 81, 84, 85
Forschung, 5, 57

Fourier
- -Rebinning, *siehe* Rebinning
- -Transformation, 236–238, 243

Frame, *siehe* Bild, -Matrix

Frame-Modus, 170, 171

Frequenz, 236–241, 243
- -Raum, 236–240, 243
    - normierter-, 240
- -Spektrum, 239

Füllhalterdosimeter, 73

Full-Width-Half-Maximum, *siehe* FWHM

Full-Width-Tenth-Maximum, *siehe* FWTM

funktionelle-Bildgebung, *siehe* Bild, -Gebung, funktionelle-

Funktionsprüfung, 143, 151

FWHM, 105, 144, 177–179, 196, 261, 262

FWTM, 105

G

Gadolinium-Orthosilikat, *siehe* GSO

gain, *siehe* Verstärkung

Gamma
- -Linie, 46, 56, 58, 60, 99, 104, 108, 111, 154, 157, 204, 256
- -Quant, 22, 44, 61, 65, 82, 93, 99, 101–104, 114, 121, 154, 164–166, 178, 179, 192, 202–204, 210, 251, 261, 262
- -Sonde, *siehe* Sonde(n)
- -Spektrometer, 76, 95, 107, 137, 143, 147
- -Spektroskopie, 94, 107, 108, 118, 120, 144, 147
- -Spektrum, *siehe* Energie, -Spektrum
- -Strahlung(s), 4, 8, 18, 20, 22, 23, 25, 33, 34, 37–39, 41, 42, 44–46, 48–50, 53, 55–58, 60, 69, 70, 73, 76, 79, 81, 83, 84, 87, 99, 102, 111, 115, 157, 158, 164, 166, 180, 182, 184, 252, 253, 258
- -Kaskade, 21
- -Zähler, 95, 110
- -Zerfall, *siehe* Kern, -Umwandlung(s), isomere-

Gammakamera, 2, 8, 9, 57, 58, 79, 83, 86, 92, 93, 95, 106, 112, 113, 116, 121, 132, 154, 161–168, 170–180, 182, 187–189, 191–197, 199, 208–211, 223, 249, 251, 262, 277, 283, 285–290, 295
- -Detektorkopf, 165, 166, 169, 170, 174–176, 182, 186, 188, 192–194, 196, 252, 254, 256, 285, 289
- Herz-, 79
- -Kopf, *siehe auch* Detektor
- Mehrkopf-, 174, 186
- -PET, *siehe* Koinzidenz, -Gammakamera
- SPECT-, *siehe* SPECT

Gantry, 210, 226

Ganzkörper
- -Modus, 162, 163, 171, 187, 224, 225, 227, 283, 286, 289
- -Zähler, 10, 40, 76, 95, 102, 108, 118, 120, 137, 145–148, 155, 157

Gasverstärkung, 73, 74

Gauß
- -Filter, 249
- -Fit, 105
- -Verteilung, 105, 125, 128–131, 133, 134, 136, 177, 262

gefalteter-Kollimator, *siehe* Kollimator, gefalteter-

gefilterte Rückprojektion, *siehe* FBP

gegossener-Kollimator, *siehe* Kollimator, gegossener-

Geiger-Müller-Zählrohr, 7, 10, 70, 72, 75, 150, 151

geladenes Teilchen, *siehe* Teilchen, -geladenes-

Genauigkeit, *siehe auch* Mess, -Genauigkeit

Generator, *siehe* Radio, -Nuklid, -Generator, *siehe auch* Nuklidverzeichnis

Geometriefaktor, 109, 110, 117, 135, 153

Germanium-Detektor, 40, 76, 78, 79, 95, 144, 147
Gesichtsfeld, *siehe* Mess, -Feld
Gewebe
    Körper-, *siehe* Körper, -Gewebe
    Weichteil-, *siehe* Weichteilgewebe
    -Wichtungsfaktor, 53, 54
Glättung, 238, 240, 244
Gleichgewicht
    radioaktives-, 63, 64
gleichzeitig, *siehe* Koinzidenz
Glühkurve, 80
GP- (*General-Purpose*)-Kollimator), *siehe* Universal-Kollimator
Gray *(Einheit)*, 52, 54
Großflächenzählrohr, *siehe* Proportional, -Zählrohr
Grundzustand, 20, 27, 61, 81, 204, 205
GSO, 81, 83, 209, 214, 224

H
H_2O, 43, 45, 47, 48, 50, 66, 112, 115, 252, 253, 255, *siehe auch* Reichweite, Wasser-
Halbleiter, 76, 77
    -Detektor, 70, 75–78, 105, 106, 108, 144, 145, 147, 158–160, 179
Halbwert(s)
    -Breite, *siehe* FWHM
    -Kalibrierung, *siehe* Peak, -Kalibrierung
    -Schichtdicke, 44, 46, 49, 50, 112, 252
    -Zeit, 28, 29
        biologische-, 29, 30, 56, 156
        effektive-, 30
        physikalische-, 19, 25, 28–32, 35, 36, 55–61, 63–65, 122, 203, 204, 225, 256, 257, 269, 280, 288
Half-Value-Layer, *siehe* Halbwert(s), -Schichtdicke
Hand-Fuß-Kleider-Monitor, 74, 143
Hanning-Filter, 240, 244
Häufigkeit(s), 93, 157, 273

-Verteilung, 39, 99, 125–128, 133, 134, 136
HCl, 64
HE- (*High-Energy*)-Kollimator, *siehe* Hochenergie-Kollimator
Hersteller, 139, 141, 167, 168, 173, 185, 187–189, 191, 209, 223, 226, 247, 254, 266, 276, 277, 280, 282, 286–293, 295
Herz-Untersuchung, *siehe* Myokard-Szintigraphie
High-Voltage, *siehe* Hochspannung(s)
Hintergrund, 80, 102, 107, 118–121, 156, 160, *siehe auch* Nulleffekt
H-Modus, *siehe* 180°-Konfiguration
Hochenergie-Kollimator, 183, 186
Hochspannung(s), 64, 74, 76, 86, 87, 91, 142, 159, 199, 280
    -Versorgung, 71, 86, 89–92, 154, 199, 298
Homogenität, *siehe* Inhomogenität(s)
Hounsfield (Einheit), *siehe* HU *(Einheit)*
HR- (*High-Resolution*)-Kollimator, *siehe* Kollimator, hochauflösender-
HS- (*High-Sensitivity*)-Kollimator, *siehe* Kollimator, hochempfindlicher-
HU *(Einheit)*, 11, 253
HV, *siehe* Hochspannung(s)
HVL, *siehe* Halbwert(s), -Schichtdicke
HWD, *siehe* Halbwert(s), -Schichtdicke
Hybrid-Gammakamera, *siehe* Koinzidenz, -Gammakamera
hygroskopisch, 80, 81, 83, 84, 199

I
IC, *siehe* Konversion(s), innere-
IEC, 276, 278, 279, 283, 288, 291, 297
ILST, *siehe* Iterative, -Least-Square-Technique
image fusion, *siehe* Bild, -Fusion
Immunradiometrischer Assay, *siehe* IRMA
Impedanz, 92

Impuls, 81, 89, 93, 95–98, 103, 108, 122, 172, 173, 212, 242
- Form, 91, 94
- Höhe(n), 93, 99, 101, 102
  - Analysator, *siehe* PHA
  - Analyse, 71, 74
  - Spektrum, 40, 93, 95, 99–102, 104, 106–108, 144, 145, 147, 189, 261–263
- Rate(n), 97, 117, 147, 171, 179
  - Charakteristik, 122, 123, 180
- Verarbeitung, 169, 175
- Zahl, 96, 97, 131–133, 135, 170, 197, 198, 250, 254, 266, 268, 288, 293, 300
- Vorwahl, 96, 159, 288

Indikator, *siehe* Tracer
Informationsdichte, 132, 197, 198
inhärent, *siehe* intrinsisch(e)
Inhomogenität(s), 91, 168, 174, 175, 187, 188, 284, 287, 295, *siehe auch* Kollimator, -Inhomogenität
differentielle-, 176, 287
integrale-, 176
intrinsische-, 176, 177
- Korrektur, 168, 170, 187–191
planare-, 175, 176, 284, 286–288
System-, *siehe* System, -Inhomogenität
tomographische-, 284, 286, 290, 292, 293
inkorporierte Aktivität, *siehe* Aktivität(s), inkorporierte-
Instrumentengenauigkeit, *siehe* Ansprechvermögen
intake, *siehe* Aktivität(s), -Aufnahme
integrale Inhomogenität, *siehe* Inhomogenität(s), integrale-
Intensität, 46, 154, 236
internal conversion, *siehe* Konversion(s), innere-
International-Electrotechnical-Commission, *siehe* IEC
intrinsic region, 77

intrinsisch(e), 174
Abbildungseigenschaften, *siehe* Abbildung(s), -Eigenschaften, intrinsische-
in-vitro, *siehe* Nuklearmedizin, -Labor
in-vivo, *siehe* Nuklearmedizin, -Diagnostik
Iod, 1, 2, 5, 7, 57, 58, 60, 82, 120, 151, 156, 204, 259
Ionen, 72, 78
- Austausch, 67
- Quelle, 64, 66, 67
- Strahl, 64, 65, 67
Ionisation(s), 22, 37, 41, 44, 52, 70, 71, 73, 202
- Bereich, *siehe* Auslösebereich
- Dichte, 74
- Kammer, 70, 72–74, 76, 77, 138, 139
Schacht-, *siehe* Schachtionisationskammer
Sekundär-, *siehe* Sekundärionisation
- Strom, 72, 73, 139
ionisierende- Strahlung, *siehe* Strahlung(s), ionisierende-
IRMA, 2
Irrtumswahrscheinlichkeit, 129–131, 136, 262
Iso-Ausbeutelinie, 113, 154
Isobar, 19, 26
Isomer, 20
isomerer-Übergang, *siehe* Kern, -Umwandlung(s), isomere-
Isomeric-Transition, *siehe* Kern, -Umwandlung(s), isomere-
Isoton, 26
Isotop, 1, 14, 26, 157
radioaktives-, *siehe* Radio, -Nuklid
isotrop, 110, 164, 166, 169, 181, 214
IT, *siehe* Kern, -Umwandlung(s), isomere-
Iteration, 247, 248
Iterative
- *Least-Square-Technique*, 247
- Rekonstruktion, *siehe* Rekonstruktion(s), iterative-

J

Jaszczak-Phantom, 284, 290, 296
Jod, *siehe* Iod

K

Kadmium, 68
    -Tellurid-Detektor, 78
    -Zink-Tellurid-Detektor, 78, 158, 179
Kalibrierfaktor, 139, 141, 142, 291–293, 295
kalibrierte-Strahlenquelle, *siehe* Aktivität(s), -Normal
Kalibrierung, 144, 147, 152, 155, 156, 220, 224, 271, 279, 295, *siehe auch* Empfindlichkeit(s), -Kalibrierung; Energie, -Kalibrierung; Kreuzkalibrierung; Peak, -Kalibrierung
    Low-Tail-, *siehe* Peak, -Kalibrierung
Kalium, 157
Kalzium
    -Fluorid, 80
    -Sulfat, 80
Kanal, *siehe* Energie, -Kanal
Karlsruher-Nuklidkarte, *siehe* Nuklid, -Karte
Kathode, 71
K-Einfang, *siehe* Elektron(en), -Einfang
Kern
    -Durchmesser, *siehe* Atom, -Kern, -Durchmesser
    -Ladungszahl, *siehe* Ordnungszahl
    -Reaktor, 5, 67, 68
    -Spaltung, 5, 16, 25, 67, 68
    -Spin-Tomographie, *siehe* MR
    -Umwandlung(s), 16, 22, 25, 27, 28, 30, 31, 33, 34, 45, 62, 69, 109, 124, 128, 135, 192, 197, 204, 256, 269, 270
        Alpha-, 16, 20, 25, 28, 34
        Beta-, 20, 61
        Beta-Minus-, 16, 17, 25, 28, 34, 57, 58, 60, 202, 204
        Beta-Plus-, 16, 18, 19, 25, 28, 34, 57, 59, 65, 201, 202
    Elektroneneinfang, *siehe* Elektron(en), -Einfang
    Gamma-, *siehe* Kern, -Umwandlung(s), isomere-
    -Gesetz, 28, 29, 124, 282
    -Halbwertszeit, *siehe* Halbwert(s), -Zeit
    -innere Konversion, *siehe* Konversion(s), innere-
    isomere-, 20, 28, 34, 58
    K-Einfang, *siehe* Elektron(en), -Einfang
    -Konstante, 29, 31, 32, 45
    -Reihe, 28
    -Schema, 26, 28, 108, 118, 205, 262
    spontane Spaltung, *siehe* Kern, -Spaltung
    -Wahrscheinlichkeit, *siehe* Umwandlung(s), -Wahrscheinlichkeit
    -Zerfall, *siehe* Kern, -Umwandlung(s)
Kettenreaktion, *siehe* Kern, -Spaltung
KIS, 140
Klassen, *siehe* Statistik
klassische Streuung, *siehe* Streuung, klassische-
Knochen, 48, 115, 162, 163, 221, 231, 253, 257, 259
Kochsalz, *siehe* NaCl
Koinzidenz, 19, 84, 102, 192, 202, 206, 207, 209, 211, 212, 215, *siehe* PET
    -Fenster, 207, 211, 212, 218, 223, 224
    -Gammakamera, 223
    gestreute-, 206, 212–215, 262
    -Intervall, *siehe* Koinzidenz, -Fenster
    -Linie, *siehe* LOR
    -Messung, 8
    -Peak, *siehe* Summen-Peak
    -Schaltung, 206, 211
    wahre-, 206–208, 212
    zufällige-, 206, 208, 212, 215, 224

Kollimator, 83, 109, 113, 160, 164–167, 169, 174–184, 187, 191–195, 198, 201, 234, 249, 285, 287, 288, *siehe auch* Fan-Beam-Kollimator; Fish-Tail-Kollimator; Flachfeld-Kollimator; Hochenergie-Kollimator; Niederenergie-Kollimator; Parallelloch-Kollimator; Pinhole-Kollimator; Schrägloch-Kollimator; SmartZoom-Kollimator; Universal-Kollimator
    -Auflösung, *siehe* System, -Auflösung
    -Bohrungen, *siehe* Septen
    divergierender-, 187
    -Empfindlichkeit, 109, 113, 117, 166, 179, 182, 183, 185, 186, 198
    gefalteter-, 184
    gegossener-, 184
    hochauflösender-, 183, 185
    hochempfindlicher-, 183, 185
    -Inhomogenität, 184, *siehe auch* System, -Inhomogenität
    konvergierender-, 187
Kollinearität, 219
Konfidenzintervall, 129–132, 134, 135
Konstanzprüfung, 102, 142, 196, 276–280, 283, 286, 290–293, 296–298
Kontamination(s), 119, 121, 139, 142, 143, 149
    -Kontrolle, 120, 148, 280, 281, 285, 299
    -Monitor, 74, 75, 135, 137, 142, 143, 151, 152
Kontrast, 268, 296
    -Mittel, 2, 32, 227, 228, 230, 231, 259, 260
    tomographischer-, 284, 286, 290
Kontur, *siehe* Körper, -Kontur
Konvergenz, 247, 248
Konversion(s)
    -Elektron, 21, 22, 28, 204

innere-, 21, 22, 204
Konzentration, *siehe* Aktivität(s), -Konzentration
Körper
    -Gewebe, 101, 202, 205, 212, 221, 225, 226, 230, 251, 259, 261, 262
    -Gewicht, 221
    -Kontur, 213, 214, 220, 254
Korpuskularstrahlung, 16, 17, 37
Korrektur, 170, 173, 188–190, 212, 231, 247, 248, 255, 261, 264, 269, 295, *siehe auch* Energie, -Korrektur; Inhomogenität(s), -Korrektur; Linearität(s), -Korrektur; Quench-Korrektur; Streustrahlung(s), -Korrektur; Totzeit, -Korrektur; Partialvolumen, -Korrektur; Zerfalls-Korrektur
    -Matrix, 189–191, 255
    -Schaltung, 170
Kosten, 9, 56, 58, 62, 65, 68, 73, 75, 147, 151, 181, 223
Krankenhaus-Informations-System, *siehe* KIS
Kreisbeschleuniger, 64
Kreuzkalibrierung, 220, 293, 295
Kreuzschicht, *siehe* Zwischenschicht
Kristall, 77, 79, 81–83, 105, 149, *siehe auch* Szintillation(s), -Kristall; TLD; Detektor, -Kristall
    -Dicke, 116, 120, 154, 179
    -Empfindlichkeit, 109, 114–117, 199, 220
    -Fehlstellen, 77, 79
Kupfer, 145, 150

L
Labor
    -Messgerät, 56, 57, 85, 297, 298
    -Radionuklid, 55–57
Ladung(s)
    elektrische-, 71, 73, 86, 92, 98
    -Impuls, 77, 86, 87, 92, 99, 103, 168

-Träger, 71–73, 75–77, 105
Längsachse, 196, 216, 217, 225
Lawineneffekt, 75
LE- (*Low-Energy*)-Kollimator, *siehe*
 Niederenergie-Kollimator
Lebensdauer, 18, 63, 73, 75, 202
Leerwert
 -Messung, *siehe* Nulleffekt, -Messung
Leistungs
 -Parameter, 277
 -Prüfung, 274
LET, 39
Licht, 3, 79–87, 168
 -Ausbeute, 81, 83, 105, 188, 189,
  207–210
 -Blitz, 8, 81–83, 86, 87, 105, 146, 149,
  158, 164, 166–169, 179, 182, 188,
  214
 -Emission, 209
 -Geschwindigkeit, 37, 207
 -Leiter, 85, 158, 165–167, 188, 210,
  211
Linearer Energietransfer, *siehe* LET
Linearität(s), 92, 94
 Energie-, *siehe* Orts,
  -Energieabhängigkeit
 -Korrektur, 170, 188–190
 örtliche-, 174, 178, 188, 284, 286,
  288, 289
 -Prüfung, 280–282
linearity-map, *siehe* Linearität(s),
 -Korrektur
Linearverstärker, *siehe* Verstärker
Line-Of-Response, *siehe* LOR
liner, *siehe* Aktivimeter,
 -Kontaminationsschutz
Linien
 -Bildfunktion, 177, 178, 268
 -Quelle, 177, 178, 196, 256, 257, 289
  291, 293, 296
 -Spektrum, 16, 20, 22, 34, 38, 40, 99
List-Modus, 172, 173, 218
Lithiumfluorid, 80, 149
L-Modus, *siehe* 90°-Konfiguration

Lochblende, 186
Lochmaske, 189, 190
LOR, 206–208, 210–214, 216–218, 235,
 256, 262, 265, 267
Löschgas, 75
Lösungsmittel, 84, 85, 142
low-dose-CT, *siehe* CT, *Low-Dose*-
Low-Pass-Filter, 244
LSO, 81, 83, 115, 207, 209, 214, 224
Luft, 100, 111, 146, 253, 257, 259
Lumineszenz, 51, 79
 Detektor, 79
Lutetium-Oxy-Orthosilikat, *siehe* LSO
Lutetium-Yttrium-Oxy-Orthosilikat,
 siehe LYSO
LYSO, 81, 207, 209, 224

M
Magnetfeld, 64, 86, 231
Magnet-Resonanz-Tomographie, *siehe*
 MR
Marinelli
 -Becher, 111
 -Geometrie, 110, 111
Markierung, 2, 6, 7, 11, 61, 164
Massenzahl, 4, 13, 16, 24
Material, *siehe auch* Blei; H_2O; Stahl;
 Detektor, -Material
Matrix, *siehe* Bild, -Matrix
maximale Reichweite, *siehe* Reichweite,
 maximale-
Maximum-Intensity-Projektion, *siehe* MIP
MCA, *siehe* Vielkanalanalysator
MDA, 135, 136, 147
ME- (*Medium-Energy*)-Kollimator, *siehe*
 Mittel, -Energie-Kollimator
Mehrkanal, 107
 -Analysator, 95
Mehrkopf-Gammakamera, 194, 223, 289
Mess
 -Bereich, 73, 94, 113, 138, 142, 151,
  159, 282, 283
 -Ergebnis, 112, 113, 120, 125, 126,
  128, 132, 133, 135, 137, 141

349

-Feld, 113, 145, 154, 159, 167, 171, 175, 176, 180, 181, 188, 190, 211, 212, 214, 216, 231, 256, 260, 271
   axiales-, 291
-Genauigkeit, 70, 124, 140, 141, 149, 150, 280–282, 295
-Geometrie, 99, 101, 111, 113, 117, 118, 135, 139–141, 175, 179, 183, 288, 299
-Gerät, 70, 89, 108, 119, 125, 137, 234, 298, *siehe auch* Aktivimeter; Dosis, -Leistung(s), -Messgerät; Ganzkörper, -Zähler; Labor, -Messgerät; Strahlen, -Messgerät; Uptake, -Messplatz
-Kammer, 71, 139, 140, 142, 146
-Strahl-Empfindlichkeit, 295
-Wert, 97, 105, 128–134, 143, 151, 235, 237, 283, 290, 300
   -Ausgabe, 71, 89, 138, 159
-Zeit, 96, 97, 112, 119, 127, 131–135, 159, 203, 216, 300, *siehe auch* Aufnahme, -Zeit
-Vorwahl, 96

Messtechnik
   Grundlagen, 89

Messung, 56, 70, 92, 95, 100, 109, 110, 112, 117, 118, 120, 125–127, 129–132, 134–136, 143, 145, 147, 152, 157, 165, 212, 242, 300, *siehe auch* Proben, -Messung; Nulleffekt, -Messung
   Betastrahlungs-, 55, 69, 84, 85
   differentielle-, 95, 120
   energieselektive-, 76, 79, 84
   gegenüberliegende-, 112, 254
   integrale-, 95
   intrinsische-, 191
   quantitative-, 112, 138, 143, 277, 299

Metall, 227, 259, 260
metastabil, *siehe* Zustand, metastabiler-
Metz-Filter, 241, 244
Mindestanforderungen, 277

minimal detektierbare Aktivität, *siehe* MDA
MIP, 250
Mittel
   -Energie-Kollimator, 185, 186
   -Wert, 104, 112, 125–131, 133, 134, 139, 222, 300
      geometrischer-, 112, 147, 254, 289
model based scatter correction, *siehe* Streustrahlung(s), -Korrektur, modell-basierte-
Moderator, 68
Molybdändurchbruch, *siehe* Durchbruch
Monte Carlo Simulation, 267
morphologische-Bildgebung, *siehe* Bild, -Gebung, morphologische-
MR, 11, 228, 231, 253
multi modality, *siehe* Bild, -Fusion
multi-channel-scaler, 147
Mutternuklid, 16–20, 25, 27, 28, 58–61, 63, 65
Myokard-Szintigraphie, 172, 173, 187, 193, 194, 250, 251, 262, 263

N

Nachweis, *siehe auch* Strahlung(s), -Nachweis
   -Empfindlichkeit, 57, 74, 76, 78–81, 84, 108–110, 113, 116, 117, 121, 135, 139, 143–146, 148, 151–154, 158, 160, 175, 178, 179, 181, 195, 209, 214–217, 220, 223, 224, 286, 288, 295, 298, 299
   -Grenze, 135, 136, 147
NaCl, 61, 62, 64
NaI, 8, 47, 48, 79, 81–83, 92, 95, 105, 106, 108, 115, 116, 123, 135, 144, 146, 157, 158, 167, 179, 208, 209, 214, 223
National Electrical Manufacturers Association, *siehe* NEMA
nationales-Recht, *siehe* Recht, nationales-
Natriumiodid Kristall, *siehe* NaI

natürlicher Strahlungshintergrund, *siehe* Umgebungsstrahlung
n-Dotation, 77
NEMA, 276, 278, 296
Neutrino, 18–20, 201
    Anti-, *siehe* Anti, -Neutrino
Neutron(en), 13, 16–19, 25, 67, 68, 201
    -Einfang, 68
    -Mangel, 64
    -Quelle, 68
    „thermische"-, 68
    -Überschuss, 17
    -Zahl, 14, 24, 26, 201
nicht-paralysierbar, 122, 123
Niederenergie-Kollimator, 183, 185
Normalisierung, 292, 295
Normal-Verteilung, *siehe* Gauß, -Verteilung
Normen, 273, 274, 276, 278, 279, 283, 291, 293, 297, 298
normierte Frequenz-Darstellung, *siehe* Frequenz, -Raum, normierter-
Nuklearmedizin, 1, 3, 7, 8, 30, 40, 49, 53, 55–57, 64, 68–70, 73–76, 79–82, 85, 89, 101, 108, 110, 124, 131, 135, 148, 151, 154, 157, 277
    -Diagnostik, 2, 6, 8, 18–20, 25, 32, 33, 55–58, 61, 65, 69, 111, 112, 115, 138, 157, 161, 164, 191, 203, 219, 225, 226, 233, 239, 243, 248, 249, 261, 268, 278
    -Labor, 2, 18, 55–57, 69, 111
    -Therapie, 1, 5, 10, 16, 18, 56, 59, 69, 138, 141, 151, 156, 204
Nukleon(en), 13, 16
    -Zahl, 13, 15, 20, 24
Nuklid, 14, 15, 20, 24, 67, *siehe auch* Mutternuklid; Tochternuklid; Radio, -Nuklid
    -Identifikation, 107, 108
    -Karte, 24, 25
    stabiles-, 14, 28, 64
    -Verunreinigung, *siehe* Radio, -Nuklid, -Reinheit

Nuklidverzeichnis, 333
Nulleffekt, 107, 118–120, 135, 136, 146, 281, 299
    -Messung, 119, 121, 136, 143, 148, 152, 156, 280, 281, 284–286, 298, 299
nutzbares Sichtfeld, *siehe* UFOV
Nyquist
    -Frequenz, 239–241, 243
    -Theorem, *siehe* Abtast, -Theorem

O

offener- radioaktiver- Stoff, *siehe* Stoff, radioaktiver-, offener-
ÖNORM, 142, 276, 278–281, 283, 288–293, 295–298
Optimierung, 165, 228, 229, 274
Ordered-Subsets-Expectation-Maximization, *siehe* OS-EM
Ordnungszahl, 13, 14, 18, 19, 23, 24, 26, 28, 40, 43, 45, 46, 48, 79, 81, 82, 85, 114, 115, 139, 209, 230
Organ
    -Dosis, 53, 156
    -Funktion, 156, 157, 161, 171, 251, 299
    -Messplatz, *siehe* Sonde(n), -Messplatz
Orthogonales-Loch-Phantom, 284
Orts
    -Auflösung, 8, 57, 78, 120, 158–161, 166, 168, 174, 175, 179, 181–183, 185, 193–195, 198, 202, 218, 219, 224, 225, 229, 234, 236, 239, 249, 262, 268, 289
        intrinsische-, 177, 182, 277
        planare-, 174, 177–179, 284, 286, 288
        tomographische-, 196, 284, 286, 290, 292, 296
    -Bestimmung, 165, 166, 168, 208, 210–213, 262, 265
    -Dosimetrie, 80, 149
    -Energieabhängigkeit, 174, 180

-Information, 115, 160, 169, 170, 180, 208
-Raum, 236–239, 241, 243, 244
-Signal, *siehe* Signal, XY-Signal
Ortungs-Elektronik, *siehe* Orts, -Bestimmung
OS-EM, 234, 248
Österreichisches-Normungsinstitut, *siehe* ÖNORM

P

Paar
  -Bildung, 41, 44, 46, 48
  -Vernichtung, 44
Parallelloch-Kollimator, 113, 164, 178, 181, 183–185, 187, 195
paralysierbar, 122, 123
Partialvolumen
  -Effekt, 220–222, 267–269
  -Korrektur, 269
Patient(en), 138, 145, 146, 154, 160, 161, 164, 166, 169, 178, 183, 187, 194, 196, 212–214, 220, 221, 225, 226, 228–230, 251, 254, 256, 257, 262, 271
  -Dosis, 55–57, 59, 140, 227, 228, 244, 274, 277
  -Messung, 101, 106, 111, 115, 119, 120, 159, 193, 235, 247, 260, 261, 266, 282, 295
Patienten
  -Messung, 208, 215
Pb-Schwächung, *siehe* Blei
p-Dotation, 77
Peak, 102
  -Kalibrierung, 144
  -Suche, 145
PERCIST, 230
Perfusionsindikator, 67
Periodensystem, 26
Personen
  GEIGER, Hans, 75
  MÜLLER, Walther, 75
Personendosimeter, 80, 148–150

Personenverzeichnis, 331
Pertechnetat, 62, 63
PET, 2, 9–11, 19, 25, 29, 56, 59, 64, 65, 81, 192, 201, 203, 204, 207–212, 214–219, 222–227, 229–231, 233–235, 237, 244, 245, 247, 248, 251, 252, 256–258, 260–262, 264, 265, 267–270, 291–297
  Koinzidenz, 204
  Koinzidenzfenster, 205
  Koinzidenzintervall, 205
  -Radionuklid, 59, 63, 65, 141, 203, 204, 221, 225
  β^+-Reichweite, 202
PET/CT, 9, 224, 226–231, 253, 257, 259, 291, 292
PET/MR, 9, 226, 230, 231, 257
PHA, 89–93, 95, 106, 107, 111, 115, 116, 154, 170, 182, 188, 189, 261
Phantom, 262, 263, 288, 295, 296, 298, *siehe auch* Jaszczak-Phantom; Zylinder, -Phantom; Blei, -Streifen-Phantom; Orthogonales-Loch-Phantom
Pharmakon, *siehe* Radio, -Pharmakon
Photo
  -Absorption, *siehe* Photo, -Effekt
  -Effekt, 41, 42, 46, 48, 82, 100, 101, 111, 115, 179, 209, 213
  -Kathode, 86, 87, 103, 105
  -Multiplier, *siehe* PM
    Silicon-, *siehe* SiPM
  -Peak, 93, 100–106, 116, 120, 144, 179, 189, 261, 262, 264–266, 284, 285
Photon(en), 15, 18, 19, 22, 34, 37, 42–46, 50, 69, 74, 77, 83, 85, 87, 92, 106, 109–116, 118, 123, 192, 209, *siehe auch* Gamma, -Quant; Gamma, -Strahlung(s); Röntgen, -Strahlung, charakteristische-
  -Energie, 45, 46, 48, 55, 56, 59, 60, 73, 74, 76, 77, 86, 100, 103, 105,

107, 114, 115, 119, 120, 139, 150, 168, 170, 185, 188, 267
koinzidente-, *siehe* Koinzidenz
physikalische Halbwertszeit, *siehe* Halbwert(s), -Zeit, physikalische-
physiologische-Bildgebung, *siehe* Bild, -Gebung, funktionelle-
Pileup-Effekt, 94, 180
Pinhole-Kollimator, 8, 181–184, 186
Pixel, 163, 170, 171, 175, 176, 189, 190, 197, 198, 220, 222, 225, 235, 236, 239, 240, 242, 247, 254, 266
   -Größe, 239, 240
planare
   -Abbildung, *siehe auch* Projektions, -Bild
   -Inhomogenität, *siehe* Inhomogenität(s), planare-
   -Ortsauflösung, *siehe* Orts, -Auflösung, planare-
Planck'sches-Wirkungsquantum, 4, 37
Plastik-Szintillator, 142
Plexiglas, 139, 142
PM, 8, 9, 79, 81–87, 89–93, 99, 102, 104, 123, 142, 146, 154, 158, 159, 164–168, 170, 179, 182, 188, 189, 210, 211, 220, 224, 231
Poisson-Verteilung, 128, 247
pole-zero, 94
Positron(en), 4, 9, 18, 25, 34, 37, 40, 44, 59, 65, 201–204, 219
   -Reichweite, 59, 202, 203
   -Strahler, 4, 59, 64, 65, 192, 201, 203
Positronen-Emissions-Tomographie, *siehe* PET
Power-Spektrum, 237
Präzision, 124, 125
pre-amplifier, *siehe* Vorverstärker
precision, *siehe* Präzision
pre-set
   -counts, *siehe* Impuls, -Zahl, -Vorwahl
   -time, *siehe* Mess, -Zeit, -Vorwahl

primärer Szintillator, *siehe* Szintillator, primärer-
Primärstrahlung, 46, 73
Proben
   -Geometrie, 140, 141
   -Messung, 102, 110, 119, 135, 300
Profil, *siehe* Aktivität(s), -Profil
Projektions
   -Bild, 162, 163, 172, 174, 187, 192–196, 233–235, 242–245, 247–249, 266
   -Darstellung, 235, 242
Proportional
   -Bereich, 72–75
   -Zählrohr, 70, 72, 74, 142, 151
Proton(en), 4, 13, 14, 16–19, 25, 64, 65, 201, 231
   -Dichte, 11, 231
   -Überschuss, 18, 201
   -Zahl, *siehe* Ordnungszahl
Prüfstrahler, 152, 279–281, 298, 299
Prüfung, *siehe auch* Abnahmeprüfung; Konstanzprüfung; Leistungs, -Prüfung; Linearitäts(s), -Prüfung
Pulshöhenanalysator, *siehe* PHA
puls-shape, *siehe* Impuls, -Form
Punkt
   -Operation, 189, 190
   -Quelle, 51, 93, 110, 113, 180, 191, 196, 235, 242, 268, 284, 287–291
PVE, *siehe* Partialvolumen, -Effekt

Q

Qualitäts
   -Kontrolle, 95, 117, 121, 125, 142, 143, 147, 148, 151, 176, 188, 196, 273, 274, 276–278
   -Sicherung, 159, 273, 274, 279, 291, 297
quantitative Auswertung, *siehe* Auswertung, quantitative-
Quelle, *siehe* Flächenquelle; Ionen, -Quelle; Linien, -Quelle;

Neutron(en), -Quelle; Punkt, -Quelle
Quench-Korrektur, 85

R
Radio
- -Aktivität(s), 3, 15, 33, *siehe auch* Aktivität(s)
- -Einheit, *siehe* Becquerel *(Einheit)*
- -Verteilung, *siehe* Aktivität(s), -Verteilung
- -guided surgery, *siehe* Sonde(n), intraoperative-
- -Immuno-Assay, *siehe* RIA
- -Nuklid, 1, 2, 5, 14, 15, 21, 25, 28, 29, 33, 46, 50, 57, 82, 84, 92, 95, 99, 101, 102, 104, 107, 108, 111, 117, 119, 122, 138, 139, 142, 143, 147, 157, 158, 164, 175, 180, 181, 185, 189, 191, 192, 202, 256, 257, 261, 269, 271, 281, 287, 288, *siehe auch* Diagnostik-Radionuklid; Labor, -Radionuklid; PET, -Radionuklid; Reaktor, -Radionuklid; Therapie-Radionuklid; Zyklotron, -Radionuklid
- -Einsatzgebiet, 55, 56
- -Generator, 6, 56, 58–65, 140, 204, *siehe auch* Durchbruch
- -Identifikation, 143, 145
- -Produktion, 55, 56, 62
- -Reinheit, 56, 60, 61, 67, 280
- -Therapie, *siehe* Nuklearmedizin, -Therapie
- -Verwaltung, *siehe* Software
- -Onkologie, 227
- -Pharmakon, 2, 11, 32, 59, 119, 138, 141, 161, 181, 254
- -Pharmazie, 61
- -Photolumineszenz, 79

radioaktive Markierung, *siehe* Markierung

radioaktiver
- -Stoff, *siehe* Stoff, radioaktiver-

radioaktives
- -Gleichgewicht, *siehe* Gleichgewicht, radioaktives-
- -Nuklid, *siehe* Radio, -Nuklid

Radiologie-Informationssystem, *siehe* RIS
Radon, 146
Ramp-Filter, 242–244, 249
randoms, *siehe* Koinzidenz, zufällige-
range, *siehe* Mess, -Bereich
Ratemeter, 95, 97, 104
Rauschen, 76, 78, 84, 227, 233, 234, 239, 243, 244, 247, 248, 256–258
RC, 269
Reaktor, *siehe* Kern, -Reaktor
- -Radionuklid, 62, 67
Rebinning, 237
Recht
- EU-, *siehe* EU-Recht
- nationales-, 228, 273, 274
- Normen-, *siehe* Normen
recovery coefficient, *siehe* RC
Referenzwert, 117, 277, 278, 281–283, 285, 288, 294, 299
reframing, 174
Regelstäbe, *siehe* Moderator
Region of Interest, *siehe* ROI
Registriereinrichtung, 95, 97, 109, 154
Reichweite, 33, 34, 37, 41, 50, 78
- -Alpha Strahlung, 1, 16, 34
- Elektronen-, *siehe* Elektron(en), -Reichweite
- maximale-, 17, 41, 59, 203, 204
- Positronen-, *siehe* Positron(en), -Reichweite
- Wasser-, 41
Rekombinationsbereich, 72
Rekonstruktion(s), 162, 187, 192, 193, 196, 208, 233, 240, 242, 244, 249–251, *siehe auch* FBP
- -Algorithmus, 207, 208, 215, 245, *siehe* Algorithmus
- -Bild, *siehe* Schicht, -Bild

354

iterative-, 229, 230, 234, 244, 245, 247–249, 260, 267
rektilinearer-Scanner, *siehe* Scanner, rektilinearer-
relativer Fehler, *siehe* Fehler, relativer-
Relaxationszeit, 11
Resorptionsmessung, 156, 157
Retentionsmessung, 156
RIA, 2, 6
Richtigkeit, 124, 125
Ring
    -Dosimeter, 148–150
    -Scanner, 211, 223
    -Versuch, 125, 148, 279
RIS, 140
ROI, 121, 222
Röntgen
    -Computertomographie, *siehe* CT
    -Diagnostik, 8, 101, 182, 277
    -Film, 3, 8
    -Fluoreszenz, 23
    -Röhre, 38–40, 227, 230, 253, 258, 259
    -Schwächungskoeffizient, *siehe* Schwächung(s), -Koeffizient
    -Strahlung, 3, 11, 22, 37–40, 55, 76, 79, 81, 84, 87, 227, 258, 260
        charakteristische-, 20–23, 28, 33, 34, 38, 39, 42, 55–58, 69, 99, 102, 112, 145, 146
    -Verordnung, 275
Rotation(s)
    -Grad, 194, 289, 290
    -Zentrum, *siehe* COR
RPL, *siehe* Radio, -Photolumineszenz
Rückprojektion, 242, 243
    gefilterte-, *siehe* FBP
Rückstreuung, 44

S

sagittal, *siehe* Schicht, sagittale-
Salzsäure, *siehe* HCl
Sättigungsbereich, 72–74
scaler/timer, *siehe* Zeit, -Nehmer

Scanner
    rektilinearer-, 8
    Ring-, *siehe* Ring, -Scanner
Scatter, *siehe* Streustrahlung(s)
Schachtionisationskammer, 139, 141
Schicht, 216–218, 233–235, 255
    -Aufnahme, *siehe auch* PET; SPECT
    -Bild, 162, 174, 192, 193, 196, 197, 208, 212, 233, 242, 244, 245, 247, 250, 254, 255, 268, 290, 296
        -Darstellung, 249
    coronale-, 250
    -Dicke, 41, 45, 46, 198
    oblique-, 250
    sagittale-, 250
    transversale-, 250, 293–297
    Zwischen-, *siehe* Zwischenschicht
Schilddrüse, 1, 2, 7, 8, 10, 60, 120, 155–157, 167, 171
Schrägloch-Kollimator, 187
Schwächung(s), 44, 45, 101, 111, 112, 115, 116, 141, 143, 154, 164, 166, 193, 252, 254, 259, *siehe auch* Blei; H_2O; Detektor, -Material; Stahl
    -Effekt, 111, 112, 252, 254
    -Faktor, 43, 48, 111
    -Gesetz, 44–46, 114, 252
    -Koeffizient, 9, 11, 43, 45–49, 114, 197, 227, 252–255, 257–260, 264
    -Korrektur, 197, 208, 220, 227–231, 251–255, 257, 258, 260, 262, 264, 267
    Chang-, *siehe* Chang-Methode
    individuelle-, 253, 255
Schwankungsbreite, 97, 105, 172, 256, 300
Segmentierung, 231, 256, 257
sekundärer Szintillator, *siehe* Szintillator, sekundärer-
Sekundärionisation, 73, 75, 86
Sensitivität„ 176
sensitivity-map, *siehe* Inhomogenität(s), -Korrektur
Sentinel-Lymph-Node, *siehe* SLN
Septen, 164, 166, 181–185, 187, 214, 215

Stichwortverzeichnis

SEV, *siehe* PM
SF, *siehe* Schwächung(s), -Faktor
shape, *siehe* Impuls, -Form
Shepp-Logan-Filter, 240, 244
Sichtfeld, *siehe auch* CFOV; Mess, -Feld; UFOV
    nutzbares-, *siehe* UFOV
    zentrales-, *siehe* CFOV
Sichtprüfung, 280, 286, 292, 298
Sievert *(Einheit)*, 52–54, 73
Signal, 73, 76, 84, 85, 91, 92, 94, 95, 97–99, 121, 123, 158, 159, 169
    -Form, 91, 92
    -Rausch-Verhältnis, *siehe* SNR
    -Verarbeitung, 71, 89, 123, 169, 170
    XY-Signal, 168–171, 189, 190
    Z-Signal, 168–171, 189, 190
Signifikanz, 129
Silicon Photomultiplier, *siehe* SiPM
Silizium-Detektor, 78
Simultaneous-Iterative-Reconstruction-Technique, 247
Single-Photon-Emission-Computed-Tomography, *siehe* SPECT
singles, *siehe* Koinzidenz
Sinogramm, 218, 234, 235, 237
    -Darstellung, 235
SiPM, 224, 231
SIRT (hier), *siehe Simultaneous-Iterative-Reconstruction-Technique*
slant-hole, *siehe* Schrägloch-Kollimator
SLN, 158
SmartZoom-Kollimator, 187
smooth-Filter, *siehe* Glättung
SNR, 207, 208, 219
Software, 97, 139, 140, 144, 145, 147, 150, 157, 187, 254, 287, 288, 295
Sonde(n), 78, 83, 153, 154, 158
    intraoperative-, 97, 155, 157–160, 297, 298
    -Messplatz, 102, 113, 153, 155–157, 159, 297, 298
Spaltreaktion, *siehe* Kern, -Spaltung

Spannung(s), 71–78, 86, 91, 92, 94, 99, 149
    -Impuls, 87, 92, 94, 99, 168, 188
SPECT, 8, 11, 121, 132, 162, 163, 171, 172, 174, 175, 187, 191, 192, 194–196, 214, 223, 226, 233–235, 244, 245, 247, 249, 251–253, 255, 256, 258, 261–264, 267–269, 283, 286, 289, 296
    -Aufnahme, 191, 192, 289, 290
SPECT/CT, 197, 226, 253
Speicher
    -Messplatz, *siehe* Uptake, -Messplatz
    -Tiefe, 171
Spektrometer, *siehe* Gamma, -Spektrometer
Spektroskopie, *siehe* Gamma, -Spektroskopie
Spektrum, *siehe* Energie, -Spektrum
Spezifität, 176
Stab
    -Dosimeter, 73
    -Quelle, *siehe* Linien, -Quelle
Stahl, 145, 146
Standard(ized) Uptake Value, *siehe* SUV
Standardabweichung, 126–132, 134–136
Statistik, 50, 124, 125, 127–131, 133, 134, 247
    beschreibende-, 125–127, 129
    voraussagende-, 125, 126, 128–130, 134
    Zähl-, *siehe* Zähl, -Statistik
statistische Fehler, *siehe* Fehler, zufallsbedingter-
statistische Streuung, *siehe* Streuung, statistische-
step and shoot, 195
Stickstoff, 59, 66, 76
Stoff, radioaktiver-, 124, 147
    offener-, 1, 3
    umschlossener-, 1, 275, 280
Stör-Impuls, 73, 91
Stoßionisation, 22
Strahlaufhärtung, *siehe* Aufhärtung

Strahlen
- -Dosis, *siehe* Dosis
- -Empfindlichkeit, 53, 225, 229
- -Exposition, 53, 80, 148, 150, 227–229, 231, 288
- -Messgerät, 51, 71, 149
- -Quelle, 51, 87, 100, 101, 110, 111, 117, 119–121, 233, 253, 255–258, 277, 280, 282, 299, *siehe auch* Stoff, radioaktiver-
  - kalibrierte-, *siehe* Aktivität(s), -Normal
- -Schutz, 53–55, 59, 74, 75, 97, 151, 157, 198
  - -Gesetz, 274, 275
  - -Verordnung, 142, 148, 275
- -Therapie, *siehe* Radio, -Onkologie
- -Überwachungsgerät, 75, 137

Strahlung(s), 4, 15, 33, 92, 116, 119, *siehe auch* Alpha, -Strahlung; Annihilation(s), -Strahlung; Beta, -Strahlung; Gamma, -Strahlung(s); Korpuskularstrahlung; Röntgen, -Strahlung; Röntgen, -Strahlung, charakteristische-; Streustrahlung(s)
- -Detektor, *siehe* Detektor
- -Energie, *siehe* Photon(en), -Energie
- -Intensität, 11, 38, 45, 46, 49–51, 57–60, 70, 72, 254
- ionisierende-, 37, 52, 69, 70, 75–77, 79, 81, 137, 273–275
- monochromatische-, 39
- -Nachweis, 51, 55, 69, 81, 83, 87, 103, 158, 202, 208
- -Parameter, 38, *siehe auch* Energie, -Verteilung; Strahlung(s), -Intensität; Teilchen, -Flussdichte
- -Quant, *siehe* Photon(en)
- -Wichtungsfaktor, 52, 54
- -Wirkung, 52

Streustrahlung(s), 44, 46, 107, 116, 146, 160, 179, 182, 213, 214, 255, 261, 262, 264, 266, 267, 271, 284
- -Korrektur, 107, 208, 214, 220, 231, 255, 261–264
  - Energiefenster-, 265, 266
  - modell-basierte-, 264, 265
- -Raster, 101, 182

Streuung, 40, 43, 44, 100, 111, 115, 212, 213, 261
- Compton-, 40
- klassische-, 41, 43, 46, 70
- statistische-, 103, 104, 134, 175, 190, 195, 197, 198, 248, 281, 288, 293, 300

Streuwinkel, 44, 101, 213, 267

Strom
- -Stärke, 71–73, 75–77, 98, 139
- -Versorgung, 298, 299

Struktur, *siehe auch* Bild, -Detail

Subset, 248

Summen-Peak, 102

SUV, 219–222, 230, 248, 252, 268, 269, 293, 296
- SUV_{BSA}, 221, 222, 293
- SUV_{BW}, 221, 222, 293
- SUV_{LBM}, 222, 293
- $SUV_{\max}$, 222, 296

System
- -Abbildungs-Eigenschaften, *siehe* Abbildung(s), -Eigenschaften, extrinsische-
- -Auflösung, 166, 177, 182, 183, 249
- -Empfindlichkeit, 174, 175, 178, 179
- -Inhomogenität, 177, 184, 191, 284, 288

systematischer Fehler, *siehe* Fehler, systematischer-

Szintigramm, 11, 32, 56, 57, 106, 161–163, 165, 171, 180, 182, 188, 197, 214, 239, 244, 251, 270, 271, 289

Szintillator, *siehe* Szintillation(s), -Detektor

Szintillation(s), 51, 81, 84, 271
    -Detektor, 8, 70, 78, 80–84, 87, 89, 92, 99, 103, 105, 108, 135, 144, 146, 147, 151, 153, 158, 160, 208, 270
    -Kamera, *siehe* Gammakamera
    -Kristall, 8, 57, 81, 82, 84–87, 89, 90, 103, 116, 153, 154, 166–169, 177, 179, 188, 199, 207, 209–211, 271, *siehe auch* NaI; Cäsiumiodid-Detektor; BGO; GSO; LSO; LYSO

Szintillator
    primärer-, 85
    sekundärer-, 85

T

Target, 64–67
Teilabnahmeprüfung, 277, 278
Teilchen
    -Flussdichte, 38
    -geladenes-, 4, 37, 39–41, 50, 64, 65, 78
    -Strahlung, *siehe* Korpuskularstrahlung
Teilvolumen-Effekt, *siehe* Partialvolumen, -Effekt
Temperatur, 76, 79, 80, 83, 84, 142, 149, 199, 224, 279
TEW, *siehe* Streustrahlung(s), -Korrektur, Energiefenster-
Thallium, 82
Therapie, *siehe* Nuklearmedizin, -Therapie
Therapie-Radionuklid, 56, 59, 60, 204
Thermolumineszenz, 79, 80
    -Detektor, *siehe* TLD
    -Dosimeter, 149
Time-Of-Flight, *siehe* TOF
Titan, 143
TLD, 70, 79, 80, 148–150
Tochternuklid, 16–20, 28, 58–60, 63–65, 204
TOF, 207–209, 212, 218, 223, 234

Toluol, 85
Tomographie, *siehe auch* PET; SPECT; MR; CT
tomographische Abbildungseigenschaften, *siehe* Abbildung(s), -Eigenschaften, tomographische-
Totzeit, 75, 121–123, 169, 180, 210, 211, 219, 224, 270, 271
    -Korrektur, 208, 220, 270, 271
Tracer, 2, 6, 7, 32, 157, 221, 225–227, 229
Trägersubstanz, 2
Transmissions
    -Messung, 197, 224, 227, 233, 251, 253, 255–258, 264, 267
transversal, *siehe* Schicht, transversale-
Trigger, 172, 173
Tripple-Energy-Window, *siehe* Streustrahlung(s), -Korrektur, Energiefenster-
trues, *siehe* Koinzidenz, wahre-
truncation, *siehe* Abschneiden

U

Übergang(s)
    isomerer-, *siehe* Kern, -Umwandlung(s), isomere-
    -Wahrscheinlichkeit, 28, 40, 57–59, 112, 118
Überwachungsgerät, *siehe* Strahlen, -Überwachungsgerät
UFOV, 167, 175, 287
Uhrzeit-Einstellung, 280, 292, 293
Ultraschall, 11
Umgebungsstrahlung, 119, 145, 149, 157, 158, 169, 188
umschlossener- radioaktiver- Stoff, *siehe* Stoff, radioaktiver-, umschlossener-
Umwandlung(s), *siehe* Kern, -Umwandlung(s), *siehe auch* Mutternuklid; Tochternuklid
    -Wahrscheinlichkeit, 29, 30, 128, 295
Uniformitätskorrektur, *siehe* Inhomogenität(s), -Korrektur

Universal-Kollimator, 183, 185, 186
Untergrundstrahlung, 116
Untergrundzählrate, *siehe* Nulleffekt,
  -Messung
Uptake, *siehe* Aktivität(s), -Speicherung
  -Messplatz, 95, 113, 120, 155, 156,
  299
Useful-Field-Of-View, *siehe* UFOV

V

Vakuum, 64, 86
Valenzelektron, 15, 77, 79
Verstärker, 89–94, 98, 102, 165, 166, 168,
  170, 188
Verstärkung, 71, 86, 87, 91, 92, 94,
  102–104, 117, 142, 168, 188, 189,
  220, *siehe auch* Gasverstärkung
Verteilung, *siehe* Aktivität(s), -Verteilung
Vertrauensintervall, *siehe*
  Konfidenzintervall
Vielkanalanalysator, 95, 104, 107, 108,
  120, 299
Vier-Quadranten-Phantom, *siehe* Blei,
  -Streifen-Phantom
Vorverstärker, 87, 89–94, 154
Voxel, 293, 294
VV, *siehe* Vorverstärker

W

Wächterlymphknoten, *siehe* SLN
Wahrscheinlichkeitsverteilung, 125, 133,
  267
Wasser, *siehe* H_2O, *siehe auch* Reichweite,
  Wasser-
Wechselwirkung, 39, 41, 42, 45, 46, 48,
  50–52, 69, 70, 73, 100, 114, 115,
  137, 154, 164, 166, 179, 188,
  261, 262
  Coulomb-, *siehe* Coulomb,
    -Wechselwirkung
Weichteilgewebe, 41, 48, 112, 115, 231,
  252, 253, 257, 259
well-counter-calibration, *siehe*
  Kreuzkalibrierung

Wichtungsfaktor, *siehe auch* Strahlung(s),
  -Wichtungsfaktor; Gewebe,
  -Wichtungsfaktor
Wiener-Filter, 241, 244
Winkelschritt, 195, 198, 235, 247, 248
wireless, *siehe* Bluetooth
Wirksamkeit
  biologische-, 23, 52
Wirkungsgrad, 82, *siehe auch* Nachweis,
  -Empfindlichkeit
Wirkungsquantum, *siehe*
  Planck'sches-Wirkungsquantum
Wischtest, 108, 145
Wismutgermanat, *siehe* BGO
Wolfram, 141, 181, 214

X

Xenon, 142
X-Strahlen, *siehe* Röntgen, -Strahlung
Xylol, 85
XY-Signal, *siehe* Signal, XY-Signal

Z

Zähl
  -Ausbeute, *siehe* Nachweis,
    -Empfindlichkeit
  -Draht, 71
  -Impuls, 87, 170
  -Rate, 11, 75, 83, 87, 94, 96, 97, 108,
    116, 118, 122, 132, 142, 154, 159,
    165, 169, 171, 180, 209, 212,
    214, 219, 223, 270, 271, 286, 288
  -Rohr, 71, 74, 75, 143
  -Statistik, 219, 298–300
  -Verhalten, 292
  -Verlust, 121–123, 165, 180, 271
Zähler, 89, 90, 93, 95–98
Zehntelwert(s)
  -Breite, *siehe* FWTM
  -Schicht(dicke), 50
Zeit
  -Konstante, 73, 81, 97, 207, 209
  -Nehmer, 96, 97, 159
  -Plan, 279, 280, 283, 286, 291–293,
    298, 299

zeitliche Auflösung, *siehe* Auflösung, zeitliche-
Zerfall, *siehe* Kern, -Umwandlung(s)
Zerfalls-Korrektur, 203, 269, 270, 282, 288, 293
Z-Signal, *siehe* Signal, Z-Signal
zufallsbedingte Fehler, *siehe* Fehler, zufallsbedingter-
Zustand
    angeregter-, 15, 20
    Grund-, *siehe* Grundzustand
    metastabiler-, 21, 61
Zuverlässigkeit, 96, 129, 131, 132

ZWD, *siehe* Zehntelwert(s), -Schicht(dicke)
Zweikopfkamera, *siehe* Mehrkopf-Gammakamera
Zwischenschicht, 216–218
Zyklotron, 4, 5, 64, 65, 67, 203, 204, *siehe auch* Target; Extraktion; Ionen, -Austausch; Ionen, -Quelle; Ionen, -Strahl
    -Radionuklid, 62, 64, 67
Zylinder
    -Phantom, 9, 255, 284, 291–293, 295
    -Quelle, 291, 293, 295